全国普通高等中医药院校药学类专业第三轮规划教材

中药炮制学（第3版）

（供中药学、中医学、药学及相关专业使用）

U0202888

主　审　陆兔林（南京中医药大学）

主　编　金传山　高　慧

副主编　（以姓氏笔画为序）

于　澎　田连起　李越峰　张　超　梁泽华

编　者　（以姓氏笔画为序）

于　澎（长春中医药大学）	王　晖（天津中医药大学）
王光忠（湖北中医药大学）	田连起（河南中医药大学）
朱月健（安徽普仁中药饮片有限公司）	刘文革（亳州学院中药学院）
李　林（南京中医药大学）	李越峰（甘肃中医药大学）
宋艺君（陕西中医药大学）	张　丹（河北中医药大学）
张　超（山东中医药大学）	陈　浩（安徽科技学院）
陈志敏（成都中医药大学）	林　昶（贵州中医药大学）
林桂梅（辽宁中医药大学）	金传山（安徽中医药大学）
周逸群（湖南中医药大学）	赵　清（河北大学中医学院）
祝　婧（江西中医药大学）	高　慧（辽宁中医药大学）
黄　琪（安徽中医药大学）	梁泽华（浙江中医药大学）
窦志英（天津中医药大学）	谭　鹏（北京中医药大学）

学科秘书　汪小莉（安徽中医药大学）

中国健康传媒集团
中国医药科技出版社

内 容 提 要

　　《中药炮制学》是"全国普通高等中医药院校药学类专业第三轮规划教材"之一，由总论和各论两大部分组成。总论部分主要讲解了中药炮制的基本概念、基本理论、基本知识与技能；各论部分主要介绍了代表性中药饮片的处方用名、来源、历史沿革、炮制方法、成品性状、质量要求、炮制作用与临床应用、炮制研究等。

　　本教材在延续上版教材编写宗旨基础上，对部分内容进行了改动和补充，对部分内容进行精简。参照《中国药典》（2020 年版）对饮片相关质量要求进行了修订，根据最新研究成果对炮制研究进行了更新。本教材除纸质教材外还体现"书网融合"的特点，即纸质教材与数字教材、数字化配套教学资源、数字化教学服务有机融合。尤其在数字化配套教学资源中，增加生熟中药饮片近 300 种照片以及 10 余种中药饮片产业化生产加工视频，便于学习者能直观了解中药饮片性状与生产加工情况。

　　本教材主要供中医药院校中药学、中医学、药学及相关专业使用，也可作为研究生考试与医药行业培训的参考用书。

图书在版编目（CIP）数据

中药炮制学/金传山，高慧主编. —3 版. —北京：中国医药科技出版社，2023. 12

全国普通高等中医药院校药学类专业第三轮规划教材

ISBN 978 – 7 – 5214 – 3992 – 2

Ⅰ. ①中…　Ⅱ. ①金…　②高…　Ⅲ. ①中药炮制学 – 中医学院 – 教材　Ⅳ. ①R283

中国国家版本馆 CIP 数据核字（2023）第 130165 号

美术编辑　陈君杞
版式设计　友全图文

出版　**中国健康传媒集团** | 中国医药科技出版社
地址　北京市海淀区文慧园北路甲 22 号
邮编　100082
电话　发行：010 – 62227427　邮购：010 – 62236938
网址　www.cmstp.com
规格　889mm × 1194mm $\frac{1}{16}$
印张　27 $\frac{1}{4}$
字数　781 千字
初版　2014 年 8 月第 1 版
版次　2024 年 1 月第 3 版
印次　2024 年 1 月第 1 次印刷
印刷　北京金康利印刷有限公司
经销　全国各地新华书店
书号　ISBN 978 – 7 – 5214 – 3992 – 2
定价　**85. 00 元**

获取新书信息、投稿、为图书纠错，请扫码联系我们。

出版说明

"全国普通高等中医药院校药学类专业第二轮规划教材"于2018年8月由中国医药科技出版社出版并面向全国发行，自出版以来得到了各院校的广泛好评。为了更好地贯彻落实《中共中央　国务院关于促进中医药传承创新发展的意见》和全国中医药大会、新时代全国高等学校本科教育工作会议精神，落实国务院办公厅印发的《关于加快中医药特色发展的若干政策措施》《国务院办公厅关于加快医学教育创新发展的指导意见》《教育部　国家卫生健康委　国家中医药管理局关于深化医教协同进一步推动中医药教育改革与高质量发展的实施意见》等文件精神，培养传承中医药文化，具备行业优势的复合型、创新型高等中医药院校药学类专业人才，在教育部、国家药品监督管理局的领导下，中国医药科技出版社组织修订编写"全国普通高等中医药院校药学类专业第三轮规划教材"。

本轮教材吸取了目前高等中医药教育发展成果，体现了药学类学科的新进展、新方法、新标准；结合党的二十大会议精神、融入课程思政元素，旨在适应学科发展和药品监管等新要求，进一步提升教材质量，更好地满足教学需求。通过走访主要院校，对2018年出版的第二轮教材广泛征求意见，针对性地制订了第三轮规划教材的修订方案。

第三轮规划教材具有以下主要特点。

1.立德树人，融入课程思政

把立德树人的根本任务贯穿、落实到教材建设全过程的各方面、各环节。教材内容编写突出医药专业学生内涵培养，从救死扶伤的道术、心中有爱的仁术、知识扎实的学术、本领过硬的技术、方法科学的艺术等角度出发与中医药知识、技能传授有机融合。在体现中医药理论、技能的过程中，时刻牢记医德高尚、医术精湛的人民健康守护者的新时代培养目标。

2.精准定位，对接社会需求

立足于高层次药学人才的培养目标定位教材。教材的深度和广度紧扣教学大纲的要求和岗位对人才的需求，结合医学教育发展"大国计、大民生、大学科、大专业"的新定位，在保留中医药特色的基础上，进一步优化学科知识结构体系，注意各学科有机衔接、避免不必要的交叉重复问题。力求教材内容在保证学生满足岗位胜任力的基础上，能够续接研究生教育，使之更加适应中医药人才培养目标和社会需求。

3.内容优化,适应行业发展

教材内容适应行业发展要求,体现医药行业对药学人才在实践能力、沟通交流能力、服务意识和敬业精神等方面的要求;与相关部门制定的职业技能鉴定规范和国家执业药师资格考试有效衔接;体现研究生入学考试的有关新精神、新动向和新要求;注重吸纳行业发展的新知识、新技术、新方法,体现学科发展前沿,并适当拓展知识面,为学生后续发展奠定必要的基础。

4.创新模式,提升学生能力

在不影响教材主体内容的基础上保留第二轮教材中的"学习目标""知识链接""目标检测"模块,去掉"知识拓展"模块。进一步优化各模块内容,培养学生理论联系实践的实际操作能力、创新思维能力和综合分析能力;增强教材的可读性和实用性,培养学生学习的自觉性和主动性。

5.丰富资源,优化增值服务内容

搭建与教材配套的中国医药科技出版社在线学习平台"医药大学堂"(数字教材、教学课件、图片、视频、动画及练习题等),实现教学信息发布、师生答疑交流、学生在线测试、教学资源拓展等功能,促进学生自主学习。

本套教材的修订编写得到了教育部、国家药品监督管理局相关领导、专家的大力支持和指导,得到了全国各中医药院校、部分医院科研机构和部分医药企业领导、专家和教师的积极支持和参与,谨此表示衷心的感谢!希望以教材建设为核心,为高等医药院校搭建长期的教学交流平台,对医药人才培养和教育教学改革产生积极的推动作用。同时,精品教材的建设工作漫长而艰巨,希望各院校师生在使用过程中,及时提出宝贵意见和建议,以便不断修订完善,更好地为药学教育事业发展和保障人民用药安全有效服务!

数字化教材编委会

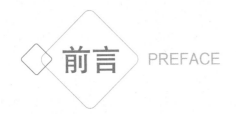

前言 PREFACE

全国普通高等中医药院校药学类专业第三轮规划教材《中药炮制学》是顺应当前教育教学改革形势，适应我国高等中医药教育发展的需要，全面推进素质教育，培养 21 世纪高素质、创新型中医药人才。本教材聚焦立德树人，融入课程思政；从立足于高层次中药学人才的培养目标进行精准定位，对接行业需求；进一步对教材内容优化，体现学科发展前沿，并适当拓展知识面，适应行业发展；创新模式、提升学生能力，丰富资源、优化增值服务，注重传承创新、体现纸数融合；本教材由安徽中医药大学牵头组织全国十余所中医药院校、综合性院校、饮片生产企业的同行、专家、教授编写而成。可供全国高等中医药院校、西医院校及综合院校开设的中医药学类相关专业使用，也可供中药饮片从业者使用。

本教材编写遵循"教学性、系统性、逻辑性"三大原则，严格遵循教学规律，按照突出重点，精简内容，严谨求实的要求进行编写。本教材主要内容包括总论和各论两大部分。总论部分主要讲解了中药炮制的基本概念、基本理论、基本知识与技能；各论部分主要介绍了代表性中药的处方用名、来源、历史沿革、炮制方法、成品性状、质量要求、炮制作用与临床应用、炮制研究等。

本教材总论部分由高慧、陈志敏、黄琪、李越峰、陈浩、朱月健、金传山、窦志英等编写；各论部分由陈志敏、宋艺君、王晖、谭鹏、张超、刘文萍、王光忠、林昶、于澎、李林、梁泽华、张丹、祝婧、林桂梅、田连起、周逸群、赵清等编写。

全书由金传山、高慧、梁泽华、于澎、李越峰、张超、田连起等负责最终统稿，汪小莉、刘文萍、黄琪等协助。本教材编写过程中得到了参编院校各级领导的大力支持，在此深表谢意。

近年来中药炮制学学科发展迅速，科研成果日新月异，编写过程中疏漏之处在所难免，恳请各院校在使用本教材过程中通过教学实践，不断总结经验，并不吝赐教，以便修订提高。

编　者
2023 年 9 月

CONTENTS 目录 ◇

◆ 上篇　总论 ◆

◆ **下篇　各论** ◆

上篇 总 论

第一章 绪 论

PPT

⊙ 学习目标

知识目标

1. 掌握 中药炮制、中药炮制学的基本概念；中药炮制学的基本任务。

2. 熟悉 中药炮制学的内涵和外延；中药炮制发展各历史阶段特点；中药炮制基础理论；中药炮制学与其他学科的相关性。

3. 了解 中药炮制法规和炮制技术的保密要求。

能力目标

通过本章的学习使学生能够准确区分中药材、中药饮片。

中药是在中医药理论指导下应用于临床预防和治疗疾病的药物。中药材、中药饮片、中成药是中药产业的三大支柱。中药材是来源于植物、动物和矿物的药用部位经过产地初步加工后形成的原药材；中药饮片是将中药材经过中药炮制技术制成的直接供临床处方用药或中成药生产的原料药；中成药是按照制剂的要求，以中药饮片作为原料通过制剂技术制成的成方制剂。中药饮片处于中药产业的中心地位。

中药炮制是我国最具自主知识产权的传统制药技术，饮片生熟异治是中医药有别于天然药物的重要标志之一。中药炮制是中药传统技术的集中体现和核心所在，是在历代中医药长期医疗实践中产生并不断积累和发展起来的。中药炮制有着独特的中医药理论和方法，在中药现代化发展进程中发挥重要作用。

≫ 第一节 概 述 ℮ 微课1

一、中药炮制与中药炮制学

我国首批"国家级非物质文化遗产"名录收载了中药炮制技术。炮制是制备中药饮片的一门传统制药技术，也是中医药学特定的制药术语。历史上炮制又称"炮炙""修治""修事""修制"等。汉代张仲景《金匮玉函经》证治总例中用"炮炙"一词，南北朝刘宋时代雷敩的《雷公炮炙论》以"炮炙"作书名，而在正文中则多用"修事"；明代李时珍在《本草纲目》药物正文中设"修治"专项；清代张仲岩的炮制专著《修事指南》，用"修事"作书名，而正文中用"炮制"。从历代有关资料来看，虽然名称不同，但记载的内容都是一致的，而且多用"炮制"和"炮炙"两词。从字形上来看，"炮"和"炙"都离不开火，代表着中药整个加工处理技术中的两种火处理方法。随着社会生产力的发展，以及人们对医药知识的积累，对药材的加工技术远远超出火制的范围，"炮""炙"两字已不能确切反映和概括药材加工处理的全部内容，为了既能保持"炮炙"的原意，又能较广泛包括药物的各种加工技术，现代多用"炮制"一词。"炮"代表各种与火有关的加工处理技术，而"制"则代表各种更广泛的加工处理方法。

中药炮制是以中医药理论为指导，根据药物自身性质，以及调剂、制剂和临床应用的不同要求，将中药材制成中药饮片所采取的一项制药技术。药材凡经净制、切制或炮炙等处理后，均称为"饮片"，药材必须净制后方可进行切制或炮炙等处理。饮片系指药材经过炮制后可直接用于中医临床或制剂生产使用的处方药，是供中医临床调剂及中成药生产的原料。药材必须经过炮制成饮片后才能入药，这是中医临床用药的特点，也是中医药学的一大特色。

中药炮制学是专门研究中药炮制理论、炮制工艺、饮片规格、饮片质量标准、历史沿革及其发展方向的一门学科。中药炮制是中医药理论在临床用药的具体表现，是保证饮片质量的关键。中药炮制学具有实践性强、知识面广的特点，是一门既传统而又新兴的综合性的应用学科。

二、中药炮制学的内涵与外延

中药炮制学的内涵主要包括中药炮制传统技术、炮制理论及相关文献整理与总结；中药炮制传统技术的继承与创新；中药炮制解毒增效科学内涵的研究与阐明；中药饮片生产工艺规范与创新；中药饮片质量的标准制定与控制；中药饮片临床应用的安全、有效与可控等内容。

中药炮制学的外延是指以中药炮制学为核心，与其他学科交叉融合形成支撑本学科发展的具体学科领域或研究方向，主要包括中药炮制文献信息学、中药材产地加工学、中药炮制化学、中药炮制药理毒理学、中药炮制工程学、中药炮制与制剂分析、临床中药炮制学等知识体系。

三、中药炮制学的基本任务

中药炮制学的基本任务是遵循中医药理论体系，在继承中药传统炮制技术和理论的基础上，应用现代科学技术探讨炮制机制，改进炮制工艺，制订饮片质量标准，以提高中药饮片质量，保证临床用药的安全有效，并不断创新和发展本学科。

（一）探讨炮制机制

中药炮制机制是指中药炮制的科学依据和中药炮制的作用，即探讨在一定工艺条件下，中药在炮制过程中产生的物理变化和化学变化，以及因这些变化而产生的药理作用的改变和这些改变所产生的临床意义，从而对炮制方法做出一定的科学评价。它包括对中药炮制减毒、增效、缓和药性及产生新药效的机制研究等内容。炮制机制的研究是炮制学研究的关键问题，弄清机制，其他问题就可迎刃而解。

中药炮制是我国历代医药学家在长期医疗实践活动中逐步发展起来的制药技术。因此，必须按照中医药传统理论，通过发掘研究整理其历史沿革、基础理论和原始意图，揭示其炮制机制和炮制规律。在漫长的时间中，中药炮制结合中医药的理论，形成自己独特的理论。这些理论如今虽然不能作为定论，但大多有一定的临床指导意义，因而探讨这些规律的本质，不但有利于炮制机制的阐述，而且将指导炮制方法的改进及创新。

（二）改进炮制工艺

中药的类别很多，品种繁杂，各地炮制工艺也不甚一致。由于历史条件的限制，传统炮制工艺多属于手工业作坊生产，较难适应先进工业化的生产，因此研究炮制技术，改进炮制工艺使其适应产业化生产的需要乃是当务之急。对炮制工艺的研究，要打破旧的传统思维习惯的局限。对于传统的炮制工艺，可通过现代分析手段研究及对炮制机械作进一步改进等，使饮片的炮制工艺更为科学合理。同时，在生产过程中，采用先进技术，制定从原料到成品的质量管理措施，如控制药材软化过程中的用水量，切片或炮制后的得率，辅料的加入量或存留量等过程控制的指标和方法，保证饮片质量的稳定可控。随着科学技术的发展，新技术的不断应用，使炮制工艺向机械化、自动化、科学化方向发展。

（三）制订饮片质量标准

由于原药材质量差异、炮制生产条件和环节不同、炮制火候多以传统经验判定等原因，导致中药饮片质量不稳定，直接影响疗效。中药饮片质量标准研究的首要任务是充分利用现代实验手段，把传统质量要求客观化、数据化，使其适应现代化的需要，如饮片色泽可以建立标准色度盘、浸出液色度检测等；气味的判定，既可借用气相色谱等仪器，也可把经验检测方法定量化。其次是根据已有的研究成果，研究增补新的质量标准。先制定基础质量标准，如杂质限度、浸出物限量、有毒成分或有效成分限量标准、重金属含量、农药残留量等，再探索出更能突出饮片特色的质量标准，如制炭类药物的得率检查、发酵类药物中黄曲霉毒素的限量检查等。应用现代科学手段逐步以客观化的指标与感观控制的经验型指标相结合，建立起更为科学、合理的饮片质量标准，以更好地控制其质量，确保临床用药的效果。

中药炮制是一门制药技术，技术本身就有很强的科学性。饮片的形、色、气、味是外观上衡量炮制质量的指标，临床应用疗效是内在评价炮制质量的指标，要充分应用现代科学技术手段，加强对中药炮制机制的科学研究，不断改进、规范炮制工艺，制订出包括饮片外观、色泽、气味、性状、组织粉末、理化鉴定、水分、灰分、浸出物、药效成分、毒性成分、农药残留量、重金属含量、溶剂残留量、辅料残留量等多指标的饮片质控方法和标准，以提高中药饮片质量，确保临床应用的疗效。

四、中药炮制学与其他学科的相关性

中药炮制学是一门综合性应用学科，与其他学科有着密切的联系。中药炮制学科是在多种学科知识体系和技术支撑下进行交叉融合、研究发展的一门综合性学科。中药炮制学是以中医学基础理论、中药学、方剂学为理论发展基础，以中药鉴定学、中药化学、中药分析学、中药药理学、中药毒理学、中药制剂学等专业课的知识体系和技术为支撑，以现代分子生物学、生物化学、植物学和植物生理学、生物技术、生物工程、药物代谢动力学、计算机等现代科学的基础知识和技术为方法和手段，进行研究、发展的综合性专业学科。中药经炮制后引起成分质和量的变化，需应用中药化学和分析化学的知识和技能进行研究。中药经炮制后也会引起药理作用的改变，需应用药理学的有关知识和技能进行研究。评价原药材及其炮制品的质量优劣，还需要中药鉴定学的知识和技能。炮制和制剂紧密相连，炮制是调剂和制剂的前一道工序。因此，学习本学科时，必须灵活综合运用各学科的知识和技能，以促进中药炮制学的创新和发展。

>>> 知识链接 ○─────────────────────────────────────

中药的传承与创新

中药是中华民族的瑰宝，为造福人民健康作出巨大贡献，特别是新冠病毒感染疫情暴发以来，中药彰显特色优势，为打赢疫情防控阻击战发挥了重要作用。二十大报告指出，推进健康中国建设，把保障人民健康放在优先发展的战略位置，建立生育支持政策体系，实施积极应对人口老龄化国家战略，促进中医药传承创新发展，健全公共卫生体系，加强重大疫情防控救治体系和应急能力建设，有效遏制重大传染性疾病传播。以习近平新时代中国特色社会主义思想为指导，全面贯彻党的十九大和十九届二中、三中、四中、五中全会精神，坚持以人民为中心的发展思想，全面落实"四个最严"的要求，促进中药传承创新发展。深化改革，健全符合中药特点的审评审批体系。传承精华，注重整体观和中医药原创思维，促进中药守正创新。坚守底线，强化中药质量安全监管。创新发展，推进中药监管体系和监管能力现代化。

◈ 第二节　中药炮制的起源和发展

一、中药炮制的起源

（一）中药的发现和应用

中药炮制是随着中药的发现和应用而产生的，其历史可追溯到原始社会。药食同源，人类为了生活、生存必须劳动生产，猎取食物。由于人类的发展，鸟兽鱼之类不敷食用，则尝试草木之类充饥，在这个过程中，人们有时误食某些有毒植物或动物，以致发生呕吐、泄泻、昏迷，甚至于死亡，有时吃了之后使自己疾病减轻或消失，久而久之，这种感性知识积累多了便成了最初的药物知识。随着医药技术的进步，为了方便服用，更好地发挥药效作用，将药物进行清洗、劈成小块或锉、捣为粗末等简单加工，这些简单加工经过积累和发展，就成了类似于中药炮制的"洗净法""切法""捣法"等，这便是中药炮制的萌芽。

（二）火的出现和应用

火的应用，为早期对中药采用加热处理创造了基本条件。《韩非子·五蠹篇》记载："上古之世……民食果蓏蚌蛤，腥臊恶臭，而伤害腹胃，民多疾病。有圣人作钻燧取火，以化腥臊，而民悦之，使王天下，号之曰燧人氏。"《礼纬·含文嘉》则在文中明确指出："燧人始钻木取火，炮生为熟，令人无腹疾，有异于禽兽。"这种将食物通过火的处理，"炮生为熟"，并逐渐应用于药物加工方面，更好地用于疾病的防治，就形成中药炮制中"火制"的雏形。

中药炮制古称"炮炙"，系指用火加工处理药材的方法。据《说文解字》载："炮，毛炙肉也。"段注："毛炙肉，谓不去毛炙之也。"《礼记·内则》："涂之以墐涂，炮之。"郑玄注："炮者，以涂烧之为名也。"孙希旦集解："裹物而烧之，谓之炮。"《说文解字》："炙，炙肉也，从肉在火上"。《诗经·小雅·瓠叶传》："炕火曰炙"。上述在历史文献上的记载均说明，"炮""炙"最初均源于食物的加工，而应用在中药的加工则源于药食同源，因而，火的发现及其应用于药物的处理则成为中药炮制中"火制"的早期阶段。这种利用火来炮生为熟的知识，逐渐应用于处理中药方面，从而形成了中药炮制的雏形。

（三）酒的发明与应用

酒是用于炮制中药的重要辅料和制药溶媒之一，酒的发明与应用，在我国非常久远，起源于旧石器时代，在新石器时代有所发展，奴隶制社会时期应用较为广泛。中国的酒文化源远流长，酒的发明并应用于中药的炮制是中药炮制中辅料制的源头，产生了辅料炮制中药的方法。在殷墟出土的甲骨文中有"鬯"字，"鬯"就是具有芳香性的药酒，一般供祭祖用，说明在殷商时代就有应用酒浸泡中药的炮制技术，距今已有数千年的历史。直接用酒来医病，或用作制药的溶剂制成"药酒"对抗疾病。酒的发明与应用，丰富了用药经验并被引用于炮制中药，从而产生了辅料制法，充实了中药炮制的内容。

（四）陶器的发明与应用

人类在长期利用火的过程中，对土壤的可塑性也有了逐步的认识，为陶器的发明准备了条件。在我国仰韶文化时期（公元前 5000 年左右），就有了砂锅、陶罐等烹饪器和储存器，为早期中药炮制的蒸制法、煮制法、煅制法（陶制煅药罐）以及存放中药汤剂等创造了必要的工具条件。陶器的发明和应用，极大丰富和拓展了炮制的内容。

二、中药炮制的发展

中药炮制是我国历代医药学家在长期医疗活动中逐步积累和发展起来的一项独特的制药技术，有悠久的历史和丰富的内容，是中医用药特点所在。在中医药发展的历史长河中，中药炮制的发展形成层次递进式上升的发展规律，这种规律可以从整理众多的中医药文献记载有关中药炮制的内容中发现，从春秋战国开始到清代近两千年的历史中，中药炮制的发展可以分为四个历史时期：春秋战国至宋代（公元前722年至1279年）是中药炮制技术的起始和形成时期；金元、明时期（1280—1644年）是炮制理论的形成时期；清代（1645—1911年）是炮制品种和技术的扩大应用时期；现代（1911年以后）是炮制振兴、发展时期。新中国建立后，现代科学技术渗入到传统的中药炮制，使得中药炮制从一门传统的制药技术逐步发展形成中药炮制学科。随着现代科学技术的发展，中药炮制仍在不断摸索中前进。

（一）中药炮制技术的起始和形成时期（春秋战国至宋代）

汉以前的古文献中所记载的都是比较简单的炮制内容和炮制原则。《五十二病方》是在汉代马王堆墓冢中出土的帛书，是我国现存较早的医方书，记录有二百八十多个医方，包括了净制、切制、水制、火制、水火共制等炮制内容。如"取庆（蜣）良（螂）一斗，去其甲足；服零（茯苓）……以春；取商牢（陆）渍醯中；陈蕾，蒸而取其渍"等，炮制的药物和炮制操作均很明确。对个别中药的炮制作用也做了说明，如"止血出者燔发；燔其艾"；此外，在有关炮制的记述中，不仅有炮、炙、燔、煅、细切、熬、酒醋渍等术语，也有操作过程的记载。

《黄帝内经》约为战国至秦汉时代的著作，在《灵枢·邪客》篇中有"治半夏"的记载。"治"即指"修治"，是指减毒的加工处理，可见当时已注意到有毒药物的炮制。《素问·缪刺论》中所说的"角发""燔治"即是现在的"血余炭"，也是至今为止最早记载的炭药。在书中还记录了"㕮咀"，即药材被劈成小块的饮片，即是当时的切制饮片。

我国第一部药物学专著《神农本草经》记载了365种中药，其中13种中药应用了炮制的技术，包括发芽的大豆黄卷、鹿角胶、阿胶等。在序录中载有："凡此七情，合和视之……若有毒宜制，可用相畏相杀者，不尔勿合用也"，提出了有毒药物可采用"相畏相杀"的炮制原则，为当时对有毒中药炮制方法和机制的解释。"药有……及有毒无毒，阴干，暴干，采造时月，生熟，土地所出，真伪新陈，并各有法。"这里所指"阴干""暴干"是指产地加工，而生熟则说的是药物炮制。如"露蜂房……熬""桑螵蛸……蒸""贝子……烧"等。对矿物药的炮制，提出了"丹砂能化汞，朴硝炼饵服之，曾青能化金铜"等，说明在《神农本草经》成书之际已经有初步的炮制技术和炮制原则。在汉海昏侯墓中出土的迄今为止我国古代最早的中药炮制品实物，推测为米蒸法炮制的地黄。

汉代医圣张仲景的《金匮玉函经》在"证治总例"中记载"药物……有须烧炼炮炙，生熟有定"，以及"凡㕮咀药，欲如豆大，粗则药力不尽"，首次提出了生熟异用理论并阐明饮片粒度与药效的关系。《伤寒杂病论》中有关药物的炮制更多的散见于处方药物的脚注，与药物配伍、剂型、煎法、服用相联系。如张仲景的《伤寒论》抵当汤：水蛭三十个，熬；虻虫十三个，去翅足，熬；桃仁二十枚，去皮尖；大黄三两，酒浸。对毒剧药应用也很谨慎，用法也很有分寸，如附子要求"炮"，"炮去皮，破八片"。东晋葛洪在《肘后备急方》中载"诸药毒救解方"，提出生姜汁可解半夏毒，大豆汁解附子毒，常山、牛膝酒渍服，并记有干馏法制竹沥，对后世依方炮制提供了基础依据。

我国中医药史上的第一部炮制学专著《雷公炮炙论》成书于南北朝刘宋时代，著者雷敩总结以前诸多医药文献中的炮制方法和技术，编撰辑集。全书共分为三卷，既较为全面地总结了前人记载的炮制技术和方法，又将相关的炮制作用辑录于书中作为指导后世的药物炮制。书中称制药为修事、修治、修合等，记述净选、粉碎、切制、干燥、水制、火制、加辅料制等法，对净选药材的特殊要求亦有详细论述，如当归分头、身、尾，远志、麦冬去心等，其中有些方法至今仍被制药业所采用。此书对后世影响极大，历代制剂学专著常以"雷公"二字冠于书名之首，反映出人们对雷氏制药法的重视与尊奉。书中记述了各类炮制方法：净制有"拣、去甲土、去粗皮、去节并沫、揩、拭、刷、刮、削、剥、浸、洗"等；切制有"切、锉、擘、捶、舂、捣、研、杵、磨、水飞"等；干燥的方法有"拭干、阴干、风干、晒干、焙干、炙干、蒸干"等；加热制的方法有"煮、煎、熬、炼、炒、炙、焙、炮、煅"等；加辅料炮制的方法有"酒浸、苦酒浸、蜜涂炙、同糯米炒、酥炒、麻油煮、糯泔浸、药汁制"等方法。在炮制作用的描述中，有"……用此沸水飞过白垩，免结涩人肠也""……半夏上有隟延，若洗不净，令人气逆，肝气怒满"。其中的许多炮制方法和炮制作用采用现代知识能够阐明其科学内涵，如大黄采用蒸制的方法可使结合型蒽醌含量降低以缓和泻下作用；莨菪、吴茱萸可以采用醋制的方法增加生物碱在煎液中溶解度；茵陈的炮制"勿令犯火"，因为其中含有挥发油类成分，白芍需用"竹刀刮去皮"是因为铁刀刮皮可导致白芍泛红；知母、没食子炮制时"勿令犯铁器"是酚类成分遇铁发生颜色反应变红色等。《雷公炮炙论》全面总结了南北朝刘宋时期以前的中药炮制技术和经验，是中国历史上对中药炮制技术的第一次大总结，初步奠定了炮制学基础。

梁代陶弘景所撰《本草经集注》第一次将零星的炮制技术作了系统归纳总结，说明了部分炮制作用。如"凡汤中用完物皆擘破""诸虫先微炙""诸石皆细捣""阿胶，炙令通体沸起"等。同时，将"㕮咀"改为切制，对药物提出了"细切"要求，并指出了炮制与药物疗效之间的关系，如："……旧方皆云㕮咀者，谓秤毕捣之如大豆，又使吹去细末，此于事殊不允。药有易碎难碎，多末少末，秤两则不复均，今皆细切之，较略令如㕮咀者，差得无末而粒片调于药力同出，无生熟也""凡汤酒膏中，用诸石皆细捣之，如粟米……"等。该书记述的净选、切制、干燥、炮制等方法众多，且均举例说明，如黄连去须毛、石韦刮去毛、羚羊角镑刮作屑用、阿胶炙使通体沸起等。

唐代在炮制原则系统化和炮制新方法方面有较详细的记载，在中药炮制方面有长足进步。孙思邈的《备急千金要方》将各类药物炮制的通用法则单列成"合和篇"，提出"诸经方用药，所有熬炼节度，皆脚注之，今方则不然，于此篇具条之，更不烦方下别注"，类似于现今《中国药典》的炮制通则："凡用甘草、厚朴、枳实、石楠、茵芋、藜芦、皂荚皆炙之""凡用麦蘖、曲米、大豆黄卷、泽兰、芜荑皆微炒，干漆炒令烟断""凡汤酒膏药中，用诸石皆细捣之"等。《千金翼方》有反复炮制熟地黄的方法；《食疗本草》开始用童便处理药材；《外台秘要》始载麸炒法；《仙授理伤续断秘方》中新增了天南星姜汁浸、草乌姜汁煮或醋煮、自然铜火煅醋淬、何首乌黑豆蒸等。

唐代苏敬等修订的《新修本草》是现存最早的以政府组织编撰的本草著作，也是世界最早的一部药典，其中首次规定了"唯米酒、米醋入药"，对炮制方法的记载除有煨、煅、燔、炒、蒸、煮等外，还有作蘖、作曲、作豉、作大豆黄卷、芒硝提净等复杂工艺的炮制技术。如芒硝提净法："以朴硝作芒硝者，但以暖汤淋朴硝取汁，清澄煮之减半，出着木盆中，经宿即成，状如白石英"。该书对玉石、玉屑、丹砂、云母、石钟乳、矾石、硝石等矿物药的炮制方法均有记载，炮制内容更为丰富和全面。这标志着中药炮制首次得到了权威性认可。

宋代炮制方法有很大改进，炮制目的也更加多样化，从开始的以减低药物的毒副作用为主，增加了可以增强和改变疗效等作用，从开始注重汤剂饮片的炮制发展到同时重视成药饮片的炮制。宋代王怀隐编著的大型方书《太平圣惠方》始载"乳制法"；巴豆的去皮膜、加热压去油制霜的炮制工艺也出现在本书中；并开始强调炮制程度的重要性，提出"凡合和汤药，务必精专，甄别新陈，辨明州土，修治合度，分量无差，用得其宜，病无不愈……炮炙失其体性，筛箩粗恶，分剂差殊，虽有疗疾之名，永无必愈之效"，说明了药物炮制的重要性。

唐慎微编撰的《证类本草》，广泛辑录了宋以前的有关药学方面的文献，大量保存了现今已失传的医药书籍的内容，如《雷公炮炙论》等。在《本草纲目》刊行前，一直作为研究本草学的范本。该书每种中药之后附有炮制方法，为制药业提供了中药炮制资料，后世某些炮制专书，便是辑录本书的炮制部分而写成的。宋代的另一本具有参考价值的医药典籍是陈师文等人编撰的《太平惠民和剂局方》，该书强调"凡有修合，依法炮制……"，并特设"论炮炙三品药石类例"，专章讨论炮制技术，收录了185种中药的炮制方法和要求，并注意到中药经炮制后性味功效的改变，如蒲黄"破血消肿即生使，补血、止血即炒用"，成为国家法定制药技术标准的重要组成部分，对保证药品质量起了很大的作用。由于该书筛选了当时通用的方剂及炮制方法，实践性强，现代应用的许多方法，特别是配制成药的方法，很多都与该书所列的方法相似。如水飞、醋淬、镑、纸煨、面煨、巴豆制霜、苍术米泔水浸等。

至宋代，中药炮制的原则、方法，适用品种已初具规模，是炮制技术的形成时期。经历先秦两汉的发展，到宋代主要有两方面的进展：一是新的炮制技术和炮制品的增加，如乳汁制、羊脂油炙、白矾制、制霜、芒硝提净、㕮咀改为切制等；二是将分散在方中脚注的炮制技术按照中药的类别进行了初步的归类，形成了具有规律的炮制通则，为后世的炮制理论形成奠定了基础。

（二）中药炮制理论的形成时期（金元、明时期）

金元时期，名医荟萃，王好古、李东恒、朱丹溪、张元素各有专长，并在各自行医的经历中均特别重视中药炮制前后的不同应用及炮制辅料的作用，并开始对各类炮制方法的作用进行总结。经明代的进一步系统整理，逐渐形成了传统的中药炮制理论，并成为后世指导中药炮制的进一步发展、炮制方法的改进、中药炮制品的扩展以及炮制学科形成的基础理论依据。

元代王好古在《汤液本草》中引李东垣"用药心法"曰"黄芩、黄连、黄檗、知母，病在头面及手梢皮肤者，须用酒炒之，借酒力以上腾也。咽之下、脐之上，须酒洗之，在下生用。大凡生升熟降，大黄须煨，恐寒则损胃气。至于川乌、附子须炮，以制毒也"，并有"去湿以生姜""去膈上痰以蜜"的论述。王好古、李东恒等名医的医疗实践为"酒制升提""生熟异用""炮制解毒"等理论的出现奠定了基础。张元素在《珍珠囊》中载有：白芍"酒浸行经，止中部腹痛""木香行肝气，火煨用，可实大肠"。葛可久在《十药神书》中首先提出"炭药止血"理论："大抵血热则行，血冷则凝……见黑则止"，著名的十灰散就是该书的方剂之一。从中药炮制方法之多和理论实践上的重大改进，足见金元时期中药炮制的昌盛。

明代中药炮制技术方面有较大的进步，在炮制理论上也有显著的建树。徐彦纯编撰的《本草发挥》，辑自金元诸家的著作，对炮制作用有较多的阐述。如"神曲火炒以补天五之气，入足阳明胃经""用上焦药须酒浸暴干，……知柏治下却之药，久弱之人，须合之者，酒浸暴干，恐伤胃气也"。

陈嘉谟在《本草蒙筌》的"制造资水火"中指出："凡药制造，贵在适中，不及则功效难求，太过则气味反失……匪故巧弄，各有意存。酒制升提，姜制发散，入盐走肾脏，仍仗软坚，用醋注肝经且资住痛，童便制除劣性降下，米泔制去燥性和中，乳制滋润回枯助生阴血，蜜制甘缓难化增益元阳，陈壁土制窃真气骤补中焦，麦麸皮制抑酷性勿伤上膈，乌豆汤、甘草汤渍曝并解毒致令平和，羊酥油、猪脂油涂烧，咸渗骨容易脆断，有剜去瓤免胀，有抽去心除烦……"，第一次系统概括了炮制程度的要求和辅料炮制的原则，对后续中药炮制的发展产生了较大影响。《本草蒙筌》将前面各代分散在不同医药文献中的炮制技术和理论系统总结成简单论述，从此一直为后世诵读并尊崇为炮制的最基本理论。在炮制技术上特别值得提出的是"五倍子"条下所载的"百药煎"的制备方法，实际上就是没食子酸的制法，比瑞典药学家舍勒制备没食子酸的工作早了200多年。

明代李时珍的《本草纲目》是我国古代最大型的药学著作，载药1892种，其中有330味药记有"修治"专目。在"修治"专目中，综述了前人的炮制经验，其中很多中药，如木香、高良姜、茺蔚子、枫香脂、樟脑等炮制方法都是李时珍个人的经验记载，并对某些炮制方法提出自己的见解，例如独活条，雷敩曰："采得细锉，以淫羊藿拌……裹二日，暴干去藿用，免烦人心"，李时珍认为此法不切实用"此乃服食家治法，寻常去皮或焙用尔"。在"砒石"条下，雷敩曰"凡使用……入瓶再煅"，时珍曰"医家皆言生砒经见火则毒甚，而雷氏（雷敩）治法用火煅，今所用多是飞炼者，盖皆欲求速效，不惜其毒也"。全书记载的炮制方法有近 20 大类，有水制、火制、水火共制、加辅料制、制霜、制曲等法，其中多数制法，至今仍为炮制生产所沿用。如半夏、天南星、胆南星等的炮制方法。

龚廷贤在《寿世保元》中述及炮制理论问题时曾说："炒以缓其性，泡以剖其毒，浸能滋阴，炼可助阳，但制有太过不及之弊。"李中梓所撰《本草通玄》对炮制操作的注意事项、辅料制的目的、净选的目的作了精辟概括："制药贵得中，不及则无功，太过伤性。……酒制升提，盐制润下，姜制温散，醋取收敛，……去穰者宽中，抽心者除烦"。

缪希雍所撰的《炮炙大法》是继《雷公炮炙论》之后第二部炮制专著，收载炮制的中药 439 种。该书简明扼要地阐述了各中药出处、采集时间、优劣鉴别、炮制方法、炮制辅料、炮制工艺、程序操作、中药贮藏均一一列出，有很好的参考价值。缪氏序录中写道"自为阐发，以益前人所未逮"，说明他是根据自己对炮制的理解，进行编撰，并将前人医书中未能收载的炮制品和技术在他的书中收录。缪希雍将前人的炮制技术归纳为："按雷公炮炙法有十七：曰炮、曰爁、曰煿、曰炙、曰煨、曰炒、曰煅、曰炼、曰制、曰度、曰飞、曰伏、曰镑、曰摋、曰曝、曰曝、曰露是也，用着宜如法，各尽其宜。"这就是对后世中药炮制的发展有较大影响的"雷公炮炙十七法"。

金元、明时期，中药炮制在原来单品种中药的炮制技术、各类中药的炮制通则，炮制前后不同的功效阐述等基础上进一步总结归纳形成理论，成为中药炮制理论的形成时期。

（三）中药炮制技术与品种拓展时期（清代）

清代，中药炮制技术与品种在明代形成的炮制理论的影响下，继续扩展，具体中药的炮制技术和品种因有理论基础的支撑，不断增加；炮制工艺的繁杂在清代达到了顶峰。

清代刘若金著《本草述》收载具有炮制品的中药 300 多种，详尽记述了每种中药的炮制方法、炮制作用、炮制目的以及理论依据；杨时泰将《本草述》删节、精简修订成《本草述钩元》，使得原著的意旨更为明确易解。如黄芪"治痈疽生用，治肺气虚蜜炙用，治下虚盐水或蒸或炒用"等，将中药黄芪增加蜜制、盐水制以应用于不同的病症。

清代张仲岩编撰成的第三部炮制专著《修事指南》，是在明代《证类本草》《本草纲目》等收载中药炮制品种和炮制技术及理论的基础上，经过整理归纳，编撰著成。首为炮炙论，总论制药之法，其次分论 232 种中药具体的炮炙方法。全书主要参考了雷敩的《雷公炮炙论》并广泛吸取了各家本草著作中有关炮制的文献资料，是非常实用的炮制专著。书中阐明了炮制对于中药疗效的重要性："凡修事必有其故，因药殊制者，一定之方，因病殊制者，变化之用""炮制不明，药性不确，则汤方无准而病症不验也"；同时拓展了陈嘉谟辅料炮制种类和理论，有"吴茱萸汁制抑苦寒而扶胃气，猪胆汁制泻胆火而达木郁……，炙者取中和之性，炒者取芳香之性……"《修事指南》在归纳整理炮制的作用、系统阐述炮制技术、总结拓展炮制辅料及理论方面较前两本专著有了更大的进步。

清代赵学敏的《本草纲目拾遗》除了将《本草纲目》收载的中药和炮制品、炮制技术进行拾遗补缺外，还特别收录了近 70 种的炭药，并将张仲景提出的"烧炭存性"的理论拓展到"炒炭存性"，说明应用炒制技术可以制备炭药，但必须炒炭存性。

明、清时期炮制品增加很多，有些理论是在当时炮制理论影响下推衍出来的，认识上不甚一致。如《本草通玄》中不同意豨莶草"生泻熟补"，认为"豨莶苦寒之品，且有毒令人吐，以为生寒熟温，理或有之，以为生泻熟补，未敢尽信，岂有苦寒搜风之剂，一经煮便有补益之功耶……古人所谓补者，亦以邪风去，则正气昌，非谓其本性能补耳"。《本草纲目拾遗》中不同意半夏长期浸泡，如"今药肆所售仙半夏，惟将半夏浸泡，尽去其汁味，然后以甘草浸晒……全失本性……是无异食半夏渣滓，何益之有"。

清代的中药炮制因为有了明代时期总结归纳的炮制基础理论支撑，医药学家在临床病症的治疗上可以在炮制理论的指导下，拓展中药的炮制品种，应用于不同的病症和不同方剂的配伍，是炮制技术与品种的进一步扩大应用时期。

（四）中药炮制振兴和学科形成时期（现代）

中华人民共和国成立以后，党和国家非常重视中药炮制的传承与发展，随着现代科学技术的渗入和社会的需求，中药炮制在历史文献整理与论著标准、专业人才培养、科学内涵研究、生产工艺规范化、质量标准化、饮片临床应用等多个方面得到了全面的发展和进步。作为我国第一批"国家级非物质文化遗产"，中药炮制已经从一门独特的制药技术发展成为一个融传统理论和现代科学为一体的综合性专业学科。

1. 中药炮制文献整理和论著标准 现代的中药炮制基本沿用宋、明、清时期的理论和方法，由于遵循不同，经验不同，各地方法也不甚统一。中国中医研究院中药研究所在 20 世纪 60 年代，对散在各地区的具有悠久历史的炮制经验的整理，出版了《中药炮炙经验集成》一书。以王孝涛为主编，叶定江为副主编，编撰《历代中药炮制法汇典》（上、下两册），将散在民间、历代医籍中的炮制方法进行了系统的整理，并基本反映了建国初期全国主要地市的炮制现状。

原国家卫生部于 1988 年，组织全国的炮制专家编撰出版我国第一部《全国中药炮制规范》，成为全国炮制遵循的技术标准，共收载常用中药 554 种，附录中收录有"中药炮制通则""全国中药炮制法概况表""中药炮制方法分类表"。各省市相继整理出版具有地域特色的各省市《中药饮片炮制规范》作为地方炮制遵循的标准。2022 年 12 月，国家药监局发布了《关于实施＜国家中药饮片炮制规范＞有关事项的公告》，国家药监局组织国家药典委员会制定了《国家中药饮片炮制规范》，分两批共发布女贞子、五味子、牡蛎等 61 个中药饮片品种的炮制规范。《中华人民共和国药典》（以下简称《中国药典》）从 1963 年版一部开始，均收载有中药炮制通则和单味中药的炮制项。从 1963 年版至 1990 年版四部《中国药典》，都将明显不同的生品和制品分列，如川乌、制川乌，草乌、制草乌，何首乌、制何首乌，巴豆、巴豆霜。《中国药典》1995 年版新增炮姜、炙甘草、法半夏、熟地黄、炙红芪等炮制品。《中国药典》2000 年版增加炙黄芪、焦栀子，2005 年版在前版《中国药典》的基础上又增加炒瓜蒌子、荆芥炭、大蓟炭、西瓜霜、荆芥穗炭。2010 年版首次明确了入药者均为饮片，从标准体例上明确"性味与归经、功能与主治、用法与用量"为饮片属性，该版《中国药典》共收载了 822 种常用中药饮片，大幅增加了饮片质量标准，解决了长期以来饮片国家标准严重缺乏等一系列问题。明确中药制剂处方为饮片入药，凸显了中药饮片在整个中医药产业中的重要地位。调整处方编写方式，对药味改用饮片名称表述，使其更符合中医药"饮片入药"的临床实际。《中国药典》2015 年版在 2010 年版药典单列饮片标准的基础上，对国家明令禁止的药物如紫河车进行了删减，新增了木芙蓉叶、红花龙胆、岩白菜药材及饮片；新增了如人参片、三七粉、酒萸肉、山药片、麸炒山药等 29 种药材的饮片标准；在一些饮片标准项下增加了一些安全性控制项目，如天花粉、白术、白芍等 9 种饮片增加了检测二氧化硫残留量；水蛭、牡蛎、昆布、珍珠、海螵蛸等 8 种饮片增加了重金属及有害元素检测；人参、西洋参 2 种饮片增加了农药残留量检测；大枣、水蛭、地龙、肉豆蔻等 11 种饮片要求检测黄曲霉毒素等；并在大黄、千金子、川木香、天仙藤、木蝴蝶等 27 种饮片标准中增加了含量测定项目。《中国药典》2020 年版，这些法典、法规是中药饮片生产、中成药原料炮制、中医临床用药的主要依据。

目前我国各省、自治区都成立了高等中医药院校，开设《中药炮制学》专业课程的教学，在教学实践中，结合地区特点编写了教材，经过试用与修订，不断充实、提高，1979 年成都中医药大学徐楚江教授首次主编全国高等医药院校《中药炮制学》统一试用教材，1985 年出版了第二版教材，1996 年出版了第三版规划教材，2001 年出版了全国高等医药院校中医药系列教材《中药炮制学》，2003 年出版了国家级规划教材、新世纪全国高等中医药院校规划教材《中药炮制学》，这为继承和发扬中药炮制学奠定了良好的基础。与此同时，各类《中药炮制学》专著也相继出版发行，如适合广大自学的学生、技术人员、研究者参考，配合教材的辅导用书《中药炮制学》高级丛书，由叶定江、张世臣主编出版，至今已经重修三版；《临床中药炮制学》《中药炮制工程学》等专著和教材应运而生，为炮制学拓展了外延。

2. 中药炮制专业人才培养 20 世纪 50 年代末到 60 年代初，全国各省、自治区相继创办了中药系和中药专业，设立了中药炮制教研室，中药炮制学作为中药专业的主要专业课程进入本科教学。北京中医药大学首次举办全国炮制师资进修班，开创了炮制师资培养的先河。成都中医药大学、南京中医药大学在 1985、1986 年连续两年举办全国炮制师资进修班，为全国中医药院校、大型制药企业培养中药炮制高级专业师资队伍和技术人才。20 世纪 80 年代中期，中国中医研究院中药研究所开始招收中药炮制硕士学位研究生，成都中医药大学、南京中医药大学也相继在中药专业硕士点中开始培养中药炮制的硕士学位人才；1994 年南京中医药大学开始培养中药炮制专业的博士研究生，高级专业人才的教育不仅培养出一批又一批既懂得传统中药炮制基本理论，又掌握现代科学技术，具备从事中药炮制科学研究素质和能力的跨世纪科技人员，同时使中药炮制这一传统的制药技术得以传承和延续。

3. 中药炮制科学研究 随着中药现代化事业的发展，中药炮制研究工作逐步得到发展，炮制研究的专业机构已有建立，科研队伍也在不断壮大。在"七五""八五"期间，中药炮制研究被列入国家攻关项目，先后完成了何首乌、白芍、草乌、半夏、附子等 40 种中药饮片炮制工艺及质量的研究，采用现代科学技术就其炮制沿革、炮制工艺优化、饮片质量标准制定、炮制基本原理等方面作了系统的多学科的综合性研究，取得了很大的进展，并产生了较好的经济效益和社会效益。"十五"期间国家科技攻关计划又将山药、百合、莪术、川芎、巴戟天、千金子、大蓟等 80 个品种列入攻关项目，开展中药饮片炮制规范化研究，全国有 21 家高校、科研院所和 18 家制药及饮片生产企业的 300 多人参与，是 1949 年以来参加单位最多的国家科技攻关项目。"十一五"期间国家开展了中药饮片炮制共性技术和相关设备研究，选择 10 种炮制常用共性技术，通过对代表性饮片的炮制技术及其相适宜的炮制设备的系统研究、炮制原理研究，阐明各共性炮制技术的科学内涵，建立炮制共性技术和饮片质量的评价标准，改进或创制相适宜的可控式炮制设备。《中国药典》2020 年版（一部）药品标准收载了 328 味中药饮片的质量标准。"十三五"至十四五"期间，国家科技部推进的"中药标准化行动"，针对中药饮片生产过程中技术规范和标准缺失或过时等问题，着力于中药饮片生产全流程的技术规范化、饮片标准及可溯源系统的建设，对中药炮制的科学研究和产学研结合起到了极大的推动作用。

中药饮片加工技术的发展受到产业格局的影响和制约，而且饮片多品种、多规格、加工技术繁杂，所以生产集中度低。目前，已通过 GMP 的饮片生产企业中，大部分基本上实现了炮制工序单元操作机械化、电气化，但不同企业各炮制环节的机械化程度存在较大差距。近年来，大型饮片企业新建生产线逐步迈向生产自动化；尤其是随着中成药生产自动化、规模化程度的提升，对其原料中药材、饮片高效率、规模化前处理的需求带动下，中药材、饮片加工处理设备数字化、自动化的趋势逐渐强化。未来，随着我国人口红利的逐渐消失，劳动力价格不断攀升，劳动力较为密集的饮片加工产业面临较大压力。自动化、信息化、智能化成为未来饮片生产发展的必然方向。为此，国家科技部"中医药现代化研究"重点研发专项围绕中药饮片"智能化"，设立了中药饮片智能调剂与煎煮设备关键技术研究、中药饮片智能化生产模式的建立、中药材净切关键技术与相关智能设备研究、中药饮片炒炙智能识别与生产控制技术研究等专项，项目的研究与成果实施，将为中药饮片智能化生产提供较好支撑。

4. 中药饮片规模化生产 为适应中医药事业发展的需要，全国各地先后建立了中药饮片生产企业，2004 年开始的中药饮片生产企业实施 GMP 认证，对提高中药饮片的产量和质量，规范饮片的生产起到了重大的推动作用。

新中国成立后，传统的中药炮制技术被传承并不断发展，随着专业队伍的扩大、科学研究的深入，饮片的规模化产业逐步扩大，中药炮制已经从一门独特的传统制药技术和专业课程逐步发展成为具有自己的专业领域、专业队伍，具备自身的理论体系和科学内涵，具有自己的研究任务和研究方向，并引领中药饮片行业市场的学科。在继承传统经验的基础上，运用现代科学技术开展炮制机理研究，改革饮片生产工艺、设备及条件，规范饮片生产，提高饮片质量，使炮制理论和技术更趋完善将是中药炮制今后很长时期内的主要研究任务。

>>> **知识链接** o- -

燧人氏钻木取火

燧人氏取火是古代中国神话传说之一。传说在一万多年前，燧人氏在燧明国（今河南商丘一带）发明了钻木取火，开启了华夏文明的起源。很久很久以前，在很远很远的西方的洪荒的地方，有一个国家，名字叫作遂明国。这个地方因为太僻远荒远，以至于太阳的光芒和月亮的银辉都普照不到，可以说是不见天日，不分昼夜。国里有棵名叫遂木的火树，屈盘起来，占地面积有一万顷地那么大。后来，有一个圣人，漫游到了日月所照以外的远方，来到此国，在这棵大树下休息。忽然看见许多像鸮样的鸟，在大树的枝叶间用嘴啄木，每啄一下，就有灿然的火光发出。在远古蛮荒时期，人们不知道有火，也不知道用火。到了黑夜，四处一片漆黑，野兽的吼叫声此起彼伏，人们蜷缩在一起，又冷又怕。由于没有火，人们只能吃生的食物，经常生病，寿命也很短。于是，圣人感悟到了"钻木生火"的道理，他立刻折了一些遂木的树枝，用小树枝去钻大树枝，树枝上果然闪出火光，可是却着不起火来。圣人不灰心，他找来各种树枝，耐心地用不同的树枝进行摩擦。终于，树枝上冒烟了，然后出火了，于是后人就称他为燧人。

- o

◎ 第三节 中药炮制基础理论 🔲 微课 2

中药炮制基础理论是中医药学理论体系的重要组成部分。在长期临床实践中，历代中医药学家发现来源于自然界的中药在治疗过程中的诸多弊端，因而开始创立炮制方法，达到改变药性，突出其治疗作用，消除不良反应的目的，并逐步总结出中药炮制理论进一步指导发展中药炮制技术。目前中药炮制理论大多仅停留在宏观的中医药理论解释的基础上，加上历史和当时科学水平的限制，需要应用现代科学技术和手段进行系统研究，阐明其科学内涵，才能进一步充实发展中药炮制理论。

一、中药制药理论

中药制药理论是指在进行炮制时，可以利用中药不同的特性互相制约或相互配合，以求达到炮制增效、缓和毒副作用的目的。中药炮制的基本原则是运用中药七情合和的配伍理论，选择炮制方法和辅料，确定炮制的基本原则。清代徐灵胎在《医学源流论》中进一步明确中药制药理论："凡物气厚力大者，无有不偏；偏则有利必有害。欲取其利，而去其害，则用法以制之，则药性之偏者醇矣。其制之义又各不同，或以相反为制，或以相资为制，或以相恶为制，或以相畏为制，或以相喜为制。而制法又复不同，或制其形，或制其性，或制其味，或制其质……"亦称为传统的制药原则。

（一）相反为制

相反为制，是指用药性相对立的辅料或中药来炮制，以制约中药的偏性或改变药性。如用辛热升提的酒来炮制苦寒沉降的大黄，能够缓和苦寒之性，使药性转降为升。用辛热的吴茱萸炮制苦寒的黄连，可制其大寒之性。用咸寒润燥的盐水炮制温燥的益智仁，可缓和其温燥之性。

（二）相资为制

相资为制，是指用药性相似的辅料或中药来炮制，以增强药效，相当于中药配伍中的"相须""相使"。如用咸寒的盐水炮制苦寒的知母、黄柏，可增强滋阴降火作用。用辛热的酒来炮制辛热的仙茅，可增强温肾助阳作用。百合蜜炙可增强其润肺止咳的功效。

（三）相恶为制

相恶为制，是指用某种辅料或中药来炮制，以减弱某些中药的副作用。实际上是中药配伍中"相恶"内容在炮制中的延伸应用。《本草纲目》解释"相恶者夺我之能也"，即指两种中药合用，一种中药能使另一种中药作用降低或功效丧失，一般属于配伍禁忌。当中药的某种功能太过或不需要这种功能的时候，可采用相恶的办法来解决。如枳实破气作用过强，可用麸炒的方法来缓和。苍术之燥性，可用米泔水制来缓和。木香辛散理气之性较强，一般忌加热，但当用于实肠止泻时，必加热煨制，以缓和辛散之性，增强止泻之功。

（四）相畏为制

相畏为制，是指用某种辅料或中药来炮制，以制约另一种中药的毒副作用，相当于中药配伍中的"相畏""相杀"。如用生姜来炮制半夏、南星，炮制后可降低半夏、南星的毒性。另外一些辅料，古代医药著作在论述配伍问题时虽未言及，但在炮制有毒中药时常用到它们，因此，也应列为"相畏为制"的内容，如用白矾、石灰、皂荚制半夏、南星；蜂蜜、童便、黑大豆、甘草、豆腐制川乌等。

（五）制其形

制其形，是指通过炮制改变中药的外观形态和分开药用部位。中药因形态各异，体积较大，不利于调剂和制剂，所以，在配方前都要加工成饮片。常常通过碾、捣或切制等处理方法来达到目的，如种子类中药一般需要炒黄后应用，即"逢子必炒""逢子必破"；根及根茎类中药根据质地的不同切成薄片或厚片。不同药用部位功效有异，需分开入药，如麻黄、当归等。

（六）制其性

制其性，是指通过炮制改变中药的性能。通过炮制，或抑制中药过偏之性，免伤正气；或增强中药的寒热温凉之性，或改变中药的升降浮沉等性质，满足临床灵活用药的要求。

（七）制其味

制其味，是指通过炮制调整中药的五味或矫正劣味。根据临床用药要求，用不同的方法炮制，特别是用辅料炮制，可以改变中药固有的味，使某些味得以增强或减弱，达到"制其太过，扶其不足"的目的；或通过某种辅料或方法来矫正中药本身的不良气味，增加某种香味，使患者利于接受。

（八）制其质

制其质，是指通过炮制改变中药的质地。许多中药质地坚硬，改变中药的质地，有利于最大限度发挥疗效。如王不留行炒至爆花，穿山甲砂炒至膨胀鼓起，龟甲、鳖甲砂炒至酥脆，矿物药煅或淬等，均有利于煎出有效成分或易于粉碎。

二、中药炮制生熟理论

中药炮制生熟理论是指将中药通过炮制，炮生为熟，生熟饮片性能变化，功效异同，并用于指导炮制生产和临床应用的理论。生即生品，是指仅经过净选或切制的中药饮片。除毒剧中药以外，生饮片常与药材名相同，如酸枣仁、甘草、生天南星、厚朴等；熟即熟品，亦称制品，是指将生品通过加热、加辅料、制霜、水飞等方法进一步炮制过的中药饮片，常在药材名前冠以炮制方法或以脚注的形式说明，如炒酸枣仁、炙甘草、制天南星、厚朴姜制等。

（一）生泻熟补

一些中药生品寒凉清泻，通过炮制加热、加辅料成为熟品以后，药性偏于甘温，作用偏于补益。如何首乌生用能通便解疮毒，经黑豆汁蒸炖炮制后，则补肝肾、益精血、乌须发、强筋骨，若肝肾两虚患者用生首乌，非但不能补，反而会导致泻下，绝非疾病所宜。

（二）生峻熟缓

中药生品饮片药性峻烈，制成熟品饮片后作用缓和。如大黄生品苦寒沉降，气味重浊，走而不守，直达下焦，泻下作用峻烈，具有攻积导滞，泻火解毒的功能。炮制后可明显缓和泄下作用，甚至长时间蒸炖炮制后泻下作用、腹痛之副作用消失，并增强活血祛瘀之功。

（三）生毒熟减

生品毒性或刺激性大，炮制后毒性降低或缓和。毒即指对人体的伤害或刺激，即后世医药学家在医药著作中记载有大毒、有毒、有小毒的中药。若大量长期服用容易出现中毒症状。生品毒性较大，临床使用不安全，多外用，若内服必须经加热或辅料炮制成熟品减毒后再用。如苍耳子、苦杏仁、斑蝥、红娘子、青娘子、马钱子、巴豆、乌头、肉豆蔻等，经炮制成熟品后均可减低毒性。

（四）生行熟止

生品饮片行气散结，活血化瘀作用强，炮制成熟品饮片偏于收敛、止血、止泻。如木香生能行气，煨后行气作用大减，而止泻作用大增，长于实肠止泻。如蒲黄生品性滑，具活血化瘀作用，加热炮制成为炭药，性变收涩，具有收敛止血作用。

（五）生升熟降或生降熟升

中药生、熟（生熟炮制品）与中药升降浮沉有一定的关系，辅料的影响更明显。通常是酒炒则升，姜汁炒则散，醋炒则收敛，盐水炒则下行等。莱菔子生品以升为主，长于涌吐风痰，炒后以降为主，善于降气化痰、消食除胀，与生升熟降的观点相吻合。生黄柏苦寒沉降走下，为清下焦湿热之品，经辛热升散的酒制后则苦寒之性大减，借酒升腾之力，引药上行，善于清上焦头面之热。黄芩、大黄酒炒亦有类似作用，这与生降熟升的观点一致。中药究竟是生升熟降还是生降熟升，不具有普遍性规律，故不应偏执一面，本理论与中药气味厚薄有关。一般来说，气厚味薄者，如砂仁、莱菔子是生升熟降；而味厚气薄者，大黄、黄连、黄芩是生降熟升。总的原则应以炮制前后药性的变化为主要依据，并结合其他方面，具体中药具体分析。

三、中药炮制辅料作用理论

中药炮制辅料作用理论是指在中药炮制过程中，使用不同辅料进行炮制，辅料的性能使炮制的饮片能够达到缓解偏颇之性、引药入经、增强临床适应证的目的。辅料作用理论的形成得益于中药的药性理论、升降浮沉理论、中医的五味入五脏等理论与炮制技术的结合。元·王好古在《汤液本草》中引李东垣"用药心法"有："黄芩、黄连、黄檗、知母，病在头面及手梢皮肤者，须用酒炒之，借酒力以上腾也。咽之下、脐之上，须酒洗之，再下生用"，建立了酒制理论。李梴《医学入门》有：凡药入肺蜜制，入脾姜制，入肾用盐，入肝用醋，入心用童便。凡药用火炮，汤泡煨炒者，制其毒也。醋浸姜制酥炙者，行经活血也。"明代陈嘉谟在《本草蒙筌》的"制造资水火"中提出："酒制升提，姜制发散，入盐走肾脏仍仗软坚，用醋注肝经且资住痛，童便制除劣性降下，米泔制去燥性和中，乳制滋润回枯助生阴血，蜜制甘缓难化增益元阳，陈壁土制窃真气骤补中焦，麦麸皮制抑酷性勿伤上膈，乌豆汤、甘草汤渍曝并解毒致令平和，羊酥油、猪脂油涂烧，咸渗骨容易脆断……"，系统概括了辅料炮制中药的主要作用，总结成为辅料作用理论。

1. **酒制升提** 酒制作用之一。酒味甘、辛，中药经酒制后之后，能使作用向上、向外，可治上焦头面病邪及皮肤手梢的疾病。

2. **醋制入肝** 醋制作用之一。醋味酸、苦，性温，酸味为肝脏所喜。中药经过醋制后，主入肝经血分，具有收敛散瘀止痛等作用。

3. **麸制缓燥** 麸制作用之一。麦麸味甘、淡，性平。具和中益脾的作用，中药经过麦麸制后，能缓和中药燥性，除去中药不良的气味，缓和中药对胃肠道的刺激性，增强和中益脾的功能。

4. **蜜制和中** 中药经蜜制之后，能调和脾胃，补中益气，缓和对脾胃的刺激作用。熟蜜味甘性温，具有益气补中的作用，甘能缓急，温能祛寒，故能健脾和胃，补益三焦元气。

5. **盐制走肾** 中药经过盐制，能引药下行而走肾经，且有软坚散结作用。中药经盐制后，能引药下行，增强补肝肾、滋阴降火、清热凉血、软坚润燥的作用。

6. **姜制发散** 生姜性味辛、温。能散在表在上之邪，故能散寒解表，降逆止呕，化痰止咳。中药经姜制后具有发表、祛痰、通膈、止呕等作用。

7. **吴茱萸汁制抑苦寒而扶胃气** 用吴茱萸汁制备中药可抑制其苦寒之性而能扶持胃气。吴茱萸辛热，以气胜，黄连苦寒，以味胜，前者主升，后者主降，用吴茱萸制黄连，一热一冷，一升一降，阴阳相济，气味相扶，无偏胜之害，有相助之利，故萸黄连长于泻肝火以和胃气。

8. **矾汤制去辛烈而安胃** 中药经矾汤制后能去除辛烈之性，降低毒性，减轻对消化道的刺激性。白矾性味酸、寒，具有祛痰杀虫，收敛燥湿，解毒，防腐功能。与中药同制，可防止腐烂，降低毒性，增强疗效。如白矾制禹白附子、天南星、半夏等。

9. **猪胆汁制泻火** 胆汁与中药同制，能增强清肝火明目、利胆、润燥的作用。胆汁性味苦、大寒。具有清肝明目，利胆通肠，解毒消肿，润燥作用。

10. **米泔水制去燥性和中** 中药经米泔水制后能降低中药辛燥之性，增强健脾和胃作用，如与苍术、白术等同制，能降低辛燥之性，且能增强补脾和胃作用，与姜黄、仙茅等同制，能去其温燥之性而不损人。

11. **土制补中** 用灶心土、东壁土、黄土等炮制中药，能够补益中焦脾胃，降低中药对脾胃的刺激性。

四、中药炮制解毒理论

中药的炮制解毒理论是指通过炮制技术可以降低毒性，缓和毒副作用，从而在临床使用时达到安全有效的目的。炮制解毒理论的形成是将中医理论中的十九畏理论、十八反理论、药性理论等与炮制技术和中药的属性相结合总结而成。

《神农本草经》"若有毒宜制，可用相畏相杀者，不尔勿合用也"；《刘涓子鬼遗方》"半夏性畏生姜，用之以制其毒。功益彰"；李梴《医学入门》"凡药用火炮，汤泡煨炒者制其毒也"；龚廷贤《寿世保元》"炒以缓其性,泡以剖其毒,浸能滋阴,炼可助阳,但制有太过不及之弊";徐彦纯《本草发挥》"用附子、乌头者当以童便浸之,以杀其毒,且可助下行之力,入盐尤捷也"。

五、中药炭药止血理论

中药炭药止血理论是指中药经过炒炭之后成为炭黑色,具有止血作用。很多炭药的炮制均源于炭药止血理论的指导。

炭药止血理论已经有数千年的历史,葛可久在《十药神书》中首先提出炭药止血的理论:"大抵血热则行,血冷则凝……见黑则止。"另有"经云,北方黑色,入通于肾,皆肾经药也。夫血者,心之色也,血见黑即止者,由肾水能制心火,故也",以五行相克理论来解释血见黑止。

>>> 知识链接 ○--

徐灵胎与《医学源流论》的故事

作者徐灵胎(1693—1771),名大椿,一名大业,晚号洄溪老人,清代吴江人。大椿生有异禀,聪强过人,先攻儒业,博通经史,旁及音律书画、兵法水利。中年时因家人连遭病患,相继病故数人,遂弃儒习医,而取家藏医书数十种朝夕披览,久而通大义。更穷源极流,自《黄帝内经》至明清诸家广求博采。自此医道日进,难易生死,无不立辨,怪症痼疾,皆获效验。

徐大椿是一位医术精湛的名医,他治好了不计其数的病人。他不仅精通医学,还涉猎周易、道德、阴符、天文、地理、音律和技击等诸多学问。《医学源流论》是徐大椿的医学论文集,他在乾隆二十二年撰写完成。这本书上卷包括经络脏腑、脉、病、方药等内容,下卷则涵盖治法、书论以及各科的古今观点。这本书从各个角度深入探讨医学问题,涉及了许多新的见解,有很高的学术价值。它是中医史上一部重要的评论家巨作。

--○

≫ 第四节 中药炮制法规和炮制技术的保密

中药炮制法规是规范中药饮片炮制生产过程、监管饮片质量等相关内容的法律规定。中药炮制技术作为我国独有的传统制药技术,具有我国的自主知识产权,属于国家机密内容,不得随意泄露公开。

一、中药炮制法规

自2019年12月1日起施行的《中华人民共和国药品管理法》,是目前药品生产、使用、检验的基本法律,其中"第四章药品生产"中第四十四条明确规定:"中药饮片应当按照国家药品标准炮制;国家药品标准没有规定的,应当按照省、自治区、直辖市人民政府药品监督管理部门制定的炮制规范炮制。省、自治区、直辖市人民政府药品监督管理部门制定的炮制规范应报国务院药品监督管理部门备案。不符合国家药品标准或者不按照省、自治区、直辖市人民政府药品监督管理部门制定的炮制规范炮制的,不得出厂、销售。"这便是中药炮制所必须遵守的法规。

(一)国家标准

《中华人民共和国药典》(简称《中国药典》)自1963年版一部开始收载中药及中药炮制品,以后历版《中国药典》药材和饮片部分的正文中均有炮制项,一些生、熟异用及有毒中药饮片单列,规定了饮片的来源、制法、质量要求、性味归经、功能主治、用法用量、贮藏等内容;设有"中药炮制通则"专篇，规定了各种炮制方法的含义、具有共性的操作方法及质量要求，是属于国家级中药炮制的质量标准。

（二）部颁或局颁标准

1994 年国家中医药管理局颁发关于"中药饮片质量标准通则（试行）"的通知，规定了饮片的净度、片型及粉碎粒度、水分标准，以及饮片色泽要求等，是属于部级的质量标准。此外还颁布了《中药饮片工业企业浸润工艺通则》《中药饮片包装管理办法》《中药饮片生产企业合格证验收准则》《关于加强毒性中药材的饮片定点生产管理意见》等涉及中药饮片生产、流通、销售各环节的法规。

1988 年《全国中药炮制规范》由原卫生部药政局组织有关单位及人员编写而成，为部级中药饮片炮制标准（暂行）。该书主要精选全国各省（市）、自治区现行实用的炮制品及其最合适的炮制工艺以及相适应的质量要求，尽力做到理论上有根据，实践上行得通，每一炮制品力求统一工艺。该书共收载常用中药 554 种，每味中药分 9 项内容记述。附录中收录有"中药炮制通则""全国中药炮制法概况表""中药炮制方法分类表"等，既体现了全国统一制法，又照顾到了地方特点。2022 年 12 月，国家药监局发布了《关于实施〈国家中药饮片炮制规范〉有关事项的公告》，国家药监局组织国家药典委员会制定了《国家中药饮片炮制规范》，分两批共发布女贞子、五味子、牡蛎等 61 个中药饮片品种的炮制规范。

原国家食品药品监督管理总局还先后颁布了《医疗机构药品监督管理办法（试行）》《药品生产质量管理规范》《药品流通监督管理办法》《药品说明书和标签管理规定》等，这些法规里均将中药饮片作为国家基本药物，对其生产、销售、使用进行严格的管理。

（三）省级标准

由于中药炮制具有较多的传统经验和地方特色，有些炮制工艺还不能全国统一，为了保留地方特色，各省、自治区、直辖市先后制订了适合本地的中药饮片炮制规范。只有在国家标准、部颁或局颁标准中没有收载的品种或项目的情况下，才能制定适合本地的标准，同时应将地方标准报国务院药品监督管理部门备案。

2018 年 4 月 17 日，国家药品监督管理局颁发了"省级中药饮片炮制规范修订的技术指导原则"，在基本要求中规定："省级饮片炮制规范应严格按照《中华人民共和国药品管理法》及其实施条例的相关规定，其收载范围仅限于具有地方炮制特色和历史沿用的临床习用品种；不得收载未获得公认安全、有效性数据的尚处于科学研究阶段的科研产品，以及片剂、颗粒剂等常规按制剂管理的产品；对于饮片打粉，除确有公认的临床习用历史的品种之外，不应作为规格收载。除另有规定外，炮制规范所用的原药材应是国家药品标准或地方药材标准收载的品种。"

二、中药炮制技术的保密

中药炮制技术作为我国独有的传统制药技术之一，具有我国的自主知识产权，对于提高中药饮片质量，保证其临床应用安全、有效起着至关重要的作用。中药炮制的加工流程、工艺等内容虽可在教科书、《中国药典》或《全国中药炮制规范》中看到，但均是粗放型的描述，在重点环节仍然具有保密价值，保护、利用好中药饮片炮制技术，不但可以保证饮片的临床疗效，还可以确保我国中药饮片产业的快速发展，提高国际市场竞争能力，对于国民经济的发展也起着重要的作用。保护中药传统技术也符合我国的一贯政策。对包括中药饮片炮制技术在内的我国传统知识实施保护具有战略意义。

（一）我国中药炮制技术保密的相关规定

（1）1990 年 5 月 17 日国家中医药管理局发布"中医药行业国家秘密及其密级具体范围的规定"，

其中：传统中成药的特殊生产工艺和中药饮片炮制的关键技术（含中成药前处理的炮制技术）属机密级。获国家和省、部级科技成果奖励的中医药项目中的关键技术或药物配方，属于秘密级。

（2）1994年，国家科委成立国家秘密技术审查委员会，其中包括中医药的秘密技术。中药炮制技术已列入国家科技保密办公室制定的《国家秘密技术指导目录》。

（3）2002年3月4日国务院办公厅发布，国家计委、经贸委、外贸部联合印发的《外商投资产业指导目录》中，明确禁止外商投资产业目录有："列入国家保护资源的中药材加工（麝香、甘草、麻黄等）"以及"传统中药饮片炮制技术的应用及中成药秘方产品的生产"。

（4）2005年1月1日起施行的《外商投资产业指导目录》（中华人民共和国国家发展改革委员会、中华人民共和国商务部令第24号）的规定，"传统中药饮片炮制技术的应用及中成药秘方产品的生产"为禁止外商投资产业。

（5）现行《中国禁止出口、限制出口技术目录》中，明确将部分"中药饮片炮制技术"列入禁止出口范围。其控制要点，一是毒性中药的炮制工艺和产地加工技术，列有制川乌、制草乌、制半夏等十几种；二是常用大宗中药炮制工艺和产地加工技术，列有熟大黄、熟地黄、何首乌等几十种。

上述有关文件由不同的政府部门制定，需在具体实施过程中遵照执行。

（二）中药炮制技术的知识产权保护

中药炮制是我国人民的集体智慧结晶，中药饮片炮制技术是中药知识产权保护的重点之一，应该受到应有的重视。由于中医药知识产权保护法规不健全、内涵不明晰，操作困难，中医药知识产权保护意识淡薄，而国外无偿利用我国中药资源获得了巨大利益。目前，许多外商采用加紧搜集、购买、研究分析、合资生产等多种手段，得到甚至抢先申报专利，中药及其炮制这种"国宝"级的知识产权，正以惊人的速度流失，应当对此予以充分的重视。

中药炮制技术知识产权保护的途径现有以下几种。

1. 申请专利　专利是保护发明创造最有效的手段，凡具有新颖性、创造性、实用性的中药发明创造，属于专利法保护范围内的，均可获得专利保护。我国专利法规定可以获得专利保护的发明创造有发明、实用新型和外观设计3种专利。发明专利的保护期限为10年，均自申请之日起计算。

发明专利涉及的有中药炮制技术、中药炮制工程、中药饮片的新用途、中药饮片包装技术及中药炮制设备等领域。特别是在继承的基础上进行创新性研究的成果尤其要注意申请知识产权保护。实用新型专利主要涉及的有中药材炮制加工数控或机械设备、中药炮制机械设备的创制和改进、中药饮片质量检测仪器设备、中药饮片加工过程中的污染处理设备、中药饮片包装设备等。外观设计专利主要涉及中药饮片包装技术、广告、宣传资料等方面。中药饮片炮制工艺的创新技术，包括在继承的基础上进行的大量创新性研究成果，但如何对一些经典的传统炮制技术进行知识产权保护是复杂的问题。

在炮制研究过程中，虽有大量的成果具有申请专利的新颖性、创造性等条件，但历史上由于知识产权缺乏有利的保护，专利保护意识不强、专利法规政策不完善、对保护的价值有怀疑，对交申报费、维持费能否得到经济效益回报有疑问等原因，使炮制科研工作者缺乏申请专利保护的意识。

2. 商标注册　商标是生产经营者在其商品上使用的标记。商标的作用在于使消费者能够区别商品来源。我国商标法规定，人用药品必须使用注册商标，未经注册不得在市场上销售，将药品商标纳入到强制注册的轨道。中药作为特殊商品，消费者无法靠自己的能力辨别质量的优劣，只能通过对产品的信任度决定使用哪一种品牌，中药饮片生产企业若要创自己的品牌，则需要注册商标。对于饮片来说，商标的意义还在于其注册商标可以作为饮片是否规范生产的依据。饮片的商标注册对于企业创名牌、争效益、保证饮片质量、提高竞争力具有十分重要的意义，对于饮片的监督管理也可带来便利。

3. 技术保密　由于不知道自己享有哪些权益，该如何保护自己的权益，导致了两个极端。一是互相保密，不能很好地相互交流、相互启发，研究课题重复，不能有效地利用人力、财力和医药卫生资源，很少出现突破性的成果；一是认为中药炮制如此简单，没有什么可保密，所以知识产权的保护措施和保护力度不够，注重发表文章的篇数，在文章中把工艺技术参数、饮片质量检测方法中的关键技术和盘托出，使国外相关机构或个人轻易获得相关信息。若无必要申报专利，则应通过技术保密的方式保证持有人的权益。

>>> 知识链接 o---

中药炮制技术是否应该保密

中药炮制技术作为我国独有的传统制药技术之一，已成为中华民族乃至全人类的宝贵文化遗产。然而，对于中药饮片炮制技术应不应该拥有自主知识产权，中药炮制技术有无必要保密，如何保密等问题，业界一直以来存在着不同的认识。①保护派：竖起中国的贸易壁垒。不少与会代表对近年来外商纷纷涉足中药饮片生产，使某些禁止投资条例变为一纸空文深感忧虑，尤其对一些核心炮制技术面临泄密的现状十分担忧。他们认为，中药跻身国际市场，参与国际竞争，自身最大的优势就是中药的道地性和中药炮制技术。因此，我们应牢牢地抓住这两个关键的东西，加强中药炮制技术的知识产权保护，保住自己的优势，竖起自己的贸易壁垒。②开放派："与狼共舞"谋发展。与上述"保护派"观点截然相反的是，中华中医药学会炮制分会常务副主任兼秘书长肖永庆等一些在业界很有影响的权威人士和资深学者却主张"扩大开放"。他们认为，随着大量有关炮制工艺及饮片质量标准研究方面的文章、专著的公开发表，无论是传统的炮制工艺还是现代质量控制方法都已毫无保留地公布于世。可以说，时至今日，我们的饮片炮制技术已经无密可保。如果一定要说有秘密的话，那也只能是"公开的秘密"了。

--o

目标检测

答案解析

一、单项选择题（在每小题的 5 个备选答案中，选出 1 个正确答案）

1. 提出"凡药制造，贵在适中，不及则功效难求，太过则气味反失"的作者是（　　）

    A. 缪希雍　　　　　　　B. 张仲岩　　　　　　　C. 陈嘉谟

    D. 张仲景　　　　　　　E. 陶弘景

2. 《金匮玉函经》的作者为（　　）

    A. 缪希雍　　　　　　　B. 张仲岩　　　　　　　C. 陈嘉谟

    D. 张仲景　　　　　　　E. 陶弘景

3. 中药炮制的理论形成时期是（　　）

    A. 汉代　　　　　　　　B. 唐代　　　　　　　　C. 宋代

    D. 明代　　　　　　　　E. 清代

二、多项选择题（在每小题的 5 个备选答案中，选出 2～5 个正确答案）

1. 我国古代中药炮制专著有（　　）

    A. 《雷公炮炙论》　　　B. 《雷公炮制药性解》　C. 《神农本草经》

    D. 《炮炙大法》　　　　E. 《修事指南》

三、配伍选择题（每组分别对应一组备选项，备选项可重复选用，也可不选用。每题只有1个最佳答案）

A. 春秋战国至宋代　　B. 金元、明时期　　　C. 唐代

D. 宋代　　　　　　　E. 清代

1. 中药炮制理论的形成时期（　　）
2. 中药炮制技术与品种拓展时期（　　）

A. 相反为制　　　　　B. 相资为制　　　　　C. 相恶为制

D. 相畏为制　　　　　E. 相须为制

3. 用某种辅料或中药来炮制，以减弱某些重要的副作用（　　）
4. 用药性相对立的辅料或中药来炮制，以制约中药的偏性或改变药性。（　　）
5. 用某种辅料或中药来炮制，以制约另一种中药的毒副作用（　　）
6. 用药性相似的辅料或中药来炮制，以增强药效（　　）

四、问答题

简述"生熟异用"理论并举例。

书网融合……

思政导航　　　　本章小结　　　　微课1　　　　微课2　　　　题库

第二章　中药炮制与临床疗效 微课

PPT

学习目标

知识目标

1. **掌握**　中药炮制对中药药性的影响。
2. **熟悉**　中药炮制与临床疗效的关系。
3. **了解**　中药炮制对方剂与制剂的影响。

能力目标

通过本章内容学习，使学生能在实际工作中指导中药炮制品的临床应用及进行炮制技术的改革、创新等研究奠定基础。

中医临床用药的特点是配伍和炮制，辨证施治是中医治疗疾病的基本法则。在临床辨证的过程中，中医特别重视人体本身的统一性、完整性及其与自然界的相互关系；考虑气候、环境及饮食起居对人体的影响，人体自身的阴阳盛衰，气血及脏腑的寒热虚实，同时也非常重视患者的个体差异。因此，中医临证治疗时是针对患者的具体病证，根据中药的药性和功能，按照君、臣、佐、使的原则进行组方配伍，取长补短，优势互补，共同发挥复方的协同作用，以提高临床疗效，降低副作用。

第一节　中药炮制对中医临床疗效的影响

一、中药炮制是中医临床用药的特点

（一）中医临证处方是饮片配方

中医诊疗疾病时，最能体现中医辨证施治用药的是复方汤剂，但原药材无法配伍调剂，必须炮制成各种规格的饮片才能配方；加之中药的性能和作用各有所偏，偏则利害相随，如太寒伤阳，太热伤阴，过酸损齿伤筋，过苦伤胃耗液，过辛损津耗气，过咸助生痰湿等；通过炮制"制其太过，扶其不足"达到调整药性的目的，使中药符合辨证施治的用药需求。

如金代刘完素曰："物各有性，制而用之，变而通之，施以品剂，其功岂有穷哉"。因此，中医运用中药都是以炮制后的饮片配方，方能引药直达病所，使其升降有序，补泻调畅，解毒纠偏，发挥中药的综合疗效。

（二）中药须炮制才能达到临床用药要求

中药绝大多数来源于自然界的植物、矿物、动物，必须经过加工炮制，才能达到入药要求。植物药分为根、茎、叶、花、果实，入药部位不同，疗效迥异。如麻黄茎发汗、根止汗；莲子肉补脾涩精，莲子心清心安神。通过净制分开不同的药用部位，才能体现临床疗效。矿物类、动物贝壳类中药质坚难碎，药效成分不易煎出，须煅或煅淬以便煎出药效成分。部分动物药或动物药的某些部位有毒，需去头、尾、足、翅或加辅料炮制以符合入药要求。同一种中药通过炮制可制成不同规格的饮片，以适应中

医临床的多种需要。如甘草，有生甘草、炙甘草；大黄有生大黄、酒大黄、醋大黄、熟大黄、大黄炭、清宁片等。

　　由于中药成分较为复杂，常是一药多效，而中医治病往往根据病情的需要选择中药某一方面的作用，采用炮制技术可对中药的功效予以取舍，使某些作用突出，某些作用减弱。充分发挥中药某一方面的治疗作用。如当归，生品具有补血、调经、润肠通便作用；当归经土炒后，可以增强入脾补血作用，消除润肠作用，若血虚便溏者，就应选用土炒当归。

（三）依方炮制，适应中医辨证施治的需要

　　疾病的发生、发展是多变的，证变法也变，处方中药物也应随之改变，其炮制品的选用也应作适当调整。如临床上治疗伤寒病，因开始是感受寒邪，寒邪容易损阳，也易伤中，所以立方用药应注意保存阳气和顾护脾胃。张仲景治伤寒的白虎汤、调胃承气汤，虽为清泄剂，甘草却要求炙用，因为方中用甘草的目的不是清热泻火，而是为了调和脾胃，防止石膏、知母或大黄、芒硝大寒伤中。

　　温病，开始就是感受热邪，热邪最易伤阴，吴鞠通用白虎汤治太阴温病，方中甘草要求生用。因温邪上受，首先犯肺，肺胃经脉相通，可顺传于胃，致使肺胃同病。其热势颇盛，用生甘草既可增强泻热作用，又能甘凉生津，兼和脾胃。

（四）脏腑的属性、喜恶、生理、病理不同，对炮制品的选择也不同

　　如脾与胃互为表里，同居中焦，为后天之本，气血生化之源。但脾气主升，胃气宜降；脾喜燥恶湿，喜温恶寒，胃喜润恶燥，喜凉恶热；脾主运化，胃主受纳；脾病多虚寒，胃病多亢躁；健脾之药多温燥，养胃之药多凉润。所以治脾病的同时，也应考虑胃腑的特点，才能使脾健胃和，共同完成腐熟水谷和运化水谷精微的任务。当脾虚内湿较盛时，苍术为典型的燥湿药，但宜制用。因湿为阴邪，其性黏滞，难以速除；又因脾虚运化无权，水湿容易停滞中焦。反之湿盛又易困脾，降低脾土的运化功能。所以脾虚湿困的病证，疗程较长，用药时间较久。苍术温燥之性甚强，虽能燥湿运脾，但久服过于温燥之品容易伤胃阴，助胃热，顾此失彼。苍术制后燥性缓和，且有焦香气，健运脾土的作用增强，就能达到慢病缓治的用药要求。

（五）气候环境不同，用药要求也不同

　　中医有"天人合一"的理念，自然环境与机体的变化关系相当密切。如春季气候转暖，夏季气候炎热，腠理疏松，用药不宜过于燥热和辛散。秋季气候转凉，空气干燥，用药不宜过燥。冬季气候寒冷，腠理致密，用药不宜过于寒凉。北方气候干燥，用药偏润；南方气候炎热潮湿，用药不宜过于滋腻。北方人一般禀赋较强，要求药力较猛，若药力太弱，则药不胜病；南方人一般禀赋较弱，用药较清淡，若药力太猛，则易伤正气。为了适应气候、环境的差异，需要通过炮制来调整中药的性能。如外感风寒，麻黄冬季宜生用，春夏季宜用麻黄绒。紫苏，秋、冬季宜用苏叶，取其发汗解表力强；夏季用苏梗，取其发散力弱，以免过汗，又能理气化湿。

　　中药通过炮制获得更好的中医临床治疗效果是中医药的特色和优势之一；同时炮制技术还可以指导中医临床根据辨证施治的需要，正确地选用不同饮片进行组方配伍，以达到理想的临床效果，这是中药在临床应用上与天然药物的显著区别，也是中医运用中药的一大特色。

二、中药炮制与临床疗效的关系

　　中药炮制与中医临床关系十分密切，历代医家均非常重视炮制对临床疗效的影响，如宋代《太平圣惠方》提到："炮制失其体性，筛罗粗恶，分剂差殊，虽有疗疾之名，永无必愈之效，是以医者必须殷勤注意。"又如明代《本草蒙筌》记载："凡药制造，贵在适中，不及则功效难求，太过则气味反

失……"因此，中药炮制对临床疗效的影响是十分密切的。

（一）净制对临床疗效的影响

净制是所有饮片都必须要采用的操作步骤，对饮片的临床疗效有重要影响。从古至今，医药学家对中药的净制非常重视，如《金匮玉函经》证治总例云："或须皮去肉，或去皮须肉，或须根去茎，又须花须实，依方拣采，治削，极令净洁。"中药来源于大自然，往往伴存一些杂质或含有非药用部位，使药物在配方中的实际用量减少，达不到治疗所需剂量。通过净制达到以下效果。

1. 使饮片剂量准确　如除去乳香、没药黏附树皮，石膏中夹有一些杂质，巴戟天木心等。

2. 分离不同药用部位　中药不同药用部位功效不同，其化学成分含量和药效差异也较大，应分别入药，保持各自功效。如莲子心与莲子肉功效不同，麻黄茎与麻黄根功能相反等。

3. 使临床用药安全　药材中可能含有与外形相似的有毒药物，需要除去，如黄芪中混有狼毒；也有些药材中含有毒性部位需要除去，如蕲蛇去除头部后以消除其毒性，使药物达到入药要求，保证处方的实际用量，方可保证安全、有效。

（二）切制对临床疗效的影响

切制对临床疗效具有重要影响，切制能改变药材的形状，如饮片的大小、厚薄，使其煎出效果提高。中药材切制成饮片后，与溶媒接触面增大，有效成分易于煎出。饮片一般都有具体规格要求，若方中饮片厚度差异较大，在煎煮过程中会出现易溶、难溶、先溶、后溶等问题，浸出物将会得气失味或得味失气，达不到气味相得的要求。如桂枝汤，方中桂枝以气胜，白芍以味胜，若白芍切厚片，煎煮时间短成分不易煎出，虽能全桂枝之气（性），却失白芍之味；若煎煮时间长，虽能取白芍之味，却失桂枝之气。方中桂枝和白芍为主药，炮制时均切薄片，煎煮适当时间，即可达气味共存的目的。另外，将大小不同药材切制成同一规格的饮片，有利于后序的炮制工艺，使炮制品质量一致，临床疗效稳定。

饮片的切制分为趁鲜切制和干燥药材软化后切制。二者工序有差异，后者增加了软化工序，该工序需要药材与水接触，易造成成分损失，降低饮片质量。如槟榔的软化，因槟榔质地坚硬，需长时间与水接触，导致生物碱类成分有较大损失。另外，饮片切制后均有干燥工序，若不及时干燥或干燥温度、时间不当，均会对饮片成分产生影响，从而影响临床疗效。

（三）加热对临床疗效的影响

采用加热方法对饮片进行处理是炮制的重要手段，多种炮制方法均有加热，包括炒、炙、煅、煨、蒸、煮等炮制方法。加热可改变中药的质地、性味等，使其内含成分发生量变或质变，达到增效或减毒的目的，使临床用药安全、有效。加热方式主要具有以下作用。

1. 使中药质地疏松，利于成分溶出　因炮制方法不同，加热程度要求有差异，能不同程度影响中药质地。如种子、果实类药材，传统炮制理论中有"逢子必炒，逢子必捣"。缪希雍的《炮炙大法》载有"凡汤中用完物，如干枣、莲子、决明子、青葙子……，皆劈破，研碎入药，方得味出，若不碎，若米之在谷，虽煮至终日，米岂能出哉……"就是要求种子果实类的中药需经炒制，种皮、果皮爆裂；完整的中药需经切制或粉碎，在煎煮时易于煎出有效成分，才能保证疗效。又如，质地坚硬的矿物类中药，经明煅或煅淬，质酥易碎，溶出率提高。如盐炙杜仲，盐炙时要求炒至丝易断为标准，因为高温加热后杜仲中的橡胶被破坏，黏性下降，有效成分煎出率明显提高，在条件相同的单位时间内煎煮，杜仲生品及其盐炙品的降压有效成分煎出量产生了明显差异。

2. 使中药成分发生变化　加热对中药成分的影响与加热程度、成分结构相关，成分变化包括含量变化、产生新成分、结构转化等。成分变化将导致饮片临床疗效发生改变。如矿物类、化石类中药，经高温煅制后成分发生转化，产生新的功效。如自然铜，经火煅醋淬后使其所含的二硫化铁部分转化为醋酸铁，提高了在水中的溶解度，从而易于煎出有效成分；炉甘石经煅淬后使碳酸锌转化为氧化锌，后者具有消炎、生肌作用，从而增强疗效。中药经过加热炮制有利于药效的保存。如槐花含有芸香苷类成分，中药本身含有分解酶，可使芦丁分解而失去疗效，炒制后破坏酶的活性，保持了芦丁含量，有效成分得以保留；若槐花炒炭，则止血作用增强，与具有止血作用的鞣质、槲皮素含量增加，抗止血作用的异鼠李素含量降低有关；因此不同的加热方法，使饮片成分发生不同变化，导致临床疗效的不同。

3. 使饮片性味发生变化　饮片的性味在加热前后可能发生变化从而导致临床疗效有改变。如山楂炒焦，过酸之性缓和，增强了健脾止泻作用。又如地黄蒸制为熟地，由苦寒之性变化甘温之性，作用由清泻变为温补等。

饮片炮制采用加热手段，对功效的影响是显著的，炮制过程中应重视加热条件的控制，包括加热温度和持续时间。若炮制太过或不及，均使饮片达不到临床所需的效果。如临床上使用制首乌出现明显腹泻，与何首乌蒸制时间不足有关。

（四）辅料炮制对临床疗效的影响

中药炮制过程中常需要加辅料，辅料的应用直接影响中药的药性，可起到增效减毒的作用。在炮制加工过程中，有些辅料作为传热介质，炮制后需除去；也有些辅料在炮制加工过程中成为饮片的组成部分而应用于临床。加辅料炮制主要具有以下作用。

1. 增强疗效　采用炙法炮制的中药，如酒炙丹参、当归，可增强活血祛瘀、调经止痛的作用；盐炙补骨脂可增强温肾助阳的作用；蜜炙黄芪可增强补中益气的作用；醋炙延胡索能使难溶于水的游离生物碱与醋酸结合成醋酸盐，煎煮时易于溶出，增强行气止痛作用。采用加辅料炒法的中药，如麸炒苍术增强健脾燥湿作用；米炒党参增强健脾止泻作用。

2. 降低毒副作用　如盐炙补骨脂、盐炙益智仁、麸炒苍术可缓和燥性；米炒斑蝥可降低毒性；半夏、天南星分别用生姜、白矾炮制可以降低毒性等。

（五）其他炮制方法对临床疗效的影响

中药炮制方法众多，可以根据中药的不同特点，结合临床需要，选择合适的炮制方法，以提高疗效，或扩大用途，或降低毒副作用等。如朱砂、雄黄水飞，使中药纯洁，毒性降低，临床用药安全性提高；六神曲、红曲等采用发酵法制备；大麦、稻谷等采用发芽法制备，生产了新的饮片，扩大了用途。

中药炮制每个环节、每种方法，均与饮片质量有关，从而影响临床疗效，重视炮制、关注细节，是中药临床安全、有效的重要保证。

>>> **知识链接** --

莫说中药慢郎中，炮制得当见其功

中药的规范炮制与临床疗效密切相关。只有药物炮制合度，临床方能事半功倍，效如桴鼓。历代医家都强调中药炮制的重要性，认为中药炮制是直接关系到医疗质量好坏的一个重要环节。古籍记载：远志须去心，否则令烦闷；草果去膜胀，连皮反胀胸；芫花本利水，非醋不能通；地榆止血药，连梢不住红。皆阐述了药物炮制与治疗要相适应的道理。案例分享：患者携带处方及上药2剂前来我处诊治。显为寒湿伤中，脾失健运，清浊不分，传导失司所致。治当芳香化湿，观其先服处方与病机吻合，审其药物亦与处方相符，何以连服7剂竟毫无效验呢？又一细看，原来所用药物皆为生品，余心下了了，遂嘱患者将白扁豆、白术土炒，苍术、神曲焦炒，煎服如前。2剂泻止痛消，纳增神爽，病获痊愈。患者十分惊奇，为何药物未变，仅一炒制，就疗效迥异呢？余笑谓之曰：前医审证无误，遣方用药亦属合拍，然药未经炮制，生白术、生白扁豆健脾而乏燥湿之力，生苍术、生神曲健胃消积而乏化浊温燥之功，藿香虽芳香化浊而不得焦燥温散之佐，其化湿祛浊之力不强，故肠间寒湿之邪未能驱除，虽7剂而罔效。而上药经土炒、焦炒之后，芳香温燥，化湿祛浊，诸药力专效捷，2剂即愈，此炮制之妙也。

第二节 中药炮制对药性的影响

中药药性包括四气、五味、升降浮沉、归经、补泻、润燥、毒性等，这是中药本身固有的性能。临床遣方用药时利用中药不同的特性，补偏救弊，调整机体阴阳气血的偏盛偏衰，恢复生理平衡而达治疗疾病的目的。利用炮制技术对中药进行加工，或制其形或制其性或制其味或制其质，可以调整或改变药性，或降其毒性或纠其偏性或增其功效或作用专一等，取其所需以满足临床辨证施治的用药要求。

一、炮制对四气的影响

四气，亦称四性，指中药的寒、热、温、凉四种特性，用来反映中药对人体感受寒邪或热邪的影响。一般能治疗热证的中药，大多属于寒性或凉性；能治疗寒证的中药，大多属于热性或温性。炮制可以影响药性。元代齐德之《外科精义》曰："夫药者，治病之物，盖流变在乎病，主治在乎药，制用在乎人，三者不可阙也。"炮制可改变四性。

（一）炮制可增强药性

用与被炮制药物药性相似的辅料或某种炮制方法来增强药效，称为"相资为制"，亦称从制，即以寒性辅料或中药来炮制寒性的中药，称为"寒者益寒"；以热性辅料或中药来炮制热性的中药，称为"热者益热"。临床上使用寒药如不能拮抗热邪，或使用热药不能克制寒邪时，可采用"以寒制寒"或"以热制热"的炮制方法，扶其不足，起协同作用，使药性增强而药效提高。如用胆汁制黄连，即取其"以寒制寒"。胆汁性味苦寒，黄连，性味亦苦寒，两者皆属寒性，均能清热解毒，炮制后起协同作用，胆黄连清泻肝胆实火的作用更强。用咸寒的食盐炮制苦寒的知母、黄柏，可增强滋阴降火的作用。以辛热的酒炮制辛热的仙茅、阳起石，即"热者益热"或"以热制热"，可增强其温肾助阳的作用。

（二）炮制可缓和药性

用与被炮制药物药性相对立的辅料或某种炮制方法来制约中药的偏性或改变其性能，称为"相反为制"，亦称反制或逆制。采用"以热制寒"或"以寒制热"以抑制药物偏性。如以热制寒的吴茱萸制黄连：黄连为清热泻火的要药，但有苦寒伤中之弊，虚人不宜，经辛热之吴萸汁制后，缓和了黄连的苦寒之性，使其寒而不滞，同时亦扩大了使用范围，能清气分湿热，散肝胆郁火。代赭石苦寒之性，煅制醋淬后缓和苦寒之性；牛蒡子经炒制后缓和寒滑之性。

（三）炮制可改变药性

同一种中药，经过炮制可以改变药性。中药一般生者性凉，熟者性温。寒与热，温与凉属本质不同，热与温，寒与凉属程度不同。《名医别录》载半夏"生微寒，熟温"。生半夏性微寒，外用解毒疗疮，制熟后性温，内服能温化寒痰，消痞和胃。《普济方》载甘草"生甘平，炙甘草温纯阳，补血养胃"。《本草纲目》载蜂蜜，"生者性凉，故能清热，熟者性温，故能补中"。如胆汁制天南星：天南星生品辛温燥烈，有毒，经用性寒味苦的胆汁制成胆南星，除去燥烈之性及毒性，性味变为苦凉，更宜于痰热惊风抽搐等症。生地黄性寒味苦，为清热凉血之品，制成熟地后，性由寒转温，味由苦变甘，功能由清变补，以滋阴补血为主，药性改变，功效也发生相应改变。

二、炮制对五味的影响

五味，即辛、苦、甘、酸、咸五种味道，是中药药性的主要内容之一。每种中药都有一定的味与气以及其他方面性能，构成中药错综复杂的性能特性。炮制可增强或减弱中药的味，以符合辨证用药的要求。

（一）炮制可扶其味之不足

临床上若嫌其药力（味）不足，可用药味相同的中药或辅料互制，使其药力增强。如以酸制酸的醋制五味子可增其酸涩收敛之性，多用于咳嗽遗精、泄泻等症；以甘制甘的蜜炙百合可增其润肺止咳之效，蜜炙黄芪可增其补中益气之功用；以辛制辛的酒炙川芎可增其活血行气、祛风止痛之效，酒制当归可增强活血散瘀之功用等。

（二）炮制可制其味之太过

中医的五味理论有"过酸损齿伤筋，过苦损津耗液，过甘生湿助满，过辛损津耗气，过咸易助痰湿"等。为避免药性过偏而造成治疗上的弊端，采用炮制改变其味的强弱，以符合临床治病的要求。如以甘制辛的蜜制麻黄，蜜炙后可缓和辛散之力；以辛制苦的酒制大黄，以缓其苦寒之性，以咸制辛的盐制砂仁、小茴香以缓其过辛之性，并引药入肾；以咸制苦的盐制黄柏，以缓其苦燥之性，以酸制苦的醋制甘遂、大戟，以缓其泻下峻猛之性；姜制厚朴以缓其辛辣棘咽之性；山楂、乌梅酸性较强，恐损齿伤筋，炒黄、炒焦可缓其酸性；甘草因甘凉之性易生湿助满，炒制可减缓甘凉之性；牡蛎生品咸涩，以软坚散结为主，煅制咸味减少、涩味增强，以收敛固涩为胜。多种炮制方法均可制其太过，避免对人体造成不利的影响。

三、炮制对升降浮沉的影响

升降浮沉是指中药作用于机体上下表里的趋向，是中药的主要药性之一。升是上升，降是下降，浮是外行发散，沉是内行泻利。一般具有升阳发表、祛风散寒、涌吐开窍等功效的中药能上行向外，其药性升浮，具有泻下清热、利尿渗湿、重镇安神、潜阳熄风、消导积滞、降逆收敛及止咳平喘等功效的中药则能下行向内，其药性沉降。在性味上，凡味辛、甘，气温、热，质轻者大都具有升浮之性；凡味苦、酸、咸，性寒、凉，质重的中药大都具有沉降之性。正如李东垣曰："味薄者升，气薄者降，气厚者浮，味厚者沉"。李时珍曰："酸咸无升，辛甘无降，寒无浮，热无沉。"中药的升降浮沉的性能并非固定不变，通过炮制可改变其作用趋向。

（一）入药部位与炮制不同，作用趋向不同

一般规律是根升梢降，生升熟降。陈嘉谟云："根梢各治，尤勿混淆"。如"当归头止血而上行，身养血而中守，梢破血而下流，全活血而统治"；莱菔子生用性升，涌吐风痰，炒熟变其为降逆平喘，消食除胀。如《本草求真》载："莱菔子生用研汁，能吐风痰；炒熟则下气定喘、消食宽膨。一生一熟，性气悬殊"。

（二）炮制可增强中药的作用趋向

如川芎生用，气厚味薄，辛温走窜，能升能散，上行头目，旁达四肢，下行血海，为血中气药，酒制后能起协同作用，增强活血行气、祛风止痛的功效，专治上焦头痛。黄芩既能清肺热，又能清大肠之热，酒炙后专于清肺热、头目之热。知母生品苦寒滑利，泻火之力较强，能清肺凉胃，泻火通便，盐炙可导药下行，专于入肾，能增强滋阴降相火的功效，多用于肾虚火旺等证。

（三）炮制可改变中药作用趋向

中药经炮制后，由于性味的变化，作用趋向也发生改变。《本草纲目》云"升者引之以咸寒，则沉而直达下焦；沉者引之以酒，则浮而上至巅顶"。一般规律是酒炙升提，姜炙发散，醋炙收敛，盐炙下行。如大黄生品苦寒，气味重浊，直达下焦，泻下作用强而伤胃气，酒制后性缓，借酒上行，可清上焦实热。正如李东垣所述："大黄苦峻下走，用之于下必生用，若邪气在上，非酒不至，必用酒浸，引上至高之分，驱热而下。"又如砂仁生用，行气调中力强，经盐炙后，引药性入下焦，增强入肾的作用，以降气、安胎、温肾为主。

四、炮制对归经的影响

归经是指中药对某经某脏的病变部位有选择性作用，也是指中药治病的适应范围。采用炮制使其符合临床治疗需要，炮制可改变中药的归经。归经理论的形成是在中医理论指导下以脏腑经络学说为基础，以中药治疗的具体病证为依据，经过长期临床实践总结出来的用药理论。很多中药同时归几经，可以治疗几个脏腑或经络的疾病。临床上为了使中药更准确地针对主证，作用于主脏，发挥其疗效，通过炮制可达到目的，使其作用更加专一。

（一）入药部位不同，归经不同

一种中药其入药部位不同，各部位的归经不甚相同，应当分开入药。如莲子心入心经以清心经之热；莲子肉入脾、肾、心经，以补脾胃，养心益肾为主。白茯苓归心、肺、脾、肾经，生用以渗湿利水、益脾和胃为主；茯苓皮归肺、脾、肾经，以利水消肿为主；茯苓木归肝、心经，以平肝安神为主；茯神归心、脾经，以宁心安神为主；赤茯苓归心、脾、膀胱经，则以渗利湿热为主。

（二）炮制可改变中药的归经

中药炮制前后归经有所改变。同一中药经不同方法炮制，归经亦发生改变，所谓生熟异用。如生姜主归肺、胃经，以发散风寒，和中止呕为主；干姜主归脾、肾经，则以暖脾胃，回阳救逆为主；煨姜主入胃经，以和中止呕为主；姜炭主入血分，归脾、肝经，以温经止血为主。一种中药姜经炮制后成为四种炮制品，对肺、肝、脾、胃、肾五个不同部位具有选择性，从而发挥各自的治疗作用。又如柴胡生用能升能散，解表退热为主，经醋炙后引药性入肝而达到疏肝解郁的功效。

（三）加辅料炮制可引药归经

根据中药五味归经理论，用不同性味的辅料炮制中药，可起到引药归经的作用。如枇杷叶、黄芪等多用蜜炙以增强归脾、肺经的作用，发挥润肺止咳、补中益气之效；川芎、乌梢蛇等，多用酒炙，增强入血分达活血止痛、通络、祛风除湿的作用；香附、柴胡等，多用醋炙以增强入肝经的作用，发挥疏肝理气、行气止痛之效；巴戟天、知母等，多用盐炙以增强入肾经的作用，发挥固精壮阳、滋阴泻相火之效；黄连、草果等，多用姜炙，以增强归脾、胃经的作用，发挥止咳化痰、温胃止呕之效。

五、炮制对补泻的影响

病有虚实，药有补泻，虚则补之，实则泻之，这是中医治病的基本原则之一。药之补又分补气、补血、补阴、补阳，泻又分缓泻和峻泻等，这是中药的固有性能。为了使中药更能满足临床需要，中药的补泻作用亦可通过炮制加以改变和调整。正如《审视瑶函》所载："盖生者，性悍而味重，其功也急，其性也刚，主乎泻；熟者性淳而味轻，其功也缓，其性也柔，主乎补……如补药之用制熟者，欲得其醇厚，所以成其资助之功。泻药制熟者欲去其悍烈，所以成其功伐之力。用生用熟各有其益。实取其补泻得中，毋损于正气耳。"

（一）炮制前后补泻不同

一般规律是生泻熟补，即生者主泻，熟者主补，炮制后可由清变补。如何首乌，生品苦寒主泻，可以通大便、解疮毒（清），制成制首乌后，则性变甘温主补，以补肝肾、益精血、乌须发为主；甘草蜜炙后，由清热解毒变为补中益气，生地制成熟地，由清热凉血变为滋阴补血等。

（二）补药炮制后可增其效

具有滋补作用的中药经炮制后，可增强其滋补之效，达补而不腻的炮制作用。如党参米炒后增强其健脾止泻作用，蜜炙后增强补中益气的作用；黄芪蜜炙后增强其补中益气的作用；补骨脂经盐炙后增强温肾助阳、纳气、止泻的作用。

（三）泻药炮制后可伐其过

泻药经炮制可使泻下作用缓和。如大黄生品苦寒峻泻，可以祛肠胃积滞，泻血分实热；经蒸制成熟大黄后苦寒泻下作用缓和，更适于年老体弱的实证患者，泻而不伤正。大戟、芫花经醋炙后可降低毒性，缓和泻下，避免腹痛的副作用。

六、炮制对润燥的影响

药性的润燥性能，是指中药能够祛除燥邪或湿邪，具有治疗燥证或湿证的作用性质。中药的润燥也是中药药性的重要组成部分。一般而言，具有生津止渴、养阴润燥、润肺化痰止咳、润肠通便、滋补津血等功效的中药，均具有濡润之性；具有燥湿、化湿、利湿、化湿痰、祛风散寒、行气健脾、祛风湿等功效的中药，多具有燥性。在临床组方用药时，若忽略了中药的润燥之性，如同不分其寒热一样，将会导致不良后果。采用炮制方法可以缓和中药的太过润燥之性。

（一）炮制可缓其过润之性

一些中药滋腻之性较强，通过炮制可以改变中药过润之性，消除滋腻碍脾的副作用。如阿胶生品补血滋阴，润燥、止血，但对脾虚便溏者不宜，用蛤粉炒成珠后可缓和其过润之性；生地黄清热凉血，养阴生津，蒸成熟地后滋腻碍脾，往往加酒以行散；如熟地还可加生姜末，陈皮末，砂仁末炮制以增强温中行气作用，缓和或消除其过润之性，避免碍脾、影响吸收运化，临床功效得以正常发挥。

（二）炮制可缓其过燥之性

中药过燥之性，会伤阴助火，通过炮制可缓解其过燥之性。如苍术为燥湿药，生品燥湿健脾，其性辛燥，常用麦麸炒制，以缓其过燥。陈嘉谟曰"麦麸制抑酷性勿伤上膈"，"酷性"即燥性。补骨脂、益智仁、巴戟天等补肾助阳药都有一定温燥之性，可用盐炙以缓其燥性；使用干姜时，采用炒制的方法以制其温燥之性，尤其产后阴虚血燥时，应使用炮姜或姜炭而不能用干姜，以避免躁动血室，伤阴助火，而导致口舌生疮之弊。

季节、气候与疾病和用药具有一定的相关性，如秋季，气候偏燥，使用麻黄、紫菀、半夏等药时，麻黄、紫菀多使用蜜炙品；半夏则需加滋阴药同用，否则就会伤阴，使阴虚燥咳者，咳嗽更甚，甚至导致流鼻血或加重病情。

七、炮制对毒性的影响

有毒中药，必须经过炮制，以降低毒性，才能保证中医临床用药安全有效。炮制毒性中药时应注意去毒与存效并重，炮制失当可导致毒去效失或效失毒存，均达不到理想的炮制目的。

（一）除去毒性部位或减少毒性成分的含量

一些中药的毒性成分存在于药材的某一部位，去除该部位，即可降低中药的毒性。如蕲蛇去除头部，可消除其毒性。某些有毒中药经过一定的方法炮制，可使其毒性成分含量减少而减毒。如雄黄、朱砂经水飞后，As_2O_3、Hg 的含量显著下降，而使毒性降低；巴豆为峻泻药，毒性很大，油脂为主要毒性和有效成分，加热去油制霜后，可除去大部分油脂，使毒性降低，缓和泻下作用。

（二）改变毒性成分的结构

某些毒性成分不稳定，在炮制时加热如煮或蒸等，使其毒性成分水解，改变其结构，使毒性降低。如川乌、草乌含有双酯型生物碱，毒性极强，加水煮制可使其水解成毒性较小的单酯型或胺醇型生物碱，从而降低毒性，并且水解产物同样具有止痛作用。马钱子有大毒，毒性成分为士的宁和马钱子碱，经砂烫炮制后士的宁和马钱子碱的含量显著减少，并转化成异型结构和氮氧化合物，毒性下降。

（三）加热破坏毒性成分

中药的一些有毒成分，高温时不稳定，可使有毒成分破坏分解，从而降低中药毒性。如白扁豆含红细胞非特异性凝集素，为一种植物性毒蛋白，经炒香或煠法加热变性而失去毒性；苦楝子有毒，经过加热炒制可使毒性蛋白等被破坏。苍耳子有毒，其毒性成分可致肝肾功能改变，甚至肝脏坏死，可导致死亡，炒制后，毒性蛋白变性沉淀，达到了降低毒性的目的；蓖麻子、巴豆等同样经加热处理可使毒蛋白变性而解毒。

（四）利用辅料解毒作用

辅料和中药共同炮制，可使毒性降低。生半夏辛温有毒，用明矾、生姜等辅料炮制后可降低毒性；甘遂生品毒性较强，醋制后泻下作用和毒性均下降；斑蝥用稀碱炮制以使斑蝥素转变成斑蝥酸钠而抗癌活性不变，毒性则大大降低。甘草汁亦对许多中药有解毒作用。

>>> **知识链接** o- -

药性赋——地黄

地黄之所以广为人喜好，一是因为它清热凉血，养阴生津，故《药性赋》说它能凉血；第二是它能补血滋阴，益精填髓，是以《药性赋》说它能补血。由凉血之品变为补血圣药就不得不提炮制的奇妙之处。九蒸九晒是地黄由生地变为熟地的炮制之法，制作时选取个大生地黄，加黄酒搅拌闷至药透酒尽，蒸晒九次，以蒸制至内外漆黑，具有黑如漆、光如油、甘如饴的优点。六味地黄丸通过补肾水而补充五脏真阴。因为肾主水，受五脏六腑之精而藏之。若肾水满壮，五脏六腑都能得到灌溉；若肾水不足，五脏六腑之真水都不足。一荣俱荣，一损俱损，故其选用熟地黄为其君药。有个在工程队里工作的病人，三十多岁，腰酸耳鸣。推断由于近段时间熬夜加班，透支精血所致。选用六味地黄丸服用半瓶后，腰酸耳鸣的症状就消失了。因为他是体虚透支的，所以可以一时用六味地黄丸填补。若身体痰饮水湿较重，舌苔白腻或水滑，就不适合服用。

- -•

◈ 第三节 中药炮制对方剂疗效的影响

中药饮片是中医治病的物质基础，临床应用一般是配伍组成复方，方中中药的炮制方法通常根据组方需求确定，饮片质量的好坏对方剂疗效有直接的影响。

一、炮制提高方剂疗效

中医临证，遣方用药和炮制品的选用是根据患者的具体情况和所选用的方剂功效而定。为了确保临床疗效，通常可以从以下几个方面进行。

（一）增强方剂中药物的作用

将方中药物进行炮制，使有效物质易于溶出或利于保存，并调整其药性，发挥各自的擅长。如三子养亲汤由紫苏子、白芥子、莱菔子组成，功效是降气平喘、化痰消食，适应证是气实而喘，痰盛懒食。方中的三个种子类中药均需炒爆，紫苏子炒后辛散之性减弱，而温肺降气作用增强，其降气化痰、温肺平喘之功明显；白芥子炒后缓和辛散耗气的作用，增强温肺化痰的功效；莱菔子炒后由升转降，功效由涌吐风痰而变为降气化痰、消食除胀。方中药物选用的炮制品均与病证相符，增强全方降气平喘、化痰消食的功效。

痛泻要方主治肝旺脾虚的腹痛泄泻。方中白术健脾补中为君药，但生品健脾燥湿力强，并有滞气而致腹胀之弊，尤其脾虚患者更易如此，故要求土炒，以增强补脾止泻之能；陈皮炒后香气更浓，取其芳香醒脾，疏利气机，以达理气和中之效；防风具有散肝疏脾，能升脾阳之效，若久泻不止或肠风下血，可用炒防风或防风炭，防风炒或炒炭后，降低了祛风之能而增强了止泻或止血效果。

（二）保证方中药物的实际用量

中医临证的处方，药物的实际用量至关重要，方中药物的剂量，可以改变方剂的适应证，直接影响临床疗效。《伤寒论》的小承气汤、《金匮要略》的厚朴三物汤和厚朴大黄汤，三个方剂中的药物均由厚朴、枳实、大黄组成。小承气汤由大黄12g、枳实9g、厚朴6g组成，主治实热便秘，法当苦寒泻下，故重用大黄，泻热荡积，重点在大便不通；厚朴三物汤以厚朴24g、枳实15g、大黄12g，主治痛而闭者，用于胀满而痛，故重用厚朴行气消胀为主；厚朴大黄汤以厚朴24g、大黄18g、枳实12g，主治支饮胸满，以胸满为主症。方中的厚朴为皮类药材，含有木栓层，应通过净制去除木栓层，保证方剂中厚朴药物的实际用量。

二妙散，由黄柏、苍术组成，是治疗湿热下注的基础方。黄柏苦寒，寒以清热，苦以燥湿，苍术苦温，燥湿健脾。二药相伍，合成清热燥湿之效，方中苍术要求制用，若方中苍术生用，则过于辛温燥烈；黄柏为树皮类药，不除去粗皮，就减少了黄柏的实际用量，虽然全方燥湿之力甚强，但因黄柏实际用量不足，清热之效不达，不但收不到预期效果，还恐有湿热未去，热邪反增，有化燥伤阴之虞。

另如山茱萸的核、金樱子的毛核、巴戟天的木心等，均为非药用部分，而且占的比例较大，若不除去，将使药物在方中的实际比例大为减小，不能很好发挥全方的作用，通过炮制中的净制工艺使得药物纯净，以保证方中药物的实际用量。

（三）增强方剂对病变部位的作用

由多味中药组成的方剂，对多个脏腑、经络有作用，但患者又并非各个部位都发生病变，临床上有时就嫌其药物作用分散，甚至对未病变部位产生不良反应，可加入某种辅料炮制，引药归经，使其方剂作用集中于病变部位发生作用。方剂通过药物的配伍，方中药物归经的变化对全方作用有明显影响，增强全方对病变部位的疗效。

如缩泉丸方中的益智仁主入脾经，兼入肾经；山药主入脾经，兼入肺、肾经；乌药主入肾经，兼入脾、肺、膀胱经。益智仁盐炙后则主入肾经，为方中君药，具有温肾纳气，固涩小便的作用。三药合用，温肾祛寒，健脾运湿，使全方作用侧重于肾，兼能顾脾。故该方的主要功效是温肾缩尿，常用于下无虚冷，小便频数及小儿遗尿。

（四）突出方剂临床需要的药效

中药通常是一药多效，在不同方中，同一药物所起的作用并不一样，通过炮制可使同一味药物在不同方剂中突出某一方面的疗效。

如麻黄在麻黄汤中起发汗解表、宣肺平喘作用，故原方用生麻黄，并要求去节，取生品发汗平喘作用强；若表证不明显者，临床常用蜜炙麻黄，不仅增强止咳平喘之功，而且可以减弱发汗之力，以免徒伤其表；若为老人和小儿，表证已解，喘咳未愈而不剧者，可考虑用蜜炙麻黄绒，能达到病轻药缓，药证相符的要求，可避免小儿或老人服用麻黄后出现烦躁不安、不眠之弊端。

柴胡在小柴胡汤中宜生用，且用量较大，取其生品气味俱薄，轻清升散，和解退热之力胜；在补中益气汤中，柴胡升阳举陷，不但用量宜小，且宜生用，取其轻扬而升或助他药升提的作用；在柴胡疏肝散中，柴胡以醋炙为宜，取其升散之力减弱，而疏肝止痛之力增强。

由此可见，组成方剂的药物通过恰当的炮制，因作用重点的变化，使全方的功用有所侧重，有利于提高方剂的疗效。

二、炮制降低方剂毒副作用

方中药物有偏颇之性或有毒副作用，往往影响全方疗效的发挥，可通过炮制调整药性，保证临床方剂的安全有效。

（一）消除药物在方剂中不利于治疗的因素

药物在治病的同时，因药物某一作用与证不符，会给治疗带来不利影响。通过炮制，可调整药效，趋利避害或扬长避短。如干姜，其性辛热而燥，长于温中回阳、温肺化饮。在四逆汤中用干姜生品，取其能守能走，力猛而速，功专温脾阳而散里寒，助附子破阴回阳，以迅速挽救衰微的肾阳。在生化汤中则需用炮姜，因生化汤主要用于产后受寒、恶露不行、小腹冷痛等。因产后失血，气血大虚，若用生品，则因辛燥耗气伤阴，于病不利。炮姜微辛而苦温，既无辛散耗气、燥湿伤阴之弊，又善于温中止痛，且能入营血，助当归、炙甘草通脉生新，佐川芎、桃仁化瘀除旧，臻其全方生化之妙。

（二）减缓方剂中主药的不良反应

通过使用炮制品，可以减缓方剂中主药的不良反应。如调胃承气汤，为治热结阳明的缓下剂，然芒硝、大黄均系大寒之品，易伤脾阳；方中用炙甘草，取其甘温，善于缓急益脾，可缓其大黄、芒硝速下之性，兼顾脾胃，而不是用生甘草泻火解毒的功效。

三、炮制可调整方剂部分适应证

组成方剂的药物不变，通过不同炮制加工，可使方剂的功效发生一定的变化，改变方剂部分适应证。

（一）同一方剂，炮制品不同适应病症不同

中药经过炮制后，药性发生变化，作用也相应改变，故在同一方中，针对不同病因，可选用中药的不同炮制品。

如四物汤，为常用补血基础方。患者若为血虚而兼血热者，宜以生地易熟地，可滋阴补血；血虚而兼瘀者，除了加重当归、川芎的用量外，该二药还可酒炙，可增强补血活血祛瘀之效；若血虚脾亦虚，大便溏泻者，宜以土炒当归易当归。以消除当归润肠通便之能，更好发挥补血功效。

知柏地黄丸为滋阴降火之剂，若阴虚而下焦兼有湿热者，宜以生地易熟地，以免过于滋腻恋湿；知母生用，存其苦味，虽然质润，不致恋湿；黄柏生用，全其苦寒之性，能清热降火而燥湿，还可适当加重茯苓、泽泻用量；若纯属阴虚火旺者，则知母、黄柏宜用盐炙，缓和苦躁之性，增强滋阴降火作用；泽泻亦宜盐炙，取其泻热力增强，且利尿而不易伤阴。

又如理中汤为温中益脾之要方，凡中焦虚寒者均可应用。但不同情况应选用不同炮制品才能提高疗效。若中焦虚寒而兼有内湿者，宜用干姜，取其辛热而燥，能祛寒燥湿，若中焦虚寒，胃失和降，呕吐

腹痛，或者阳虚出血，则应以炮姜易干姜，取其炮姜苦温而守，善于温中，止呕、止痛和温经止血，作用缓和而持久。若腹泻明显，方中白术宜土炒，增强健脾止泻的作用，若腹胀恶食，白术又宜炒焦，既可避免其壅滞之弊，又可开胃进食。甘草均宜炙用，取其甘温，补中益脾力强。

（二）同一中药，不同的炮制品功效不同

一种中药经过不同的炮制工艺，可形成多种炮制品，以适合临床病症的不同需要。如当归有生当归、酒当归、土炒当归，均有补血活血作用，但区别是：补血和润肠作用以生品力强，活血作用以酒当归力胜，土炒当归无滑肠作用。故血虚而大便实者，用生品；血虚而兼瘀滞者，用酒当归；血虚而又脾虚便溏者，则应选土炒当归。又如生荆芥和炒荆芥均有祛风作用，但生品发散力较强，炒品发散力较弱，所以同样是用于疏风解表，无汗宜用生荆芥，有汗宜用炒荆芥；荆芥炭则无辛散表作用而有止血作用，故不用于表证而用于出血证。只有如此突出中医辨证施治的优势，灵活变通，掌握中药的共性和不同炮制品的个性，增强其针对性、目的性，临床治病方能得心应手。

>>> **知识链接** o---

中药临方炮制

中药炮制是中医药宝库中的重要组成部分，而"临方炮制"则是中药炮制中的一大特色，它作为中医与中药之间的纽带，发挥着极为重要的作用。随着《中华人民共和国中医药法》的颁布，中药"临方炮制"已成为中医药事业发展的热点。数据显示，中药调配临方炮制能够明显增强临床治疗效果，在严格医嘱的同时，加强明确中药临方炮制的性质与特点，充分掌握中药溶出的规律，提高中药临方炮制的药物有效性，对中药进行正确临方炮制，能够确保中药饮片发挥最大的药性。医疗机构开展临方炮制不仅可以满足饮片加工企业不能供应的特殊饮片，使临床大夫用药更灵活，更能够增强患者对医院的信任度和满意度。中药临方炮制的发展，将使中医临床用药更加丰富，中医辨证论治，个性化给药的特色也将得到充分的传承与发扬。

---•

◎ 第四节　中药炮制对制剂的影响

中医临床用药以汤剂和中成药为主。汤剂为临证组方，再自行煎煮而成，多为液体；而中成药已制备成型，具有多种剂型供临床选择，患者按要求直接服用。剂型不同，制备工艺也不同，对饮片的要求也有区别。通过适宜的炮制加工，使饮片更加符合剂型需要。中药制剂是根据规定的处方，将中药制备成一定剂型，能用于防病治病的一类药品。其剂型有多种，包括丸、散、膏、丹、片、胶囊、注射剂等。该类药品处方固定，制剂成型，市场适应面较广，对中药的炮制要求也相应得比较固定。但不管何种剂型都是用炮制后的饮片入药制剂。

一、制剂对饮片选择的要求

饮片是中药制剂的基本原料，其质量应达到饮片质量的相关要求。由于中药制剂剂型多，制备工艺不同，对饮片的要求也不同。

（一）炮制品的选择

中药制剂有规定的处方，方中中药的炮制方法均有明确的要求。一般中药制剂的炮制品的选择主要与处方功能主治有关，有时也要结合制剂的类别、剂型等。如制剂的主要目的是提取中药中的有效部位

或有效成分，一般选择生品饮片；若方中含有毒饮片，剂型不同，炮制品的选择也有所差异，如川乌、附片等，在膏剂、片剂等剂型中，因制备工艺常有煎煮过程，可直接用制川乌、制附片配方；若用于全粉末直接入药的散剂、丸剂，需将制川乌、制附片用砂烫至体泡色黄，称为炮川乌、炮附片，一方面利于粉碎，更重要的是为了进一步降低毒性，保证用药安全。

（二）饮片规格的选择

中药制备过程中，应尽可能使有效成分提取出来，或能更好地适应临床用药的需要。饮片常见形式为片、段、丝、块等，在中药制剂的制备中，需要根据临床需要、药物性质、剂型以及制备方法等选择适宜的饮片规格。

二、饮片质量对中药制剂的影响

饮片炮制质量的高低，与中药制剂的生产工艺、疗效、安全性以及稳定性均有影响。

（一）饮片质量对中药制剂质量的影响

中药制剂的制备，除特殊要求外，均以饮片形式配方，要求有一定的形状、大小、规格。太厚、太薄都不利于有效成分的溶出；太小、太细不利于提取，可能导致成分被吸附，又影响后续过滤、纯化等工艺。

在制剂的工艺中，有的中药需要粉碎后入药，而中药有易碎、难碎，出粉率高或低等实际问题。通过炮制可使难粉碎的中药易于粉碎，使粉末粒度能适应制剂需要，或提高制剂质量，如全粉末制成丸剂，粒度越细，丸剂表面光洁度越好。依方炮制，保证制剂的质量和疗效。如清宁丸中的大黄需用黄酒多次蒸制以后，才能制丸，否则药力猛峻，易产生服后腹痛的不良反应。健胃消食片中的山楂要求去核，莱菔子、六神曲、麦芽要求炒焦以增加疗效。炉甘石散中的炉甘石经过煅淬，使其 $ZnCO_3$ 生成 ZnO 增效，并且易于使药粉细腻。

（二）饮片质量对中药制剂安全性的影响

有毒中药应严格炮制，特别是毒性极强的中药，如川乌、草乌、马钱子、附子、巴豆、砒石、半夏、天南星等，炮制主要可以减毒增效，若炮制不当，能引起中毒，甚至会使人死亡。毒性中药需要根据制剂研究结果建立更加严格的质量标准。

"小金丹"（《外科证治全生集》），是中医治疗痈疡的著名方剂，方中主要有麝香、木鳖子、草乌、五灵脂、乳香、没药等药；主治流注、痰核、瘰疬、瘿瘤、乳岩等。其剂型为糊丸，可使中药在体内缓缓释放，以免药力峻猛，或影响用药的安全性。方中要求草乌炮制减毒，木鳖子去油成霜，以降低毒性又可得松散药末利于制丸；乳香、没药醋炙后，油分减少，质变酥脆，可有效克服乳香、没药对胃的刺激性，制剂时便于粉碎，增强其止痛效果。

因此，在制剂中须根据处方的主治功能，用药意图，严格其炮制工艺，否则都将影响制剂的质量。

（三）饮片质量对中药制剂稳定性的影响

中成药的稳定性，也直接关系着中药制剂的有效性与安全性，是保证中成药制剂质量的重要环节。合理的中药炮制可以增加中成药制剂的稳定性。

综上所述，在中成药生产中，其处方中涉及众多的炮制方法，决不能轻率简化，或改变。否则，都将直接影响临床疗效。中药制剂应当按照具体方剂的不同要求，严格工艺，随方炮制，保证其安全和有效。

>>> 知识链接

药材好，药才好

没有上乘、地道的中药材，没有精湛、稳定的加工炮制方法，造好药只能是一句空话。故"药材好，药才好"，是仲景最早在行业中提出并坚守的理念。中药材及饮片的品质决定中药的作用与价值。中药材讲究地道源说，只有在特定的气候环境下生长的品种才有药用价值，并且以原始无添加为佳。否则，充其量只是补充微量元素，但无药用价值。现代中药饮片炮制工艺大多为流水加工，药材品质也参差不齐。部分中药材行业甚至为了延迟保质期，避免生虫、发霉、变色等现象，采用硫熏方式。要知道硫含量超标，不仅不能滋补治病，还适得其反伤害身体。仲景从源头把控，采用"公司+基地+农户+科技"的产业开发模式，对药材的种植和采集到储藏和炮制都实现了全程管理。在众多的中成药产品中，仲景六味地黄丸也是全国唯一一味六种药材全部通过国家GAP（中药材生产质量管理规范）认证的六味地黄丸。

目标检测

答案解析

一、单项选择题（在每小题的 5 个备选答案中，选出 1 个正确答案）

1. "凡药制造，贵在适中，不及则功效难求，太过则气味反失……"记载于（　）

    A.《太平圣惠方》　　　　　　B.《修事指南》　　　　　　C.《本草蒙筌》

    D.《本草经集注》　　　　　　E.《炮炙大法》

2. "物各有性，制而用之，变而通之，施以品剂，其功岂能穷哉"的论述源自（　）

    A. 李东垣　　　　　　　　　　B. 刘元素　　　　　　　　　C. 张从正

    D. 朱震亨　　　　　　　　　　E. 叶天士

3. "炮制不明，药性不确，则汤方无准，而病症不验也"记载于（　）

    A.《神农本草经》　　　　　　B.《雷公炮炙论》　　　　　　C.《炮炙大法》

    D.《修事指南》　　　　　　　E.《本草蒙筌》

4. 用药性相对立的辅料或药物来制约中药的偏性或改变药性称为（　）

    A. 相反为制　　　　　　　　　B. 相资为制　　　　　　　　C. 相畏为制

    D. 相恶为制　　　　　　　　　E. 相杀为制

5. "升者引以咸寒，则沉而直达下焦；沉者引以酒，则浮而上至巅顶"的论述体现了炮制对（　）的影响

    A. 四气　　　　　　　　　　　B. 五味　　　　　　　　　　C. 升降浮沉

    D. 归经　　　　　　　　　　　E. 药物补泻

二、多项选择题（在每小题的 5 个备选答案中，选出 2~5 个正确答案）

1. 中药炮制是中医临床用药特点，主要体现在（　）

    A. 随证炮制，依方炮制　　　　　　　　　B. 炮制才能达到临床用药要求

    C. 以饮片配方　　　　　　　　　　　　　D. 根据自然环境炮制药物

    E. 根据机体状况炮制药物

2. 炮制与临床疗效的关系主要包括（　　）

    A. 净制与临床疗效的关系

    B. 煎煮与临床疗效的关系

    C. 切制与临床疗效的关系

    D. 辅料制与临床疗效的关系

    E. 加热与临床疗效的关系

三、配伍选择题（每组分别对应一组备选项，备选项可重复选用，也可不选用。每题只有 **1** 个最佳答案）

    A. 减少毒性成分的含量　B. 除去毒性成分　　　　C. 改变毒性成分的结构

    D. 破坏毒性成分　　　　E. 利用辅料去毒

1. 朱砂水飞（　　）

2. 甘遂用醋炙（　　）

3. 蕲蛇去掉头部（　　）

4. 马钱子砂烫（　　）

5. 炒苍耳子（　　）

四、问答题

中药是如何通过炮制增强临床疗效的？

书网融合……

思政导航　　　　　　本章小结　　　　　　微课　　　　　　题库

第三章 中药炮制的目的及对药物的影响

PPT

◎ 学习目标

知识目标

1. 掌握 中药炮制的目的，炮制对含生物碱类、苷类、挥发油类及无机化合物类中药的影响。

2. 熟悉 炮制对含有机酸类、鞣质类、蛋白质类及油脂类中药的影响。

3. 了解 炮制对中药药理与毒理作用的影响。

能力目标

通过本章的学习使学生能够为中医临床用药提供基本技能。

几千年来，中药药性理论一直指导着中药的临床使用，古代医家根据中药不同的药性通过配伍后形成方剂从而发挥防病治病的作用。从现代研究角度来看，中药化学成分是中药发挥临床药效的物质载体，中药之所以有别于天然药物，是由于炮制使其效应物质基础产生不同程度的变化，从而改变其性味、归经、升降沉浮及功能主治，以达到改变药性、增强或改变中药作用趋向、增强疗效及降低毒性等目的。从而保证中医临床用药安全、有效。

≫ 第一节 中药炮制的目的 📱 微课1

中药材多来源于自然界中的植物、动物和矿物，因此，原药材或因为质地坚硬、个体粗大，或因为含有泥沙杂质，或因为具有较大的毒副作用，而不直接应用，而是经过特定的加工炮制方法，制成饮片方可应用于临床调配或中成药生产。中药成分复杂，疗效多样，其炮制目的也具有多样性，归结起来可用"减毒""增效"加以高度概括，但尚包括与中药药性、临床调配、贮存使用等方面密切相关的其他炮制目的；同时，对于单味饮片来说，不同炮制方法又可产生不同炮制作用，这些作用虽有主次之分，但彼此之间又有密切的联系。一般认为，中药炮制的目的有以下几个方面。

一、降低或消除毒副作用，保证用药安全有效

对有毒中药的炮制，历代医家都很重视。许多中药虽有较好的疗效，但毒性或副作用较大，临床应用不安全。根据原卫生部规定的毒性中药品种有 28 种，有大毒者 10 种，有毒者 42 种，有小毒者 30 种。有毒药物须通过炮制入药，以降低其毒性或副作用。如川乌、草乌、附子、天南星、半夏、大戟、甘遂、巴豆、马钱子、斑蝥等。炮制解毒的方法很多，如浸渍、漂洗、砂烫、醋炙、蒸、煮、制霜等。部分有毒中药的炮制经现代研究揭示了其解毒机制，如乌头中的双酯型生物碱虽具有较强的强心、镇痛作用，但毒性极强，经煮制后，大部分被水解为单酯型或胺醇型生物碱，后者毒性降低且作用得以保留，保证了临床疗效和用药安全。天南星科的半夏、天南星，主要含有刺激性毒性成分草酸钙针晶，经过浸漂、蒸煮及加入辅料进行炮制，可有效破坏针晶晶型结构及降解毒蛋白，降低其刺激性毒性。巴豆制霜后，具有毒性的脂肪油含量降低，缓和了原有的峻泻作用和刺激性。其他含毒性蛋白类中药，如苍

耳子、蓖麻子、相思子，通过加热炮制使毒性蛋白变性而达到降毒目的。

有些药材在临床应用时由于药物的过偏之性，会带来一些副作用，易伤病家元气，产生不良影响。通过炮制，可以缓和药性，去除或降低药物的副作用，更好地发挥疗效，保证临床用药安全。唐代孙思邈在对孕妇使用桂枝时，为了防止"胎动"，特要求用"熬"法炮制后入药。明代罗周彦也曾提及枳壳"消食去积滞有麸炒，不尔气刚，恐伤元气"。麻黄辛散作用强，为发汗峻药，当其需要应用于体虚的老年或幼年患者时，易因发汗太过而致虚脱。将其蜜炙，使其所含具辛散解表作用的挥发油含量减少，缓和辛散之性，减缓其峻烈的发汗作用，防止体弱病人因发汗太过而致"气随津脱"。种子类中药由于富含脂肪油，往往具有滑肠致泻的副作用，可通过炒法或制霜法（部分）去除部分脂肪油，减缓患者的腹泻。何首乌生品有解毒、消肿、润肠通便的作用，如将之用于体虚患者，则易损伤正气。经黑豆蒸制后，致泻的结合类蒽醌成分减少，补益肝肾作用得以更好地发挥。

二、增强药物疗效

中医临床常以饮片入药，中药材在切制成饮片过程中产生体积或粒径变小，可使其药效成分易于溶出。炮制中的蒸、炒、煮、煅等热处理，使中药结构及所含成分发生一系列物理、化学变化，增加中药药效成分的溶出率；通过辅料炮制，借助辅料的助溶等作用，使难溶于水的成分水溶性增加。以种子类中药为例，古人认为"凡药中用子者俱要炒过入煎，方得味出"，这是因为多数种子外有硬壳，在煎煮时其药效成分不易被煎出，经加热炒制后种皮爆裂，便于成分煎出，这也是后人"逢子必炒"的根据和用意；再如黄连，经过炮制后，其所含小檗碱在水中的溶出率明显提高；化痰止咳药如款冬花、紫菀等，经辅料炼蜜炮制后，增强了润肺止咳的作用，因为炼蜜有甘缓益脾，润肺止咳之功，作为辅料可协同增强药效。此外，现代实验证明，胆汁制南星能增强南星的镇痉作用，甘草制黄连可使黄连的抑菌效力提高数倍，可见中药经炮制可以从不同方面增强其疗效。

三、改变或缓和中药药性，满足临床辨证施治的用药需求

（一）改变或缓和中药的"四气五味"

中药以寒、热、温、凉（"四气"或"四性"）和辛、甘、酸、苦、咸（"五味"）来表示性味。缓和药性是指中药炮制以后可缓和某些中药的过偏之性。性味偏盛的中药，因为用药过于猛烈，易伤元气，临床应用时往往会给患者带来一定的副作用，产生不良影响。如太寒伤阳，太热伤阴，过辛耗气，过甘生湿，过酸损齿，过苦伤胃，过咸生痰等。性味偏盛的中药，在临床应用时往往会给患者带来一定的副作用，需要通过炮制纠正其过偏之性。如黄连，性味苦寒，具有清热燥湿，泻火解毒的功效，经辛热的黄酒炮制后，可缓和黄连苦寒之性；生甘草，性味甘凉，具有清热解毒、清肺化痰的功效，常用于咽喉肿痛，痰热咳嗽，疮痈肿毒。《金匮药略》中的"桔梗汤"所用为生甘草，即取其泻火解毒之功。炙甘草性味甘温，善于补脾益气，缓急止痛，常入温补剂中使用。而《伤寒论》中的"炙甘草汤"所用则为炙甘草，取其甘温益气之功，以达补脾益气之功效。由此可见，甘草经炮制后，其药性由凉转温，功能由清泄转为温补，改变了原有的药性。生地黄，性寒，具清热、凉血、生津之功，用于血热妄行引起的吐衄、斑疹、热病口渴等症。经蒸制成熟地黄后，其药性变温，能补血滋阴、养肝益肾，凡血虚阴亏，肝肾不足所致的症状，均可应用。不但扩大了中药的应用范围，也满足临床辨证用药需求。

（二）改变中药的作用趋向

中医药传统理论以升、降、浮、沉表示中药的作用趋向性。中药经过炮制，可以改变其作用趋向。如大黄苦寒，其性沉而不浮，其用走而不守。经酒制后能引药上行，先升后降。黄柏禀性至阴，气薄味

厚，主降，生品多用于下焦湿热。酒制可借助酒的引导作用，清上焦之热。如治疗头面热疾的"上清丸"中，即用酒制黄柏，转降为升。又如生莱菔子，用于涌吐风痰，升多于降；炒莱菔子，降多于升，用于降气化痰，消食除胀。对此，还提出了"生升熟降"的理论。

（三）改变或增强中药的归经

中药归经及作用部位常以经络脏腑来表示。所谓某药归某经，即表示该药对某些脏腑和经络有明显的选择性。并和"五味"密切联系，即"酸入肝、苦入心、甘入脾、辛入肺、咸入肾"。许多单味中药作用于多个经络，故通过炮制调整，可使其作用专一。如小茴香生品归肝、肾、脾、胃经，理气和胃。盐炙后专入肾经，温肾趋寒，疗疝止痛。再如干姜，生品归脾、胃、心、肺经，温中散寒、回阳通脉、燥湿消痰。砂烫后长于温中散寒，温经止血，主归脾、胃经。炒炭后固涩止血，主归脾、肝经。以上都说明了炮制可以从不同的方面改变中药的性能，更利于临床辨证施治的用药需求。

四、矫正不良气味，利于服用

中药中的某些动物类中药（如紫河车、乌贼骨）、树脂类中药（如乳香、没药）或其他有特殊不良气味的中药，往往为患者所厌恶，服后易产生恶心、呕吐、心烦等不良反应。为了便于服用，常用酒制、蜜制、水漂、麸炒、炒黄等方法炮制此类药材，便于患者服用。

五、便于调剂和制剂，保证药效

中药植物类根、茎、藤、木、花、果、叶、草等药材，以及质地坚硬的矿物类、甲壳类及动物化石类药材，在临床应用中存在着不方便煎煮，质地坚硬不易粉碎或药效成分不易煎出等现象。但经过加工炮制后，可将原型整根的植物类药材通过软化处理，切制成一定规格的片、丝、段、块、丁后，便于调剂时分剂量和配药方，同时质地坚硬的药材，也可通过炒制、煅等加热处理方式，使之质地酥脆而便于粉碎。

如将白芍切成薄片、山药切成厚片、枇杷叶切成宽丝、薄荷切成段等，均有利于中药在临床的处方调配煎煮；再如以砂烫醋淬、龟甲、鳖甲，明煅代赭石、寒水石，煅淬自然铜等，其目的均是使药材质地变得酥脆，同时也达到了增加其药效成分的溶出，有利于中药在体内的吸收等目的。现代研究表明，龟板经砂烫醋淬炮制后，其热水溶出率约增加 6 倍左右。药材经过不同方法的炮制，制成饮片后所出现的上述变化，对于调剂和制剂极为有利。

六、洁净药物，利于贮藏保管

中药在采收、仓贮、运输过程中常混有泥沙杂质及残留的非药用部位和霉败、虫蛀品，因此必须经过严格的分离和洗净，使其达到所规定的净度要求，保证临床用药的卫生和剂量的准确。如根类中药的芦头（根上部的根茎部分）、皮类药材的粗皮（栓皮）、昆虫类中药的头足翅等常作为非药用部位，通过炮制过程将其去除；再如对于同一种植物而言，由于药用部位不同，其药效作用亦不相同，同样应通过炮制加工进行分离。如莲子、莲肉健脾胃，莲心芯清心火，故需分开药用。

此外，中药经过炮制加热处理，还可以进一步利于饮片保存，如通过蒸桑螵蛸，杀死其中的虫卵，避免贮藏保管过程中虫卵繁殖，从而保证饮片质量。或者某些含苷类成分的中药，如黄芩、苦杏仁等，经过加热处理，能使其中与苷共存的酶失去活性，从而避免苷类成分在贮藏过程因处理不当而被酶解而使疗效降低。

>>> 知识链接 ●--

"逢子必炒"对三子养亲汤的作用

果实种子类药物经炒黄处理后，种皮或果皮爆裂，质地酥脆易碎，使有效物质易于煎出或利于保存，并调整其药性，发挥各自的擅长，故有"逢子必炒""逢子必捣"之说。三子养亲汤，为祛痰剂，具有温肺化痰，降气消食之功效。其中的紫苏子、白芥子、莱菔子均需炒爆。中医认为，治以顺气治标，健脾燥湿治本。但气实而喘者，应以顺气降逆治本，治痰为标。紫苏子炒后辛苦散之性减弱，而温肺降气作用增强，其降气化痰，温肺腑平喘之功明显。白芥子炒后辛散耗气的作用有所缓和，温肺化痰作用增强。莱菔子炒后变升转降，功效由涌吐风痰而变为降气化痰。三子通过炒制，增强了方中药物的作用，且方药均与病证相符，可使全方降气平喘，化痰消食作用增强。

◎ 第二节　中药炮制对中药化学成分的影响 🔲 微课2

中药的化学成分是其发挥临床作用的物质基础。中药的药效作用具有综合性特点，所含各类成分之间既有协同作用，也有对抗作用，综合发挥临床疗效。中药经过炮制后，由于水浸、加热及酒、醋、药汁等辅料处理，可使化学成分发生一系列变化，如化学成分含量的升高或降低，或产生新的化合物等。因此，研究中药炮制前后化学成分的变化，对理解中药炮制目的和探讨中药炮制原理具有重要意义。

一、炮制对含生物碱类中药的影响

生物碱类成分广泛存在于植物和动物类中药中，是一类含氮的有机化合物，通常有似碱的性质。大多数生物碱均有较复杂的环状结构，氮原子多包含在环内，通常具有明显的生理活性。

在净选加工过程中，应注意不同药用部位所含生物碱类成分及其生物活性有所不同，如麻黄茎含有较多的麻黄碱和伪麻黄碱，具有升高血压作用，而麻黄根所含麻根碱则具有降低血压作用，因此应严格分离区别不同药用部位，以确保疗效。

在切制前软化处理过程中，尽管大多数生物碱不溶于水，但有些生物碱的同分异构体可溶于水，一些季铵类生物碱如小檗碱也能溶于水，在炮制过程中如用水洗、水浸等操作时，应尽量减少与水接触时间，即使含有难溶于水的生物碱类药材，在切制前软化处理时，也应遵循少泡多润的原则，尽量减少在软化处理过程中生物碱的损失，避免影响疗效，如黄连、黄柏等药材的软化处理。

在炮制过程中，加入的辅料可对生物碱类成分产生多种影响。一般认为，游离生物碱一般不溶或难溶于水，但易溶于乙醇、三氯甲烷等有机溶剂，亦可溶于酸水（形成盐），同时，大多数生物碱盐类则可溶于水，但难溶或不溶于有机溶媒。例如，酒是具有稀醇性质的液体辅料，既有极性溶媒的性质，又有非极性溶媒的性质，是一种良好的溶剂，中药化学成分的提取常使用不同浓度的乙醇。不论是游离生物碱或其盐类都能较易溶于酒，所以中药经过酒制后能提高生物碱的溶出率，从而提高中药的疗效，如黄连、黄柏等。再如，醋是弱酸，能与游离生物碱结合成盐，使生物碱的醋酸盐易被水溶出，增加水煎液中有效成分的含量，提高疗效。如延胡索主要有效成分是延胡索乙素、去氢延胡索甲素等，是具有止痛和镇静作用的生物碱，并以游离形式存在于药材中，难溶于水，但与醋酸结合生成醋酸盐后，在水中溶解度增加，所以延胡索经醋制后，可增强其止痛效果。此外，生物碱在植物体中，也往往与植物体中的有机酸、无机酸生成复盐，如鞣酸盐、草酸盐等。他们是一种不溶于水的复盐，若加入醋酸后，可以取代上述复盐中的酸类，而形成可溶于水的醋酸盐复盐，因而增加了在水中的溶解度，从而在一定程度提高药效作用。

对于某些含毒性生物碱类成分的中药，可以依据生物碱的特性进行加热处理。高温情况下，会使某些生物碱不稳定，可产生水解、分解等变化，炮制常用煮、蒸、炒、烫、煅、炙等方法，来改变生物碱的结构，以达到减毒、增效的目的。如乌头碱在高温条件下可水解成毒性小得多的乌头次碱或乌头原碱，马钱子中的士的宁在加热条件下可转变为异士的宁或其氮氧化合物等，保证临床用药安全有效。

对于某些对热不稳定的生物碱类成分，如石榴皮、龙胆草、山豆根等中药中所含的生物碱，遇热则活性降低，而生物碱又是有效物质，因而炮制过程中应尽量减少热处理过程，以生用为宜。

>>> **知识链接** ○--

炮制中的"相似相溶"

生物碱是一类含氮的有机化合物。通常有碱的性质。大多数生物碱均有较复杂的环状结构，具有明显的生理活性。游离生物碱一般不溶或难溶于水，而易溶于乙醇、三氯甲烷等有机溶剂，亦可溶于酸（形成盐）中。大多数生物碱盐类则可溶于水，难溶或不溶于有机溶媒。

炮制辅料对生物碱类成分可产生多种影响。酒是一种良好的溶剂，不论是游离生物碱或其盐类都较易于酒。所以药物经过酒制后能提高生物碱的溶出率，从而提高药物的疗效。醋是弱酸，能与游离生物碱结合成盐。生物碱的酸盐易溶于水，炮制后能提高其水煎液中的溶出率。如延胡索中具有止痛和静作用的延胡索乙素、去氢延胡索甲素等，以游离形式存在于药材中，难于水，但与酸结合，生成醋酸盐后，在水中的溶解度增加，所以延胡索经醋制后，可增强其止痛效果。

---○

二、炮制对含苷类中药的影响

苷类成分广泛地存在于植物体中，尤其在果实、树皮和根部最多。苷是糖分子中环状半缩醛上的羟基与非糖部分（苷元）中的羟基（或酚基）失水缩合而成的环状缩醛衍生物。

苷的溶解性通常无明显规律，一般易溶于水或乙醇中，有些苷也易溶于三氯甲烷和乙酸乙酯，但难溶于乙醚和苯。苷的溶解度还受糖分子数目和苷元所含极性基团的影响，若苷元极性基团多，则在水中的溶解度大，反之，在水中的溶解度就小。

在净制或切制过程中，由于苷类成分易溶于水，故在用水处理药材时，应尽量少泡多润，以免苷类成分溶于水而流失，或发生水解而减少。常见者如大黄、甘草、白芍等均含有可溶于水的各种苷类成分，净选或切制过程中用水处理时都要特别注意。

炮制辅料可对苷类成分产生不同影响。一方面，通过加入辅料炮制，可以适当提高苷类成分的溶解度，如加入酒对中药进行炮制，可有效提高含苷中药的溶出度而增强疗效，如大黄。另一方面，苷类成分在酸性条件下容易水解，不但减低了苷的含量，也增加了成分的复杂性。因此，当苷类作为中药的有效成分时，一般少用或不用醋处理。若植物中苷类成分具有一定毒性时，则可使用醋作为辅料进行炮制。如商陆经醋制后可降低其"峻下逐水"的作用，就是商陆皂苷类成分在酸性条件下水解。如果原药材本身含有机酸，水处理时会被水或醇溶出，使水呈酸性，促进苷的水解，亦应加以注意。

此外，炮制过程的加热环节可以保存苷类成分。由于含苷类成分的中药往往在不同细胞中含有相应的分解酶，在一定温度和湿度条件下可被相应的酶所分解，从而使有效成分减少，影响疗效。如槐花、苦杏仁、黄芩等含苷中药，采收后若长期放置，相应的酶便可分解芦丁、苦杏仁苷、黄芩苷，使这些中药疗效降低。花类中药所含的花色苷也可因酶的作用而变色脱瓣。所以含苷类中药常用炒、蒸、烘、焯或暴晒的方法破坏或抑制酶的活性，通过杀酶保苷，以保证中药有效物质免受酶解，保存药效。

三、炮制对含挥发油类中药的影响

挥发油也称精油，在常温下为易流动的油状液体，有香味和挥发性，一般指经水蒸气蒸馏所得到的挥发性油状成分的总称。挥发油一般具有芳香性，在常温下可以自行挥发而不留任何油迹，大多数比水轻，溶于多种有机溶剂及脂肪油中，在70%以上的乙醇中可全溶，在水中的溶解度极小。挥发油存在于多数植物中，通常也是一种具有治疗作用的活性成分。

在产地加工过程中，由于挥发油在植物体内多数是以游离状态存在，有部分则以结合状态存在，对游离状态存在的薄荷、荆芥等宜在采收后或喷润后迅速加工切制，不宜带水堆积久放，以免发酵变质影响质量；对以结合状态存在于植物体内挥发油类中药，则宜经堆积发汗后香气方可逸出，如厚朴必须经过堆置"发汗"后，才能生产出优质的饮片。

对于具有确切药效作用的挥发油类成分，应注意炮制加工方法。早在《雷公炮炙论》中，就对茵陈等注明"勿令犯火"；《本草纲目》在木香条下云："凡入理气药，不见火。若实大肠，宜面煨熟用"，表明在很早以前，人们就知道在许多植物中含有挥发性的香气物质，并指出要尽量少加热或不加热，因此，凡含挥发性的药材应及时加工处理，干燥宜阴干，加水处理宜"抢水洗"，以免挥发油损失。

对于具有一定副作用的挥发油类成分中药，则可以通过炮制来减少或除去挥发油，以达到临床治疗需求。如蜜炙麻黄，通过蜜炙加热处理，麻黄中具发汗作用的挥发油可减少1/2以上，而具有平喘作用的麻黄碱含量则基本未受影响，再加上蜂蜜的辅助作用，可使炙麻黄更适用于喘咳的治疗；苍术含挥发油较多，具有刺激性，即中医所指的"燥性"，据某些中药实验结果表明，炒炭可减少挥发抽约80%，炒焦减少约40%，煨或土炒减少约20%，醋炙、酒炙、盐炙、米泔水制及麸炒减少约10%～15%，故应根据临床不同要求，选用不同的方法进行炮制；乳香挥发油对胃有较强刺激性而致呕，生品多外用，经炮制除去大部分挥发油后，刺激性降低，可供内服。

此外，含挥发油类成分中药经炮制后，可使挥发油发生量变或质变，颜色加深，折光率增大，其药效也发生相应改变。如荆芥炒炭后，检出9种生荆芥油所没有的挥发油类成分，并且具有止血作用；肉豆蔻经煨制后，挥发油含量下降，折光率改变，同时增强其所含挥发油对家兔离体肠管收缩的抑制，而产生实肠止泻作用。

四、炮制对含鞣质类中药的影响

鞣质是一类广泛存在于植物中的复杂的有机酚类化合物，具有一定的生理活性，在医疗上常作为收敛剂，具有收敛止血、止泻、抑菌、保护黏膜等作用，有时也可用作生物碱及重金属中毒的解毒剂。

鞣质由于含有多元酚羟基表现出较强的极性且易溶于水，尤其易溶于热水。以鞣质为主要药用成分的中药，如地榆、虎杖、侧柏叶、石榴皮等，在炮制中应特别注意水处理过程，避免鞣质溶于水而流失。

鞣质易氧化。鞣质作为强还原剂，暴露于日光和空气中易被氧化，使其颜色加深。某些中药如槟榔、白芍等，切片时露置空气中有时色泽泛红，就是这些中药所含的鞣质被氧化所致。鞣质在碱性溶液中更易氧化，变色更快，所以在炮制过程中要特别注意。

鞣质耐高温。含鞣质类中药经高温处理后，一般鞣质变化不大。如大黄含有致泻作用的蒽醌苷和具有收敛作用的鞣质，经酒蒸、炒炭炮制后，蒽醌苷的含量明显减少，但鞣质含量变化不大，故大黄炮制后致泻作用减弱，而收敛作用相对增加，若煎煮时间过长，蒽醌苷被破坏殆尽，使大黄不但不具备泻下作用，反而可导致便秘。但对于某些中药来说，过高温度处理也会破坏其疗效，如地榆炒炭，若温度过高，尽管对鞣质影响不大，却会造成其抑菌作用大大降低，因此炮制时仍需掌握好火候。

鞣质与铁能发生化学反应，遇铁易沉淀生成墨绿色的鞣质铁盐沉淀，因此在炮制含鞣质成分的中药时，宜用竹刀、钢刀进行切制，置木盆中洗，煎煮时以砂锅煎药，贮存避免铁制容器等都是为了避免鞣质与铁的反应。

五、炮制对含有机酸类中药的影响

有机酸广泛存在于植物细胞液中，特别是未成熟的肉质果实内，通常果实愈接近成熟，其有机酸含量愈少。有机酸种类很多，有的是脂肪族羧酸，有的是芳香酸。药材中常见的有机酸有甲酸、乙酸、乳酸、琥珀酸、苹果酸、酒石酸、枸橼酸、草酸、原儿茶酸、没食子酸等。有机酸对人体营养及生理活动有重要作用。

有机酸有一定水溶性。尽管有机酸在植物体内一般呈游离状态存在，但也有与钾、钠、钙、镁、镍、钡等离子结合成盐类存在，同时小分子的有机酸大多能溶于水，因此炮制过程中用水处理时宜采用少泡多润的方法，以防止有机酸类成分的损失。但植物中如含有较多可溶性的草酸盐，则往往有毒，如酢浆草，动物食后可导致虚弱甚至死亡，可通过水处理将其除去。

有机酸可通过加热炮制被破坏。部分有机酸具有强烈酸性，有时会对口腔、胃黏膜刺激性较大，因此，对含有此类有机酸的药材，宜进行加热处理，以降低其刺激性。如山楂炒焦后，部分有机酸被破坏，酸性降低，从而减少对胃肠道的刺激。有的中药经加热后，有机酸会发生质的变化，如咖啡经炒后，绿原酸被破坏，生成咖啡酸和奎宁酸，同时减少酒石酸、枸橼酸、苹果酸和草酸，而生成挥发性的醋酸、丙酸、丁酸、缬草酸等。

有机酸能与生物碱成盐，利于药效发挥。如用甘草水制一些含生物碱的中药，以吴茱萸制黄连等，可增强中药疗效。

六、炮制对含油脂类中药的影响

油脂大多存在于植物的种子中，其主要成分为长链脂肪酸的甘油酯，具有润肠通便或致泻等作用，有的作用峻烈，表现出一定毒性。

对于具有滑肠致泻作用的脂肪油类成分在炮制过程中，可通过加热、压榨处理除去部分油脂类成分，以减少或消除其滑肠致泻或降低毒副作用，保证临床用药安全有效。

炮制使油脂含量减少以消除副作用，如柏子仁去油制霜降低或消除滑肠作用；瓜蒌仁去油制霜以消除令人恶心、呕吐之弊，更适用于脾胃虚弱患者；巴豆油既是有效成分，又是有毒成分，则宜控制用量使达适中。

炮制使油脂含量下降以降低毒性作用，如千金子去油制霜以减小毒性，使药力缓和；蓖麻子中含有脂肪油，具消肿拔毒、泻下通滞作用，炮制后油脂含量下降，同时，种子中含有的毒蛋白经炒熟后，油脂含量降低和毒蛋白变性共同使蓖麻子毒性下降。

七、炮制对含树脂类中药的影响

树脂通常存在于植物组织的树脂道中，是一类复杂的混合物，大多是由萜类化合物在植物体内经氧化、聚合等作用而生成的。植物体在外伤刺激下，即能分泌出树脂，形成固体或半固体物质。树脂分为油树脂、胶树脂、油胶树脂。树脂多有一定生理活性，如防腐、祛痰、消炎、镇静、镇痛、解痉、活血、止血等。

树脂一般不溶于水，而溶于乙醇等有机溶媒，因此炮制含树脂类中药时，可用辅料酒、醋处理，以提高树脂类成分的溶解度，增强疗效。如五味子的补益成分为一种树脂类物质，经酒制可提高其溶出度而提高疗效；乳香、没药为树脂类中药，经醋制后，能增强其活血止痛作用。

树脂经加热炮制也可增强疗效或降低毒副作用，某些含树脂类中药，如藤黄，经高温处理后，其抑菌作用可增强；而牵牛子树脂具有泻下去积作用，经炒制后部分树脂被破坏，泻下作用得以缓和。

树脂加热炮制应适当。如果加热不当，会影响部分树脂类中药疗效，如乳香、没药中的树脂，如炒制时温度过高，会促使树脂变性，疗效降低。

八、炮制对含蛋白质、氨基酸类中药的影响

蛋白质是生物体内所有化合物中最复杂的物质。蛋白质水解产生多种氨基酸，很多种氨基酸都是人体生命活动所不可缺少的，纯净的氨基酸大多是无色结晶体，易溶于水，另外，所有的酶也都是蛋白质。

蛋白质是一类大分子的胶体物质，多数可分散于水，生成胶体溶液，由于它们具有水溶性，故不宜长期浸泡于水中，以免损失有效成分，影响疗效。

加热会使蛋白质凝固变性。大多数氨基酸遇热不稳定，炮制过程的加热处理可使蛋白质凝固变性而失去活性，因此，某些富含蛋白质、氨基酸类成分的药材以生用为宜，如雷丸、天花粉、蜂毒、蛇毒、蜂王浆等。一些含有毒性蛋白质的中药则可通过加热处理，使毒性蛋白变性而降低或消除其毒性，如巴豆、白扁豆、蓖麻子等。此外，某些含苷类有效成分的中药，如黄芩、苦杏仁经沸水焯、煮后，可破坏酶的活性，避免苷类成分被分解而影响疗效。

加热还会使含蛋白质类中药产生新物质和新疗效。如鸡蛋黄、黑大豆等经过干馏处理，能得到含氮的吡啶类、卟啉类衍生物而具有解毒、镇痉、止痒、抑菌、抗过敏等作用。

氨基酸能在少量水分存在的条件下与单糖产生化学反应，生成具有特异香味的环状化合物。如缬氨酸和糖能生成香味可口的褐色类黑素，亮氨酸和糖类能产生强烈的面包香味。所以麦芽、稻芽等炒后变香而具健脾消食作用。

蛋白质能与许多蛋白质沉淀剂，如鞣酸、重金属盐等产生沉淀，一般含蛋白质类中药不宜和鞣质类的中药一起加工炮制。酸碱度对蛋白质和氨基酸的稳定性、活性影响很大，加工炮制时也应根据中药性质妥善处理。

九、炮制对含糖类中药的影响

糖类成分对于植物体具有重要意义，它约占构成植物有机体物质的85%~90%，是植物细胞与组织的重要营养物和支持物质。

糖在植物体内的存在种类很多，有单糖、寡糖和多糖，往往具有较好的生物活性。如柿霜主要成分为甘露醇、葡萄糖、果糖、蔗糖等，为治疗小儿口疮的良药，有轻微的致泻作用。许多植物多糖更具有良好的生理活性，如猪苓多糖、茯苓多糖、香菇多糖等，表现出明显地提高机体免疫功能作用及较广泛的抗癌活性。

含糖类成分的中药尽量减少水处理。单糖及小分子寡糖易溶于水，在热水中溶解度更大。多糖难溶于水，但能被水解成寡糖、单糖。因此，在炮制含糖类成分的中药时，应尽量少用水处理，或者少泡多润，尤其与水共同加热的处理更要注意避免糖类成分损失。

含糖类中药在加热处理后，可改变多糖或单糖的组成。如生地制成熟地后甜度增加，何首乌制后还原糖含量亦随之增加，这些炮制变化都与糖类成分变化有关。

十、炮制对含无机化合物类中药的影响

无机成分主要存在于矿物、动植物化石和甲壳类中药中，在植物药中也含有较多的无机盐类，他们大多与组织细胞中的有机酸结合成盐而存在，如钠、钾、钙、镁盐等。

炮制可使含无机化合物类中药改变物理性状或产生化学变化。某些矿物类中药，如磁石、自然铜、礞石等，采用煅烧或煅烧醋淬的方法炮制后，除可使质地更加酥脆，易于粉碎改变其物理性状外，且有利于有效成分溶出，更有利于中药在胃肠道的吸收，从而增强疗效。某些含结晶水的矿物药，如石膏、明矾、寒水石等，经煅制后失去结晶水而药效改变；某些中药在加热炮制过程中，还可改变某些中药的化学成分，产生新的治疗作用。如生炉甘石主要成分为碳酸锌（$ZnCO_3$），煅后转化为氧化锌（ZnO），具有解毒、明目退翳、收湿止痒、敛疮的作用。

此外，加热会使部分中药中无机成分转化为有毒物质。如雄黄（As_2S_2）经加热后可生成剧毒的 As_2O_3，故有"雄黄见火毒如砒"之说，应雄黄在炮制时严格避免与火接触，而应采用水飞法，使之成为极细粉末，以利于临床使用的同时也除去部分有毒无机物。

水处理会破坏水溶性无机盐类成分。炮制过程中，如水处理时间过长，可使所含水溶性无机盐类成分流失而降低疗效，如夏枯草中含有大量钾盐，若经长时间水处理，会大大降低其降压、利尿作用。

炮制对微量元素也会产生影响。微量元素是人体健康不可缺少的物质，人体生命活动中必需的微量元素有 16 种，与人体密切相关的有 25 种。微量元素一般对热稳定，炮制破坏了其他有机成分，会使这些微量元素更易溶出，更利于疗效的发挥。

总之，中药经过各种不同的加工炮制处理以后，其所含各类成分均有可能发生各种不同的变化，对于这些变化，有些是需要的，有些则是应避免的，对炮制过程中，这些成分变化进行合理分析、归纳和总结，于中药炮制研究和发展具有重要的指导意义。

◎ 第三节　中药炮制对药理的影响 🔲 微课 3

中药炮制产生的降毒或增效等效应的变化，与其有效物质基础及药效的改变相对应。中药炮制领域的研究，除了对中药化学成分在炮制前后的变化开展分析讨论之外，炮制对药理作用的影响也越来越多地引起了炮制工作者的重视。在中药炮制现代研究中，中药炮制机制的主要内容即是采用中药药理与中药成分相结合的研究方法与手段，对炮制前后中药药性、功能主治与化学成分变化进行关联性分析，以此阐明中药炮制机制。

开展中药炮制的药理学研究，必须在中医药理论指导下，结合中医"证"的特点，依据功能主治进行。在药理学的研究中，必须体现中药炮制特点，选择符合中医"证候"的动物模型，开展系统的药理学研究，为炮制机制的阐明奠定基础。

一、炮制增效作用

炮制可以有效增强中药药效，具体可包括增强镇痛、抗炎、抗菌、抗氧化、助消化、止咳平喘、提高免疫等方面的作用。

（一）镇痛作用

研究发现炒制苍耳子的镇痛作用明显强于生品，由于苍耳子炮制的作用除了使毒性蛋白变性，使其毒性下降之外，还可通过炒制去除非药用部位刺，去刺后镇痛效果更佳。再如蔓荆子，其炮制程度不

同，对于中药的镇痛作用产生不同影响。研究表明，各炒制品镇痛作用强度依次为：炒焦品 > 微炒品 > 炒炭品 > 生品，镇痛药效物质基础以总黄酮为主，进一步证据表明，提取完总黄酮的蔓荆子残渣无明显镇痛作用。采用相关方法，对关白附生品、蒸制品乙醇提取物进行镇痛作用研究，实验表明，两者均具有一定的镇痛作用，且作用相似。但以豆腐和姜矾炮制的关白附仅对醋酸引起扭体疼痛有抑制作用，而对热板引起的疼痛作用不明显。白芍的不同炮制品，也均可增加镇痛作用，并以酒白芍、醋白芍的作用更为显著。

（二）抗炎作用

淫羊藿生品具有补肾壮阳、祛风除湿的作用，当以油炒至发亮有光泽后，其制品提取液具有抗炎作用。厚朴生品和不同姜制厚朴的抗炎作用的研究结果发现，《中国药典》姜厚朴和地方特色炮制方法制备的樟帮姜厚朴均表现有显著或极显著性延长小鼠甩尾潜伏期、减少醋酸扭体反应次数及抑制醋酸所致小鼠腹腔毛细管通透性增加作用，并能显著或极显著抑制二甲苯所致小鼠耳肿胀等，姜制后表现出良好的抗炎作用。

（三）抗菌作用

探讨黄连不同炮制品的抗菌作用，分别对金黄色葡萄球菌、表皮葡萄球菌、大肠杆菌、沙门菌等进行体外抑菌试验，结果表明黄连炮制品对球菌的抗菌作用强于杆菌，不同的炮制方法对黄连的抗菌活性产生不同影响，不同方法炮制后，黄连的抗菌活性相应发生变化。再如苍耳子，对呼吸道常见致病菌抗菌作用同样是炒制品优于生品，尤其在治疗鼻炎和气管炎方面，应用炒制品。其余清热药，如知母、黄芩、黄连、黄柏、栀子、决明子等，均具有抗菌作用，也都可采用抗菌作用试验研究，分析其炮制前后对肠道常见菌如金黄色葡萄球菌、绿脓杆菌、流感杆菌、大肠杆菌的作用，为揭示炮制后中药抗菌作用增强机制提供科学依据。

（四）抗氧化作用

黄柏、黄连的生品与炮制品具有抗氧化作用，但酒制黄柏抗氧化作用强于生品，而酒炙黄连的作用弱于生品。何首乌生品的抗氧化能力最强，炮制后略减弱，黑豆制品具有较好的抗氧化能力，其次为酒蒸品和黑豆加酒制品。而当归不同炮制品抗氧化作用强度不同，清除 O_2^-·能力以当归炭最强，生当归最弱，清除·OH 能力以酒当归最强，当归炭最弱；抑制氧自由基发生系统（FRGS）诱导过氧化脂质的生成能力以当归炭、炒当归最弱。

（五）对消化系统的作用

莱菔子的炮制药理研究表明，不同莱菔子饮片均能抑制小鼠胃排空，但生品抑制作用过强，加重了胃负担，不利于食物消化，而炒制品抑制胃排空作用缓和，可在保持小鼠消化功能条件下，延长食物在胃中的停留时间；通过兔在体试验，以十二指肠给药，同样能观察到莱菔子炒品明显增强家兔在体肠蠕动，效果优于生品和炒制品，因此可认为适度抑制胃排空和增强肠蠕动为莱菔子消食除胀的机制之一。而对山楂胃排空的试验结果表明，生山楂、炒山楂、焦山楂均能轻度促进小鼠胃排空，山楂炒制并不影响其胃排空功能。

（六）化痰作用

紫菀为镇咳、祛痰要药，具有润肺下气、止咳祛痰功效，经过酒洗、蜜炙、清炒、蒸制、醋制等不同方法炮制后，均能增加小鼠气管酚红排泌量和大鼠气管排痰量，并呈一定的量效关系，且以蜜制后效果最佳，进一步说明了由于炼蜜的协同作用，而协同增强紫菀润肺祛痰功效。

（七）止咳平喘作用

蜜炙桑白皮对组胺所引起的豚鼠离体气管条收缩有明显的解痉作用，对组胺所引起的气道痉挛也有明显保护作用，作用强度与炮制前相当，但镇咳作用增强。苦杏仁经过炒、燀等不同方法炮制后，都表现出明显的止咳平喘作用，但作用强度不同，其中炒制杏仁作用最强，其次为燀制品，生苦杏仁作用最弱，研究发现，这种作用强度与供试液中苦杏仁苷含量呈正相关。对于机体的特异性免疫和非特异性免疫反应，提高机体抗病力方面，补骨脂生品及炮制品均可提高环磷酰胺引起的白细胞降低，其中盐炙补骨脂作用最强，其余炮制品，如清炒品、酒制品等，也均表现出免疫调节作用。

二、炮制减毒副作用

历代医家对有毒中药的炮制都很重视，在这方面积累了丰富的经验，使用毒性中药治病，用之得当，则可以在确保疗效的同时避免毒性作用。现代学者对中药炮制减毒的药理毒理进行了深入研究。如在对半夏的炮制解毒机制研究中发现，经过不同工艺炮制后的半夏样品对家兔眼结膜的刺激性毒性都有不同程度的降低，其中以明矾水室温浸泡的半夏，以及以碱水室温浸泡的半夏刺激性最低。对苍耳子不同部位的急性毒性实验表明，苍耳子的毒性部位为水提醇沉后的醇提物部位，经炮制后，该提物部位毒性降低。马钱子经过炮制后，马钱子碱和士的宁的异构生物碱及氮氧化合物在砂炒炮制品中含量最高，而异马钱子碱氮氧化物毒性最低，说明炮制可显著影响马钱子的毒性。

除降低毒性作用外，炮制也能很好地缓解中药的某些副作用。如研究发现，厚朴炮制后刺激性副作用降低，经与空白组比较，生厚朴对家兔眼刺激性较强，具有显著性差异，中国药典法和樟帮法姜厚朴刺激性弱，没有显著性差异；与生厚朴组比较，中国药典法姜厚朴和樟帮法姜厚朴组对家兔眼刺激强度减弱并具有显著性差异；生厚朴对豚鼠破损皮肤具有轻度刺激性，中国药典法姜厚朴和樟帮法姜厚朴对豚鼠正常及破损皮肤均未表现刺激性作用等。再如大黄，随着炮制程度加深，其泻下作用依次减弱，生大黄片泻下作用最强，酒炒大黄泻下效力下降约30%，酒熟大黄泻下力降约95%，大黄炭几无泻下作用。而具有峻下逐水作用的甘遂，会刺激肠管，促进肠蠕动，增加肠道内肠液，加速肠内容物的推动，产生泻下作用，小鼠口服生品混悬液或乙醇浸膏，表现了较强的泻下作用，对不同炮制品甘遂的泻下作用进行测定，发现生品、醋制及甘草制品醇提物对小鼠致泻的半数有效量依次增加，表明炮制后泻下作用显著减弱。

三、炮制缓性作用

通过炮制可转变或缓和中药偏盛的性和味，并可通过药理研究加以体现。如大黄酒制可缓解峻泻作用。大黄水提液泻下作用强，但醇提液不表现泻下作用。研究按常规小鼠肠道炭末推进实验法进行实验，结果表明水提样品具有显著促进小肠推进运动的作用，而醇提工艺及醇提去鞣质样品作用不明显，表明用乙醇处理大黄也可以影响大黄的致泻活性，而使其致泻活性消失。再如麻黄，研究表明，采用大鼠足底汗点数判断中药对发汗作用的影响，发现经过蜜炙之后，麻黄发汗作用减弱，而采用豚鼠进行平喘作用的结果表明，蜜炙麻黄平喘作用最强，认为炮制可达到缓和麻黄发汗作用的同时增强其平喘作用的功效。

>>> 知识链接 ◦- -

中药炮制与药理

开展中药炮制的药理学研究，必须在中医药理论指导下，结合中医"证"的特点，依据功能主治进行。在药理学的研究中，必须体现中药炮制特点，选择符合中医"证候"的动物模型，开展系统的药理学研究，为炮制机制的阐明奠定基础。中药炮制产生的降毒或增效等效应的变化，与其有效物质基础及药效的改变相对应。中药炮制领域的研究，除了对中药化学成分在炮制前后的变化开展分析讨论之外，炮制对药理作用的影响也越来越多地引起了炮制工作者的重视。在中药炮制现代研究中，中药炮制机制的主要内容即是采用中药药理与中药成分相结合的研究方法与手段，对炮制前后中药药性、功能主治与化学成分变化进行关联性分析，以此阐明中药炮制机制。

≫ 第四节　中药炮制对毒理的影响 🔇 微课4

在古代中药的"毒"被认为是中药之效或过偏之性。近、现代则认为"毒"即指中药对人体的毒害作用。许多中药治疗作用与毒副均密切相关，并在一定条件下可以相互转化。通过对某些具有毒性作用的中药进行炮制，使其在保持应有疗效的同时，尽可能将其毒性降至最低或消除，确保饮片安全有效地应用于临床。我国医药学家通过炮制降低中药的毒副作用，正确炮制中药饮片是古今公认的保证临床用药安全有效的重要方法。通过炮制来减毒存效在中药炮制学中具有非常突出的地位。

目前炮制对毒理作用的影响研究多从急性毒性、长期毒性、特殊毒性和局部毒性等方面来进行，通过对炮制前后的中药毒性改变进行全面评价，综合考察其毒性的变化情况，将为中药的安全合理用药提供科学依据。

一、炮制对急性毒性的影响

急性毒性试验是指受试动物在一次大剂量给药后所产生的毒性反应和死亡情况。中药毒性的大小，常用动物的致死量（lethal dose）来表示，半数致死量（LD_{50}）和最大耐受量表示中药毒性的大小。附子、乌头、马钱子、巴豆等，生品作用峻猛，属大毒中药，如马钱子中所含生物碱士的宁，口服 5 ~ 10mg 即可发生中毒，30mg 可致死亡，服用生马钱子 7g 可致死亡。而采用不同方法炮制后，马钱子的半数致死量（LD_{50}）均有不同程度的提高，以醋酸浸泡砂炒马钱子提高最多，其次为醋酸浸品、醋酸煮砂炒品、醋酸煮品、油炸品、砂烫品等炮制有效降低了马钱子的毒性。

二、炮制对长期毒性的影响

长期毒性试验是观察动物因长期连续给药所产生的毒性反应。通过中毒时首先出现的症状及停药后组织和功能损害的发展和恢复情况，来确定该药的毒性和安全性剂量。有部分毒性中药，如朱砂，其主要成分为 HgS，口服给药并不能得出 LD_{50}，这是由于汞在体内的半衰期为 65 ~ 70 日，排泄缓慢，只有长期超量服用，才会出现蓄积性中毒。因此，在研究此类中药炮制前后毒性变化时，应考虑长期毒性实验，来明确是否通过炮制降低或消除了中药的毒性作用。

三、炮制对特殊毒性的影响

特殊性试验包括致突变、致癌和生殖毒性试验等。在研究某些特定中药的炮制过程中，应该考虑研究特殊毒性，如中药的药效靶器官往往也是其毒性作用的靶器官，要特别注意此类中药对靶器官的毒性作用，必要时进行致癌、致畸、致突变的实验。如苍耳子生品有毒，但是炒制后不能测出 LD_{50}，此类中药就应该进一步进行除了急性毒性或长期毒性实验以外的相关毒性试验研究，进一步探讨炮制对其毒性的影响。

四、炮制对局部毒性（刺激性）的影响

具有刺激性的中药在局部给药时，中药对局部的刺激性。如半夏中主要的毒性成分为具有特殊晶型

结构的刺激性草酸钙针晶，对于此类中药，应开展对动物器官或病变部位的刺激性试验研究，明确炮制前后对其刺激性作用的影响。

此外，在研究炮制降低中药毒性作用的同时，还应综合考虑其对中药本身药效作用的影响，以更好阐明中药炮制降毒的合理性。

总之，对有毒中药进行系统、深入的炮制毒理学研究，阐明其毒性反应和中毒机制，阐明中药炮制减毒机制，确定其毒性类别、毒性强弱，弄清其中毒剂量、半数致死量、治疗指数、说明毒性成分含量与药效和毒性的关系，将为筛选低毒高效的炮制工艺技术参数，通过炮制过程控制其毒性成分含量奠定基础，为临床医师合理用药，保障临床用药的安全和有效提供科学依据，从而进一步促进中医药事业的健康长足发展。

>>> **知识链接** o--

中药炮制与毒理

目前炮制对毒理作用的影响研究多从急性毒性、长期毒性、特殊毒性和局部毒性等方面来进行，在古代中药的"毒"被认为是中药之效或过偏之性。近、现代则认为"毒"即指中药对人体的毒害作用。许多中药治疗作用与毒副均密切相关，并在一定条件下可以相互转化。通过对某些具有毒性作用的中药进行炮制，使其在保持应有疗效的同时，尽可能将其毒性降至最低或消除，确保饮片安全有效地应用于临床。我国医药学家通过炮制降低中药的毒副作用，正确炮制中药饮片是古今公认的保证临床用药安全有效的重要方法。通过炮制来减毒存效在中药炮制学中具有非常突出的地位。通过对炮制前后的中药毒性改变进行全面评价，综合考察其毒性的变化情况，将为中药的安全合理用药提供科学依据。

答案解析

目标检测

一、单项选择题（在每小题的 **5** 个备选答案中，选出 **1** 个正确答案）

1. "逢子必炒"的目的是（　）

　　A. 降低毒性　　　　　　　　B. 缓和药性　　　　　　　　C. 增强药效

　　D. 改变药物作用部位或增强对某部位的作用　　　　E. 改变或增强药物作用趋向

2. 含鞣制类药物炮制时不能用哪类工具进行处理（　）

　　A. 竹器　　　　　　　　　　B. 铁器　　　　　　　　　　C. 木器

　　D. 砂锅　　　　　　　　　　E. 铜器

3. 巴豆加热后，压榨去油的目的是（　）

　　A. 降低毒性　　　　　　　　B. 缓和药性　　　　　　　　C. 增强药效

　　D. 改变药物作用部位或增强对某部位的作用　　　　E. 改变或增强药物作用趋向

4. 加水处理宜"抢水洗"，是为了减少药物中哪种有效成分的损失（　）

　　A. 生物碱　　　　　　　　　B. 挥发油　　　　　　　　　C. 苷类

　　D. 有机酸　　　　　　　　　E. 脂肪油

5. 采用酒炙炮制乳香的目的是（　）

　　A. 改变作用趋势　　　　　　B. 消除副作用　　　　　　　C. 降低毒性

D. 改变药性　　　　　　　E. 矫臭矫味

二、多项选择题（在每小题的5个备选答案中，选出2~5个正确答案）

1. 下列药物中哪几味药可用加热炮制的方法降低毒性（　　）

A. 狼毒　　　　　　　B. 相思子　　　　　　　C. 蓖麻子

D. 商陆　　　　　　　E. 牵牛子

2. 中药炮制的目的有（　　）

A. 减毒　　　　　　　B. 增效　　　　　　　C. 利于调剂

D. 利于贮存　　　　　E. 利于缓性

3. 下列哪几味药物中挥发油以游离状态存在，不宜带水堆积（　　）

A. 薄荷　　　　　　　B. 白术　　　　　　　C. 山药

D. 荆芥　　　　　　　E. 木通

三、配伍选择题（每组分别对应一组备选项，备选项可重复选用，也可不选用。每题只有1个
　　最佳答案）

A. 矫臭矫味　　　　　B. 补中益气　　　　　C. 杀死微生物

D. 补脾止泻　　　　　E. 降低刺激性

1. 乌梢蛇酒制的作用是（　　）

2. 乳香醋制的作用是（　　）

3. 山药土炒的作用是（　　）

4. 僵蚕麸炒的作用是（　　）

5. 党参蜜制的作用是（　　）

四、问答题

简述中药炮制的目的并举例说明。

书网融合……

思政导航　　　　　本章小结　　　　　微课1　　　　　微课2

微课3　　　　　微课4　　　　　题库

第四章 中药炮制分类及辅料

微课

PPT

◉ 学习目标

知识目标

1. **掌握** 中药炮制的主要分类方法；中药炮制常用辅料的种类和作用。
2. **熟悉** 雷公炮炙十七法。
3. **了解** 炮制常用辅料的一般用量。

能力目标

通过本章的学习使学生能够掌握对麦麸、灶心土、河沙等使用前进行净制处理；能够制备食盐水、姜汁、炼蜜、羊脂油、黑豆汁及甘草汁等。

第一节 中药炮制的分类

中药炮制的分类，应反映中药炮制专业技术内在的异同与有机联系，既要体现对传统炮制方法的继承性，又要有利于用现代科学方法进行归纳和研究。因此，要求分类必须具有系统性、完整性和科学性，便于学习、掌握中药炮制的内容，有助于教学和指导生产。

一、古代炮制分类法

古代中药炮制的分类多见于历代本草著作的凡例、序论、专篇中。我国药学史上第一位总结炮制方法的医药学家梁代陶弘景在《本草经集注·序》"合药分剂料理法则"中，将中药炮制方法与药用部位结合起来进行论述。例如："凡汤中用完物皆擘破，干枣、栀子、瓜蒌之类是也；用细核物亦打破，山茱萸、五味子、蕤核、决明之类是也。"说明凡是果实种子类中药要打碎用。"凡用桂枝、厚朴、杜仲、秦皮、木兰辈，皆削去上虚软甲错处取里有味者秤之。"说明皮类药材要除去木栓层后入药用。这是现今最早的炮制方法的分类。至宋代《太平惠民和剂局方》，把炮制依据药物来源属性进行分类。明代陈嘉谟提出火制、水制、水火共制三类分类法；明代缪希雍将当时的炮制方法归纳为"雷公炮炙十七法"。近代在三类分类法的基础上增加修治、其他制法而成五类分类法。

（一）雷公炮炙十七法

明代缪希雍在《炮炙大法》卷首把当时的炮制方法进行了归纳，载述云"按雷公炮炙法有十七：曰炮、曰爁、曰煿、曰炙、曰煨、曰炒、曰煅、曰炼、曰制、曰度、曰飞、曰伏、曰镑、曰摋、曰曝、曰曝、曰露是也，用者宜如法，各尽其宜"，这就是后世所说的"雷公炮炙十七法"，兹分述于后。

1. 炮 即将药物包裹后埋在灰火中，高温"炮"到焦黑。烧熟或直接置高温下短时间急剧加热至发泡鼓起，药物表面变焦黑或焦黄色的一种火制方法。古代操作多为"裹物烧"，如《五十二病方》中的炮鸡是将鸡裹草涂泥后将鸡烧熟，是"裹物烧"，直至炮生为熟。现代的"炮"即用炒法，将药物炒至微黑，如炮姜；或以高温砂炒至发泡，去砂取药，如炮甲珠等。

2. 爁 《淮南子·览冥训》云："火爁焱而不灭。"《集韵》云："火焚也。"是对药物进行焚烧、烘烤之意。如《局方》云："骨碎补，燂去毛。"

3. 煿 《玉篇》云："煿，爆，落也，灼也，热也。"《说文》云："灼也，暴声。"《广韵》云："迫于火也。"徐铉云："火裂也。"是以火烧物，使之干燥爆裂。此法常用于具有硬壳果实类药材的炮制。

4. 炙 《说文》云："炙，炙肉也，从肉在火上。"《诗经·小雅·瓠叶传》云："炕火曰炙。"是将药物置火上烤黄、炒黄或用液体辅料拌润翻炒至一定程度的炮制方法。如《五十二病方》之"炙蚕卵"及"炙梓叶"，是将药物置于近火处烤黄；张仲景用的炙阿胶同于"炒"；雷敩的"羊脂炙"是指涂辅料后再炒；《局方》的"炙"与"炒"区别不明显，如该书中"炒香"与"炙香"即无区别。现已基本统一，"炙"即药物加液体辅料后，用文火炒干，或边炒边加液体辅料，直至炒干。

5. 煨 陶弘景谓煨为"爀灰炮"，即将药物埋在尚有余烬的灰火中缓慢令熟的意思。现在已广泛采用的面裹煨、湿纸裹煨等，是在原法基础上的发展。

6. 炒 汉代以前"炒"法少见，多为"熬"法，只是使用的工具有所不同，但均是将药放入容器内置于火上加热，使之达到所需的程度。雷敩时代已有麸皮炒、米炒、酥炒、酒炒等加辅料炒法，宋代《局方》中记述的炒法更多，现在炒法已成为炮制操作中的一类主要方法。

7. 煅 古代又称为"燔""烧""炼"等，是将药物在火上煅烧的方法。多应用于矿物药与贝壳类药物的炮制，如云母、矾石的"烧"，张仲景的"炼"钟乳石，实际上即是"煅"。有些药物煅后常配合液体辅料淬制，以利于溶解和粉碎，如醋淬自然铜。

8. 炼 是指将药物长时间用火烧制，其含义比较广泛，如炼丹、炼蜜等。

9. 制 《增韵》云："正也，御也，检也，造也。"为制药物之偏性，使之就范的泛称。通过制，能改变某些药物的某些固有的性能。汉代即已应用姜制厚朴、蜜制乌头、酒制大黄、酥制皂荚等。可见制的方法较多，并随辅料、用量、温度、操作方法等不同而变化，常对不同药物作不同的处理。

10. 度 指度量药物大小、长短、厚薄、范围等。《五十二病方》中某些药物是以长度来计量的，如黄芩长三寸；杞本（地骨皮）长尺，大如指。随着历史的发展，后来逐步改用重量来计量。现在"度"有程度、限度之意，多指衡量事物的发展过程及标准程度。如乌头、附子水漂至微有麻舌感为度，种子类药材炒至种皮爆裂、香气逸出为度，蜜炙药物炒至辅料渗入药材内部不粘手为度等。

11. 飞 指"研飞"或"水飞"。研飞为干磨，使成细粉，水飞为加水研磨，取其混悬液，干燥后可得极细粉末。如水飞朱砂、水飞炉甘石等。有时也指炼丹过程中的升华过程，即将几种矿物加热炼制，以取其化合后的升华物，如炼制升丹。

12. 伏 一般指的是"伏火"，即药物按一定程序于火中处理，经过一定时间的烧制、达到一定的要求。药物不同，伏火的要求亦不同，如伏龙肝，系指灶下黄土经长时间持续加热而成，其中氧化物较多，呈弱碱性，已非一般黄土。

13. 镑 是利用一种多刃的刀具，将坚韧的药物刮削成极薄的片，以利调剂和制剂，如镑檀香、牛角等，现代多用其他工具代替。

14. 㪉 打击、切割之意，使药材破碎。

15. 晞 即晒。如白居易诗中有"其西晞药台"的记载。

16. 曝 是指在强烈的阳光下暴晒。

17. 露 指药物不加遮盖地日夜暴露之，即所谓"日晒夜露"。如露乌贼骨、露胆南星。也指在暴露但无日光直接照射的情况下，析出结晶或除去部分有害物质的过程。如露制西瓜霜。

上述十七法因历史的变迁，其内涵有的较难以准确表达，但却可窥见明代以前中药炮制的大概状况，随着医药的发展，炮制方法不断增多并日趋完善，已远远超出了十七法的范围，但其对学习中药炮制的基本操作至今仍有一定的影响。

（二）三类分类法 三类分类法是

明代陈嘉谟提出的，他在《本草蒙筌》中说："凡药制造，贵在适中……火制四：有煅，有炮，有炙，有炒之不同。水制三：或渍，或泡，或洗之弗等。水火共制者：若蒸，若煮而有二焉，余外制虽多端，总不离此二者。"即以火制、水制、水火共制三类炮制方法为纲，统领各种中药的炮制，此种分类方法基本能反映出炮制的特色，但对饮片切制及切制前的洁净和软化处理等未能包括其中。

（三）五类分类法

有人针对三类分类法的不足。总结归纳了五类分类法。五类分类法包括：修治、水制、火制、水火共制及其他制法。此种分类方法对炮制方法的概括较为全面。

（四）药用部位分类法

《雷公炮炙论》将炮制方法散列于各药之后，无规律可循。至宋代《局方》，把炮制依据药物来源属性（金、石、草、木、水、火、果等）分类，但仍局限于本草学的范畴。

二、现代炮制分类法

近代根据中药炮制的工艺分为净制、切制和炮炙三大类，现代药典多采用这种新的三类分类法，一些工具书采用药用部位分类法。

（一）《中国药典》分类法

历版《中国药典》收载的"炮制通则"中多采用以净制、切制、炮炙划分中药炮制方法的分类，各类项下有更具体的分类方法。该分类方法也称为药典三类分类法，其优点是系统而便于掌握，但炮炙类较庞杂，有些炮制方法放在此类不够准确。自2010年版起，《中国药典》增加了第四类方法，将燀、制霜、水飞、发芽、发酵原来列在炮炙类的方法单独划分在其他类里。

现行2020年版《中国药典》四部收载的"0213炮制通则"依据中药炮制工艺的全过程，将其分为净制、切制、炮炙和其他四大类，其中净制（净选加工）包括挑选、筛选、风选、水选、剪、切、刮、削、剔除、酶法、剥离、挤压、燀、刷、擦、火燎、烫、撞、碾串等方法；切制项下明确指出，除鲜切、干切外，均须进行软化处理，其方法有：喷淋、抢水洗、浸泡、润、漂、蒸、煮等；炮炙包括炒、炙法、制炭、煅、蒸、煮、炖、煨；其他包括燀、制霜、水飞、发芽、发酵等。

（二）药用部位分类法

全国中药饮片炮制规范及各省市制定的中药饮片炮制规范，大多以药用部位进行分类，即：根及根茎类、果实类、种子类、全草类、叶类、花类、皮类、藤木类、动物类、矿物类等，在各种药物项下再分述各种炮制方法。此种分类方法便于具体药物的查阅，但体现不出炮制工艺的系统性。

（三）工艺与辅料相结合分类法

工艺与辅料相结合的分类方法是在三类、五类分类法的基础上发展起来的。它既继承了净制、切制和炮炙的基本内容，又对庞杂的炮炙内容进一步分门别类。该法是突出炮制工艺的作用，以工艺为纲，以辅料为目的分类法。如分为炒、炙、煅、蒸、煮等，在炙法中再分为酒炙法、醋炙法、姜炙法、蜜炙法等。这种分类方法较好地体现了中药炮制工艺的系统性和条理性，又便于叙述辅料对药物所起的作用，一般多为教材所采用。

（四）中药药性功效的分类法

依据中药药性功效，采用中药学的分类体系加以分类的方法，一般在论述中药炮制与临床疗效的著作和教材中经常采用，例如《医用中药饮片学》《临床中药炮制学》等。

>>> 知识链接 ○---

中药炮制"四新八化"

中药炮制"四新八化"主要为新工艺、新辅料、新设备、新理论；来源基地化、工艺规范化、标准国际化、原理清晰化、辅料多样化、规格一致化、产用智能化、流通网络化。中药炮制的核心为炮制工艺，以下为炮制新工艺的相关介绍，定性炮制：根据药性的寒热温凉、升降浮沉、有毒无毒的强弱来炮制的，从而使其增强或降低。定向炮制：根据饮片的化学成分性质，采用相应的辅料而进行炮制的新技术；如：酸性成分碱制，如碱制斑蝥可减毒；碱性成分酸制，如生物碱类饮片延胡索用酸制可增加溶解度。生物炮制：利用微生物或酶来实现的新的炮制技术。冻干炮制：冻干是利用水分的升华性而实现饮片干燥的，饮片冻干后即可直接食用。膨化炮制：膨化是破坏饮片内聚力的一种方法，使饮片内部蓬松，可提高饮片的煎出率和吸收，达到增效的作用。压缩炮制：压缩炮制是将松泡的饮片压缩成块，更利于调剂，如全草类的蒲公英等。

---●

⊗ 第二节　中药炮制常用辅料

一、辅料的概念

中药炮制辅料是指中药炮制过程中，除主药以外所加入的具有辅助作用的附加物料。它对主药可起协调作用，或改变药性，或增强疗效，或降低毒性，或少副作用，或消除药物的不良气味，或影响主药的理化性质等。中药炮制应用辅料的历史非常久远，大约可以追溯至春秋战国时期。由于辅料在药物炮制中的广泛使用，增加了中药临床应用的灵活性。药物与辅料之间有着密切联系，由于辅料品种及其性能和作用不同，在炮制药材时所起的作用也各不相同。中药炮制可根据中医临床辨证施治的用药要求和药物的性质，选择适宜的辅料炮制，使之充分地发挥药效并确保用药安全，达到辨证施治的用药目的，这是中医临床用药的重要特色。

中药炮制中常用的辅料种类较多，一般可分为液体辅料和固体辅料两大类。

二、液　体　辅　料

（一）酒

传统名称主要有：酿、盎、醇、醨、酶、酎、醴、醅、醑、醍、清酒、米酒、粳酒、有灰酒、无灰酒等。当前，用以制药的有黄酒、白酒两大类，主要成分为乙醇和水，同时含有酯类、有机酸类等物质。

古代用于中药炮制的酒为黄酒，黄酒为米、麦、黍等用曲酿制而成，主要含乙醇15%～20%，尚含糖类、有机酸、酯类、醛类、氨基酸、矿物质等。相对密度约为0.98，一般为棕黄色透明液体，气味醇香特异。

白酒又称烧酒，至元代始有应用。据《本草纲目》记载："烧酒非古法也，自元时始创其法。"并强调制药用的酒应为无灰酒，即制造时不加石灰的酒。白酒为米、麦、黍、薯类、高粱等用曲酿制并经蒸馏而成，含乙醇（50%～60%）和水，尚含有机酸类、糖类、酯类、氨基酸、醛类等成分。相对密度为 0.82 ~ 0.92，一般为无色澄明液体，气味醇香特异，且有较强的刺激性。因原料、酿造、加工、贮藏等条件不同，其名称、气味等可存在差异。

酒应透明，无沉淀或杂质，具有酒特有的芳香气味，不应有发酵、酸败或异味出现。含醇量应符合标示浓度，甲醇量≤0.04g/100ml，杂醇油≤0.20g/100ml，二氧化硫残留量≤0.05g/kg。黄曲霉素 B_1 ≤ 5μg/kg，细菌总数≤50 个/毫升，大肠菌群≤3 个/100ml。凡发酵、酸败及不符合质量标准规定的，不得供中药炮制用。

酒性大热，味甘、辛。能活血通络，祛风散寒，行药势，矫味矫臭。药物经酒制后，可达到引药上行、缓和药性、增效和矫味矫臭等目的。如生物碱及盐类、苷类、鞣质、有机酸、挥发油、树脂、糖类及部分色素（叶绿素、叶黄素）等皆易溶于酒。此外，还能提高某些无机成分的溶解度，如酒可以和植物体内的一些无机成分（$MgCl_2$、$CaCl_2$ 等）形成结晶状的分子化合物，称结晶醇，结晶醇易溶于水，故可提高其溶解度。药物经酒制后，有助于有效成分的溶出而增加疗效。动物的腥膻气味为三甲胺、氨基戊醛类等成分，酒制时此类成分可随酒挥发而除去。酒中含有酯类等醇香物质，可以矫味矫臭。浸药多用白酒，炙药用黄酒。

酒多用作炙、蒸、煮等辅料，常用酒制的药物有黄芩、黄连、大黄、白芍、续断、当归、白花蛇、乌梢蛇等。

（二）醋

古称酢、醯、苦酒，习称米醋。古代传统的酒多为甜酒、浊酒，由于含醇浓度低，易酸败成醋，具有苦味，故醋又称苦酒。醋有米醋、麦醋、曲醋、化学醋等多种，《本草纲目》指出，制药用醋"惟米醋二三年者入药"。炮制用醋为食用醋（米醋或其他发酵醋），化学合成品（醋精）不应使用。醋长时间存放者，称为"陈醋"，陈醋用于药物炮制佳。

醋是以米、麦、高粱以及酒糟等酿制而成。主要成分为醋酸（占4% ~ 6%）、水，尚有维药生素类、高级醇类，有机酸类、醛类、还原糖类、浸膏质、灰分等。醋应澄明，不浑浊，无悬浮物及沉淀物，无霉花浮膜，无"醋鳗""醋虱"，具醋特异气味，无其他不良气味与异味。总酸量不得低于 3.5%。不得检出游离酸，严禁用硫酸、硝酸、盐酸等矿酸来配制"食醋"。

醋味酸、苦，性温。具有引药入肝、理气、止血、行水、消肿、解毒、散瘀止痛、矫味矫臭等作用。同时，醋具酸性，能与药物中所含的游离生物碱等成分结合成盐，从而增加其溶解度而易煎出有效成分，提高疗效。醋能使大戟、芫花等药物毒性降低而有解毒作用。醋能和具腥膻气味的三甲胺类成分结合成盐而无臭气，故可除去药物的腥臭气味。此外醋还具有杀菌防腐作用。

醋多用作炙、蒸、煮等辅料，常用醋制的药物有延胡索、甘遂、商陆、大戟、芫花、莪术、香附、柴胡等。

>>> 知识链接 o--

辅料醋的使用历史

我国是世界上最早使用谷物酿制醋的国家，早在先秦《五十二病方》中就有关于醋制商陆的记载"取（商）牢渍醯中，以熨其种（肿）处"；成书于两汉时期的《周礼》中也有"大功之丧不食醯酱"的记载；张仲景在《伤寒论》中将醋记为"苦酒"；南北朝北魏时期，贾思勰在《齐民要术》中首次提出以"黄衣"制醋，并注解："酢，今醋也，以米、麦、高粱或酒、酒糟酿成。"至宋代《太平惠民和剂局方》中记载了当时醋制的有关工艺，如醋蒸、醋炒、醋炙，醋淬等法；明代，李时珍将醋称为"醯"或"酢"，其中醋香浓郁者称为"酽醋"。

（三）蜂蜜

蜂蜜为蜜蜂科中华蜜蜂等采集花粉酿制而成，品种比较复杂，以枣花蜜、山白蜜、荔枝蜜等质量为佳，荞麦蜜色深有异臭，质差。蜂蜜因蜂种、蜜源、环境等不同，其化学组成差异较大。主要成分为果糖、葡萄糖（两者约占蜂蜜的70%），水分；尚含少量蔗糖、麦芽糖、有机酸、含氧化合物、酶类、氨基酸、维生素、矿物质等成分。

蜂蜜的色泽、香气差异决定于生蜜的花粉来源，可借助显微镜观察花粉粒的形状进行鉴定。蜂蜜的品种根据地区、季节、采集的花粉来源分为山白蜜、枣花蜜、刺槐蜜、菜花蜜、荞麦蜜、荆花蜜、桉树蜜等。除非经过特殊训练的蜂能采得专门的蜂蜜外，一般多为混合蜜。但应注意，采自石楠科植物或杜鹃花、乌头花、夹竹桃花、光柄山月桂花、山海棠花、雷公藤花等有毒植物花粉的蜜是有毒的，服后有昏睡、恶心和腹痛等症状，也有中毒死亡的报道。中毒多数来自有毒植物的花粉、肉毒孢子体。据报道，1-萘基-甲基甲氨酸酯也是蜂蜜中的毒性成分。

蜂蜜应是半透明、具有光泽而浓调的液体，白色、淡黄色或黄褐色，久贮或遇冷则渐有白色颗粒结晶析出。气芳香，味极甜，不得有不良的异味。室温（25℃）时相对密度应在1.349以上。不得有淀粉和糊精。水分不得过24.0%，蔗糖和麦芽糖分别不得过5.0%，如果超过限量说明蜂蜜是经过饲食蔗糖的产品或掺入蔗糖的产品。含果糖和葡萄糖的总量不得少于60.0%，二者含量比值不得小于1.0。酸度按《中国药典》要求，采用氢氧化钠滴定液滴定，应显粉红色，10秒钟内不消失。采用高效液相色谱法测定，含5-羟甲基糠醛不得过0.004%。在使用中注意个别蜜源花粉有毒，防止中毒事故的发生。

蜂蜜生则性凉，故能清热；熟则性温，故能补中；以其甘而平和，故能解毒；柔而濡泽，故能润燥；缓可去急，故能止痛；气味香甜，故能矫味矫臭，不冷不燥，得中和之气，故十二脏腑之病，无不宜之。因而认为蜂蜜有调和药性的作用。

中药炮制常用的是熟蜜，即将生蜜加适量水煮沸，滤过，去沫及杂质，稍浓缩而成。用熟蜜炮制药物，能与药物起协同作用，增强药物疗效或起解毒、缓和药物性能、矫味矫臭等作用。

蜂蜜春夏易发酵、易起泡沫而溢出或挤破容器。可加少许生姜片，盖严，能起一定的预防作用。或低温贮存、防止发酵。蜂蜜易吸附外界气味，不宜存放在腥臭气源附近，以免污染。蜂蜜不得用金属容器贮藏，因为铁与蜂蜜中的糖类化合物作用，锌与蜂蜜中的有机酸作用，均可生成有毒物质。

常用蜂蜜炮制的药物有甘草、麻黄、紫菀、百部、马兜铃、白前、枇杷叶、款冬花、百合、桂枝等。

（四）食盐水

食盐为无色透明的等轴系结晶或白色结晶性粉末。食盐水为食盐加适量水溶化，经过滤而得的无色、味咸的澄明液体。主要成分为氯化钠和水，尚含少量的氯化镁、硫酸镁、硫酸钙、硫酸钠、氯化钾、碘化钠及其他不溶物质等成分。食盐应为白色，味咸，无可见的外来杂物，无苦味、涩味，无异臭。氯化钠含量≥96%，硫酸盐（以 SO_4^{2-} 计）≤2%，镁≤2%，钡≤20mg/kg，氟≤5mg/kg，砷≤0.5mg/kg，铅≤1mg/kg。

食盐味咸，性寒。能强筋骨，软坚散结，清热，凉血，解毒，防腐，并能矫味。药物经食盐水制后，能引药下行入肾，缓和药物的性能，增强药物的疗效，并能矫味、防腐等。

常以食盐水炮制的药物有知母、黄柏、杜仲、巴戟天、小茴香、橘核、车前子、砂仁、菟丝子、补骨脂、益智仁、泽泻、沙苑子等。

（五）生姜汁

生姜汁为姜科植物鲜姜的根茎，经捣碎或压榨取的汁；或用干姜，加适量水共煎去渣合并煎液而得的黄白色液体。姜汁有香气，其主要成分为挥发油、姜辣素（姜烯酮、姜酮、姜萜酮混合物），另外尚含有多种氨基酸、淀粉及树脂状物。

生姜味辛，性温。升腾发散而走表，能发表，散寒，温中，止呕，开痰，解毒。药物经姜汁制后能抑制其寒性，增强疗效，降低毒性。

常以姜汁制的药物有厚朴、竹茹、草果、半夏、黄连等。

（六）甘草汁

甘草汁为豆科植物甘草饮片水煎去渣而得的黄棕色至深棕色的液体。甘草主要成分为甘草甜素（甘草酸）及甘草苷、还原糖、淀粉及胶类物质等。

甘草味甘，性平。具补脾益气、清热解毒、祛痰止咳、缓急止痛作用。药物经甘草汁制后能缓和药性，降低毒性。早在《神农本草经》中就有甘草"解毒"的记载。实验证明，甘草对药物中毒、食物中毒、体内代谢物中毒及细菌毒素都有一定的解毒作用。如能解苦楝皮、丁公藤、山豆根的毒，对抗癌药喜树碱、野百合有解毒增效作用，能解毒蕈中毒，还能降低链霉素、呋喃坦啶的毒副作用。其解毒机制一般认为与甘草甜素在体内的代谢有关，甘草甜素水解后生成甘草次酸和葡萄糖醛酸，后者可与有羟基或羧基的毒物生成在体内不易吸收的产物、分解后从尿中排出。此外，甘草甜素还具有肾上腺皮质激素样的作用，能增强肝脏的解毒功能。实验结果表明，甘草甜素的解毒作用比单纯的葡萄糖醛酸强，因此可能是上述几方面的综合作用，甘草苷系表面活性剂，能增加其他不溶于水物质的溶解度，中医处方中常用甘草为药引，调和诸药，在炮制和煎煮过程中亦起到增溶的作用。

常以甘草汁制的药物有远志、半夏、吴茱萸、附子等。

（七）黑豆汁

黑豆汁为豆科植物大豆的黑色种子，加适量水煮熬去渣而得的黑色浑浊液体。黑豆含蛋白质、脂肪、异黄酮类、维生素、色素、淀粉等物质。

黑豆，味甘，性平。能活血，利水，祛风，解毒，滋补肝肾。药物经黑豆汁制后能增强药物的疗效，降低药物毒性或副作用等。

常以黑豆汁制的药物有何首乌等。

（八）米泔水

米泔水为淘米时第二次滤出的灰白色浑浊液体，其中含少量淀粉和维生素等。因易酸败发酵，应临用时收集。

米泔水味甘，性凉，无毒。能益气，除烦，止渴，解毒。米泔水对油脂有吸附作用，常用来浸泡含油质较多及具燥性的药物，以除去部分油质，降低药物辛辣之性，增强补脾和中的作用。

常以米泔水制的药物有苍术、白术等。

目前，因米泔水不易收集，大生产也有用2kg米粉加水100kg，充分搅拌代替米泔水用者。

（九）胆汁

胆汁系牛、猪、羊的新鲜胆汁，为绿褐色、微透明的液体，略有黏性，味极苦，有特异腥臭气，主要成分为胆酸钠、胆色素、黏蛋白、脂类及无机盐类等。

胆汁味苦，性大寒。能清肝明目，利胆通肠，解毒消肿，润燥。与药物共制后，能降低药物的毒性或燥性，增强疗效。主要用于制备胆南星。

（十）麻油

为胡麻科植物芝麻的干燥成熟种子，经冷压或热压法制得的植物油。主要成分为：油酸约50%，亚油酸约38%，软脂酸约8%，硬脂酸约5%及芝麻素、芝麻酚等。

麻油味甘，性微寒。具润燥通便，解毒生肌的作用。中药炮制常用于某些具腥臭气味的动物类或质地坚硬或有毒的药物。与药物共制后，使其质地酥脆，利于粉碎和成分的溶出，并可降低药物的毒性和矫味矫臭。中药炮制用油应符合食用要求，凡混入杂质或酸败变质者不可用。

常用麻油炮制的药物有蛤蚧、马钱子、三七及动物骨类等。

中药炮制中还有用到其他液体辅料的，主要有吴茱萸汁、白萝卜汁、羊脂油、鳖血、山羊血、石灰水及其他药汁等。可根据中医临床的用药要求而选用。

三、固体辅料

（一）稻米

稻米为禾本科植物稻的种仁。主要成分为淀粉、蛋白质、脂肪，尚含维生素、有机酸、矿物质及糖类。

稻米，味甘，性平。能补中益气，健脾和胃，除烦止渴，止泻痢。与药物共制，可增强药物疗效，降低药物刺激性和毒性。中药炮制多选用大米或糯米。

常用米制的药物有党参、斑蝥、红娘子等。

（二）麦麸

为禾本科植物小麦经磨粉过筛后的种皮，呈淡黄色或褐黄色的皮状颗粒。质较轻，具特殊麦香气。主要成分为淀粉、蛋白质、脂肪、糖类、粗纤维及维生素、酶类、谷甾醇等。

麦麸味甘、淡，性平。能和中益脾。与药物共制能缓和药物的燥性，增强疗效，除去药物不良气味，使药物色泽均匀一致。麦麸还能吸附油质，亦可作为煨制的辅料。麦麸经用蜂蜜或红糖制过者则称蜜麸或糖麸。

常以麦麸制的药物有枳壳、枳实、僵蚕、苍术、白术等。

（三）白矾

白矾又称明矾，为三方晶系硫酸盐类明矾矿石经提炼而成的不规则的块状结晶体，无色，透明或半透明，有玻璃样色泽，质硬脆易碎，味微酸而涩，易溶于水，主要成分为含水硫酸铝钾 $[KAl(SO_4)_2 \cdot 12H_2O]$。

白矾味酸、涩，性寒。能解毒，祛痰杀虫，收敛燥湿，防腐。与药物共制后，可防止腐烂，降低毒性，增强疗效。

常以白矾制的药物有半夏、天南星等。

（四）豆腐

豆腐为大豆种子粉碎后经特殊加工制成的乳白色固体，主含蛋白质、维生素、淀粉等物质。

豆腐味甘，性凉，能益气和中，生津润燥，清热解毒。豆腐具有较强的沉淀与吸附作用，与药物共制后可降低药物毒性，去除污物。

常与豆腐共制的药物有藤黄、珍珠（花珠）、硫黄等。

（五）土

中药炮制常用的是灶心土（伏龙肝），也可用黄土、赤石脂等代替灶心土。灶心土呈焦土状，黑褐色，有烟熏气味。主含硅酸盐、钙盐及多种碱性氧化物。

灶心土味辛，性温。能温中和胃，止血，止呕，涩肠止泻等。与药物共制后可降低药物的刺激性，增强药物疗效。

常以土制的药物有白术、当归、山药。

（六）蛤粉

蛤粉为帘蛤科动物文蛤、青蛤等的贝壳，经煅制粉碎后的灰白色粉末。主要成分为氧化钙等。

蛤粉味咸，性寒。能清热，利湿，化痰，软坚。与药物共制可除去药物的腥味，增强疗效。

常用蛤粉烫制阿胶。

（七）滑石粉

滑石粉为单斜晶系鳞片状或斜方柱状的硅酸盐类矿物滑石经精选净化、粉碎、干燥而制得的细粉。本品为白色或类白色、微细、无砂性的粉末，手摸有滑腻感。

滑石粉味甘，性寒。能利尿，清热，解暑。中药炮制常用滑石粉作中间传热体拌炒药物，可使药物受热均匀。

常用滑石粉烫炒的药物有刺猬皮、鱼鳔胶等。

（八）河砂

中药炮制用河砂，应筛选粒度均匀适中的河砂，经去净泥土、杂质后，晒干备用。主要成分为二氧化硅。一般多用"油砂"，即取干净、粒度均匀的河砂，加热至烫后，再加入1%～2%的植物油，翻炒至油烟散尽，河砂呈油亮光泽时，取出备用。应用河砂作为中药炮制的辅料，主要是作中间传热体，利用其温度高、传热快的特点，使质地坚韧的药物质地酥脆，或使药物膨大鼓起，便于粉碎和利于有效成分的溶出。此外，还可利用河砂温度高，破坏部分毒副作用成分而降低药物的毒副作用，去除非药用部位及矫味矫臭等。

常以砂烫炒的药物有穿山甲、骨碎补、狗脊、龟甲、鳖甲、马钱子等。

（九）朱砂

朱砂为三方晶系硫化物类矿物辰砂，主要成分为硫化汞。中药炮制用的朱砂，系经研磨或水飞后的洁净细粉。

朱砂味甘，性微寒。具有镇惊、安神、解毒等功效。

常用朱砂拌制的药材有麦冬、茯苓、茯神、远志等。

其他固体辅料还有用到面粉、吸油纸等。可根据药物的特殊性质和用药要求而选用。

目标检测

答案解析

一、单项选择题（在每小题的 **5** 个备选答案中，选出 **1** 个正确答案）

1. 归纳"雷公炮炙十七法"的医药著作是（　　）

　A. 《炮炙大法》　　　　B. 《修事指南》　　　　C. 《神农本草经》

　D. 《雷公炮炙论》　　　E. 《本草纲目》

2. 我国药学史上第一位总结炮制方法的医药家是（　　）

　A. 陈嘉谟　　　　　　B. 缪希雍　　　　　　C. 李时珍

　D. 雷敩　　　　　　　E. 陶弘景

3. 黄酒中的乙醇含量，一般是（　　）

　A. 5%～10%　　　　　B. 10%～15%　　　　C. 15%～20%

　D. 20%～25%　　　　　E. 25%～30%

4. 米醋中的醋酸（乙酸）含量，一般是（　）

    A. 2%～4%　　　　　　　B. 3%～4%　　　　　　　C. 4%～6%

    D. 6%～10%　　　　　　E. 10%～20%

5. 炮制中药后，引药入肾经的辅料是（　）

    A. 姜汁　　　　　　　　　B. 甘草汁　　　　　　　　C. 蜂蜜

    D. 盐水　　　　　　　　　E. 胆汁

二、多项选择题（在每小题的 5 个备选答案中，选出 2～5 个正确答案）

1. 具有解毒作用的辅料是（　）

    A. 甘草汁　　　　　　　　B. 醋　　　　　　　　　　C. 蜂蜜

    D. 豆腐　　　　　　　　　E. 酒

2. 三类分类法包括（　）

    A. 净制　　　　　　　　　B. 水制　　　　　　　　　C. 火制

    D. 水火共制　　　　　　　E. 修制

3. 下列炮制方法中属于"雷公炮炙十七法"的有（　）

    A. 炮　　　　　　　　　　B. 飞　　　　　　　　　　C. 煮

    D. 炙　　　　　　　　　　E. 燀

三、配伍选择题（每组分别对应一组备选项，备选项可重复选用，也可不选用。每题只有 1 个
　　最佳答案）

    A. 食盐水　　　　　　　　B. 米醋　　　　　　　　　C. 米酒

    D. 生姜汁　　　　　　　　E. 米泔水

1. 抑制药物的寒性，增强疗效，降低毒性和副作用。（　）

2. 引药上行，缓和药性，增效和矫味矫臭。（　）

3. 引药入肝，增效，降毒和矫味矫臭。（　）

4. 引药下行入肾，缓和药物的性能，增强药物的疗效，并能矫味、防腐。（　）

5. 除去部分油质，降低药物的辛燥之性，增强补脾和中的作用。（　）

四、简答题

甘草作为炮制辅料时，为什么能起解毒作用？试述其解毒机制。

书网融合……

   思政导航　　　　　　　本章小结　　　　　　　微课　　　　　　　　题库

第五章 中药饮片质量要求与贮藏养护

○ 学习目标

知识目标

1. 掌握 中药饮片的质量要求与质量控制方法；中药饮片在贮藏过程中的变异现象；引发中药饮片在贮藏过程中发生变异现象的因素；中药饮片常用贮藏保管方法。

2. 熟悉 中药饮片的质量检查和质量管理；现代贮藏方法。

3. 了解 中药饮片的包装及新技术在中药饮片贮藏保管中的应用；化学熏蒸法。

能力目标

通过本章的学习使学生能够按规定检查和控制一般中药饮片的质量；能够采用正确的方式方法贮藏中药饮片，防止其在贮藏过程中发生变异现象。

中药饮片质量控制与贮藏养护是中药炮制生产过程中重要的环节。中药饮片的质量及贮藏养护效果均直接影响到饮片的临床安全有效性。饮片应用需有质量保证及规格要求，一方面应注重炮制方法、炮制辅料等因素对饮片质量的影响；另一方面在贮存期间，采取科学合理的保管方法和贮存条件。中药饮片的贮藏养护是保证其质量的最后环节，若贮存不当，将导致各种变异现象，将无法保证中药饮片临床用药的需求。

▷ 第一节 中药饮片的质量要求

中药饮片的质量要求是指经过规范、稳定、可控的炮制工艺生产出的饮片，应符合一定的质量标准规定。随着现代科学技术的不断发展，中药饮片的质量评价已由形色气味等传统的经验判断及简单的理化鉴别方法，逐步发展并形成客观化、规范化、科学化和现代化的质量标准体系。中药饮片质量标准的主要内容包括名称、来源、炮制方法、性状、鉴别、检查、辅料测定、浸出物测定、含量测定、性味与归经、功能与主治、用法与用量、注意事项、有效期、包装贮藏等。

一、性　　状 📱微课1

性状是指饮片的形状、大小、色泽、表面、质地、断面（包括折断面或切断面）及气味等特征。性状的观察主要通过感官来鉴别，包括用眼看（较细小的可借助于放大镜或解剖镜）、手摸、鼻闻、口尝等方法。

（一）片型及粉碎粒度

1. 片型 片型是饮片的外观形状。经净选加工处理后的中药材，根据中药特征和炮制要求采用手工或机械方法切制成一定规格的片型，使之便于有效成分煎出、调剂、制剂、炮炙、干燥和贮藏。根据需要可切成薄片、厚片，或为了美观而切成瓜子片、柳叶片和马蹄片。中药饮片片型应符合《中国药典》（2020年版）一部的有关规定。切制后的饮片应均匀、整齐、色泽鲜明，表面光洁，片面无机油污染，无整体，无长梗，无连刀片、掉刀片、边缘卷曲等不合规格的饮片。

《中药饮片质量标准通则（试行）》规定：饮片中的异形片不得过 10%；极薄片不得过该片标准厚度 0.5mm；薄片、厚片、丝、块不得过该片标准厚度 1mm；段不得过该标准厚度 2mm。切制后的饮片或经加工炮制后的饮片，其中破碎的药屑或残留的固体辅料均有一定的限量标准。

2. 粉碎粒度 一些中药不宜切制成饮片，或因临床特殊需要，或为了更好地保留有效成分，经净选加工或水处理后，用手工或机器粉碎成颗粒或粉末。粉碎后的中药应粉粒均匀，无杂质，粉末粒度的分等应符合《中国药典》（2020 年版）四部的相关要求。

（二）色泽

中药饮片具有固有的色泽，若加工或贮存不当均可引起色泽的变化，影响药品的质量。饮片色泽因生熟而异，生品有其固有的色泽，如花类药材的红花、款冬花、菊花；叶类药材的侧柏叶、荷叶、大青叶等。一旦颜色褪去，说明是日晒或暴露过久，或贮存过久，其药效自然也会降低。有些中药材经切制后表面有菊花心、车轮纹等，利于鉴别，如黄芪、青风藤等。熟片中有的比原来颜色加深，有的则改变了原来的颜色，如熟地黄，以乌黑油亮者为佳；甘草生品黄色，蜜炙后变为老黄色；炭药则变为炭黑色或黑褐色，血余炭、棕榈炭要求表面乌黑而富有光泽，都是以色泽变化作为评价要求的。中药材软化切制的过程也会影响饮片的色泽，如黄芩冷浸后变绿，蒸制则保持原色。中药饮片色泽的非正常变化说明其内在质量的变异，如白芍变红，红花变黄等，均说明中药内在成分已发生变化。故色泽的变异，不仅影响其外观，而且是内在质量变化的标志之一，必须加以注意。

对于中药饮片的色泽要求，《中药饮片质量标准通则（试行）》规定，中药饮片的色泽应符合该品种的标准规定，且要均匀，炒黄品、麸炒品、土炒品、蜜炙品、酒炙品、醋炙品、盐炙品、油炙品、姜汁炙品、米泔水炙品、烫制品等含生片、糊片不得过 2%。炒焦品含生片、糊片不得过 3%。炒炭品含生片和完全炭化者不得过 5%。蒸制品应色泽黑润，内无生心，含未蒸透者不得过 3%。煮制品含未煮透者不得过 2%，有毒药材应煮透。煨制品含未煨透者及糊片不得过 5%。煅制品含未煅透及灰化者不得过 3%。

（三）气味

中药饮片均有其固有的气味，并与其内在质量有着密切的关系。芳香类中药一般都有浓郁的香气，如含挥发油类成分的砂仁、当归、薄荷、独活等。含挥发油类的芳香中药多生用，在干燥或贮存过程中也要注意挥发油的存逸。有些有异味的中药则须用炮制的方法除去异味，如马兜铃的异味可致呕，经蜜炙后可以缓和。动物类药材多数有腥臭味，需炮制后加以矫正，如僵蚕、蕲蛇、龟甲等。有些中药需加辅料炙，炙后除保留原有中药的气味外，还增加辅料的气味，如酒炙、醋炙、盐炙、蜜炙、姜炙等。

二、鉴　　别

鉴别系指检验中药饮片真伪的方法，包括经验鉴别、显微鉴别、理化鉴别。

（一）经验鉴别

经验鉴别系指根据传统实践经验，通过对中药饮片的形状、色泽、纹路、气味等特征的直观观察，从而进行真伪鉴别的方法。

（二）显微鉴别

显微鉴别系指利用显微镜，通过对中药饮片的切片、粉末、解离组织或表面制片的显微特征的观察，从而进行真伪鉴别的方法。显微鉴别的方法主要分组织鉴别及粉末鉴别两个方面。

1. 组织鉴别 炮制后的中药饮片，由于已进行了净选和切制处理，如分离不同的药用部位或除去非药用部位等，故植物药的部分组织已不完整。如巴戟天、地骨皮等根类药材，入药用其根皮，制成炮制品后已去除木质心，进行组织鉴别时，镜检中不应有木质部组织细胞存在。

2. 粉末鉴别 由于加水、加热炮制，存在于细胞内的淀粉粒、糊粉粒、菊糖、黏液质等均会受到不同程度的影响，生熟炮制品的组织结构、纤维、石细胞、导管、毛茸、淀粉粒、草酸钙结晶、花粉粒等在数量及形态方面均会发生一定程度的变化。因此，显微鉴别不仅可以鉴别炮制品的真伪、优劣，也可鉴别饮片的生熟及炮制的程度等。

（三）理化鉴别 📱微课2

理化鉴别系指用化学与物理的方法对中药饮片中所含某些化学成分进行的鉴别试验。理化鉴别主要包括物理、化学、光谱、色谱等方法。具体方法应根据中药饮片中所含化学成分而定，还应注意所用方法的专属性、重现性。

1. 一般理化鉴别 主要有显色反应、沉淀反应、荧光反应等。

（1）显色反应与沉淀反应 利用某些试剂、试液与中药饮片或其提取液发生显色反应或沉淀反应，进行鉴别的方法。试验时常用生品药物作阳性对照，鉴别时应考虑辅料成分对反应的影响，如醋炙品的pH值、胆汁炙品的胆酸、蜜炙品中的糖类、氨基酸类成分等，都有可能对显色反应、沉淀反应产生影响。

（2）荧光鉴别 将中药饮片（包括断面、粉末、浸出物）经酸、碱处理后，置日光或紫外光灯下观察所产生的荧光，从而进行鉴别的方法。如秦皮的水溶液在日光下显碧蓝色荧光；黄连、酒黄连、姜黄连、萸黄连在紫外光下呈金黄色荧光等。

（3）升华物鉴别 取中药饮片粉末，按升华法试验，视其有无升华物凝集，并用放大镜或显微镜观察升华物的晶形、色泽。如酒大黄、醋大黄粉末少量，进行微量升华，可见浅黄色菱状针晶或羽状结晶；牡丹皮粉末，进行微量升华，可见长柱形结晶或针状及羽状簇晶，但在牡丹皮炭粉末中，此现象不复存在。

2. 光谱鉴别 紫外 - 可见吸收光谱为常用的光谱分析方法。中药饮片中所含的化学成分若在紫外或可见光区有特征吸收光谱，可作为鉴别的依据，此外，红外光谱（中红外、近红外）分析、拉曼光谱分析、X线衍射技术均可用于中药饮片的鉴定。

3. 色谱鉴别 色谱鉴别是利用薄层色谱、液相色谱、气相色谱等技术，对中药饮片进行鉴别的方法。

（1）薄层色谱 薄层色谱法鉴别中药饮片的质量，具有较高的专属性和准确性。对中药饮片进行薄层鉴别时，不能盲目照搬药材薄层鉴别方法和条件，最好以对照品、对照药材和标准饮片为阳性对照。

（2）液相色谱 当中药饮片存在易混淆品、伪品，采用显微鉴别或薄层色谱又难以鉴别时，可考虑采用液相色谱方法，通过建立中药饮片的特征图谱或指纹图谱，从而达到鉴别的目的。

（3）气相色谱 采用气相色谱方法，通过建立中药饮片的特征图谱或指纹图谱，从而达到鉴别的目的，该法适于含挥发性成分的中药饮片的鉴别。

三、检　　查

检查系指对中药饮片的含水量、纯净程度、有害或有毒物质等进行的限量检查，包括净度、水分、灰分、毒性成分、重金属及有害元素、农药残留、黄曲霉毒素等。

（一）净度

净度是指中药饮片的纯净程度，可以用中药饮片含杂质及非药用部位的限度来表示。中药饮片应符合一定的净度标准，以保证调配剂量的准确。

中药饮片的净度要求是：不应该含有泥沙、灰屑、霉烂品、虫蛀品、杂物及非药用部位等。非药用部位主要是果实种子类药材的皮壳及核，根茎类药材的芦头，皮类药材的栓皮，动物类药材的头、足、翅，矿物类药材的夹杂物等。国家中医药管理局关于《中药饮片质量标准通则（试行）》的通知中规定：果实种子类、全草类、树脂类含药屑、杂质不得过 3%；根类、根茎类、叶类、花类、藤木类、皮类、动物类、矿物类及菌藻类等含药屑、杂质不得过 2%。炒制品中的炒黄品、米炒品等含药屑、杂质不得过 1%；炒焦品、麸炒品等含药屑、杂质不得过 2%；炒炭品、土炒品等含药屑、杂质不得过 3%；炙品中酒炙品、醋炙品、盐炙品、姜炙品、米泔炙品等含药屑、杂质不得过 1%；药汁煮品、豆腐煮品、煅制品等含药屑、杂质不得过 2%，发酵制品、发芽制品等含药屑、杂质不得过 1%；煨制品含药屑、杂质不得过 3%。

《中国药典》（2020 年版）四部规定净度的检查方法：取定量样品，拣出杂质，草类、细小种子类过三号筛，其他类过二号筛，药屑、杂质合并，称量计算。

（二）水分

水分是反映中药饮片质量的一个基本指标。控制中药饮片的水分，对于保证其质量和贮存保管都有重要的意义。中药材加工成饮片，有的须经水处理，有的要加入一定量的液体辅料。如操作不当，可使药材"伤水"，或部分药材吸水过多，倘若又未能充分干燥，则饮片极易霉烂变质。部分经过蒸、煮的中药，如熟地黄、制黄精、制肉苁蓉等，其质地柔润，含糖类及黏性成分较多，饮片内部不易干燥，更应防止其含水量过高；少数胶类药物，如阿胶、鹿角胶等，含水量直接影响其品质和硬度，同样还会影响其炮制操作和中药饮片的质量。因此，切制的饮片及蒸、煮品必须充分干燥，保证水分低于规定的限度。

按照炮制方法及中药的具体性状，一般中药饮片的水分含量宜控制在 7%～13%。各类中药饮片的含水量按《中药饮片质量标准通则（试行）》中规定：蜜炙品不得过 15%；酒炙品、醋炙品、盐炙品、姜汁品、米泔水炙品、蒸制品、煮制品、发芽制品、发酵制品均不得过 13%；烫制后醋淬制品不得过 10%。

《中国药典》（2020 年版）四部规定：可采用费休氏法、烘干法、减压干燥法、甲苯法和气相色谱法测定中药饮片中的水分。

（三）灰分

灰分是将药材或饮片在高温下灼烧、灰化，所剩残留物的重量。将干净而又无任何杂质的合格中药饮片高温灼烧，所得之灰分称为"生理灰分"。如果在生理灰分中加入稀盐酸滤过，将残渣再灼烧，所得之灰分为"酸不溶性灰分"。两者都是控制中药材及其炮制品的基本指标。在检测中药饮片的质量，特别是纯净度方面，灰分是极其重要的指标。

一般情况下中药饮片的灰分是合格的，而灰分不合格时多数是混入泥沙等杂质。如炮制时处理不当，砂烫、滑石粉烫、蛤粉烫和土炒等制法中辅料未能除尽，灰分自然超标。另外在运输和贮存过程中有泥沙等混入，也会造成灰分超标。因此，灰分的测定是控制中药饮片纯净度的有效方法。

（四）有害物质

中药饮片中的有害物质主要是指铅（Pb）、汞（Hg）、镉（Cd）、铜（Cu）等重金属、有害元素砷（As）、残留的农药和二氧化硫、黄曲霉素等。这些有害物质直接威胁中药材、中药饮片及中成药的质量和临床用药安全，并直接影响中药的出口。研究探索科学、合理的炮制方法，对降低中药饮片中重金属及有害元素的含量具有非常重要的意义。中药饮片中有害物质的限量应符合国家的相关规定。

《中国药典》（2020 年版）四部规定：采用原子吸收分光光度法和电感耦合等离子体质谱法测定中药饮片中的 Pb、Hg、Cd、Cu、As，用气相色谱法和质谱法测定有机氯、有机磷和拟除虫菊酯类农药，用酸碱滴定法、气相色谱法、离子色谱法测定二氧化硫，用高效液相色谱法或高效液相色谱－质谱联用法测定黄曲霉素。

（五）酸败度

酸败是指含油脂的种子类饮片，在贮藏过程中发生复杂的化学变化，生成游离脂肪酸、过氧化物和低分子醛类、酮类等产物，出现特异的刺激臭味（俗称哈喇味），影响饮片的感观和质量。

《中国药典》（2020 年版）四部规定，可以通过测定酸值、羰基值和过氧化值，检查药材和饮片中油脂的酸败程度。

（六）卫生学检查

中药饮片在加工生产、贮存运输等过程中，往往会受到微生物的污染。因此，对中药饮片作卫生学检查也是必要的，应该对饮片中可能含有的致病菌、大肠杆菌、细菌总数、霉菌总数、活螨及真菌毒素（主要是黄曲霉毒素）等做必要的检查，并作限量要求。

（七）其他检查

系指除《中国药典》（2020 年版）四部所规定的各项检查外，其他有针对性的检查规定，如伪品、混淆品、色度、吸水性、发芽率等。

四、浸 出 物 微课3

浸出物系指用水、乙醇或其他适宜溶剂对中药饮片进行浸提，并测定浸提所得的干浸膏的重量。根据采用溶剂的不同分为：水溶性浸出物、醇溶性浸出物及挥发性醚浸出物等，一般最常用的溶剂是水和乙醇。对有效成分、有效部位或主成分群尚无可靠测定方法，或所测成分含量低于万分之一的中药饮片，应根据饮片的实际情况，采用水溶性浸出物或有机溶媒浸出物作为饮片质量控制指标。

炮制辅料的加入，可以对饮片浸出物量产生影响，如醋制延胡索的水溶性浸出物的量，远比生品高。此外，炒、烫、煅、煅淬等加热处理，可使质地坚硬的中药因受热膨胀而导致组织疏松，从而提高浸出率。所以，浸出物的测定对炮制工艺、炮制方法及中药饮片质量的检验具有重要的意义。

五、含 量 测 定

中药炮制的作用主要体现在增效、解毒两个方面。其中，炮制增效主要与提高饮片中有效成分溶出率、改变中药成分的含量或化学组分的比例及生成新的有效成分有关；炮制解毒则与影响毒性成分有关。因此，中药饮片含量测定成分的选定应包括：与功能主治有直接关系、专属性强的有效成分和（或）指标性成分以及能够反映中药饮片毒性大小的毒性成分。

（一）有效成分

中药饮片有效成分的含量直接关系到饮片的临床疗效。同时，也是评判炮制方法与工艺是否规范、科学、合理的重要依据与指标。测定中药饮片中有效成分的含量，是评价中药饮片质量最可靠、最准确的方法，中药饮片有效成分有生物碱、苷类、挥发油、有机酸、鞣质、蛋白质、氨基酸、糖及无机化合物类等。如黄芩所含黄芩苷、黄芪所含黄芪甲苷、黄连所含小檗碱、人参所含人参皂苷等均具显著的生理活性。

中药经炮制后其有效成分有的发生了量变，有的发生了质变，而探索有效成分的这两种变化是非常有意义的。炮制品的含量测定工作，一般要比生品更加复杂和困难。不仅因为炮制品的品种多，更重要的是由于辅料的加入或长时间的加热处理，对生品的某些成分产生较大影响，因而对有效成分的提取、分离、色谱等定量条件会产生干扰，增加测定的难度。

对有效成分基本清楚的中药饮片应建立含量测定方法，并规定含量限度。有效成分不甚清楚的亦可测指标成分；一般饮片应规定含量下限。对有多种有效成分的中药饮片亦应建立多个指标，并制定相应的检测方法以便全面反映其内在质量。对于尚无法建立有效成分含量测定，或虽已建立含量测定，但所测定成分与功能主治相关性差或含量低的中药饮片，可进行总有效部位的测定，如总黄酮、总生物碱、总皂苷、总鞣质的测定；如含挥发油成分的，可测定挥发油含量。

（二）有毒成分

毒性中药，通常毒性越强，其药理活性也越强。但有毒饮片的直接应用通常易出现毒副反应，往往是由于其中所含的毒性成分引起的。通过采用适当的炮制方法，一方面可降低毒性成分的含量，另一方面也可将其转化为小毒或无毒的有效成分，从而能够安全有效地应用于临床。

对于有毒的中药饮片，建立有毒成分含量测定方法，并规定其含量限度，对保证临床用药安全有效具有十分重要的意义。如《中国药典》（2020 年版）一部规定：制川乌含双酯型生物碱以乌头碱（$C_{34}H_{47}NO_{11}$）、次乌头碱（$C_{33}H_{45}NO_{10}$）及新乌头碱（$C_{35}H_{45}NO_{11}$）的总量计，不得过 0.040%，含苯甲酰乌头原碱（$C_{32}H_{45}NO_{10}$）、苯甲酰次乌头原碱（$C_{31}H_{43}NO_9$）及苯甲酰新乌头原碱（$C_{31}H_{43}NO_{10}$）的总量应为 0.070% ~ 0.15%；马钱子含士的宁（$C_{21}H_{22}N_2O_2$）应为 1.20% ~ 2.20%，含马钱子碱（$C_{23}H_{26}N_2O_4$）不得少于 0.80%；其炮制品马钱子粉含士的宁（$C_{21}H_{22}N_2O_2$）应为 0.78% ~ 0.82%，含马钱子碱（$C_{23}H_{26}N_2O_4$）不得少于 0.50%。巴豆的炮制品巴豆霜含脂肪油应为 18.0% ~ 20.0%，含巴豆苷（$C_{10}H_{13}N_5O_5$）不得少于 0.80% 等。

六、中药饮片的包装

中药饮片包装的目的是保护其不受污染，便于运输和贮存。检查中药饮片的包装材料是否符合要求、包装是否完好无损，也是中药饮片质量要求中的一项重要内容。目前发展迅速的无菌包装、真空包装等可以有效防止微生物的侵害，同时又可避免环境温度、湿度的影响。

国家药品监督管理局根据《中华人民共和国药品管理法》（以下简称《药品管理法》）及《中华人民共和国药品管理法实施条例》的有关规定，自 2004 年 7 月 1 日起，对中药饮片包装监督管理工作的有关事项做出如下明确规定。

（一）生产中药饮片，应选用与药品性质相适应及符合药品质量要求的包装材料和容器。严禁选用与药品性质不相适应和对药品质量可能产生影响的包装材料。

（二）中药饮片的标签必须印有或者贴有标签。中药饮片的标签应注明品名、规格、产地、生产企业、产品批号、生产日期。实施批准文号管理的中药饮片还必须注明批准文号。

（三）中药饮片在发运过程中必须要有包装。每件包装上必须注明品名、产地、日期、调出单位等，并附有质量合格的标志。

（四）对不符合上述要求的中药饮片，一律不准销售。

七、中药饮片质量现代控制技术

（一）中药指纹图谱技术

中药指纹图谱是采用指纹图谱的模式，将中药的内在化学物质特性转化为常规的色谱数据信息，通过对中药样品特征性的识别，全面、整体、特异性地表征中药的品质。

中药指纹图谱的基本属性是"整体性"与"模糊性"。将其引入中药饮片的质量控制体系中，既体现了中医药整体观的理论内涵，又可以全面、整体、特异地表征中药饮片质量的优劣。采用标准炮制工艺得到标准饮片，可以建立标准饮片的指纹图谱库。通过对比生品与炮制品的指纹图谱，可以得到炮制前后发生变化的成分；通过对比不同批次炮制品的特征图谱，可对饮片的质量优劣及稳定性进行分析。这对于炮制机制的研究和炮制工艺的评判都具有重要意义。

（二）一测多评技术

中药饮片多成分、多功效的作用特点决定了采用单一中药化学对照品（中药单一成分）难以表达中药的质量，多成分同步质量控制模式便应运而生。然而在现实中，由于中药化学对照品生产成本及技术要求高、单体不稳定、供应数量有限、供应价格高及昂贵的检测成本等因素，反过来又限制了多指标质量控制模式在实际生产、科研、监督中的应用。近年来，研究人员提出"一测多评"法及"替代对照品"法，即以中药中某"典型组分"（有对照品供应者）为内标，建立该组分与其他组分（对照品难以得到或难供应）之间的相对校正因子，通过校正因子计算其他组分的含量。这种测定一个成分，实现对多个成分定量的方法，称为"一测多评"或"替代对照品"法。目前，《中国药典》（2020年版）中，已经收载该方法测定黄连中小檗碱、表小檗碱、黄连碱和巴马汀等4个成分的含量。同时"一测多评"相关的研究文献也逐渐增多，是中药质量控制和评价模式的发展趋势之一。该方法在部分多指标成分的测定中得到了成功的应用，但还需要对其技术适用性和应用可行性进一步完善和探索。

（三）光谱学技术结合化学计量学方法

中药饮片的复杂性和整体用药性决定了其整体质量评价的必要性。然而，常规的现代仪器分析方法多注重于中药饮片化学成分的研究，而将中药饮片炮制前后本身各种成分的综合作用和相互关系割裂开来，这种运用于化学药的质量分析方法很难准确评价中药饮片的整体质量。而利用光谱技术对中药饮片进行"无损、快速"检测，结合采用化学计量学方法对光谱数据进行处理，既能客观反映中药饮片内在物质基础，又能在宏观上有效控制中药饮片的整体质量，如采用化学计量学方法处理红外光谱和紫外光谱数据，用于地黄炮制过程的控制；采用二维红外光谱技术，跟踪变温过程中的动态光谱，对草乌炮制质量进行控制。

（四）液相色谱-质谱联用技术

液相色谱可从整体上采集中药饮片中多种化学成分信息，但是无法鉴定成分的结构。而液相色谱-质谱联用技术（LC-MS）可以一定程度上解决这个问题。通过色谱的高效分离能力，可将中药饮片中化学成分进行分离，进而利用质谱检测器解析各成分的结构。通过比较炮制前后的成分变化，发现其中的特征性成分，从而进行中药饮片的质量控制。

（五）生物检定技术

生物检定技术也称为生物活性检定技术，是利用生物体，包括整体、离体组织、器官、细胞和微生物等评估药物生物活性的一种方法。该方法以药物的药理作用为基础，以生物统计为工具，运用特定的实验设计，在一定条件下比较供试品和相当的标准品或对照品所产生的特定反应，通过等反应计量间比例的运算或限制剂量引起的生物反应程度，从而测定供试品的效价、生物活性或杂质引起的毒性。生物活性检定技术用于中药质量评价符合中药药效与质量评价的客观现实和发展方向，比目前常用的中药指标成分定性定量分析具有明显的优越性，有利于解决中药质量控制和药效评价等复杂性难题。具体应用如基于生物检定技术的板蓝根质量控制与评价、水蛭素的测定等。

（六）其他方法与技术

由于中药经过炮制后发生的变化极其复杂，采用单一的方法和技术有时难以控制中药饮片的质量。因此，对中药饮片的质量控制需要应用多种方法和技术，在控制中药饮片质量的同时，也能在一定程度上揭示中药炮制的机制。近年来，色差计和电子鼻技术、生物热力学方法、电喷雾质谱技术等在中药饮片的质量控制方面均有探索性的应用，为中药饮片质量控制新方法的建立提供了新的思路。

>>> 知识链接 o--

中药饮片质量要求

中药饮片的质量要求是指经过规范、稳定、可控的炮制工艺生产出的饮片，应符合一定的质量标准规定。随着现代科学技术的不断发展，中药饮片的质量评价已由形色气味等传统的经验判断及简单的理化鉴别方法，逐步发展并形成客观化、规范化、科学化和现代化的质量标准体系。中药饮片质量标准的主要内容包括名称、来源、炮制方法、性状、鉴别、检查、辅料测定、浸出物测定、含量测定、性味与归经、功能与主治、用法与用量、注意事项、有效期、包装贮藏等。中药饮片质量主要包含传统的性状判断，色谱鉴别、有害物质检查、炮制特征性成分的含量测定等现代质量控制指标。《中国药典》及各省市自治区炮制规范是目前中药饮片生产、质量控制、监管与临床应用的法定标准依据。

第二节　中药饮片的质量控制 微课4

PPT

中药饮片的生产涉及中药材的采购、净制、饮片的切制、干燥、炮炙、包装等，中药饮片的质量控制是中药饮片安全有效的保证，是提高中药饮片质量的重要手段。在中药饮片的生产过程中，中药饮片质量主要通过中药饮片生产的过程质量检验和质量管理来加以控制，即需严格监控中药饮片生产操作过程，加强中药饮片质量的检验，实施全过程的质量管理。

一、中药饮片的质量检验

（一）质量检验人员（QC）的配备

按照中药饮片 GMP 的规定，从事质量检验的人员应熟悉无机化学、有机化学、分析化学、中药化学等理论知识，掌握与中药饮片生产有关的质量标准，主要有：《中国药典》《全国中药炮制规范》，各省、自治区、直辖市药品监督管理部门编写的《中药炮制规范》和《中药材质量标准》，原国家食品药品监督管理总局制定的《进口药材质量标准》等。对相关质量标准中规定的各种检验方法和检验仪器具有一定的操作能力及经验鉴别能力。

（二）主要检验仪器和设施的配置

除了重金属及有害元素、农药残留、黄曲霉毒素等特殊检验项目和使用频次较少的大型仪器外，中药饮片质量检验仪器和设施的配置，应该能够保证检验中药饮片质量的需要，主要包括高效液相色谱仪、气相色谱仪、原子吸收分光光度计、紫外分光光度计、分析天平、马弗炉、烘烤箱等。每台分析仪器、设备必须由质量技术监督局定期进行校验。对有特殊要求的，应安放在专门的仪器室内，并有防止静电、震动、潮湿或其他外界因素影响的设施。为保证仪器测量的准确性和灵敏度，室内保持温度在 $20 \sim 30^{\circ}C$，相对湿度在 70% 以下。各种设备和仪器都是饮片检验的重要工具，必须正确使用，认真保养，确保各种设备和仪器处于正常状态，以保证完成检验任务。

（三）制定企业质量标准和检验操作规程

与成药生产企业一样，中药饮片企业也须要按照《药品管理法》的规定，对出厂的每一批产品按照质量标准进行抽样，检验合格后，才能销售。《中国药典》及《中药炮制规范》等法定药品标准，是保证药品质量的最低标准要求。为了保证药品在出厂后的运输、贮藏过程中也能够达到法定标准的要求，药品生产企业应该根据法定标准和生产实际条件，由企业质量管理部门制定要求更高的企业内控质量标准，包括中药材、中药饮片、中成药、辅料及包装材料等。

检验操作规程是在质量标准的基础上，用以规定检验操作的通用性文件或管理办法；是质量检验过程中执行的具体操作办法，包括规程名称、术语解释、检验原理、仪器装置、对照物质、试剂试药、操作步骤及注意事项等。企业质量管理部门应制定相应中药饮片所需检验的操作规程，并严格执行。

（四）建立中药标本室

中药标本室需收集企业自身生产的品种中药材和中药饮片的正品、伪品、地方习用品等，以便在检验时作为参考。标本室由质管部门指定具有中药标本采集、制作贮存相关专业知识的人员负责管理。

中药标本可采取以下原则搜集：中药采购具有确切的产地、采收时间，具有代表性、特征明显的品种；由质管部门根据工作需要确定重点品种，到主产地现场采集；与正品中药标本极为相似的伪品。

每份标本必须贴上标签，内容包括品名、来源、产地、规格、制作时间，属原植物标本的需有专家鉴定签名。标本贮存时间过长出现质量问题，如虫蛀、变色等，已严重失去标本的价值，标本管理员每年底进行一次清理，造册报质管部门负责人批准，按不合格品处理规程处理。

（五）质量检验

质量检验部门负责原料、辅料、包装材料、中间产品、成品的日常检验工作。检验员收到检品和检验指令（请检单）后，按照检品企业质量标准和检验操作规程进行检验。检验完毕后，由第二个人复核签名，将检验指令贴在原始记录背面。检验员将检验原始记录交质量控制（QC）主管复核，复核完毕后，交质量保证（QA）人员进行审核。

（六）留样观察

留样观察是饮片质量管理中不可缺少的，它对稳定和提高饮片质量、保证用药安全有效提供了依据。通过在规定的正常贮藏环境下，观察药品质量的稳定性，以确定其贮藏期限。按照《中国药典》（2020年版）四部通则中的有关操作规定，生产企业对出厂的每一批药品进行检验，并留样观察。留样观察室对本厂生产的每个品种的每批饮片都要进行留样，留样数量为全检量的3倍，并有1批留样记录，样品上要有标签。原药材和辅料样品保存1年，一般饮片留样样品保存2年，毒性饮片留样包括长期稳定性试验的样品至少保存3年。在留样观察登记卡上应有规定项目和定期观察分析记录，每年向质管部门和有关部门汇报一次。在留样观察中，如发现有效期内饮片质量发生变化，应及时汇报。超过留样期限的样品应按规定的程序，每半年集中销毁一次。

二、中药饮片的质量管理

根据我国《中药饮片GMP实施指南》的要求，中药饮片的质量管理包括管理制度、管理规程及监控标准工作程序及毒性中药的管理等。

（一）质量管理制度

质量管理制度包括：GMP自检管理制度，质量保证工作标准管理程序，质量否决权管理制度，审核供应商工作程序，产品质量档案管理制度，质量例会及月报制度，产品质量台帐管理制度，质量事故管理制度，不合格品管理制度，留样观察管理制度，检验管理制度，检测设备仪器管理制度，分析仪器、设备维修、保养的管理制度，化学试剂贮存管理制度，滴定液、标准溶液管理制度，检验分析用标准品、对照品管理制度，容量玻璃器具的校验和管理制度及标准液配制标化管理制度等。

（二）质量管理规程

质量管理规程包括：原辅料留样管理规程，原辅料、饮片、内包材、贮存期复验管理规程，成品留样管理规程，物料审核放行管理规程，中间产品审核放行管理规程，成品审核放行管理规程，标签等印字包装材料的设计审核管理规程，实验室仪器设备管理规程，实验室安全防火管理规程，实验室危险物品管理规程，实验室剧毒品安全管理规程，检验单号编制管理规程，检验周期管理规程，成品稳定性实验管理规程，化学试剂配制管理规程，产品质量投诉处理管理规程，不合格品销毁管理规程，质量检验记录管理规程等。

（三）质量监控标准工作程序

质量监控标准工作程序包括：中药材质量监控标准工作程序，原辅料质量监控标准工作程序，内包装材料质量监控标准工作程序，外包装材料质量监控标准工作程序，生产过程质量监控标准工作程序，中药材取样标准工作程序，包装材料取样标准工作程序，中间产品取样标准操作工作程序，成品取样标准工作程序，pH测定标准操作规程，炽灼残渣检查标准操作规程，干燥失重测定标准操作规程，不合格品处理审核标准工作程序及辅料取样标准工作程序等。

（四）毒性中药的管理

为了防止与其他药品混杂，防止污染其他物品，生产毒性中药饮片的设备和容器必须专使专用，并且应在设备、容器的醒目地方贴有"毒"字标志，以区分其他设备和容器。毒性饮片的包装须用有明显毒品标志的毒性饮片专用包材。

我国规定，中药饮片生产企业从事28种毒性中药饮片的生产，应当取得国家药品监督管理部门授予的定点生产资格。其生产、出入库、贮存、运输及销售等环节实行严格的全程监控，以确保其安全。

>>> 知识链接 ○- -

中药饮片质量控制

中药饮片质量是生产、检验、临床应用的根本保证，饮片质量标准的特征性及新技术的应用是饮片质量未来发展的趋势。中药饮片的生产涉及中药材的采购、净制、饮片的切制、干燥、炮炙、包装等，中药饮片的质量控制是中药饮片安全有效的保证，是提高中药饮片质量的重要手段。在中药饮片的生产过程中，中药饮片质量主要通过中药饮片生产的过程质量检验和质量管理来加以控制，即需严格监控中药饮片生产操作过程，加强中药饮片质量的检验，实施全过程的质量管理。根据我国《中药饮片GMP实施指南》的要求，中药饮片的质量管理包括管理制度、管理规程及监控标准工作程序及毒性中药的管理等。

- -

PPT

≫ 第三节　中药饮片的贮藏养护

中药饮片与其他药物一样，从生产出成品后一般不会立即使用，常有一段贮藏保管过程。由于绝大多数中药饮片是富含营养成分的动、植物药，受自身化学性质及外界环境的影响，若贮藏不当，则会产生各种质量变异现象而影响药物的有效性和安全性。因此，中药饮片的贮藏养护是保证其质量的一项非常重要的环节。

一、中药饮片贮藏养护发展

中药的贮藏养护历史十分悠久，根据现有文献记载，起源可以追溯到春秋战国时期。从春秋战国至清代，中药饮片的贮藏养护主要依靠传统技术，主要包括晾晒、烘烤、吸潮、密封、通风及对抗同贮等。这些方法简单易行，成本较低，至今仍被广泛使用。

自清代之后，尤其是新中国成立以来，至 20 世纪 80 年代期间，中药饮片的贮藏养护逐步广泛依靠化学熏蒸剂来防霉防虫，所用的化学熏蒸剂主要有硫黄、氯化苦及磷化铝等。

由于化学熏蒸剂经常残留在中药饮片中，对人体存在较大危害，故自 20 世纪 80 年代起，逐步被无毒害的现代技术所替代，主要包括气调养护、机械吸湿、冷藏、真空包装及 ^{60}Co 辐照等。

二、中药饮片的变异现象

（一）发霉

发霉是指中药受潮后，在适宜温度条件下导致霉菌滋生和繁殖，在中药表面布满菌丝的变质现象。霉菌的种类很多，侵入中药后在其表面繁殖生长，污染中药，分泌酵素，使中药腐败变质和有效成分发生变化而失效。有些霉菌能产生毒素，如黄曲霉菌可代谢产生黄曲霉素，对肝脏有强烈毒性，严重者可导致癌症。中药发霉后，即使经过处理，也会使中药色泽变黯，气味变淡薄，并带有霉的气味，使中药品质降低，甚至变为毒性物质，故霉败的中药不能用于临床治病。

发霉和虫蛀是中药贮藏过程中最大的两个难题。在高温、潮湿的环境下，富含营养的中药最易发霉。中药饮片多数含有脂肪、蛋白质、糖类、维生素等霉菌繁殖和生长的营养物质，在温度 20～35℃、相对湿度 75% 以上或中药含水量超过 15% 时，均有可能引起霉变，如党参、麦冬、天冬、玉竹、黄精、牛膝、当归、甘草、百部、知母、白术、苍术、五味子等中药很容易发霉。此外，中药饮片生虫后易引起发霉，或本身"发汗"引起中药表面水分偏高而发霉。

（二）虫蛀

虫蛀是指中药被仓虫啃蚀，出现空洞、破碎、粉末，并被仓虫的排泄物污染的变质现象。虫蛀多发生在含粉性、蛋白质及糖类多的根茎类、花类、动物类中药中，如葛根、党参、大黄、金银花、驴皮等。常见的中药仓虫有米象、谷象、大谷盗、药谷盗、赤拟谷盗、锯谷盗和烟草甲虫等近 10 种。中药饮片被虫蛀后，由于其内部组织被破坏形成空洞，导致其重量减轻，有效成分损失，使其疗效降低或失去；残留部位受仓虫排泄物及其所携带细菌和微生物的污染，促使中药饮片发霉、变色、变味等进一步变质。故中药饮片被虫蛀后，会严重影响其质量。

中药仓虫的生长繁殖需要适宜的温度和湿度。环境温度为 16～35℃，相对湿度达 70% 以上，中药饮片含水量达 13% 以上时，利于害虫生长，易于被虫蛀。易虫蛀中药饮片品种很多，一般富含脂肪油（如杏仁、柏子仁等）、淀粉或糖分（如薏苡仁、人参、胆南星及蜜制品等）、蛋白质（如冬虫夏草、鹿茸等）等营养物质的中药较易被虫蛀。而含辛辣成分（如丁香、花椒、毕橙茄等）及无机成分为主的矿物化石类、贝壳类等中药则一般不易虫蛀。

（三）变色

变色是指中药在贮藏期间，其固有色泽发生了非正常的变化。各种中药都有固有的色泽，中药的表面色泽发生变异，往往说明其内在质量已发生了变化。变色主要是中药所含化学成分不稳定，或由于酶的作用而发生氧化、聚合、水解等反应生成新的有色物质。由于保管不当，常使某些中药的颜色由浅变深，或由白变为黄，如天花粉、山药、白芷、泽泻等；或由深变浅，如黄芪、黄柏等；或由鲜艳变黯淡，如花类的菊花、红花、金银花、款冬花、腊梅花等，及一些叶草类的荷叶、大青叶、人参叶、麻黄等。

（四）气味散失

气味散失是指中药固有的气味受外界因素（如温度、湿度）影响，或因贮存日久而气味变淡薄甚至消失的变质现象。中药固有的气味是由各种成分组成的，包括治病的有效成分。中药的固有气味变淡或消失，有效成分含量降低而影响疗效。

芳香性中药因包装不严，或露置空气中过久，或贮存温湿度过高等，更容易使挥发性成分逸出而气味散失，如薄荷、荆芥、肉桂、丁香、茴香、花椒、冰片、细辛、香薷、白芷、当归、檀香及乳香等。

（五）泛油

泛油又称"走油"，是指含挥发油、脂肪油较多的中药，在贮藏期间其表面出现油状物，或返软、发黏、变色，发出油败气味等变质现象。此类中药常因受热过高而使其内部油质溢出表面，在微生物、酶和热的作用下缓慢发生水解，产生游离脂肪酸导致中药酸价超标，出现"哈喇味"而变质，如苦杏仁、桃仁、柏子仁、郁李仁、炒酸枣仁、炒莱菔子、炒苏子、当归、肉桂、蛤蚧、九香虫、刺猬皮等。

含糖较多的中药，常因受湿热而使糖分外渗，在氧气作用下氧化、分解产生糖醛及其类似物，出现颜色加深，质地变软，外表发黏等类似"泛油"的现象，又称为"泛糖"，如天冬、麦冬、枸杞、玉竹、黄精、熟地、牛膝等。

（六）风化

风化是指某些含结晶水的矿物类中药，在贮藏中因长期与干燥空气接触，逐渐失去结晶水而成为粉末状态的现象。中药风化后，成分结构发生了改变，其质量和药性也随之改变。易风化的中药有芒硝、硼砂、绿矾等。

（七）潮解

潮解是指某些含糖或盐类的固体中药，慢慢吸收潮湿空气中的水分，使其表面湿润、返潮，甚至溶化成液体状态的现象，如芒硝、大青盐、硇砂、咸秋石、盐附片、肉苁蓉、海藻、昆布及盐炙品、蜜炙品等。中药潮解后将更难贮存，进一步产生其他变异现象。

（八）粘连

粘连是指某些熔点比较低的固体树脂类或动物胶类中药，受潮、受热后黏结成块的现象，如乳香、没药、阿魏、芦荟、儿茶、阿胶、鹿角胶、龟板胶等。

（九）挥发

某些含挥发油的中药，因受温度和空气的影响及贮存日久，使挥发油挥散，失去油润，产生干枯或破裂的现象，如肉桂、厚朴、沉香等。

（十）冲烧

冲烧又叫自燃，质地轻薄松散的红花、艾叶、甘松等，以及柏子仁、紫苏子等中药，由于本身干燥不适度，或在包装码垛前吸潮，在紧实状态中细胞代谢产生的热量不能散发，当温度积聚到一定程度时，热量便能从中心一下冲出垛外，轻者起烟，重者起火的现象。

（十一）腐烂

腐烂是指某些鲜活中药，因受空气和微生物的影响，引起发热，使微生物繁殖和活动增加，导致中药酸败、臭腐的变质现象。如鲜生姜、鲜生地、鲜芦根、鲜石斛、鲜茅根、鲜菖蒲等。

三、影响中药饮片变异的因素

中药饮片的特殊性使得诸多内外因素易导致其贮藏过程中产生一系列变异现象。科学合理的养护方法是保证饮片质量的关键措施。中药饮片在贮存过程中发生质量变异的影响因素很多，但概括起来有中药自身因素和外部因素两个方面。

（一）自身因素

1. 中药饮片的含水量　水分是中药饮片在贮存过程中发生变异的主要因素之一。中药在炮制过程中常常需加水或加液体辅料处理，若干燥不彻底，含水量过高，易使中药饮片在贮存过程中发生虫蛀、霉变、变色等变异现象，使一些有效成分分解、水解、酶解，降低其疗效甚至产生毒性。所以，必须控制中药饮片的含水量，一般饮片的含水量宜控制在 7% ~ 13% 。《中药饮片质量标准通则》规定饮片的含水量：烫制醋淬制品不得过 10% ；酒炙品、醋炙品及盐炙品等不得过 13% ；蜜炙品不得过 15% 。

2. 中药饮片所含的化学成分　中药成分复杂，不同中药饮片含有不同的化学成分，不同成分的稳定性有较大差异，故在贮存过程中化学成分变化也不同。中药饮片若含淀粉、糖类、蛋白质、脂肪等营养物质较多，为微生物和害虫的生长和繁殖提供了有利条件，易发霉、虫蛀、遭鼠害等，进一步导致变色等变异现象；含挥发油较多者，易挥发或被氧化，引起气味散失或泛油；含生物碱较多者，与空气和日光接触日久，可能氧化、分解而变质、变色；含苷较多者，贮藏时必须防潮，以免在未被破坏酶或光线和微生物作用下很容易使苷分解而失效；含鞣质较多者，露置空气及日光中易氧化而泛红；含油脂较多者，受热易泛油；含植物色素者，受日光照射或久贮易变色；含盐分较多者易潮解；含结晶水的矿物药易风化等。

（二）外部因素

1. 环境因素

（1）日光　日光是一种电磁波，蕴含大量的能量。中药经日光照射会促进其成分发生氧化、分解、聚合等光合反应，产生变色、气味散失、挥发、风化、泛油等变异现象。常经日光照射日久，含有色素的玫瑰花、月季花、红花、款冬花等花类药，不仅色泽渐渐变暗，而且变脆，引起散瓣；含叶绿素的大青叶、藿香、薄荷等叶类、全草类药，颜色由深色褪为浅色；含芳香挥发性成分的当归、川芎、薄荷等药，不仅会变色，而且使挥发油散失。

（2）空气　中药饮片除真空包装外，都要与空气接触。空气中的氧和臭氧对中药的变异起着重要作用。臭氧在空气中的含量虽然微少，但对中药的质量产生极大影响。作为一种强氧化剂，臭氧可以加速中药中有机物质，特别是脂肪油的变质。在自然条件下，氧气可以使某些中药中的挥发油、脂肪油、糖类等成分氧化、酸败、分解而泛油或泛糖；使鞣质等成分氧化、聚合形成大分子化合物而颜色由浅变深；使花类中药易氧化变色，气味散失；也能氧化矿物药，使灵磁石变为呆磁石等。

（3）温度　温度是中药贮存过程中影响质量最为关键的因素之一。在阴凉环境（15 ~ 20℃）下，中药的成分比较稳定，利于贮存。随着温度的升高，则物理、化学和生物的变化均可加速。温度在 20 ~ 35℃时，有利于虫害、霉菌等生长繁殖，而使某些中药生虫或发霉。若温度升高，将加速氧化、水解等化学反应，促使化学成分迅速变质。如含油脂多的饮片就会因受热而使油脂分解引起泛油；含挥发油多者，受热后促使挥发油挥散，使芳香气味散失；外表油润的饮片，因受热和空气的影响而失去润泽或干裂；动物胶类药和部分树脂类药，因受热而易发软、黏连成块或融化。

（4）湿度　空气的湿度是随季节和晴雨、温度而改变的，也是影响中药质量的一个重要因素。空气相对湿度在 70% 以上时，饮片会吸收空气中的水分，使含水量增高。对于含淀粉、黏液质、糖类等成分的中药，受潮后易生霉；对于含盐类矿物药，在潮湿空气影响下易潮解、溶化；对于蜜炙或盐炙中药，特别容易吸湿，吸湿后中药表面极易生霉；对于一些粉末状的饮片更易吸潮而粘连成块。而相对湿度在60%以下时，饮片的含水量又易逐渐降低，可造成某些中药风化失水，发生干硬、干裂。此外，相对湿度在80%以上或饮片含水量超过15%时最利于微生物和仓虫的繁殖。因此，饮片贮存时，应控制相对湿度在60%~70%之间为宜。

2. 生物因素 生物因素主要包括微生物、仓虫、仓鼠等，其中最主要的是微生物和仓虫。由于温度、湿度的影响，使微生物繁殖增加，可造成中药发霉、腐烂、发酵、酸败、泛油、泛糖等变异现象。仓虫种类多，分布广，繁殖迅速，适应力强。一旦温湿度环境适宜，就会大量繁殖，危害中药质量。

3. 时间因素 时间因素是指中药贮存时间的长短。绝大多数中药不能长期贮存，否则会造成有效成分的氧化、分解、挥发等而使含量降低，从而降低疗效或失效。少数中药强调长期贮存，陈久者良，如陈皮、陈棕炭等，但也要方法得当。

四、中药饮片贮藏养护方法

中药及其饮片的贮藏保管是一门综合性科学，需要很多相关的知识和技术。主要是通过物理或化学的方法和技术，阻止或减少外界因素对中药的影响。在贮藏保管方面，我国人民在长期的生产实践中积累了丰富的经验，形成了多种贮藏方法，为保证中药及其饮片的质量起着重要作用。

（一）传统贮藏保管方法

中药贮藏保管的传统技术，具有经济、有效、简便、实用等优点，仍是目前应用广泛的、最基本的贮藏方法、其方法大致可分为以下几种。

1. 清洁养护法 清洁卫生是一切防治工作的基础。维护仓库的清洁卫生，可杜绝害虫感染途径，恶化害虫的生活条件，是防止仓虫侵入最基本和最有效的方法。其内容主要包括对中药饮片、仓库及其周围环境保持清洁和库房的消毒。

2. 防湿养护法 是通过适当方法或吸湿物，吸收潮湿空气或中药中的水分，保证贮藏环境和中药的干燥，达到防霉、防虫的方法。常用的方法有通风、吸湿、晾晒和烘烤等。

（1）通风 利用空气的流动来调节仓库的温、湿度。当库内温度和湿度高于库外时，应开放门窗、排气窗以调节库内的温、湿度。应避免在阴雨天、雾天或雨后刚晴开窗通风，炎热夏季库外温度较高时也不宜通风，以免湿热空气侵入。

（2）晾晒 包括阴干和晒干。当中药受潮时，可根据中药性质及时晾晒，除去中药中过多的水分，杀死霉菌、害虫及虫卵，以防虫、防霉。

（3）吸湿 利用吸湿剂，吸收空气和中药中的水分。传统常用的吸湿剂有生石灰、木炭或竹炭、草木灰等。现采用氯化钙、硅胶等吸潮。使用吸湿剂时，贮藏环境应尽可能地封闭严密，否则，外界潮湿空气不断侵入而难以达到除湿效果。

3. 密封贮藏（包括密闭贮藏）法 是利用密封或密闭的库房或容器，将中药饮片与外界隔离，减少外界因素对药物的影响，以达到防虫、防霉目的的一种贮藏方法。宜根据中药的性质选用适当的密封容器贮存，同时还可加入吸湿剂，其防霉防蛀效果更好。对于细料、贵重等中药饮片，如冬虫夏草、鹿茸、冰片、猴枣、熊胆、牛黄、人参等，现可采用真空密封贮存。大量贮存可建密封库、密封室。

4. 对抗同贮法 是采用两种或两种以上中药同贮或采用与一些有特殊气味的物品同贮而达到防虫、防霉目的的贮存方法。例如：丹皮与泽泻、山药、白术、天花粉等同贮；花椒、细辛、荜澄茄与蕲蛇、白花蛇、蛤蚧、全蝎、海马、鹿茸等动物药同贮；大蒜与芡实、薏苡仁、土鳖虫、斑蝥、全蝎、僵蚕等昆虫类药同贮；明矾与柏子仁、郁李仁、杏仁、桃仁、白芥子、紫苏子、莱菔子等富含油脂的种子类药，以及与菊花、金银花、红花、款冬花、玫瑰花、月季花等花类药同贮；细辛与人参、西洋参、党参、沙参、三七等参类药同贮；藏红花与冬虫夏草同贮；冰片与灯心草同贮；硼砂与绿豆同贮；陈皮与高良姜同贮；当归与麝香同贮。

采用特殊气味的物品密封同贮的，主要是指白酒和药用乙醇。多数中药都适用此法，如动物、昆虫类的白花蛇、乌梢蛇、地龙、蛤蚧、土鳖虫、九香虫等；含油脂类的柏子仁、郁李仁、杏仁、桃仁、核桃仁、枣仁等；对含糖类的党参、熟地、枸杞子、龙眼肉、黄精、黄芪、大枣等；贵重中药冬虫夏草、鹿茸、三七、人参等；含挥发油类的当归、川芎等；均可采用喷洒少量95%药用乙醇或50°左右的白酒密封贮存，可达到防蛀、防霉效果。

采取该法时，一定要在中药变异之前，同贮在空间相对较小的环境或容器中，只有这样才能达到良好的防虫防霉效果。同时注意防止中药之间的串味。

（二）化学熏蒸法

化学熏蒸法是采用具有挥发性的化学杀虫剂杀虫的一种养护方法。化学杀虫剂种类较多，常用于中药而效果好的主要有二氧化硫、氯化苦、磷化铝等。

1. 二氧化硫　二氧化硫又称亚硫酸酐，为无色气体，具强烈刺激性和臭气，具有杀虫、增白增艳、防腐的作用。传统一般用燃烧硫黄产生二氧化硫来熏蒸中药，二氧化硫与中药中的水分子结合形成亚硫酸，有一定缩水作用，可直接杀死成虫、卵、蛹等，抑制霉菌、真菌滋生，抑制氧化酶等活性，起到防虫、防霉、保色、增色等作用。本法在国内外被长期应用于食品、农产品及药材等物品的加工和贮藏养护过程。硫黄熏蒸能使中药外观鲜艳，即使水分严重超标也不会霉变。但由于二氧化硫会破坏中药某些有效成分，同时导致中药残留大量的二氧化硫及砷、汞等有毒有害物质，长期服用硫黄熏蒸的中药将导致内脏受损，引起慢性中毒。因此，适量且规范的硫黄熏蒸可以达到防腐、防虫的目的，但滥用或过度使用会对中药材及饮片质量产生影响，国家禁止以外观漂白为目的的硫黄熏蒸。

针对中药材及饮片硫熏的传统性和现实性，应通过规范硫熏过程，控制硫熏程度，制定硫化物残留量的限量标准，以保障临床用药安全有效。

2. 氯化苦　氯化苦的化学名称为三氯硝基甲烷（CCl_3NO_2），纯品为无色油状液体，工业品为淡黄色，有特殊臭气，几乎不溶于水。当室温在20℃以上时能逐渐挥发，其气体比空气重，渗透力强，无爆炸燃烧的危险，为有效的杀虫剂，对常见的中药害虫都可致死，被确认为啮齿动物和仓库害虫的熏蒸剂。但氯化苦对人体毒性很大，在空气中氯化苦浓度为 $0.2g/m^3$ 时，7分钟能使人致死，使用过程中均应戴防毒面具、橡胶手套。药材等对其具有较强的吸附力，特别是潮湿的物体，渗透速度更慢，需时长，因此在温度25℃以上，相对湿度 >50% 时宜停止熏蒸。一般每 $1m^2$ 堆垛药材用30g，垛外空间用10g，可用平皿法、喷洒法等。

3. 磷化铝　磷化铝是一种新型杀虫剂，是当前中药的主要化学杀虫剂。用于中药仓库熏蒸的是用磷化铝、氨基甲酸铵及其他赋形剂混合压成的片剂，磷化铝含量为 56.0% ~ 58.5%，3.2g/片的规格较多。熏蒸每吨中药只需3~7片，每立方米空间仅用1~2片。磷化铝在干燥条件下很稳定，毒性主要为遇水、酸时迅速分解，放出吸收很快、毒性剧烈的磷化氢气体。当空气中磷化氢浓度达 $26g/m^3$ 时，会引起自燃和爆鸣。磷化氢具有大蒜样气味，有较强的扩散性和渗透性，不易被中药和物体吸附，散气快；对各种中药害虫具有强烈的杀虫效能，而且还有抑制和杀灭仓鼠、微生物以及抑制中药呼吸的作用。贮存磷化铝要避免受潮，远离火源与易燃品，也不要在阳光下曝晒。

化学熏蒸剂毒性大，污染环境，熏蒸后有残留。我国A级绿色食品已禁止使用化学熏蒸剂。但因化学熏蒸法成本低，设施要求简单，是目前仍在应用的一种常用方法。

（三）现代贮藏方法

随着科学技术的发展，中药贮藏方法和技术也在不断地加以改进。目前在中药贮藏保管中，除仍保留一些简便易行的传统贮藏保管方法外，许多现代贮藏的新技术、新方法也不断得到应用，使贮藏手段进一步科学化、合理化。

1. 气调养护　气调养护是通过控制贮藏环境中空气的氧浓度，来贮藏中药的一种有效方法。其基本原理是：将中药置于密闭的容体内，对氧气的浓度进行有效的控制，人为地将贮藏环境造成低氧或高浓度二氧化碳状态，达到杀虫、防虫、防霉的目的。氧气是微生物、霉菌及害虫生长繁殖的必需条件；而氮气为惰性气体，无臭，无毒；二氧化碳浓度增高，也不利于霉菌及害虫的生长。目前中药采用的气调方法主要有充氮降氧法、充二氧化碳降氧法、真空降氧法、除氧剂降氧法和自然降氧法等。本法的特点是费用低，不污染环境和中药，劳动强度小，易管理。同时，在低氧或高二氧化碳（或氮气）状态下，抑制了中药自身的呼吸作用及某些成分的氧化作用，保证了饮片原有色泽、品质的稳定性，是一种较理想的贮藏方法。

2. 气幕防潮　气幕又称气帘或气闸，是装在库房门上，配合自动门防止库内外空气对流的装置，从而达到防潮的目的。有试验表明，即使在梅雨季节采用本法，库内相对湿度及温度也均相当稳定。

3. 低温冷藏　低温冷藏是利用空调、冷藏柜和电冰箱等机械制冷设备降温，抑制微生物、仓虫和虫卵的滋生和繁殖，降低氧化反应的速度，从而达到防止中药霉变、虫蛀、变色及气味散失的目的。特别适用于贵重中药，受热易变质的中药。低温贮藏的温度多在 $2 \sim 10\,^{\circ}\mathrm{C}$。温度过低则会冻伤破坏中药细胞壁结构及蛋白质等成分。

4. 蒸汽加热　利用蒸汽杀灭中药中的霉菌、细菌及害虫的方法。饱和蒸汽冷凝成水同时释放出潜热，使微生物等的蛋白质凝固变性而灭菌或杀虫。蒸汽灭菌按灭菌温度分为低高温长时灭菌、亚高温短时灭菌和超高温瞬间灭菌三种方法。其中超高温瞬时灭菌是将灭菌物迅速加热到 $150\,^{\circ}\mathrm{C}$，经 $2 \sim 4$ 秒完成的灭菌方法，既可杀灭微生物，又可最大限度减少中药有效成分的破坏，且具有无残毒、成本低、成分损失少等优点，本法已被广泛应用。

5. $^{60}\mathrm{Co} - \gamma$ 射线辐射　$^{60}\mathrm{Co} - \gamma$ 射线辐射是采用放射性元素 $^{60}\mathrm{Co}$ 产生的 γ 射线辐照药物，微生物及害虫吸收放射能和电荷，产生自由基，破坏其正常新陈代谢以达杀灭作用。γ 射线有很强的穿透力和杀菌力，能将较厚包装内的药物所带的微生物、活虫及虫卵杀灭，有效地防霉、防虫。本法具有操作简便，时间短、见效快，效果显著，可在常温下灭菌等优点。但由于不同化学成分受辐射的影响不同，故在使用本法灭菌时需慎重控制辐射剂量，以免破坏药物有效成分。

6. 干燥灭菌　主要是利用远红外烘烤或微波（真空）干燥等设备，使受潮的中药饮片干燥，同时还能有效地杀灭药物上的微生物、虫卵，达到防霉、防虫的目的。本法设备投资较少，操作简单，适用于大多数中药饮片。

7. 中药挥发油熏蒸法　是利用某些中药的挥发油使其挥发，熏蒸中药材或饮片，而达抑菌和灭菌目的的方法。本法能够迅速破坏霉菌结构，使霉菌孢子脱落或分解，起到杀灭霉菌或抑制其生长繁殖的作用，而对中药表面的色泽和气味均无明显改变。例如丁香、荜澄茄、肉桂、白芷、花椒、山苍子、山胡椒、高良姜等多种中药的挥发油，具有一定程度的抑菌和灭菌效果，其中以荜澄茄、丁香挥发油的效果更佳。

8. 无菌包装　当前中药的灭菌方法虽多，若灭菌后保管不善，仍有再次感染的概率，得不到预期的防霉效果。将灭菌与无菌包装两种方法结合，就可避免二次污染。进行无菌包装时要具备三项基本条件：一是贮存物无菌；二是包装容器无菌；三是包装环境无菌。无菌包装过程中，这三个无菌的条件缺一不可，否则达不到无菌包装的效果。由于每一个环节达到无菌状态的成本很高，对于中药饮片来说，本身不是无菌制剂，因此，除了极少数可能需要无菌包装的新型饮片外，绝大多数的常规中药饮片由于成本问题而不适用本法。

9. 环氧乙烷法　环氧乙烷是一种气体灭菌剂，其作用机制是与细菌（或害虫）蛋白质分子中的氨基、羟基、酚羟基或硫基的活泼氢原子起加成反应，生成羟乙基衍生物，使细菌（或害虫）代谢受阻而产生不可逆的杀灭作用。其扩散性和穿透力较强，对微生物及害虫均有十分理想的杀灭作用。但其缺点是残留量大、通风时间长、易燃。加入一定比例的氟利昂混合使用，可防易燃。

五、中药饮片贮藏养护的注意事项

做好中药饮片的贮藏保管工作，首先必须要有高度的责任心，严格按有关制度进行贮藏；其次在运用传统的贮藏保管方法的基础上，积极采用现代贮藏保管新技术、新方法，进行科学贮存与管理。

贮藏过程中，库房必须建立管理制度，保持经常性检查，随时注意季节变化对温、湿度的影响，保证库房清洁、干燥、通风、阴凉，避免日光的直接照射，室温应控制在25℃以下（低温库控制在15～20℃），相对湿度保持在75%以下为宜。中药都不宜长期贮藏，出库时应根据生产日期做到"先进先出"，以免贮存过久而变质。

>>> **知识链接** o- -

《论药藏》

《备急千金要方》有言"凡药皆不欲数数晒暴，多见风日，气力即薄歇，宜熟知之。诸药未即用者，候天大晴时，于烈日中暴之，令大干，以新瓦器贮之，泥头密封，须用开取，即急封之，勿令中风湿之气，虽经年亦如新也。其丸散以瓷器贮，密蜡封之，勿令泄气，则三十年不坏。诸杏仁及子等药，瓦器贮之，则鼠不能得之也。凡贮药法，皆须去地三四尺，则土湿之气不中也"。可见中药饮片的贮藏对饮片质量的影响在古时便到了重视。中药饮片种类繁多，皆应根据药物性质，或晒干，或阴干，或烘干，分别贮藏。一些果实或种子类中药饮片须放在密封的瓮内，防虫鼠。芳香性药物可藏于石灰瓮中，以防受潮，霉烂变质。此外，一些动物药在烘干后，可贮藏在贮有石灰的缸内，置于冷暗干燥之处，以防虫蛀或腐烂。

- -•

答案解析

＜目标检测＞

一、单项选择题（在每小题的 5 个备选答案中，选出 1 个正确答案）

1.《中药饮片质量标准通则》规定，炒黄品、麸炒品等含生片、糊片不得过（　　）
　　A. 1%　　　　　　　　　B. 2%　　　　　　　　　C. 3%
　　D. 4%　　　　　　　　　E. 5%

2. 以下中药饮片的色泽变化，其质量受影响的是（　　）
　　A. 山药土炒后变土红色　　B. 甘草蜜炙后变黄　　　C. 黄芩冷浸后变绿
　　D. 地黄蒸后变黑　　　　　E. 大黄酒炙后变深棕色。

3. 炮制品中杂质和药屑一般不得过（　　）
　　A. 0.5%～1%　　　　　　B. 1%～3%　　　　　　　C. 2%～3%
　　D. 4%～5%　　　　　　　E. 3%～6%

4.《中药饮片质量标准通则》要求一般炮制品含水量为（　　）

A. 1%～3%　　　　　　B. 4%～6%　　　　　　C. 7%～13%

D. 15%～17%　　　　　E. 18%～20%

5. 以下不是饮片炮制品贮藏过程中出现的变异现象的有（　　）

A. 风化　　　　　　　B. 发霉　　　　　　　C. 变味

D. 变种　　　　　　　E. 虫蛀

二、多项选择题（在每小题的 5 个备选答案中，选出 2～5 个正确答案）

1. 中药饮片的性状包括（　　）

A. 大小　　　　　　　B. 色泽　　　　　　　C. 质地

D. 气味　　　　　　　E. 形状

2. 中药饮片质量检查的指标包括（　　）

A. 水分　　　　　　　B. 净度　　　　　　　C. 灰分

D. 有效成分　　　　　E. 毒性成分

3. 下列属于中药的变异现象的（　　）

A. 变色　　　　　　　B. 发霉　　　　　　　C. 泛油

D. 风化　　　　　　　E. 破碎

4. 传统的贮藏保管方法有（　　）

A. 晾晒　　　　　　　B. 对抗　　　　　　　C. 密封

D. 通风　　　　　　　E. 吸湿

三、配伍选择题（每组分别对应一组备选项，备选项可重复选用，也可不选用。每题只有 1 个
　　最佳答案）

A. 脂肪油　　　　　　B. 小檗碱　　　　　　C. 士的宁

D. 乌头碱　　　　　　E. 挥发油

1. 巴豆霜需要检测的是（　　）

2. 制川乌需要检测的是（　　）

3. 酒黄连需要检测的是（　　）

4. 醋乳香需要检测的是（　　）

5. 马钱子粉需要检测的是（　　）

四、问答题

中药炮制品变异的因素有哪些？

书网融合……

思政导航　　　　　本章小结　　　　　微课1　　　　　微课2

微课3　　　　　微课4　　　　　题库

下篇 各论

第六章 净 制

学习目标

知识目标

1. 掌握 各种净制的操作方法及适用范围。
2. 熟悉 净制的目的与意义。
3. 了解 净制的各种设备工作原理。

能力目标

通过本章的学习使学生能够针对不同类型的中药和中医临床的需求选择使用不同的净制方法和净制设备。

净制是中药材在切制、炮炙或调配、制剂前，选取规定的药用部位，除去非药用部位、杂质灰屑及霉变品、虫蛀品等，使其达到净度标准的炮制方法。净制是中药炮制第一道工序，是中药材制成饮片或制剂前的基础工作。

中药材进行净制炮制前，在药材原产地按照中药材商品的规格和要求进行的初步加工处理是属于产地加工的内容，称为中药材的产地加工，又称中药材初加工。中药材的产地加工是为中药饮片炮制提供原料药材进行的初加工技术，隶属于中药材生产 GAP 管理范围，主要应用于产地的药用植物、动物和矿物等原药材处理。中药材通过净制主要可以达到以下目的。

1. 除去杂质及虫蛀霉变品 主要是去除产地采集、加工、贮运过程中混入的泥砂杂质、虫蛀及霉变品等，以达到药用净度标准。

2. 除去非药用部位 使调配时剂量准确或减少服用时的副作用。如去粗皮、去瓤、去心、去芦等。

3. 分离不同药用部位 使不同药用部位各自发挥更好疗效。如麻黄茎和根均能入药，但两者功效不同，茎能发汗解表，根能止汗，故须分离，分别药用。莲子心（胚芽）和肉作用不同，莲子心能清心热，而莲子肉能补脾涩精，故也须分别入药。

4. 进行分档，便于切制和炮炙 对于同种药材，不同个体在大小、粗细和长短等方面均存在差异，在药材切制前的软化环节，需进行分档，有利于控制其软化程度，便于切制。此外，也有利于进一步炮制时控制火候，以保证饮片的质量。如半夏、白术、川芎、川乌、附子等。

早在汉代，医药学家张仲景即很重视药用部位、品质和修治，在其著作《金匮玉函经》中指出：药物"或须皮去肉，或去皮须肉，或须根去茎，又须花须实，依方拣采、治削，极令净洁。"净制理论自明代开始至清代才逐渐趋于完整。如明代《本草蒙筌》云："有剜去瓤免胀，有抽去心除烦。"清代《修事指南》云："去芦者免吐，去核者免滑，去皮者免损气，去丝者免昏目，去筋脉者免毒性，去鳞甲者免毒存也。"

净制除了常用于作为临床入药的中药饮片的前处理以外，在中药材产地加工过程中也常须净制；主要采用喷淋、刷洗、淘洗等方法清洗去除泥土、河沙等，以纯净药材；或通过挑选、筛选、风选、漂洗等，去除非药用部位使其达到药材净度标准及其质量标准要求，提升其品质；同时，也利于药材进行分级，形成不同的中药商品规格，为中药饮片的加工生产提供优质的原料。然而，在产地加工过程中，通过净制得到的中药材只是原药材不同的存在形式，并不具备药品的基本属性，一般按农副产品进行管理，相对较粗放，依然可能存在杂质及霉变品、虫蛀品、灰屑等，另外，非药用部位也可能去除不完全。因此，在产地加工形成的中药材不能直接入药。《中国药典》附录"炮制通则"明确规定，药材凡经净制、切制或炮炙等处理后，均称为"饮片"；药材必须净制后方可进行切制或炮炙等处理。

净制操作主要包括清除杂质及中药不同部位的分离与清除。各种净制方法在实际操作中往往是相互联系、相互交叉的，有的中药在清除杂质的同时也除去了非药用部位。

第一节 清除杂质

清除杂质的目的是为了使药物洁净或便于进一步加工处理。依照《中国药典》2020 年版（四部）中关于杂质的要求，一般把药材中混存的杂质规定为三类：一是来源与规定相同，但其性状或部位与规定不符；二是来源与规定不同的物质；三是无机杂质。在实际操作过程中，根据中药材质地与性质，清除杂质的方法也有所不同，一般可分为挑选、筛选、风选、水选和磁选等。

一、挑　　选

挑选是指用手工挑拣清除混在药物中的杂质、变质品、非药用部位，或将药材按大小、粗细等进行分档的方法。常用工具为簸子、竹匾或畚箕等。

操作方法：将药物放在竹长匾内或摊放在桌上，用手拣去簸不出、筛不下且不能入药的杂质，如核、柄、梗、骨、壳等，或变质失效的部分，如虫蛀、霉变及走油部分，或分离不同的药用部位。又如天南星、半夏、白芍、白附子、白术、大黄、木通等药物，均须按大小、粗细分开，分别浸润或炮制，以便控制其湿润的程度或火候，确保中药饮片的质量，使其充分发挥疗效。此外，在实际操作中挑选往往配合筛簸交替进行。如金银花中常带有碎叶片和灰屑，或包装时压得过紧，联结成团，故必须过筛，筛去灰屑，并用手轻搓使散，然后将筛过的银花，摊在竹匾内或桌上，用手翻动拣去残碎叶片和草棒，使之纯净。但个别细小药物，则须另用工具操作。例如，麦冬拣选，需将原药除去黑色油头等杂质，其非药用部位和杂质限量＜2%。有时，中药饮片中混存的杂质如与正品相似，难以从外观鉴别时，可称取适量，进行显微化学或物理鉴别试验，证明其为杂质，计入杂质重量中。个体大的药材，必要时可破开，检查有无虫蛀、霉烂或变质情况。将各类杂质分别称重，计算其在药材中的含量（%）。

在产业化生产时，由于被挑选的杂物包括缠绕、夹杂在药材中的杂物和非药用部分等，不能用一般的机械方法除去，目前挑选仍主要以人工操作为主，见图 6-1。

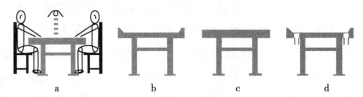

图 6-1　人工挑选工作台

a. 人工挑选；b. 凹面挑选台；c. 平面挑选台；d. 带落料孔挑选台

亦可选用机械化输送挑选机进行净制处理，拣选工作台表面平整，不易产生脱落物。物料由上料传输机落至振动料斗，物料中的细粉及小颗粒在震动料斗的筛网中过滤，其余物料均匀的送入输送带，在输送带的两侧由人工挑拣物料中的杂质；物料进料量由物料输送机的大料斗控制调节，输送带的速度由变频器控制调节。从而实现自动上料，自动吸除轻质杂物，振动匀料及过滤细粉，提高工作效率。见图6－2。

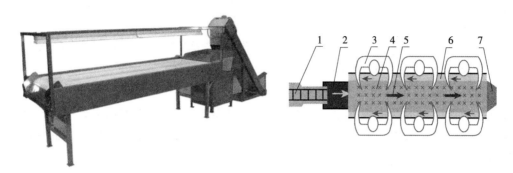

图6－2　机械化挑选机实物图及分解图
1. 上料机；2. 匀料器；3. 工人；4. 正向输送带；
5. 物流方向；6. 反向输送带；7. 出料口

二、筛　选

筛选是根据药物和杂质的体积大小不同，选用不同规格的筛和罗，筛选除去与药物的体积大小相差悬殊的杂质（如麦麸、河砂、滑石粉、蛤粉、米、土粉等），使其达到洁净；或者用不同规格的筛罗对药物进行大小分档的方法。

有些药物形体大小不等，需用不同孔径的筛子进行筛选分开，如延胡索、浙贝母、半夏等，以便分别进行后续的浸、漂和煮制等处理。

操作方法：传统均使用竹筛、铁丝筛、铜筛、麻筛、马尾筛、绢筛等。但马尾筛、绢筛一般用来筛去细小种子类的杂质，或药物研粉，需细净者。

传统用的各种筛和罗规格如下。

（一）竹筛

圆形浅边，底平有孔，直径约50～70cm，四周边高3～4cm，底部孔眼大小不一，以孔的大小分下列几种。

1. 大眼筛　每个眼孔约为0.4cm²。

2. 中眼筛　每个眼孔约为0.15cm²。

3. 小眼筛　每个眼孔约为0.10cm²。

4. 细眼筛　每个眼孔约为0.08cm²。

另有大眼圆孔或六角形孔眼筛（俗称半夏筛），式样相同。

（二）龟板筛

半球形，底部突起，系以宽竹条编成，每个孔眼相距约1.5～2cm，用于筛体积较大的药物。

（三）箩筛

系用竹片（或木片）扎成圆筐，大小不一，筐底是用丝绢、细铜丝、马尾（马鬃）或细铁丝做成，按密度可分如下几种。

1. **马尾筛** 箩筛底系马尾织成，粗的每1cm²约3个眼，细的每1cm²约有5个眼。

2. **铁丝纱箩** 箩筛底系铁丝纱做成，每1cm²约有1.5～2个眼。

3. **细箩** 箩筛底系丝绢或细铜丝织成，每1cm²有8个眼。

此外还有头箩筛、二箩筛，箩底孔眼每1cm²有10～13孔之分，最细的每1cm²有15个孔眼、17个孔眼、19个孔眼、20个孔眼，供筛细粉用。

（四）套筛

套筛即细箩筛，外有圆形木套，上覆以盖，上下两层，中嵌箩筛，对合盖起，全高约25cm，用套筛的目的，主要是避免使研细的粉末飞扬。

例如花椒的净选，将花椒倒在小眼筛里，先筛去灰屑，再换中眼筛筛去子（椒目）及残柄细棒，如果有粗梗成串相连，再用大眼筛过筛，把净椒筛下，把串联在一起的粗梗分开，去棒即可。

但传统筛选，系手工操作，效率不高，劳动强度大，同时存在粉尘污染问题，因此现代多用机械操作，主要有筛选机和振荡筛等。

筛选机主要按物料形态特性区分筛选功能。把物料分布在筛网面上，使筛网作往复振动或平面回转运动，由于物料的惯性使其与筛网之间产生相对运动，体形小于筛网孔的物料就会落到筛网面下，而体形较大的则留在筛面上，达到按物料体形大小分离物料的目的。物料与筛网的相对运动是筛选的必要条件，根据物料体形选择适当大小的网孔是筛选的目的。

图6-3是往复振动式筛选机图。电机通过皮带传动驱动曲柄连杆机构，使筛床、筛网沿支撑弹簧钢板的垂直方向作往复振动，物料在筛网的高端投料，经筛网筛分的物料落在底板上，在筛网面与底板排出不同体形大小的物料，达到筛选分级的目的。

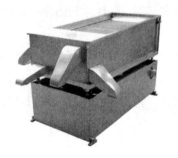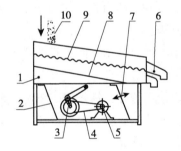

图6-3 往复振动式筛选机实物图及分解图

1. 筛床；2. 斜撑弹簧；3. 曲柄连杆机构；4. 皮带；5. 电机；

6. 出料口；7. 筛床运动轨迹；8. 底板；9. 筛网；10. 物料

三、风　选

风选是利用药物和杂质的比重不同，借助风力清除杂质的方法，其对象是与药物的比重相差较大的杂质。有些药物通过风选可将果柄、花梗、干瘪之物等非药用部位除去。一般经过簸扬（可利用簸箕或风车），药材借起伏的风力，使之与杂质分离，以达到洁净之目的。如苏子、车前子、吴茱萸、青葙子、莱菔子、葶苈子等。

操作方法：传统采用颠簸的方式去除杂质。颠簸药材时用柳条或竹片制成的圆形或长方形簸子、竹匾或畚箕，将药物放入其中，使之上下左右振动，利用药物与杂质的比重不同，借簸动时的风力，将杂质簸除、扬净；大多适用于植物类中药，用以簸去碎叶、皮屑等，使药物纯净。有些加工制成的成品，也须经过簸的操作，如豆卷制成后，须簸去皮屑等。

现代产业化生产多采用风选机，主要有风选机、变频立式风选机和变频卧式风选机等，风机电机变频控制，可实现自动化作业。

风选机主要将风机产生的气流直接进入风选箱，物料经振动后均匀地落在风管内，泥沙随着振动，掉（落）入下层出口，毛发等轻质杂物自上层吸风口吸出，物料随着振动进入物料出口。

立式变频风选机：风机产生的气流经立式风管底部自下而上匀速进入风选箱，物料经输送机、振动器落入风管时被气流带动，重物直接由风管底部排出，轻物被带进风箱进行分级后排出。

变频卧式风选机：风机产生的气流直接进入风选箱，物料经振动后均匀地落在风管里，随气流带入风选机箱内，进行风选，利用风力，分出不同比重的物料，落入不同的出料口。见图6-4。

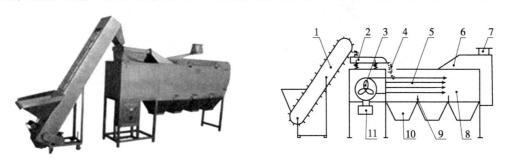

图6-4 变频卧式风选机实物图及分解图

1. 输送机；2. 匀料器；3. 风机；4. 物料；5. 空气流；6. 吸风罩；
7. 吸风口；8. 风选箱；9. 挡板；10. 出料口；11. 变频器

四、水 选

水选主要采用水洗或浸漂等操作，将药材中含有的泥沙、盐分、不洁之物等杂质除去，或利用药物与杂质的比重不同，借助水的浮力清除杂质和分离非药用部位，以使药物洁净的方法。如海藻、昆布等；也可浮选药物与非药用部位，如酸枣仁与核的分离。质地较轻的药物，如蝉蜕、蛇蜕、地鳖虫等，操作时，将药物置水中搅拌，使药物中的杂质漂浮于水面或沉于水中而除去。水选时注意不可在水中浸泡过长，防止药效成分损失，并注意及时干燥，防止霉变，降低疗效。根据药材性质，水选可分为洗净、淘洗、浸漂三种方法。

（一）洗净

洗净系用清水将药材表面的泥土、灰尘或其他不洁之物洗去；即先将洗药池注入清水七成满，倒入挑拣整理过的药材，搓揉干净，捞起，装入竹筐中，再用清水冲洗一遍，沥干水，干燥，或进一步加工。例如牡蛎。

（二）淘洗

用大量清水荡洗附在药材表面的泥沙或杂质。即把药材置于小盛器内，手持一边倾斜潜入水中，轻轻搅动药材，来回抖动小盛器，使杂质与药材分离，除去上浮的皮、壳杂质和下沉在小盛器的泥沙，取出药物，干燥。如蝉蜕、蛇蜕等。

（三）浸漂

将药物置于大量清水中浸较长时间，适当翻动，每次换水；或将药材用竹筐盛好，置清洁的长流水中漂较长的时间，至药材毒性成分、盐分或腥臭异味得以减除为度，取出，干燥，或进一步加工。如海藻、昆布、盐苁蓉等漂去盐分，天南星、半夏等漂去毒性，人中白、紫河车漂去腥臭异味，酸枣仁、蝉蜕、地鳖虫等分离杂质等。

在药材水选时,应严格掌握时间,对其有效成分易溶于水类药材者,一般采用"抢水洗"法(快速洗涤药材,缩短药材与水的接触时间),以免损失药效,并及时干燥,防止霉变。

图6-5是一种转鼓式循环水洗药机的结构与工作原理图。洗药机的主体部分是一壁面开有许多小孔的鼓式转筒,由电机通过皮带直接驱动转筒旋转。转筒下部是"V"型水箱,"V"型水箱的水经过泥沙过滤器由水泵将其增压,通过喷淋管、喷嘴喷向转筒内的药材。由于转筒部分浸入水箱,药材被充分浸泡,再通过喷淋水冲刷、转筒旋转使药材相互摩擦等作用,使易于附着在药材表面的杂物脱落并残留在水中,达到清洗药材之目的。

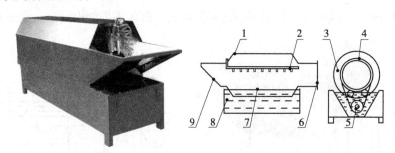

图6-5 转鼓式循环水洗药机实物图及分解图

1. 鼓式转筒;2. 喷淋管;3. 洗药筒;4. 传动带;5. 电机;6. 出料口;7. 水平面;8. 水箱;9. 进料口

五、磁　选

磁选是利用强磁性材料吸附混合在药材中的磁性杂物(铁屑、铁丝),将药材与磁性杂物分离,避免损坏切制、粉碎机械。

由于药材在采收、储运、加工过程中可能混入铁质杂物,如钉子、铁丝、铁屑等,若不除去,进入到后续的工序中会引起设备故障。

磁选是利用各种矿石或物料的磁性差异,在磁力及其他力作用下进行分选的过程。目前,主要有带式磁选机和棒式磁选机(图6-6),该设备便于自动化流水作业,铁性物质和磁性物质自动分离,生产效率高。多用于半成品、成品中药材的杂质净制。

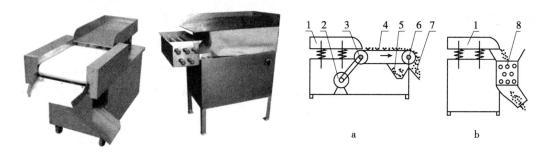

图6-6 带式和棒式磁选机实物图及分解图

1. 振动上料盘;2. 驱动电机;3. 主动磁选轴;4. 输送带;5. 除杂斗;6. 从动磁选轴;7. 出料斗

此外,根据药材质地与性质,传统净制方法还有摘、揉、擦、挤压、刷、剪切、挖、剥离、刮、削、剔除、酶法、燀、火燎、烫、撞、碾串等,现分别介绍如下。

(一)摘

将根、茎、叶、花类中药放在竹匾内,用手或剪刀将其不入药的残基、叶柄、花蒂及须髭等摘除,使之纯净。如旋覆花、辛夷除去梗柄等。即将少许辛夷或旋覆花摊放在竹匾内,用手轻轻摘除连在花朵上的细梗，同时拣去杂草残叶，留净药使用。但在摘除旋覆花梗时，操作人员应戴口罩，因有茸毛飞散。同时操作要轻，以免将花瓣绒毛脱落，只剩蕊蒂，影响美观和药效。

（二）揉

将中药放在大眼篾筛上，用手轻轻揉搓使碎后，再通过筛簸，以除去筋膜杂质，如桑叶、马兜铃等。有些质软的丝状或花类中药，因产地包装压缩过紧，形成团块者，只需放在竹筛上用手揉开，使回复原来的形态，如通草、白菊花等。注意在揉搓时，只能略略揉碎，不能用力多搓，揉力过大，便成碎末。

（三）擦

"擦"是指用两块木块，将中药放在中间反复摩擦，或放入石臼内用木棍轻轻擦动，以除去外皮和硬刺。如蔓荆子、苍耳子、路路通等，即将原药放入锅内，文火微炒，取出摊放竹匾内冷却，用木板推擦或放入石臼内用木棍轻轻擦动，使白衣或刺脱落，再放入竹匾内簸去白衣或刺屑。注意：在擦碾苍耳子去刺时，不能用力过猛，重压则药碎，有油质外渗，不合药用。

（四）挤压

挤压是用石磨（垫高磨芯）或竹木制成的推子，将中药放入穴中，推动磨，磨去药物杂质或非药用部分，而不致将肉仁磨碎。如桃仁、杏仁去皮，扁豆去衣，刺蒺藜、苍耳子去刺，香附去毛等。

（五）刷

用毛刷或尼龙刷，刷去药物外表面灰尘、泥沙、绒毛或其他附着物。如枇杷叶入药时就需刷去叶片的毛茸附着物，再经过其他方法加工后方能入药。传统认为去毛免咳，去毛不净可刺激呼吸道，使咳嗽不止。刷的工具，除上述外，还可用丝瓜络，效果比刷子好。

（六）剪切

利用剪刀或刀，剪或切去药材残留的非药用部分，或将药用部位用剪刀剪碎，或分离不同的药用部位。如玄参去芦，防风切去根头，细辛剪去叶等。

（七）挖

此法是采用金属刀或非金属刀，如竹片，挖去果类中药中的内瓤、毛核，以便于药用。如枳壳挖去内瓤、金樱子挖去毛核。后者将金樱子加水浸泡至微软，顺切两半挖尽毛及核，再洗一次，晒干。

（八）剥离

将果实类中药的外壳剥除，但分离时需保持其完整，如白豆蔻、砂仁剥去壳，临用时打碎。

（九）刮与削

刮，指用刀子或玻璃片刮去药材表面的茸毛以及粗糙的栓皮。削，指斜着刀略平地切去物体的表层，以除去药材表面非药用部位。

二者主要区别在于刀刃方向和用力的方向的结合上：削的刀刃是斜着向物体而用力顺着刀刃向物体内部运动，刮的刀刃是垂直于物体而用力方向却是顺着物体的表面运动，也就是说削的用力方向与刀刃切入方向是一致的，而刮一般用力方向与刀刃的切入方向存在不一致性。

（十）剔除

系用尖刀或其他适当的工具，挖除去药材内部或缝隙内不可入药的部分或杂质。

（十一）酶法

利用发酵原理，将某些动物类中药，如龟甲、鳖甲等表面附着的残肉筋膜除去。

（十二）燀

利用热胀冷缩的原理，将中药置沸水中浸煮短暂时间后，立即捞出放入冷水中，使其种皮皱缩，易于分离的方法；常用于苦杏仁、桃仁等去皮。

（十三）火燎

系将药材在火焰上短时灼烧，使药材表面的毛刺等迅速受热焦化，而内部不受影响，再刮出焦化的绒毛。如狗脊、鹿茸等火燎后刮去毛。

（十四）烫

一般多采用河砂烫炒等，除去药材表面的绒毛。

（十五）撞

将药材放在一定容器（如布袋或麻袋）内，加适量砂子、瓷片等，用力来回冲撞等，以达去毛的目的。如知母、骨碎补等。

（十六）碾串

利用石碾或其他串压工具将药材铺高成垄，串压去外表附着的毛须、钩刺、果皮等非药用部位。如苍耳子等。

>>> 知识链接 •- -

中药材加工的现状

净制除了常用于作为临床入药的中药饮片的前处理以外，在中药材产地加工过程中也常须净制；主要采用喷淋、刷洗、淘洗等方法清洗去除泥土、河沙等，以纯净药材；或通过挑选、筛选、风选、漂洗等，去除非药用部位使其达到药材净度标准及其质量标准要求，提升其品质；同时，也利于药材进行分级，形成不同的中药商品规格，为中药饮片的加工生产提供优质的原料。然而，在产地加工过程中，通过净制得到的中药材只是原药材不同的存在形式，并不具备药品的基本属性，一般按农副产品进行管理，相对较粗放，依然可能存在杂质及霉变品、虫蛀品、灰屑等，另外，非药用部位也可能去除不完全。因此，在产地加工形成的中药材不能直接入药。《中国药典》2020年版（四部）"炮制通则"明确规定，药材凡经净制、切制或炮炙等处理后，均称为"饮片"；药材必须净制后方可进行切制或炮炙等处理。

- •

≫ 第二节　中药不同药用部位的分离与清除

中药是中医治病防病的物质基础，中药的药用部位与用药安全、临床疗效关系密切；中药药用部位是指动植物药可以作为药材使用的部位；非药用部位是指动、植物中有效成分含量较低、生物活性和药理作用较弱，或者含有一定刺激性、毒性成分的部位。通过中药不同部位的分离与清除，可以提高中药材中有效成分含量，增加生物活性，降低毒性和刺激性，使中药临床用药安全、有效。

根据原药材的情况，结合中医临床用药要求与中药材具体特性，有的中药在临床入药前，须分离不同的药用部位；有的中药在临床入药前，须清除非药用部位。

一、分离不同的药用部位

有些同一来源的中药，因入药部位或等级规格不同而具有不同的药效或截然相反；因而必须经过净制处理，使之分别入药并发挥其各自特殊的临床疗效。如何首乌与夜交藤、麻黄与麻黄根等。何首乌与夜交藤在功用上有所不同，何首乌主要用其根，具解毒、消痈、截疟、润肠通便的功效，治疗疟疾、疔疮及精血不足致肠燥便秘；夜交藤为何首乌的藤，功能养心安神、祛风通络，可治失眠、多汗、血亏、肢体疼痛。麻黄与麻黄根两者功效相反，麻黄主要用其茎，功能发汗解表、宣肺平喘、利水消肿，用于外感风寒表证，风寒外束、肺气壅遏的咳喘及水肿兼有表证者，对表虚自汗、阴虚盗汗者不宜使用，否则因汗出过多而误伤人体正气；麻黄根能收敛止汗，主要用于自汗、盗汗，但有表邪者不宜使用。一般在采收过程中，或加工为中药饮片之前，须通过净制环节，分离药用部位，将其分开入药。

其原因大多是由于不同的药用部位所含的有效成分不同，分别具有不同的药理作用与临床功效，即具有两个或两个以上的药用部位。故必须将不同的药用部位加以分离，然后分别进行切制、炮炙，并作为不同的中药来使用，以免相互之间产生影响。

研究发现，麻黄茎中含多种生物碱，以麻黄碱和伪麻黄碱为主。其中麻黄碱有类似肾上腺素样作用，能增加汗腺分泌；伪麻黄碱有升压作用。麻黄根含多种不同类型生物碱和黄酮，主要为大环精胺生物碱，药理实验证明该类成分具有降压作用。

此外，莲有多个部位入药，包括荷叶、莲子（种胚及莲子心）、藕、莲房和荷花（翼瓣及雄蕊），不同部位药用价值并不完全相同。对植物莲而言，依据其不同药用部位，其功效各异的品种主要有：藕（地下根茎，清热凉血），藕节（茎节，止血散瘀），藕粉（根茎制的淀粉，益血调冲），荷梗（叶柄花柄，清热祛暑利水），荷叶（叶面，清暑利湿止血），莲花（活血止血），莲须（雄蕊，清心涩精），莲房（成熟花托，散瘀止血祛湿），莲子（种子，补脾益肾），莲子心（胚芽，清心火），莲子肉（补脾涩精），故须分别入药。现代研究表明，莲不同药用部位含有的活性成分类型各有侧重。生物碱类化合物主要存在于荷叶和莲子中；黄酮类化合物则主要集中于叶和花中；而藕中主要含淀粉类物质并富含多种微量元素；莲房中则以原花青素为主要有效成分。莲的各个部位在传统医学及现代治疗学上的应用有所不同，可能是生物体不同部位成分的差异所引起的。

当归在中医临床入药时，传统可分为当归头、当归身、当归尾与全当归等。有报道，采用 LC-MS 分离鉴定当归不同药用部位中的化学成分，应用中药色谱指纹图谱相似度评价系统对当归不同药用部位进行液相色谱图相似度评价；结果表明，当归头、当归身、当归尾与全当归化学成分部分化合物相对百分含量存在显著性差异，说明当归不同药用部位的化学成分含量与其全当归相比均具有一定的差异，当归分部位用药有一定的物质基础和科学内涵。

二、清除非药用部位

清除非药用部位主要包括：去根与去茎，去枝梗，去皮壳，去毛，去心，去核，去芦，去瓤，去头尾、皮骨、足、翅，去残肉等。

（一）去根与去茎

1. 去残根 用茎或根茎的中药须除去非药用部位的残根，一般指除去主根、支根、须根等非药用部位。常用于荆芥、麻黄、薄荷、黄连、芦根、藕节、马齿苋、马鞭草、泽兰、茵陈、益母草、瞿麦等。

2. 去残茎 用根的中药须除去非药用部位的残茎，如龙胆、白薇、丹参、威灵仙、续断、秦艽、广豆根、柴胡等。

制作：一般采用剪切、搓揉、风选、挑选等。

（二）去枝梗

去枝梗指除去某些果实、花、叶类药材非药用部位，如去除老茎枝、柄蒂（花柄、果柄），使药量准确。

现代常要求去枝梗的中药有五味子、花椒、辛夷、女贞子、桑寄生、栀子、桑螵蛸等。

制作：一般采用挑选、切除、摘等方法。

（三）去皮壳

去皮壳指皮类药材去除其栓皮，根及根茎类药材去除其根皮，果实、种子类药材去除其果皮或种皮等，并非指同一物质。清代《修事指南》谓"去皮免损气"。

现代认为去皮壳的作用及目的主要有便于切片，使用量准确，分开药用部位，除去非药用部位等。

制作：去皮壳的方法因中药不同而异，树皮类中药，如厚朴、杜仲、黄柏、肉桂等可用刀刮去栓皮、苔藓及其他不洁之物。果实类中药如草果、益智、使君子、白果、大风子、榧子、巴豆等，可砸破皮壳，去壳取仁。种子类中药，如苦杏仁、桃仁等，可用燀法去皮，有些中药多在产地趁鲜去皮，如知母、桔梗（传统要求桔梗去"浮皮"后入药）等。若不趁鲜及时去皮，干后不易除去。

（四）去毛

有些中药表面或内部，常着生许多绒毛，服后能刺激咽喉引起咳嗽或其他有害作用，故须除去，消除其副作用。所去之毛包括药材表面的细绒毛、鳞片，以及根类药材的须根。

制作：一般采用刷除、砂烫、筛选、风选、挑拣等方法。根据不同的中药，可分别采取下列方法。

1. 根茎类药材　如骨碎补、香附、知母等表面具毛，传统制作方法用敞口锅以砂烫法将药材烫至鼓起、毛焦时，放凉装入布袋，拉住两头来回不停地抽动，或用竹篓（放入少许瓷片）撞去绒毛，待其表面绒毛在撞击中被擦净时，取出过筛。

现代多用滚筒式炒药机砂烫，即在炒药机内投入适量河砂预热，投入药材炒至鼓起，此时转锅带动河砂与药材快速均匀地摩擦，待绒毛被擦净，取出过筛。

2. 叶类药材　如枇杷叶、石韦等，其叶下表面密被绒毛，传统方法将枇杷叶、石韦等逐张用棕刷刷除绒毛，洗净，润软，切丝，干燥。一般用于少量者。

现工业化生产，可将枇杷叶、石韦等润软，切丝，放入筛箩内（约装大半箩）置水池中，加水至药面，先用光秃的竹扫帚用力清扫数分钟，再加水冲洗，同时仍用竹扫帚不停地搅拌清扫，如此反复几次，至水面无绒毛漂起时捞出，干燥。

3. 果实类药材　金樱子果实内部生有淡黄色绒毛，在产地加工时，纵剖二瓣，用手工工具挖净毛核。现代可将金樱子用清水淘洗，润软，置切药机上切 2mm 厚片，筛去已脱落的毛、核，置清水中淘洗，沉去种核，捞出干燥。或将晒至七八成干的金樱子置碾盘上，碾至花托全破开，瘦果外露时，置筛孔直径为 0.5cm 的筛子里进行筛选，可除去 95% 的绒毛及瘦果，晒干，再进行筛选即可。

4. 其他类药材　如鹿茸，先用酒精燃着火将表面的绒毛燎焦，再用瓷片或玻璃片将剩余茸毛刮净，注意不能将鹿茸燎焦。

此外，马钱子表面也密被绒毛，传统要求需除去；现代研究表明，马钱子仁与毛所含化学成分相同，仅含量不同；毒理实验结果显示，去毛与不去毛无显著性差异；马钱子现已不做去毛的法定要求。

（五）去心

一般指根类药材的木质部或种子的胚芽。

关于去心的目的，从历代文献中，可归纳为以下几个方面。

1. 除去非药用部位　某些根及根茎类中药，如甘遂、百部、贝母、百合等，虽然对临床治疗不产生副作用，心所占比重也不大，但认识到心枯燥无津，无治疗作用，影响中药的纯净度；同时古人讲究饮片外观美，而心木质纤维化，质地坚硬，粗糙，古代生产工具、设备落后，不便于切片，故要求除去。某些根皮类中药，如牡丹皮、地骨皮、白鲜皮、五加皮、巴戟天等，由于木心所占比重较大，且无药效，影响用量的准确性，而且木心坚硬，韧性强，多纤维，故作为非药用部位而要求除去。

2. 分离不同药用部位 莲子在中医临床主要有莲子心和莲子肉两种，其作用不同。莲子心（胚芽）能清心热，除烦；莲子肉能补脾涩精，故须分别入药。此外，如果实种子类，花椒（果皮）温中止痛，杀虫止痒；椒目（种子）行水平喘。连翘（果实）清热解毒，消肿散结；连翘心（种子）清心安神，利小便，均需分离不同药用部位，分别药用。

3. 消除药物的副作用 梁代陶弘景云：麦冬"汤浸，抽去心，不尔，令人烦。"《雷公炮炙论》载：远志，"若不去心，服之令人闷"。以后的历代本草，均有类似的记载，说明古人在医疗实践中确实认识到个别药物的心，对临床治疗会带来不利的影响。

然而，根据临床辨证施治的需要，古文献记载也有连心用的，如麦冬，宋代《重修政和经史证类备用本草》载："温水洗去心用，不令心烦，惟伤寒科带心用。"清代《本草述钩元》载："通脉不去心。"清代《本草便读》云："亦有连心用者，以其心如人之脉络，一颗十余枚，个个贯通，取其能贯通经络之意，故生脉散用之者，以能复脉中之津液也。"

近些年来，对净制去心的作用原理进行了大量的研究工作，已有不少实验研究报道，主要有如下两个方面。

（1）化学成分分析研究 应用现代科学理论、方法、技术进行定性和定量分析。据报道：远志皮与远志心的化学成分相同，但皂苷含量高低有别，皮为12.1%，心为0.48%。巴戟天经薄层色谱和紫外光谱分析比较，发现根皮与木心所含化学成分差异很大，无机元素含量比较，根皮中有毒元素Pb较木心中含量为低，Fe、Mn、Zn等16种微量元素含量较木心中为丰富。牡丹皮中木心部（丹木）中所含的牡丹酚、芍药苷和氧化芍药苷与丹皮相似，但含量较低；同时，木心部占总重量的10%以上，在临床应用时需除去，以提高其品质。

麦冬不同炮制品中总黄酮的含量不同，去心麦冬明显高于其他炮制品。进一步比较麦冬肉（皮部）与麦冬心（木质部）的化学成分，发现其基本相似，且心占比例较小，临床实验服带心麦冬患者，都未发现"烦"的表现，现主张麦冬可以不去心，入煎剂时切碎或砸扁使用，有利于成分的煎出。

（2）药理作用比较研究 据报道，远志有祛痰作用，远志心无祛痰作用；在镇静方面，全远志＞远志皮＞远志心，说明远志心对镇静有协同作用，而在祛痰方面无此协同作用。水煎液分别经小鼠酚红测定，皮有明显的祛痰作用，而心则无祛痰作用，但溶血作用和毒性，远志皮＞全远志＞远志心。

（六）去核

有些果实类中药，常用果肉而不用核（或种子）。其中有的核（或种子）属于非药用部分，有的果核与果肉作用不同，故须分别入药。

关于去核的目的，《雷公炮炙论》中曾出："使山茱萸，须去肉核，……核能滑精。"至清代《修事指南》中则总结为"去核者免滑精"。现代对去核的解释多沿用此说。

如乌梅，按医疗要求有用肉者，且核的分量较重，并无治疗作用，故须除去。去核方法：质地柔软者可砸破，剥取果肉去核；质地坚韧者可用温水洗净润软，再取肉去核。

山楂（北山楂），为了增强果实的疗效，多将核除去。去核方法：多在切成饮片后，干燥，筛去饮片中脱落的果核。南山楂以个入药，多不去核。

山茱萸，果实分量较重，无治疗作用。且古人认为核能滑精，故须除去，本品多在产地即已去核。如仍有未去核者，可洗净润软或蒸后将核剥去，晒干。

现代研究表明，山茱萸果核与肉的成分相似，但含量有差别，鞣质和油脂主要分布于核中，而具有降低血清转氨酶作用和安定、降温、抗菌消炎作用的熊果酸主要存在于肉中，核中熊果酸含量为肉的1/6。临床有带核入药治疗遗精致病情加剧的报道。因此山茱萸不去核必然会影响临床疗效。

诃子为收涩药，历代强调"去核用肉"。现代研究认为，诃子主要成分为鞣质，生诃子肉中鞣质含量为40%~60%，核中鞣质含量仅为4.16%，含量相差近十倍，故须去核入药，以去除其质次部分，提高有效成分含量比，从而增强其收敛止泻之功。

此外，去核还有其他说法，如宋代《证类本草》中说：蜀椒"椒目冷，别入药用，不得相杂"。明代《本草品汇精要》中说川楝"使肉即不使核，使核即不使肉。"也有二者作用不同之意。即核与肉功用不一，须分别入药。

（七）去芦

"芦"又称"芦头"，一般指中药的根头、根茎、残茎、茎基、叶基等部位。

去芦的目的，历代亦很少说明，宋代《证类本草》中人参项下有"采根用时，去其芦头，不去者吐人，慎之"的记载，明代张浩《仁术便览》云："去芦，芦与参相反，吐药中有用芦者。"龚廷贤在《万病回春》中也指出："肺气短少气虚喘烦热去芦用之。"明代罗周彦《医宗粹言》云："去芦，其芦能上涌吐痰。"李中梓在《本草通玄》中说："芦能耗气，又能发吐耳。"清代《修事指南》则总结为"去芦者免吐"，并沿用至今。

由于中药去芦经历了中药去芦的提出（汉代），中药去芦的发展（唐代、宋代、元代），不去芦和去芦中药同入处方（明代），以及对中药去芦不多（清代）的发展过程，尤其在清代，很少提出中药去芦的要求，为进一步探讨古人关于中药去芦的合理性，现代学者对部分中药的芦头和入药部位从成分、药理、临床方面作了一些研究。

对桔梗主根和芦头的成分研究表明，桔梗芦头和主根的成分基本一致，但所含皂苷量，芦头多于根约20%～30%，其他如前胡、防风、玄参、独活等，其芦头和主根均具有相同或相近的有效成分和临床效果，现多主张不去芦头使用，即使去除，也与"令药洁净"有一定联系，以符合中药净度要求。

（八）去瓤

有些果实类中药，须去瓤用于临床。药材去瓤，历代品种并不多，有枳实（汉代）、枳壳（唐代）、青皮、木瓜、罂粟壳（宋代）、臭橙（明代）等。

去瓤的目的，古代主要是去除质次部位。唐代《新修本草》中说：枳实"用当去核及中瓤乃佳"。

至明代《本草蒙筌》中始有"去瓤者免胀"。这些说法与去瓤的原始意图不相同，但现代仍沿用。如枳壳，通常用果肉而不用瓤，瓤无治疗作用。据研究，枳壳及其果瓤和中心柱三者均含挥发油、柚苷及具升压作用的辛弗林和N-甲基酪胺，但果瓤和中心柱挥发油含量甚少，且不含柠檬烯。枳壳瓤占枳壳重量的20%，又易霉变和虫蛀，水煎液极为苦酸涩，不堪入口；同时，还有瓤会引起胀气的说法，故枳壳瓤作为非药用部分除去是有一定道理的。其方法是，原药用小刀挖去瓤，洗净泥砂，捞起，润过夜，用铁锚压扁，再上木架压3～5天，压扁后，使对合成扁半圆形，切成2mm厚的凤眼片，晒干。

（九）去头尾、皮骨、足、翅

部分动物类或昆虫类中药，有些需要去头尾或足、翅。其目的是为了除去有毒部分或非药用部分。如乌梢蛇、蕲蛇等均去头及鳞片，蛤蚧须除去鳞片头足。

制作：去头尾、皮骨，一般采用浸润切除、蒸制剥除等方法。去足翅，一般采用掰除、挑选等方法。

（十）去残肉

某些动物类中药，如龟甲、鳖甲、豹骨、猫骨等，均须除去残肉筋膜，纯净药材。

制作：传统去残肉筋膜多采用浸泡发酵法（烂法）；即取带残肉筋膜的龟甲、鳖甲等，置蒸锅内，沸水蒸45分钟，取出，放入热水中，立即用硬刷除去皮肉，洗净，晒干。或取鳖甲，用清水浸泡，不换水，至皮肉筋膜与甲骨易于分离时，取出背甲，去净皮肉，洗净，日晒夜露至无臭气。或取鳖甲置缸内或地内，用石灰碱水浸泡10天左右，取出轧破，去净皮肉，用清水冲洗干净，晒干。每鳖甲100kg，用石灰10kg，碱2.5kg。

现代方法有胰蛋白酶法等，多采用胰脏净制法和酵母菌净制法。

1. 胰脏净制法

（1）加工方法 取新鲜或冰冻的猪胰脏，除去外层脂肪和结缔组织称量后绞碎，用水少许搅匀，置于纱布上过滤，取滤液配制成约 0.5% 的溶液，用 Na_2CO_3，调 pH 值在 8.0～8.4 之间。水浴加热至40℃，每隔 3 小时搅拌 1 次，经 12～16 小时，残皮和残肉能全部脱落，捞起龟甲、鳖甲，洗净晒干，至无臭味即得。

（2）加工原理 胰脏分泌胰酶（胰蛋白酶、糜蛋白酶、胰淀粉酶和胰脂肪酶），其中胰蛋白酶在适宜的条件下（温度40℃，pH 值8.0～8.4，糜蛋白酶要求 pH 值为8.0，胰蛋白酶要求 pH 值为8.4），对不同形式的肽链发生水解作用，使蛋白质水解成氨基酸和多肽。而龟甲上的残肉、残皮含有丰富的蛋白质，可被胰酶水解而除去。其方法优点是，产品色泽好，无残肉，易裂开，胰脏易得，设备简单，操作方便，成本低，时间短，但对产品质量有影响。

2. 酵母菌净制法 取龟甲 0.5kg，用冷水浸泡 2 天，放弃浸泡液，加卡氏罐酵母菌 300ml，加水淹过龟甲 1/3 体积～1/6 体积，盖严。2 天后溶液上面起一层白膜，7 天后将药物捞出，用水冲洗 4～6 次，晒干，至无臭味即得。其优点是酵母菌净制法比原来传统净制法时间可缩短 5 倍～6 倍，设备简单，去腐干净，对有效成分（动物胶）无损失，出胶率比传统净制品高，适合大量生产。

>>> **知识链接** ○--

中药不同药用部位

有些同一来源的中药，因入药部位或等级规格不同而具有不同的药效或截然相反；因而必须经过净制处理，使之分别入药并发挥其各自特殊的临床疗效。如何首乌与夜交藤、麻黄与麻黄根等。何首乌与夜交藤在功用上有所不同，何首乌主要用其根，具解毒、消痈、截疟、润肠通便的功效，治疗疟疾、疗疮及精血不足致肠燥便秘；夜交藤为何首乌的藤，功能养心安神、祛风通络，可治失眠、多汗、血亏、肢体疼痛。麻黄与麻黄根两者功效相反，麻黄主要用其茎，功能发汗解表、宣肺平喘、利水消肿，用于外感风寒表证，风寒外束、肺气壅遏的咳喘及水肿兼有表证者，对表虚自汗、阴虚盗汗者不宜使用，否则因汗出过多而误伤人体正气；麻黄根能收敛止汗，主要用于自汗、盗汗，但有表邪者不宜使用。一般在采收过程中，或加工为中药饮片之前，须通过净制环节，分离药用部位，将其分开入药。其原因大多是由于不同的药用部位所含的有效成分不同，分别具有不同的药理作用与临床功效，即具有两个或两个以上的药用部位。故必须将不同的药用部位加以分离，然后分别进行切制、炮炙，并作为不同的中药来使用，以免相互之间产生影响。

答案解析

$$\langle\!\langle\ \text{目标检测}\ \rangle\!\rangle$$

一、单项选择题（在每小题的 5 个备选答案中，选出 1 个正确答案）

1. 筛选的目的是 （ ）

    A. 分离药材大小和粉末粗细　　　　　　　B. 分离药用部位

    C. 减毒增效　　　　　　　　　　　　　　D. 除去泥沙

    E. 除去非药用部位

2. 去心的目的是为了分离药用部位的药物是 （ ）

    A. 牡丹皮　　　　　　B. 地骨皮　　　　　　C. 五加皮

D. 巴戟天   E. 莲子

3. 去芦的药物有 （　　）

  A. 党参   B. 补骨脂   C. 麦冬

  D. 五味子   E. 木通

4. 传统理论认为山茱萸"去核"的目的是 （　　）

  A. 免滑   B. 免吐   C. 免泻

  D. 免痛   E. 免烦

5. 下列均需去芦处理的是 （　　）

  A. 人参、党参   B. 桔梗、百合   C. 牛膝、牡丹皮

  D. 续断、乌梅   E. 花椒、巴戟天

二、多项选择题（在每小题的 5 个备选答案中，选出 2～5 个正确答案）

1. 净选加工的目的主要有 （　　）

  A. 分开药用部位   B. 进行大小分档   C. 除去非药用部位

  D. 除去泥沙杂质   E. 增强功效

2. 去心为分离不同药用部位的是 （　　）

  A. 莲子   B. 花椒   C. 连翘

  D. 山茱萸   E. 巴戟天

3. 中药净制而需分离和清除非药用部位的有 （　　）

  A. 去根去茎   B. 去皮壳   C. 去毛

  D. 去核   E. 去枝梗

4. 抢水洗的目的是 （　　）

  A. 去除根茎   B. 缩短药材与水接触时间   C. 快速洗涤药材

  D. 避免有效成分损失   E. 提高药效

三、配伍选择题（每组分别对应一组备选项，备选项可重复选用，也可不选用。每题只有 1 个最佳答案）

  A. 去毛   B. 去芦   C. 去皮

  D. 去心   E. 去核

1. 枇杷叶应 （　　）

2. 巴戟天应 （　　）

3. 桔梗应 （　　）

4. 山茱萸应 （　　）

5. 知母应 （　　）

四、问答题

举例说明净选加工的目的是什么？

书网融合……

    思政导航   本章小结   微课   题库

第七章　饮片切制 _e微课

学习目标

知识目标

1. **掌握**　饮片切制的概念；饮片切制的目的；软化方法；饮片类型及选择原则。
2. **熟悉**　饮片切制方法与操作注意事项；饮片干燥方法。
3. **了解**　中药饮片包装的方法，饮片切制浸润工艺改革进程，不良因素对饮片切制的影响。

能力目标

通过本章的学习使学生能够根据药材的性质，选择合适的软化、切制、干燥的方法；能够合理干燥和包装中药饮片。

将净选后的中药材进行软化，并切成一定规格的片、丝、块、段等，可供中医临床调配处方或中成药生产使用，这一过程称为饮片切制。

饮片切制历史悠久，古称"㕮咀"，指以口咬碎。《五十二病方》中载有"细切""削""剡"等，即指切制。张仲景在《伤寒论》中也记载有："附子破、生姜切等"。到南宋时期饮片切制日臻完善，元朝的周密在《武林旧事》中，曾记载南宋末年杭州已有制售"熟药圆散，生药饮片"的作坊了，此时在汤剂中多以"粗末""咀片"为主。而中药切制的药物（狭义的饮片）出现于明代中期陶华的《伤寒六书》制药法中，明确记载有："一川大黄，须锦纹者，佳。剉成饮片，用酒搅匀，曝干，以备后用。"清代吴仪洛在《本草从新》一书中的柴胡项下，提出"药肆中俱切为饮片"。此后，饮片切制一直广泛应用。

饮片切制的目的包括以下几个方面。

1. 便于有效成分煎出　由于中药材切制成饮片后，与溶媒的接触面增大，故可提高有效成分的煎出率。此外，饮片具有"细而不粉"的特点，可避免药材细粉在煎煮过程中的糊化、粘锅等现象。

2. 利于炮炙　药材切制成饮片后，在炮炙时便于控制火候，受热均匀，有利于药物与各种辅料的均匀接触和吸收，提高炮炙效果。

3. 利于调配和制剂　药材切制成饮片后，体积适中，方便配方。在制备液体剂型时，利于有效成分煎出；制备固体剂型时，便于进一步粉碎，从而使处方中的药物比例相对稳定。

4. 便于鉴别　对性状相似的药材，切制成一定规格的片型，显露其内部组织结构特征，有利于鉴别，防止混淆。

第一节　切制前的软化处理

PPT

明代《本草蒙筌》载："诸药剉时，须要得法，或微水渗，或略火烘。湿者候干，坚者待润，才无碎末，片片薄匀，状与花瓣相伴，合成方剂起眼，仍忌剉多留久，恐走气味不灵，旋剉应人，速能求效。"干燥的药材进行饮片切制时，需使其吸收一定量的水分，使药材质地由硬变软，利于切制。干燥的药材切成饮片前所采取的水处理过程，称为软化。药材经过软化，可减少切制时的破碎，保持片型整齐，外表均匀，平整美观，防止软硬不匀及有效成分的大量损失；同时除去泥沙杂质，使药材洁净；并能缓和药性，降低某些药物的毒副作用。

水处理药材的物理过程分三个阶段，即浸润、溶解和扩散。药材在浸润和溶解两个过程中，质地由硬变软，而在扩散过程中，药材中所含成分开始由细胞内向浸泡药材的水溶液中转移，若药材在水中浸泡时间过长，会导致有效成分的流失，因此，水处理软化药材的原则为"少泡多润，药透水尽"。

凡以水处理软化的药材，须先经过净制程序和水处理除去非药用部位和泥土杂质，然后大小分档，并根据药材的种类和质地、季节、温度等情况，灵活选用软化方法，并要严格控制加水量、水温和水处理时间，使其软化适中。每次软化药材要适量，以当日能够切完为度，防止过夜变质。

某些植物药材，因其难以软化，可在产地采收、洗净，干燥至一定程度后，直接切制成饮片再干燥，如乌药、茯苓、地榆、功劳木、皂角刺、鸡血藤、浙贝母、绵萆薢、葛根等。部分毒剧药材生品不能直接入药，如天南星、半夏、白附子、川乌、草乌等，必须浸、漂后经蒸煮至规定程度再切片干燥，方能保证内服用药安全。大多数植物药在采收后需经过产地加工，制成不同商品规格的药材，进入市场流通，由饮片生产企业将干燥的中药材进行软化，再切成一定规格的饮片供临床使用，如白芍、甘草、黄芪等。

一、常用软化处理方法

（一）常温常压软化

常温常压软化是在室温常压自然状态下，利用冷水软化药材的操作工艺，即将净选后的药材经过淋、洗、泡、漂后配合润法，使药材外部的水分逐渐渗入到药材组织内部，达到内外湿度一致，利于切制的目的。

1. 淋法 亦称喷淋法，即用清水喷淋或浇淋药材进行软化的方法。操作时，将洁净的原药材散开竖放，用水自上而下均匀喷淋，根据药材质地，一般喷 2~4 次后，适当润制，使水分渗入药材组织内部，至内外湿度一致，软硬适宜时即可切制。本法多适用于气味芳香、质地疏松的全草类、叶类、果皮类和有效成分易随水流失的药材，如薄荷、荆芥、佩兰、香薷、枇杷叶、陈皮等。

注意事项：①淋法处理药材应注意防止堆积过密，返热烂叶，每次软化药材量，以当日切完为度，切后应及时干燥；②若用淋法处理后仍不能软化的部分，可选用其他方法再进行处理。

2. 洗法 又称抢水洗或淘洗法，即将药材用清水洗涤或快速洗涤进行软化的方法。操作时，将药材投入清水中，经淘洗或快速洗涤后，及时取出，稍润至潮软状态，即可切制。此法药材与水接触时间短，故多用于质地松软、吸水性较强、水分易渗入及有效成分易溶于水的药材，如五加皮、陈皮、紫菀、冬瓜皮、瓜蒌皮、合欢皮、南沙参、白鲜皮、桑白皮等。大多数药材洗一次即可，但有些药材附着多量泥沙或其他杂质，则需用水洗数遍，以洁净为度。每次用水量不宜太多，如蒲公英、紫菀、地丁等。洗的次数稍多的药材宜摊晾，至软硬适宜才能切制。

注意事项：在保证药材洁净和易于切制的前提下，要求操作迅速，尽量缩短洗涤时间，以避免药材"伤水"和有效成分流失。

在大生产中多采用洗药机清洗药材，目前洗药机主要有循环水洗药机。

3. 泡法 将药材用清水浸泡一定时间，使其吸入适量水分进行软化的方法。操作时，先将药材洗净，置适宜容器内，再注入清水至淹没药材，上压重物，放置一定时间，浸泡至 5~7 成透时，取出，润至药材内外湿度一致、软硬适宜时，即可切片。浸泡时间视药材的质地、大小和季节、水温等灵活掌握，中间一般不换水，但夏季要注意防腐。此法一般适用于个体粗大、质地坚硬，水分较难渗入且有效成分难溶或不溶于水的根类或藤木类等药材，如萆薢、天花粉、苏木、木香、乌药、土茯苓、泽泻、姜黄、三棱等。

注意事项如下。（1）浸泡用水：泡法中所使用的水，每一批次浸泡药材后应更换，不可反复使用。更换药材品种时所用容器必须排尽旧水，清洗后方可使用。浸泡药材时的用水量必须保持浸没药面以上，并时常观察，及时补充水量，但也不可加水过多，以免药材中的有效成分流失，影响饮片的质量而降低临床疗效。（2）浸泡的温度与时间：药材软化时浸润的温度与时间是密切相关的。温度高时，浸泡时间可以短一些；温度低时浸泡的时间长一些。药材在软化过程中，必须及时检查其软化程度，浸泡时间的长短依是否达到切制要求而定。本着"药透水尽""少泡多润"的原则，防止药材"伤水"和成分流失，以软硬适度，便于切制为准，保证饮片的质量。（3）操作时注意药材体积、质地、季节等因素的影响：一般体积粗大、质地坚实的药材，冬春季节气温较低时，浸泡时间宜长些；体积细小、质轻者，夏秋季节气温较高时，浸泡时间宜短些。（4）一些质轻药材遇水漂浮，如枳壳、青皮，应上压重物，使其泡入水中。（5）有毒中药材必须用单独容器浸泡，浸泡时应保证用水量足，浸泡时间要按规定进行，还需加强安全管理，在具有毒性中药饮片生产资质的企业进行操作。

4. 漂法 漂法是将药材用多量水，多次漂洗的方法。操作时，将药材放入大量的清水中，每日换水2~3次，漂去有毒成分、盐分及腥臭异味。本法适用于毒性药材，如川乌、草乌、天南星、半夏、附子等；还适用于盐腌制过的药材及具腥臭异常气味的药材，如肉苁蓉、昆布、海藻、紫河车等。

漂的时间，可根据药材的质地、季节、水温而灵活掌握，以降低或去除其毒性刺激性、咸味及腥臭气味为度。尤其是反复漂洗时的加水次数、加水量、漂洗的时间，必须严格按标准执行。漂洗不及则易出现中毒，漂洗太过，有效成分流失则影响临床疗效。

5. 润法 润法是把泡、洗、淋过的药材，用适当器具盛装，或堆积于润药台上，以湿物遮盖，或继续喷洒适量清水，保持湿润状态，使药材外部的水分徐徐渗透到药材组织内部，达到内外湿度一致，利于切制的方法。适用于有效成分易溶于水的药材或质地较坚硬的药材。润药得当，既保证质量，又可减少有效成分损耗，有"七分润工，三分切工"之说，可见润药是保证切制饮片质量的关键。润法的优点在于有效成分损失少，饮片颜色鲜艳，水分均匀，饮片平坦整齐，润后很少出现炸心、翘片、掉边、碎片等现象。

润的方法具体有浸润、伏润、露润等。

（1）浸润 以定量水（或其他溶液）浸润药材，经常翻动，使水分（或其他溶液）缓缓渗入内部，"水尽药透"为准，如酒浸黄连、木香，水浸郁金、枳壳、枳实等。

（2）伏润（闷润） 经过水洗、泡或以其他辅料处理的药材，用缸（坛）等在基本密闭条件下闷润，使药材内外软硬一致，利于切制，如郁金、川芎、白术、白芍、山药、三棱、槟榔等。

（3）露润（吸潮回润） 将药材摊放于湿润而垫有篾席的土地上，使其自然吸潮回润，如当归、玄参、牛膝等。

润法应注意：①润法时间长短应视中药质地和季节而定，如质地坚硬的需浸润3~4天或10天以上；质地较软的1~2天即可。夏、秋季宜短，冬、春季宜长。②质地特别坚硬的中药，一次不易润透，需反复闷润才能软化，如大黄、何首乌、泽泻、槟榔等。③夏季润药，由于环境温度高，要防止药材霉变。对含淀粉多的药材如山药、天花粉等，要防止发黏、变红、发霉、变味现象出现。一经发现，要立即以清水快速洗涤，晾晒后再适当闷润。

>>> 知识链接 ○--

"七分润工，三分切工"

药材软化得当，既保证质量，又可减少有效成分损耗，故有"七分润工，三分切工"之说，药好切而不好润，这是早已被中药炮制界所公认的。部分药材因传统习惯在产地趁鲜切制成饮片，可以省去再次浸润软化干燥的过程，减少有效成分的损失，提高饮片质量，降低生产成本，需结合炮制工艺规范性以便于控制饮片质量。医药界自古就有"白芍飞上天，槟榔不见边"的俗语，这句话是对药工切制技艺的一种检验。李敏生出身于三代中药世家，现在饮片厂负责中药饮片的质量生产。手工切制的白芍虽说早已被现代化工业生产所替代，但他始终不愿将家传的制药技艺在自己手中失传。他将手艺传给徒弟陈广辉，为的是将这份手艺薪火相传。因白芍润制尤为不易，须将白芍浸泡一定时间后，取出以湿麻袋包裹，等待表层的水分慢慢浸润，其间要不时检查。数天过后，白芍已软硬适中，即可切片。

--•

（二）常温减压软化

常温常压软化的时间长、效率低，为了缩短时间、提高效率，生产上开始利用减压软化，其原理是利用减压抽真空的方法，抽出药材组织间隙的气体，使之接近真空，维持原真空度不变，将水注入浸润罐内至浸没药材，再恢复常压，使水迅速进入药材组织内部，达到与传统浸润方法相似的吃水量，将药材润至可切，从而大大提高软化的效率。目前常用的减压润药设备有 HQG-2 型回转式全浸润罐。

回转式全浸润罐由浸润罐、水计量系统、真空系统、加压系统及控制系统等组成。将药材置浸润罐内，抽真空达 -0.7MPa，静置 30 分钟后，开启进水阀门，按药材品种及重量加入一定量的水，每隔 1~5 分钟旋转一周，一般旋转 3~5 周，再加压至 0.4 MPa 后，将主机设定到自动状态，约 50 分钟后出料。

该法操作时要注意减压、加压的压力和时间，以及自动旋转闷润的时间；药材量与加水量的比例需先进行试验，找出适当比例才能达到药透水尽、软化适宜的要求。

（三）加温减压软化

将药材洗涤后，采用减压设备，通过抽气和通入热蒸气的方法，使药材在负压情况下，吸收热蒸气，加速药材软化，即真空加温润药法。此法能显著缩短软化时间，且药材含水量低，便于干燥，提高饮片质量，适用于遇热成分稳定的药材。目前国内中药饮片生产企业主要采用立式真空加温润药机，起到了较好的效果。即把药材置于特制的容器内，利用真空泵抽出容器及药材内部的空气，然后通入蒸汽，使容器内温度上升，并维持一定时间，使药材内外保持一定的温度及湿度，润至药材内外软硬适中、利于切片为度，打开容器盖，取出药材，迅速切片。

操作方法：药材经洗药机洗净后，自动投入圆柱形筒内，待水沥干后，密封上下两端筒盖，然后打开真空泵，使筒内真空度到 83.7kPa 时（即低于一个大气压），约 4 分钟后，开始放入蒸汽，这时筒内真空度逐步下降，温度逐步上升到规定的范围（可自行调节），此时真空泵自动关闭，保温 15~20 分钟后，关闭蒸气（时间可根据药材性能掌握），然后由输送带将药材运到切药机上切片，每筒药材 15 分钟即可切完。

目前，真空气相置换润药机（图 7-1）用于药材软化。工作原理是根据气体具有极强的穿透性的特点，将处于高真空下的药材通入低压水蒸气，使药材在低含水量的情况下快速、均匀软化。该设备具备有效容积率高、软化效率高、软化效果好、药材浸润后含水量低、能避免有效成分流失的优点。

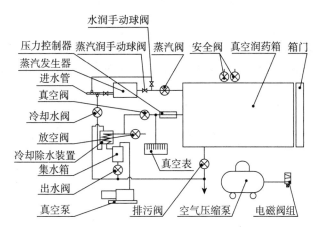

图 7-1 真空气相置换润药机模式图

（四）特殊软化

有些不适宜采用上述方法处理的药材，需采用特殊软化法，主要有湿热软化、干热软化等。

1. 湿热软化 将软化方法与炮炙方法相结合，采用蒸、煮等水火共制的方法，既进行了炮炙，又使之软化，可进行切制的方法，适用于质地坚硬，水分不易渗入，但水处理会造成成分发生变化影响药效的药材，如黄芩蒸润后趁热切片，其断面呈现黄色。若用冷水浸润后切片，断面则变为绿色，其原因是所含黄芩苷在酶的作用下酶解为黄芩苷元，黄芩苷元不稳定，易被氧化为醌类物质而变绿，此时药材就发生了质变，疗效降低或丧失；再如木瓜蒸后呈棕红色，趁热切片；天麻蒸制后切片色泽美观，无翘片，碎片，损耗量小，既能达到润软的目的，又保存了药效；鹿茸刮去茸毛，加酒稍润，置高压锅脐上喷汽趁热切片，边蒸边切，既利于切片，又保证质量。

2. 干热软化 干热软化是将药材置烘箱内加热，利用其内存的水分及其自身性质，使之回软的方法，如胶类常用烘烤法，有些地区红参、天麻也用此法。

药材软化是切制的关键，软化的好坏直接关系到饮片的质量，无论选择哪种方法，都要坚持"少泡多润""药透水尽"的原则。

二、药材软化程度检查法

中药材在软化过程中，要抽样检查其软化程度是否符合切制要求，传统习惯称看水性、看水头。常用检查法如下。

（一）弯曲法

适用于长条状药材。将软化后的药材握于手中，大拇指向外推，其余四指向内缩，若药材略弯曲，不易折断，即为合格，往往与折断法配合应用，如白芍、山药、木通、木香等。

（二）指掐法

适用于团块状药材。需将药材软化至手指甲能掐入表面为宜，如白术、白芷、天花粉、泽泻等。

（三）穿刺法

适用于粗大块状药材。需将药材软化至以铁扦能刺穿而无硬心感为宜，往往与刀切法配合应用，如大黄、虎杖等。

（四）手捏法

适用于不规则的根与根茎类药材。需将药材软化至用手捏粗的一端，感觉其较柔软为宜，如当归、独活等。部分块根、果实、菌类药材，如延胡索、枳实、雷丸等，需润至手握无吱吱响声或无坚硬感时为宜。

第二节　饮片类型及切制方法

一、饮片类型

饮片类型，是指根据药材的自然特点（质地、形态），结合各种不同需要（炮制、鉴别）和临床用药要求，将药材切制成的不同形状以及大小厚薄规格不一的类别。不同的饮片类型有不同的规格标准。中药饮片类型规格丰富多样，一般取决于药材的特点、质地、形态和各种不同的需要，如炮制、鉴别、用药要求等。药材的自然状况，对于决定饮片类型具有重要意义，因为它直接关系到饮片切制的操作和临床疗效。中药是特殊商品，在保证饮片内在质量的同时，也要注重外在质量；饮片的厚薄、长短及粒度的大小、粗细与煎出物都有着密切的联系。中药材切制后的成品具有不同形状，形成各具特色的饮片类型，不仅美观，而且直接影响其疗效。传统中药饮片类型主要依据其切制厚度、切制方法以及切成饮片的形状不同而进行划分。

（一）按饮片切制厚度划分

1. 极薄片　厚度为 0.5mm 以下。对于木质类及动物骨、角质类药材，根据需要，入药时，可制成极薄片，如羚羊角、鹿角、松节、苏木、降香等。

2. 薄片　厚度为 1～2mm。适于质地致密坚实、切薄片不易破碎的药材，如土茯苓、川木通、射干、白芍、槟榔、当归、天麻、三棱等。

3. 厚片　厚度为 2～4mm。适于质地松泡、粉性强、切薄片易破碎的药材，如茯苓、山药、葛根、防己、天花粉、泽泻等。

4. 丝　包括细丝和宽丝，细丝宽为 2～3mm，宽丝宽为 5～10mm。适于皮类、叶类和较薄果皮类药材。一般皮类药材，如黄柏、厚朴、桑白皮、青皮、合欢皮、陈皮等多切细丝；一般较大的叶类药材，如荷叶、枇杷叶、淫羊藿等多切宽丝。

5. 段　包括短段和长段，短段又称咀，一般为 5～10mm，长段又称节，一般为 10～15mm。适用于全草类药材，如荆芥、麻黄、薄荷、益母草、香薷、青蒿等；此外，形态细长、成分易溶出的根类以及茎木类药材也常切成段，如党参、北沙参、怀牛膝、芦根、桑寄生、忍冬藤等。

6. 块　指近方形或不规则的块状饮片，边长 8～12mm。有些药材煎熬时，易糊化，需切成不等的块状，如葛根、茯苓、何首乌、商陆等。

（二）按切制方法划分

1. 顶刀片　又称顶头片、横切片、圆片、横片，指根茎药长轴与切药刀成垂直方向所切出的横片，如白芍、白芷等药材横切的片为药材的横断面。

2. 顺刀片　又称顺片。将药材长轴与切药刀成平行方向所切出的片，如白术、川乌等。

3. 直片　先将药材横切数段再纵切成片，厚度为 2～4mm，适宜形状肥大、组织致密、色泽鲜艳和需突出其鉴别特征的药材，如大黄、天花粉、何首乌、防己等。

4. 斜片　将药材长轴与刀成一定倾斜度切制的片型，厚度为 2～4mm，适宜长条形而纤维性强或组织致密的条形药材。倾斜度小的称瓜子片，如桂枝、桑枝等；倾斜度稍大而药材较细者称柳叶片，如甘草、黄芪、川牛膝等。倾斜度大而体粗者称马蹄片，如鸡血藤、山药等。

（三）按切成饮片的形状划分

为了突出药材及饮片的固有特征，在切制过程中，遵循切制的法度，掌握好恰当的切面，使饮片形如其物，并具有一种特殊形状，从而提高饮片的切制质量和商品质量，又称特型饮片。常见的特型饮片如下。

1. 蝴蝶片 适用于不规则块根或菌类药材，如白术、川芎等饮片。川芎药材呈不规则结节状拳形团块，节盘突出，茎常数个丛生（近似并排分枝），中间高，两边低，顶（底）端有类圆形凹陷的茎（根）痕。以拳形正面为切面，纵切，厚约4mm，饮片与蝴蝶相似而得名。

2. 凤眼片（鸡眼片） 指细条圆筒状皮类药材的横切薄片，中间有圆孔，形似鸡眼，如丹皮、枳壳等饮片。

3. 燕窝片 软化的某些药材以小刀逢中顺切一定深度去掉木心，将其内部向外翻转达，形似燕窝，如天冬、麦冬等。

4. 盘香片 指卷筒形皮类药材的横切丝片，呈圆形盘状似蚊香，如厚朴。

5. 骨牌片 杜仲、黄柏等长方形片状药材，先切成长段，再纵切成的片。

还有一些其他的饮片类型，如肾形片，将扁圆球形药材直切成1mm厚的片型，形似肾脏，如浙贝母；铜钱片，泽泻药材的形状有圆形、椭圆形和倒卵形；鬼脸片，为升麻的斜片，其片面色灰黑蓝草绿，边缘微黑色，内有青绿空洞及网状花纹，纹内呈交叉的青绿黄色形似鬼脸；纽襻片，枳壳药材润软后翻口对齐折拢，置特制的压架中，数个相叠，数叠一架，悬挂于通风干燥处，每日加压挤紧，干透后拆开压架，枳壳形似钟面，再均匀喷洒清水润软后，以钟壁纵切，厚约2mm，饮片形似我国传统服装的布纽扣而得名；阴阳片，将药材切制成具两种不同颜色表面的饮片，如黄柏阴阳片、黄芪阴阳片；双飞片，软化后的桔梗药材，以小刀逢中顺切一定深度，将其内部向外翻转达并砸扁平，称为桔梗双飞片。

二、饮片类型的选择原则

饮片类型会直接影响到中药疗效。《金匮玉函经》指出："凡㕮咀药，欲如大豆，粗则药力不尽。"饮片的厚薄、长短及粒度的大小、粗细与煎液质量均有着密切的联系，所以饮片类型的选择要遵循以下原则。

（1）质地致密、坚实者，宜切薄片，如乌药、槟榔、当归、白芍、木通等。

（2）质地松泡、粉性大者，宜切厚片，如山药、天花粉、茯苓、甘草、黄芪、南沙参等。

（3）为了突出鉴别特征，或为了饮片外形的美观，或为了方便切制操作，视不同情况，可选择切直片、斜片及特型饮片等，如大黄、何首乌、山药、黄芪、桂枝、桑枝、川芎、升麻等。

（4）凡药材形态细长，内含成分又易煎出的，可切制成一定长度的段，如木贼、荆芥、薄荷、麻黄、益母草等。

（5）皮类药材和宽大的叶类药材，可切制成一定宽度的丝，如陈皮、黄柏、荷叶、枇杷叶等。

（6）为了方便对药材进行炮炙（如酒蒸），切制时，可选择一定规格的块或片，如大黄、何首乌等。

其他不宜切制者，一般应捣碎或碾碎使用。

三、饮片的切制方法

根据饮片类型和加工量的不同，饮片切制方法目前主要有手工切制和机器切制。手工切制可灵活加工各种规格、形状的饮片，有"薄如纸，吹得起，断面齐，造型美"的评价，更有"白芍不见边，木通飞上天，陈皮一条线，枳壳赛纽襻"的美誉。既能达到饮片切制目的，也是从事中药行业技术水平的标志。机器切制多为横片、斜片、段、丝等，适用于中药饮片厂、药材产地加工厂及药材公司和一些大的医疗单位。

（一）手工切制

手工切制适用于特别讲究外形的饮片规格以及太软、太黏及粉质药材和贵重药材。优点是操作方便，灵活，不受药材形状的限制，切制的片型美观、齐整、规格齐全，损耗率低，弥补了机器切制的不足。但是生产效率低，劳动强度大。

（二）机器切制

在不影响药效，便于调配、制剂的前提下，饮片切制更适合采用机械化生产，并应逐步向自动化生产过渡。机器切制生产能力大，速度快，节约时间，劳动强度减轻，生产效率高。

目前，全国各地生产的切药机种类较多，功率不等，如剁刀式切药机、旋转式切药机、多功能中药切药机、多功能斜片切药机等。目前，机器切制还不能满足某些饮片类型的切制要求，故在某些环节手工切制仍在使用。更新、改进现有的切药机器，使之能生产多种饮片类型及适用于各种药材是机器切制亟待解决的问题。

（三）其他切制与加工

对于木质及动物骨、角类中药，以及某些质地或形态特殊的药材，用上述工具较难切制，可根据不同情况选择适宜工具或采用其他方法进行加工处理，使之大小适宜，便于调剂和制剂，利于操作和临床应用。

1. 镑　镑片所用的工具是镑刀。操作时，将软化的药材用钳子夹住，另一只手持镑刀一端，来回镑成极薄的饮片。此法适用于质地坚硬的动物骨、角类药材，如羚羊角、水牛角等。近年来，一些地区已使用镑片机。无论是手工镑片还是机器镑片，均需将药材用水处理后，再进行操作。

2. 刨　刨法所用的工具是刨刀。操作时，将药材固定，用刨刀刨成薄片即可。此法适用于木质或坚硬粗大的藤木类药材，如檀香、松节、苏木等。若利用机械刨刀，药材则需预先进行水处理。

3. 劈　劈法所用的工具是斧类工具。操作时，利用斧类工具将药材劈成块或厚片，此法适用于动物骨骼类或木质类药材，如降香、松节等。

4. 锉　锉法所用的工具是钢锉。有些药材，习惯上用其粉末，但由于用量小，一般不事先准备，而是随处方加工，如水牛角、羚羊角等。调配时，用钢锉将其锉为末，或再加工继续研细即可。

5. 碾捣　碾捣法所用的工具有铁或铜制的冲钵、碾槽，石制的臼、瓷制的研钵等。某些药材由于质地特殊或形体较小，不便于切制，但若整体应用又会影响有效成分的煎出，影响疗效，因此不论生熟，均碾碎或捣碎后入药，以便调配和制剂，使其充分发挥疗效。采用碾碎或捣碎的药材，大致分为矿物类、贝壳类、果实种子类及部分根及根茎类，如自然铜、穿山甲、栀子、三七等。

6. 制绒　某些纤维性和体轻泡的药材经捶打，推碾成绒絮状，可以缓和药性或便于应用，如麻黄碾成绒，则发汗作用更为缓和，适用于老年、儿童和体弱者服用；艾叶制绒，便于配制灸法所用的艾条或艾柱。

7. 揉搓　对于质地松软而呈丝条状的药材，须揉搓成团，便于调配和煎熬，如竹茹、谷精草等。另如荷叶、桑叶须揉搓成小碎块，便于调剂和制剂。

8. 拌衣　将净药材表面用水湿润，使辅料黏于药材上，以增加中药疗效，便于临床应用的方法，即拌衣，主要有朱砂拌和青黛拌。将净药材湿润后，加入定量的朱砂或青黛细粉拌匀后晾干，如朱砂拌茯苓、远志可增强宁心安神的作用，青黛拌灯心草则有清热凉肝的作用。

四、饮片切制工具与设备

常见的几种主要的切药机器有如下几种：

（一）金属履带往复式切药机

这种切药机结构简单，适应性强。采用偏心轮，使刀片高速往复运动，所以，速度快，力量大，为最常用的切制设备，适用于长条形药材的切制，如根、根茎类，全草类药材，但不适合颗粒状药材的切制（图7-2）。

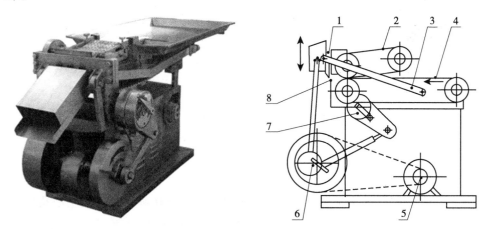

图7-2 金属履带往复式切药机实物图及分解图

1. 切刀；2. 副输送带；3. 刀架连杆；4. 主输送带；5. 电机；

6. 曲柄连杆机构；7. 超越离合器；8. 切口

（二）柔性带往复式切药机

采用"切刀垫板"式切制原理，用特制的输送带和压料机构将物料按设定的距离作步进移动，直线运动的切刀机构在输送带上切断物料，适用于加工中药材精制饮片、颗粒饮片和片、段、条等一般饮片（图7-3）。

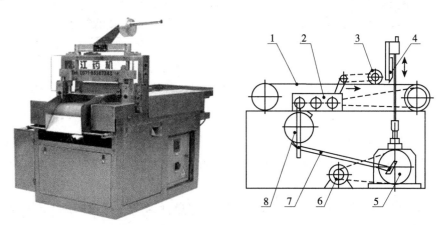

图7-3 柔性带往复式切药机实物图及分解图

1. 输送带；2. 变速箱；3. 压料辊轴；4. 切刀；5. 主轴箱；

6. 电机；7. 连杆；8. 棘轮机构

（三）转盘式切片机

这种机器的主要特点是刀片在旋转，可以进行颗粒状药材的切制。操作时，将待切制药材装入固定器内，铺平、压紧，以保持推进速度一致，切片均匀，装置完毕，启动机器切片。全草类药材不宜用此设备切制（图7-4）。

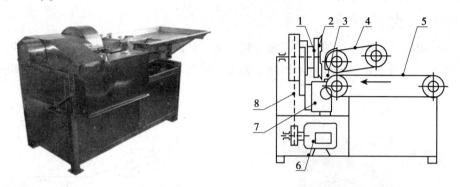

图7-4　转盘式切片机实物图及分解图

1. 刀盘；2. 切刀；3. 切口；4. 副输送带；5. 主输带；

6. 电机；7. 蜗轮减速箱；8. 皮带传动

（四）旋料式切片机

采用全新的"动料定刀"式切制原理，工作原理是物料从高速旋转的转盘中心孔投入，在离心力的作用下滑向外圈内壁作匀速圆周运动，当物料经过装在切向的固定刀片时，被切成片状，被切下的切片顺着刀刃口的切向飞向出料口。采用固定刀片切制旋转物料的方式，适合根茎类、果实类药材的切片和精制饮片加工（图7-5）。

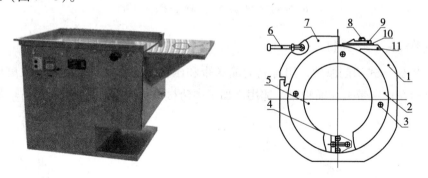

图7-5　旋料式切片机实物图及分解图

1. 固定外圈；2. 转盘盖板；3. 盖板螺母；4. 推料块；5. 转盘；6. 活动外圈调节螺栓；

7. 活动外圈；8. 压紧螺栓；9. 压刀块；10. 切刀；11. 切刀固定圈

目前，全国各地生产的切药机种类较多，可切制大多数饮片类型。但一些特殊的片型、出口和贵重饮片（西洋参）等，不宜采用机械切制，否则败片率较高。手工切制用的切药刀，全国各地不甚相同，但切制方法相似。

1. 切药刀（铡刀）　由铡刀、刀床（又名刀桥）、刀鼻（又名象鼻或刀脑）、压板、刀案等组成。刀口有两种，一为平面口，一为单楔型口。平面口刀宜切薄片及质地疏松的厚片；单楔型口刀宜切质地坚实的厚片，薄片及茎类小段。刀与刀床应相联，保持一线口。切薄片时，刀应与刀床靠紧。切厚片可稍靠松，一般情况下，应配备两把铡刀，切把子药或个子药，宜用大叶刀（新刀）、单楔型口刀；切薄片时，用平面口刀（半旧刀）。

全草、细长的根和根茎、藤木、皮、叶类药材整理成把后切制，称为把活，多用压药板送药；不规则团块、颗粒状药材，如地黄、槟榔等则要单个切制，称为个活，如槟榔，可用特殊的工具如蟹爪钳夹紧送药。某些贵重药材，如鹿茸，可使用鹿茸加工壶，即通过加工壶口较为集中的蒸汽蒸软鹿茸，使之软化后，再进行手工切制。

切制时坐姿要端正，鼻尖对准刀柄，刀柄对准衣扣，保持三点对一线，脚踏紧坐凳，才不至于拉斜刀口切出败片。药把整理完毕后，左手要握紧铁钳或竹把子夹紧药材，送药过桥要均匀，徐徐平推，右手下刀敏捷，紧握刀柄着力适当，将刀一起一落，起落均匀，既不落空又不打顿，两手灵活协作，逐渐加快速度，如此才能得心应手地切出所需厚薄一致的合格饮片。较多用于切横薄片及全草类中药，如桂枝、白芍、荆芥、香薷等。

2. 片刀（类似菜刀） 多用于切厚片、直片、斜片等，如浙贝母、白术、甘草、黄芪、苍术等。药材能否保证其质量，增强其疗效，这与药工切制关系十分密切。因此，必须掌握一刀、二药、三手段这3个基本要领。必须做到认真掌握和领会切药刀的操作规程和使用技巧。在切药过程中，应备水刷、油刷各一把，经常保持刀的光洁润滑，转动灵活自如，所切饮片才能达到厚薄均匀，平整合格。

切药刀需要保养，刀在切制过程中，质地坚硬而未润透心的药材，不宜强切，免伤刀口。切制时常以水揩去刀口黏腻物，保持刀口光滑，刀鼻与刀孔结合处，应涂少量的机油，减少摩擦声。药材切完后，将铡刀取下揩净黏腻物及水分，涂上植物油，并以油纸包好悬挂僻静地方，用时再安装。

>>> **知识链接** •--

白芍切制工艺

饮片规格标准直接影响到汤剂的煎煮与中药提取的效率，应结合传统与现代研究确定最佳规格，保证临床疗效。如何将长短不齐大小不一的白芍在手中连续切制，并完全切净，极其考验一个药师的刀工。药师开始切制白芍时，首先要打磨好药刀，装紧刀栓，刀口刷水润滑，全神贯注，周身合力，左手自然推送，右手上下运行。十几刀之后即可形成有节奏的肢体运动。节奏越准确白芍片越均匀。片片白芍如同飞雪飘然落下。信仰、匠心、执着，让每一片白芍都赋予生命气息。这样的白芍饮片有韵味，雅致，灵气十足。切好的白芍口吹即飞，薄度能达到 0.1mm。

--•

PPT

⪼ 第三节 饮片的干燥

因药材在切制前经过软化，切成饮片后，必须及时干燥，若干燥不及时或干燥方法选用不当，可导致饮片失去原药材性味，使饮片变色或走味。若是干燥不透或干燥后未放凉或贮存处潮湿，可导致药材或饮片表面长出菌丝而发霉。

一、干 燥 方 法

干燥方法是否适当是保证饮片质量的关键。干燥方法不尽相同，主要分为自然干燥和人工干燥。

（一）自然干燥

《神农本草经》序录中有"……阴干暴干，采造时月，生熟，土地所出，真伪陈新，并各有法"。自然干燥系指把切制好的饮片利用自然条件去掉其中水分的方法，即在大气中借太阳的辐射热或自然界的风力，使物料中的水分气化蒸发而达到除去水分的目的。自然干燥主要包括晒干法和阴干法，即把切制好的饮片置日光下曝晒干燥或置阴凉通风处缓缓干燥，不需要特殊设备，不使用能源，简便易行、成本低。一般饮片均可应用"自然干燥"。但易受自然气候条件的制约，占用空间大，而且干燥的时间较长、劳动强度大、效率低，其过程和干燥程度都较难控制，同时饮片亦不够卫生。

中药的饮片干燥传统要求保持形、色、气、味俱全，充分发挥其疗效。根据不同性质的中药可归纳为以下几类。

1. 黏性类 黏性类中药如天冬、玉竹等含有黏性糖质类药材，潮片容易发黏，多采用明火烘焙法或晒干法。明火烘焙可使中药外皮迅速硬结，内部原汁不向外渗，从而保证药材质量，但时间过久会使颜色枯黄，原汁走失，故一般烘焙至九成干，以手摸之感觉烫不粘手为度。干燥时要勤翻动，防止焦枯，如有烈日晒至九成干，即可。

2. 粉质类 粉质类中药就是含有淀粉较多的中药，如山药、浙贝母等，这些药材潮片极易发滑、发黏、发霉、发馊、发臭而变质，宜采用晒干法或烘焙法。随切随晒，薄摊晒干，要轻翻防碎；如天气不好，微火烘焙。

3. 油质类 油质类药材如当归、怀牛膝、川芎等，宜采用日晒法，如遇阴雨天，不能日晒，也只能微火烘焙，如果火力过大，会使油质溢出表面，失油后干枯，影响质量。

4. 芳香类 芳香类药材如荆芥、薄荷、香薷、木香等，保持香味极其重要，因为香味与质量有密切的关系，香味浓就意味着质量好，所以多采用阴干法，切后薄摊于阴凉通风干燥处。如太阳不太强烈也可晒干，但不宜烈日暴晒。否则温度过高会使香气挥散，颜色也随之变黑。如遇阴雨连绵天气，药材快要发霉，用微火烘焙，避免猛火或高温干燥。

5. 色泽类 色泽类药材如桔梗、浙贝母、泽泻、黄芪等，这类药材色泽很重要，含水量不宜过多，否则不易干燥。根据色泽不同，分别采用日晒法和烘焙法，如白色类的桔梗、浙贝母宜用日晒，越晒越白。黄色类的泽泻、黄芪，宜用小火烘焙，可保持黄色，增加香味。

此外，根须类和根皮类中药可采用日晒法和烘焙法，如白薇、龙胆草、厚朴、黄柏等；草叶类中药要薄摊暴晒，勤翻动，不宜用烘焙法，以防燃烧，如仙鹤草、泽兰、竹叶、地丁草等。

由于温度和时间的变化会对饮片化学成分产生不同的影响，干燥方式的不同很大程度上决定了饮片的质量。在确定适宜的干燥方法时，要把药效成分的含量、药性等多种因素综合起来考虑，尽可能取其各方面的优势，才能获得优质的饮片。

（二）人工干燥

人工干燥是利用一定的干燥设备，对切制后的饮片进行干燥。人工干燥的优点是不受气候影响，可以克服自然干燥法对天气状况的依赖，并减少微生物、雨淋等因素对饮片质量的影响，比自然干燥卫生。并可缩短干燥时间，降低劳动强度，提高生产效率，但成本较高。

人工干燥的温度，应视药材性质而灵活掌握。一般药材以不超过 80℃ 为宜。含芳香挥发性成分的药材以不超过 50℃ 为宜。已干燥的饮片需放凉后再贮存，否则，余热会使饮片回潮，易于发生霉变。干燥后的饮片含水量应控制在 7% ~ 13% 为宜。

二、干 燥 设 备

近年来，全国各地在生产实践中，设计并制造出各种干燥设备，如直火热风式、蒸汽式、电热式、远红外线式、微波式，使其干燥能力有了较大的提高。这些干燥设备正在不断推广和完善，适宜大量生产。

（一）热风式干燥机

图 7-6 是热风式干燥机实物图及原理图。其工作原理是燃烧室内以煤作热源，热风从热风管内输入室内。由于鼓风机作用，使热风对流，达到温度均匀。余热从热风管出口排出。操作时，待干燥之饮

片以筛、匾盛装，分层置于铁架中，由轨道送入。待饮片干燥后，停止鼓风，在出料口收集干燥饮片。干燥温度一般在 80~120℃，干燥饮片时控制在 80℃左右，并应视饮片质地和性质而定。此种干燥设备，结构简单，易于安装，适宜大量生产。

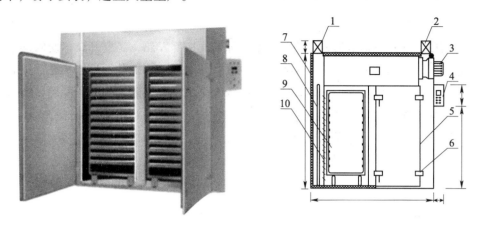

图 7-6 热风式干燥机实物图及分解图

1. 料车；2. 保温棉；3. 门；4. 排湿口；5. 进气门

6. 轴流风机；7. 电控箱；8. 门铰链；9. 料车；10. 蒸汽散热器

（二）敞开式烘干箱

图 7-7 是敞开式烘干箱的结构示意图。烘干箱为方形箱体，网板将箱体分为上下两部分，药物置于网板上，上口敞开，热空气从箱体的下部进入，穿过药物层排入大气。热空气将热能传递给药物的同时，带走药物散发的水蒸气，直至药物被干燥。

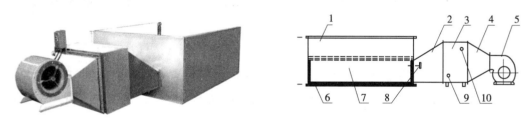

图 7-7 敞开式烘干箱实物图及分解图

1. 烘干箱；2. 烘干箱接管；3. 蒸汽换热器；4. 风机接管；5. 风机

6. 保温层；7. 筛网；8. 表式温度计；9. 蒸汽出口；10. 蒸汽进口

这种干燥设备的热空气将热能传递给药物并带走水分后不再循环使用。由于药物层具有一定的厚度，在干燥初期，药物吸收热能温度上升，热空气穿过药物层吸收水分几乎达到饱和后排入大气；在干燥中期，药物与热空气温度基本平衡，热空气提供的热能等于药物水分气化所需的潜热，水分蒸发速度加快，进入恒温、快速干燥阶段，热空气穿过药物层后仍然以较高的水分饱和度排入大气；在干燥后期，热空气穿过药物层带走的水分逐渐减少，直至药物被干燥。热空气通过穿过药物层的方式传递热能与带走水分，其工作效率高于其他方式。由此可见，这种干燥设备在初期和中期的热效率非常高，只有在后期有所下降，然而干燥的时间为中期最长、初期次之、后期最短。因此，干燥过程中热空气的平均含水率高于热风循环干燥，干燥能耗相对较低。

（三）翻板式干燥机

其工作原理是饮片经上料输送带送入干燥室内，由若干翻板构成的帘式输送带往复传动，热风炉或蒸汽换热器产生的干净热空气经送风器分配给烘箱内的多层翻板，自上而下运动，经热空气对物料的对流传导和辐射传导，达到物料干燥之目的，干燥后饮片沿出料口经振动输送带进入立式送料器，上输入出料斗，下承包装袋收药。

此种设备干燥结构简单，易于安装，干燥饮片受热均匀，干燥效果好，适宜大量生产。

（四）红外线辐射干燥设备

工作原理是利用远红外线辐射物料，使分子运动加剧而内部发热，温度升高，使内部水分的热扩散和湿扩散梯度方向一致，都是由内向外，与表面水蒸气共同处在向外扩散的最佳状态；从而加速了干燥过程，缩短了干燥时间，干燥速度快；具有较高的杀菌、杀虫及灭卵能力，节省能源，造价低，便于自动化生产，减轻劳动强度，饮片质量好。

此种设备能较好地保留中药挥发性成分，可用于芳香性中药材和饮片的干燥与灭菌。近年来在中药材原料、饮片等脱水干燥及消毒中都有广泛应用。

（五）微波干燥技术

微波是指介于高频与远红外线之间的电磁波，波长为 $0.001 \sim 1m$，频率为 $300 \sim 300000MHz$。微波干燥技术是用微波照射待干燥的中药饮片，电磁场方向和大小随时间作周期性变化使中药饮片内极性水分子随着交变的高频电场变化，使分子产生剧烈的转动，发生摩擦转化为热能，即微波能转变为热能。使饮片整体均匀升温达到干燥灭菌的目的。微波干燥优点是：微波的穿透能力比远红外线大得多，速度快，时间短，加热均匀，产品质量好，热效率高等，微波干燥不受燃料废气污染的影响，且能杀灭微生物，具有消毒防腐的作用，可以防止发霉和生虫。

此种设备适用于中药材、饮片及中成药之水丸、浓缩丸、散剂、小颗粒等的干燥灭菌。由于微波能深入物料的内部，干燥时间是常规热空气加热的 $1/10 \sim 1/100$。所以对中药中所含的挥发性物质及芳香性成分损失较少，微波灭菌与被灭菌物的性质及含水量有密切关系，因水能强烈地吸收微波，所以含水量越多，灭菌效果越好。

（六）太阳能集热器干燥技术

太阳能是一种巨大清洁的低密度能源，适用于低温烘干。其特点是：节省能源，环境污染少，烘干质量好，避免了尘土和昆虫传菌污染及自然干燥后药物出现的杂色和阴面发黑的现象，提高了外观质量。

>>> 知识链接 ◦--

阴干暴干，各有其法

《神农本草经》中写道"阴干、暴干，采造时月，生熟，土地所出，真伪新陈，并各有法"。《千金翼方》又云："夫药采取，不知时节，不以阴干暴干，虽有药名，终无药实"，表示中药材的采集、干燥及加工炮制等各有法度。可见古人们早已为我们证明，对于草药来说，采集时间，采集部位，干燥的方法，保存的方式等均有不同的要求，如若干燥无度，药物的质量难以得到保障！因此，干燥过程是影响中草药质量和药效的重要环节之一，干燥结果直接影响着产品的使用和经济价值。随着科技发展，我们将现代技术引用到传统干燥工艺中，为不同性能的药材进行参数设置，以满足不同种类药材干燥的需求。在此基础上开发了微波干燥技术、真空冷冻干燥技术、低温吸附干燥技术、热泵干燥技术、喷雾干燥技术等，这些现代技术在不影响传统干燥所要求的药性的前提下，大大加快了干燥速度，最大限度保持药效成分，实现中药材在线显示参量，对数据即时分析和调控，使中药材的现代化进程向前迈进。

--◦

第四节　饮片的包装

中药饮片的包装是保证中药饮片质量及其使用安全的一个重要环节，是根据其性质，采用先进技术，将干燥的中药饮片包裹、封藏在适当的包装材料或容器内的过程。饮片包装的作用主要有：①方便饮片的存取、运输、销售；②有利于饮片的经营和防止再污染，保证质量；③有利于饮片的美观、清洁、卫生和定期监督检查；④有利于促进饮片生产的现代化、标准化；⑤有利于中医临床调配使用；⑥有利于中药饮片的国际贸易。

有些饮片厂生产出的饮片无统一的包装标准，包装材料采用麻袋、化纤袋、蒲包、竹篓、木箱等，不能很好保持洁净度；无准确的计量观念；调配、携带、服用不方便等。同时，由于中药饮片品种分类多，包装不善而带来的饮片混淆和发错药的现象也时有发生，后果严重。因此，饮片包装改革势在必行，应向保管、运输、携带、调配均方便，能很好保持洁净度和易于调配、准确计量方向发展。

一、饮片的包装

近年来，随着包装技术的进步，中药饮片的包装有了很大的改进。中药饮片的包装可概括为两个方面：一是指包装中药饮片所用的物料、容器及辅助物，即包装材料；二是指包装中药饮片时的操作过程，即包装技术。现分述如下。

（一）中药饮片包装材料

1. 中药饮片包装材料的要求　中药饮片包装材料应无毒，性质稳定，不与被包装的中药饮片发生反应，不改变中药饮片的气和味；能够保护所包装的中药饮片；运输过程不易破损，结实耐用；能达到密闭、密封的要求；有大小、重量等不同规格的包装材料。

2. 中药饮片包装材料的选择原则

（1）对等性原则既要考虑能保证中药的质量，又要考虑中药饮片的品性或相应的价值，所选用的包装材料应与之对等。

（2）适应性原则中药饮片包装材料的选用应与流通条件如气候、运输方式、流通对象与流通周期等相适应。

（3）协调性原则中药饮片包装应与该包装所承担的功能相协调。

（4）美学性原则注意所选择的中药饮片包装材料的颜色、挺度、外形、种类等，应符合美学要求。如精品中药饮片包装。

（5）与中药饮片相容性原则　中药饮片包装应对中药饮片质量无影响、对人体无伤害。

（6）无污染原则　中药饮片包装材料要利于环保，利于节约资源。

3. 常用中药饮片包装材料　不同种类的中药饮片具有不同的特性，有的需防潮，有的需防压，有的需防冻，有的需避光。因此，对包装材料的要求也各有不同。常用的中药饮片包装器材有硬性包装器材、半硬性包装器材、软性包装器材。硬性包装器材大多为木材、金属、玻璃、陶瓷等材料制成，质地坚实、耐压性能好，可以阻抗外界湿度、阳光等的影响，适宜包装易吸湿、挥发、质脆、易虫蛀、贵重、毒麻及液体或半固体的中药饮片。传统较常用的木质器材有木箱、木桶等，金属器材有铁桶、铁罐、马口铁盒、铝合金盒等，陶瓷器材有瓶、缸、罐等以及玻璃器材；半硬性包装器材主要有纸箱（盒）、竹篓（筐）、柳条筐等，有一定的耐压性能，成本低，适用于体积大、耐压性差或新鲜药材；软性包装器材主要有布袋、编织袋、塑料袋、纸袋等。此类包装机械防护性能差，但成本低，多用于耐压的中药材包装，布袋、塑料袋等还可用作内包装。

中药饮片种类繁多，价值相差悬殊，产区分布广泛，使用的包装材料也多种多样。目前，我国对同一种中药饮片尚无统一的包装标准。中药饮片作为一种特殊的商品，产品包装装潢设计也相当重要。好的包装既要体现出产品的价值，产品造型美观，又要经济、实用、方便，体现出中药饮片这种商品的特殊性，在充分发挥社会效益的同时，也创造出良好的经济效益。因此，规范中药饮片的包装，显得非常迫切和必要。

（二）中药饮片包装技术

1. 中药饮片包装前的质量要求　中药饮片包装前，应检查中药饮片的净度、水分含量是否符合规定要求，将中药饮片分成不同的规格、等级，便于按质论价。

2. 中药饮片包装方法　由于中药饮片品种繁多，性能各不相同，商品规格复杂，对包装使用的材料和种类、包装的强度、结构形式和包装方法应因药而异。一般而言，中药饮片包装可采用如下方法。

（1）对于根、根茎类，种子、果实类，花类、动物类中药饮片，全部用小包装加大包装的方法。小包装用无毒聚乙烯塑料透明袋，一般每袋装 0.5kg、1.5kg 或 2kg，放入饮片检验合格证后封口，转入大包装（可用大铁盒或硬纸箱）中。

（2）对于全草类和叶类中药饮片，可用无毒聚丙烯塑料编织袋包装，固定装量为 10～15kg/件。封口时放入检验合格证。

（3）对于矿物类和外形带钩刺中药饮片宜用双层或多层无毒聚丙烯塑料编织袋包装，以防泄漏。

（4）对于贵细中药饮片，应使用内包装和特制的包装箱作外包装进行双重包装，以免在贮运过程中因装卸碰撞等引起外包装破损，导致贵细药材遭受损失和污染。精品包装规格一般较小，宜用小玻璃瓶、小纸盒分装到一日量或一次量的最小包装，并贴上完整的使用说明标签。在小包装外再进行精美的外包装。

（5）对于毒性、麻醉性中药饮片，应按不同性质使用相应的包装材料，采用特殊包装，有明显的规定标记。

（6）对于易霉变、易泛油、易虫蛀中药饮片，随着包装技术的进步，可采用真空包装；对于花类药材如金银花、菊花等，以及色泽、成分不稳定易氧化的药材，也可采用充气（充入惰性气体如氮气、二氧化碳）包装。

二、饮片的标签

饮片的标签对于饮片的包装来说至关重要，饮片包装上应注明饮片品名、产地、规格、数量、质量等级、生产批号、厂名等，以及现代片型的饮片相当于传统饮片的重量比例等内容，以便临床中医师掌握应用。饮片标签上可以印刷适当的标记和标志。

（一）一般类中药饮片，采用小包装加大包装的方法。大、小包装外面都注明饮片品名、产地、规格、数量、生产批号、厂名等。

（二）属于贵细中药饮片，精品包装规格一般较小，需贴上完整的使用说明标签，在小包装外再进行精美的外包装。

（三）对于毒性、麻醉性中药饮片，采用特殊包装，应有明显的规定标记，以引起贮运各个环节工作人员的注意。

近几年，国家正在开展小包装中药饮片推广使用的研究与探讨。这种饮片一方面改变了传统的中药调配方式，具有计量准确、配方效率高的特点；另一方面又使患者能对所配中药一目了然，保护了消费者的利益，对药房而言，小包装饮片干净卫生，质量有保证，配方准确性高。

随着中药饮片在国际市场需求的不断扩大，中药饮片包装还可开拓包装的 ENA 条形码（国际物品编码协会制定的世界通用条码），赋以饮片名、炮制工艺、来源区别以及商品等级与包装单重，通过光电读码便于配方、计价等自动化管理，也可在计算机上直接了解该饮片的炮制规格、性味、归经、组方、配伍等信息。现代包装，可为中药饮片更好地走向世界创造有利条件。

>>> 知识链接

老药铺的包装文化

中国历代对饮片包装十分讲究，当年老药铺学徒进店第一要务就是练习包纸药包。传统的中药包装除要求外观漂亮外，更注重纸包质量，老药师将你的纸包甩出三尺柜台，不可见粉末和细小种子溢出方可过关。由于中药饮片种类繁多，各有特点，贮藏时应注意防潮或避光或防压、防鼠咬、防冻等，因而中药饮片对包装容器的要求也是多样化的。例如粉末状的蒲黄，颗粒细小的车前子、赤小豆等，传统使用麻袋、布袋等盛装，可不致散失；而防风、赤芍、桔梗等短细条形饮片可用筐或篓，可不致压碎，利于通风。用铁箱、铁盒及陶瓷罐等盛装易挥发走味的麝香、樟脑，可防止渗漏、挥发和受潮。此外，在现代技术的加持下，轻泡的中药饮片可利用机械打包，缩小容积，使其不易受潮、节约费用。合格的饮片包装要求在包装成件后，便于运储，减少损耗，防止损失。相反，若包装不当，也易引起饮片生虫、发霉变质，所以实现饮片的合理包装是非常重要的。目前我国对同一种中药饮片尚无统一的包装标准，各地饮片包装尚处于比较落后的分散状态。饮片包装的集约化、规范化、规模化可使我国中药品质在流通环节得到进一步的保障。

第五节 不良因素对饮片质量的影响

在饮片切制过程中，只有认真按照炮制工艺操作，才能保证饮片质量。若在软化、切制、干燥、贮藏等工序操作不规范，都会影响饮片的外观及内在质量，易产生不合格的饮片。

一、常见的不合格饮片

（一）败片

中药饮片切制过程中所有不符合切制规格、不符合片型标准的饮片，都称为败片，主要有连刀片、掉边与炸心片、皱纹片和翘片等。

1. 连刀片（拖胡须） 指药材未完全切断相互牵连的饮片。饮片拖较长的边缘称拖胡须片；挂短的须边称挂须片；连续几片未切断形似蜈蚣状称蜈蚣片。系药材在软化时，外部含水量过多，或刀具不锋利所致，如桑白皮、黄芪、厚朴、麻黄等。

2. 掉边（脱皮）与炸心 掉边为药材切断后，饮片的外层与内层相脱离，形成只有片心而无外皮或外皮不完整的饮片，也称脱皮片；如郁金、桂枝等。炸心为药材切制时，药材的内外组织脱离，其髓芯随刀具向下用力而破碎只有外圈的饮片。如白芍、泽泻等，均系药材软化时，浸泡或闷润不当，内外软硬度不同所致。

3. 皱纹片（鱼鳞片） 是饮片切面粗糙不光滑，形成鱼鳞似小斑痕的饮片。系药材未完全软化，"水性"不及或刀具不锋利或刀与刀床不吻合所致。如三棱、莪术等。

4. 翘片 饮片边缘卷曲而不平整的饮片。系药材软化时，内部含水分太过所致，又称"伤水"。如槟榔、白芍、木通等。

（二）变色与走味片

变色是指饮片切制干燥后失去了原药材的色泽；走味是指药材软化时浸泡时间过长，切制后干燥不及时或干燥方法选用不当而导致饮片失去了原药材气味。系药材软化时浸泡时间太长，或切制后的饮片干燥不及时，或干燥方法选用不当所致。如槟榔、白芍、大黄、薄荷、荆芥、藿香、香薷、黄连等。

（三）油片（走油）

油片（走油）是药材或饮片的表面有油分或黏液质渗到其表面的饮片。系药材软化时，吸水量太过，或环境温度过高所致。如苍术、白术、独活、当归等。

（四）霉片

霉片是表面长出菌丝的饮片。系干燥不透或干燥后未放凉即贮存，或贮存处潮湿所致。如枳壳、枳实、白芍、泽泻、白术、山药、当归、远志、麻黄、黄芩等。

二、不合格饮片的主要影响因素

1. 软化不当　系药材软化时，浸泡或闷润不当。若外部含水量过多，在饮片切制时，易形成连刀片；若药材软化时，吸水量太过，易形成油片；若药材内部达软化要求，而药材表面较干，在饮片切制时，易形成掉边（脱皮）；若药材软化时，未润透，在饮片切制时，易形成炸心。另外，若药材软化时，水性不及，在饮片切制时，易形成皱纹片。药材软化时，若内部含水分太过，可导致药材伤水，在饮片切制后，难于干燥，并易形成翘片，尤其薄片或极薄片极易出现此现象。

2. 刀不快、技不精　在饮片切制过程中，若刀具不锋利或切制技术不娴熟，易形成连刀片。若刀具不锋利或刀与刀床不吻合，也易形成皱纹片。

3. 干燥方法不正确或贮存不当　切制后干燥不及时或干燥方法选用不当，会导致饮片失去原药材气味，易形成饮片走味。干燥不透或干燥后未放凉或贮存处潮湿，易导致饮片表面发霉。若干燥温度或贮存环境温度过高，也易形成油片。

答案解析

◆〈目标检测〉◆

一、单项选择题（在每小题的 5 个备选答案中，选出 1 个正确答案）

1. 适用于手捏法"看水头"的药材为（　）
   A. 白芍　　　　　　　　B. 大黄　　　　　　　　C. 山药
   D. 延胡索　　　　　　　E. 甘草

2. 宜用淋法软化的药材为（　）
   A. 泽泻　　　　　　　　B. 槟榔　　　　　　　　C. 白芍
   D. 黄芪　　　　　　　　E. 薄荷

3. 适用于抢水洗软化的药材为（　）
   A. 甘草　　　　　　　　B. 人参　　　　　　　　C. 槟榔
   D. 陈皮　　　　　　　　E. 肉豆蔻

4. 切制时需切成薄片的药材是（　　）
   A. 白术 　　　　　　　B. 当归 　　　　　　　C. 泽泻
   D. 山药 　　　　　　　E. 何首乌
5. 含芳香挥发性成分的饮片干燥温度不宜超过（　　）
   A. 30℃ 　　　　　　　B. 40℃ 　　　　　　　C. 50℃
   D. 60℃ 　　　　　　　E. 70℃

二、多项选择题（在每小题的 5 个备选答案中，选出 2~5 个正确答案）

1. 饮片切制的作用有（　　）
   A. 利于制剂 　　　　　B. 便于鉴别、调配 　　C. 使药物洁净
   D. 利于煎出 　　　　　E. 便于炮炙
2. 某些植物药材，因难以软化，可在产地直接切成饮片后再干燥，如（　　）
   A. 乌药 　　　　　　　B. 茯苓 　　　　　　　C. 地榆
   D. 功劳木 　　　　　　E. 天南星
3. 润法软化的优点有（　　）
   A. 有效成分损失少 　　B. 色泽鲜艳 　　　　　C. 饮片平坦平整
   D. 节省时间 　　　　　E. 水分均匀
4. 拌衣能够增加中药疗效，如（　　）
   A. 朱砂拌茯苓 　　　　B. 朱砂拌远志 　　　　C. 朱砂拌灯心
   D. 青黛拌茯苓 　　　　E. 青黛拌灯心
5. 属于败片的有（　　）
   A. 翘片 　　　　　　　B. 油片 　　　　　　　C. 连刀片
   D. 皱纹片 　　　　　　E. 走味片

三、配伍选择题（每组分别对应一组备选项，备选项可重复选用，也可不选用。每题只有 1 个最佳答案）

   A. 极薄片 　　　　　　B. 薄片 　　　　　　　C. 厚片
   D. 丝 　　　　　　　　E. 段

1. 羚羊角等角质类药材宜切成（　　）
2. 黄柏、桑白皮等一般皮类药材宜切成（　　）
3. 白芍、槟榔等质地致密坚实、切薄片不易破碎的药材宜切成（　　）
4. 泽泻、山药等质地松泡、粉性强的药材宜切成（　　）

四、问答题

简述中药饮片包装的作用。

书网融合……

思政导航　　　本章小结　　　微课　　　题库　　　北柴胡产业化生产　　陈皮产业化生产 联动生产线

第八章　炒　法

◉ 学习目标

知识目标

1. 掌握　清炒法与加辅料炒法的炮制目的、操作方法、注意事项；重点中药的炮制方法、炮制作用与临床应用。

2. 熟悉　各炮制方法适用范围；加辅料炒的辅料用量；重点中药的质量要求和研究概况。

3. 了解　清炒法与加辅料炒法的含义；一般中药的炮制规格、炮制作用与临床应用。

能力目标

通过本章的学习使学生能够用清炒法与加辅料炒的炮制目的、操作方法与代表性中药的炮制作用，能够根据炮制作用指导相应饮片的临床应用，能够用现代科学语言阐释代表性中药的炮制原理。

将净选或切制后的中药，加辅料或不加辅料，置预热容器内，用适当的火力连续加热，并不断翻动或搅拌至规定程度的方法，称为炒法。

炒法是中药炮制中应用历史悠久的基本方法。汉代《神农本草经》中露蜂房、蛇蜕和蜣螂"火熬之良"的"熬"，就是今之炒法。汉代以后，炒法就一直被广泛应用，成为最基本的炮制方法之一。

炒法根据操作时加辅料与否，可分为清炒法（单炒法）和加辅料炒法（固体辅料炒法）。清炒法根据炒制程度的不同，又分为炒黄、炒焦、炒炭；加辅料炒法根据所加辅料的不同，分为麸炒、米炒、土炒、砂炒、蛤粉炒和滑石粉炒等方法。

火力的控制和火候的掌握是炒法中的两个关键因素。火力是指所用热源释放出热能的大小强弱或温度的高低，一般分为文火、中火、武火。文火即小火，武火即大火或强火，介于文火和武火之间的即为中火。先文火后武火，或文火、武火交替使用的即文武火。火候是指中药炮制时的火力、时间及炮制程度。可根据中药形、色、气、味、质等内外特征的变化或其他的附加方法来判断炒制程度。不同的中药有不同的炒制要求，所以选用的火力和规定的火候也不同。

炒法的操作分为手工炒制和机械炒制两种。炒制程序一般分为预热、投药、翻炒、出锅、摊晾5个步骤。

手工炒制适于小量生产，所用的用具有铁锅、铁铲、刷子、簸箕等。最好用倾斜30~45℃的斜锅，以利搅拌或翻动。一般是先将锅预热至规定程度，然后投入大小分档的中药，迅速搅拌或翻炒到所需程度，取出，摊开，放凉，筛除灰屑后妥善保存。翻动时一般将中药先向一边依次翻炒，翻炒完后再向反方向依次翻动，反复操作。加辅料炒者，一般先处理辅料，后投药拌炒，出锅后应筛去辅料，再摊开晾凉。

机械炒制适于工业生产，炒制机械主要有平锅式炒药机和滚筒式炒药机。平锅式炒药机适用于种子类药材的炒制，但目前较少使用。滚筒式炒药机（图8-1）适用于大多数中药的炒制，是目前炒药机的主流机型。滚筒式炒药机是以煤气或电加热，滚筒内壁装有螺旋板，打正转时炒药，打反转时出药。

炒制过程中注意控制转筒的转速，一般炒制初期转速宜低，物料呈泻落状态，随着温度的升高和炒制程度的加重逐渐提高转速，让物料在抛落状态下炒制，中药炒至合乎要求时迅速打反转快速出料。机器炒制既大大减小了劳动强度，又保证了中药炒制质量。

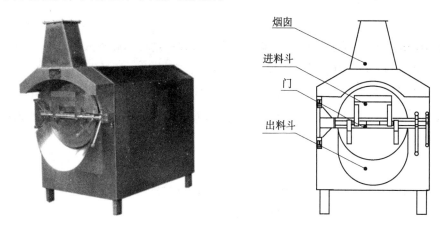

图 8－1 滚筒式炒药机实物图及分解图

近年来新研制的智能炒药机（图 8－2）可使炒制过程自动完成，确保每批炒制品质量一致，达到规范化炮制的目的。

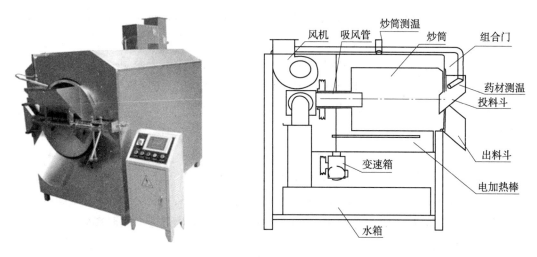

图 8－2 智能炒药机实物图及分解图

第一节 清炒法

不加辅料的炒法，称为清炒法。根据炒制程度的不同分为炒黄、炒焦、炒炭。

PPT

一、炒 黄

将净选或切制后的中药，置预热适度的炒制容器内，用文火或中火炒至药物表面呈黄色或色泽加深，或鼓起、爆裂并透出香气的方法，称为炒黄。

炒黄多适用于果实种子类中药。传统有"逢子必炒"之说。

（一）炮制目的

1. 增强疗效 如王不留行、芥子等。

2. 缓和或改变药性 如牛蒡子、葶苈子、莱菔子等。

3. 降低毒性或消除副作用 如牵牛子、苍耳子、瓜蒌子等。

4. 矫臭矫味 如九香虫。

（二）操作方法

炒黄法根据中药的性状、质地，将炒制容器预热至适宜程度，然后投入净选并大小分档的饮片，投药量以占炒制容量的 1/3～1/2 为宜，用文火或中火加热，迅速均匀翻炒至所需程度。药物的炒制程度一般是通过与生品对比，从形、色、气、味、质、声的变化中，通过形体鼓起或爆花、颜色加深、香气逸出、质地松脆或手捻易碎、爆裂声等方面，控制药物的炒制火候，达到要求时，迅速取出，晾凉。筛去灰屑，包装贮存。

（三）注意事项

1. 炒前要将药物净选、干燥并大小分档，以保证炒制程度的均匀一致。

2. 炒制要掌握好适宜的火力和加热时间，控制好火候。

3. 翻搅要均匀，出锅要及时。

芥 子

【处方用名】芥子、白芥子、黄芥子、炒白芥子、炒芥子。

【来源】本品为十字花科植物白芥 *Sinapis alba* L. 或芥 *Brassica juncea*（L.）Czern. et Coss. 的干燥成熟种子。前者习称"白芥子"，后者习称"黄芥子"。

【采收加工】夏末秋初果实成熟时割取植株，晒干，打下种子。除去杂质。

【历史沿革】唐代有蒸熟和微炒的方法；宋代有微炒和"炒熟，勿令焦"的要求；明代沿用炒法，并有"要用止血须炒黑"的记载；清代以炒后研末用者为主。现行有炒黄法。《中国药典》2020 年版载有芥子、炒芥子。

【炮制方法】

1. **芥子** 取原药材，除去杂质。用时捣碎。

2. **炒芥子** 取净芥子，置预热适度的炒制容器内，用文火加热，炒至淡黄色至深黄色（炒白芥子）或深黄色至棕褐色（炒黄芥子），有爆裂声，并散出香辣气时，取出晾凉，用时捣碎。

【成品性状】

1. **芥子** 白芥子呈球形，表面呈灰白色至淡黄色；气微，味辛辣。黄芥子较小，表面呈黄色至棕黄色，少数呈暗红棕色；研碎后加水浸湿，则产生辛烈的特异臭气。

2. **炒芥子** 形如芥子，表面淡黄色至深黄色（炒白芥子）或深黄色至棕褐色（炒黄芥子），偶有焦斑。有香辣气。

【质量要求】

1. **芥子** 水分不得过 14.0%；总灰分不得过 6.0%；水溶性浸出物不得少于 12.0%；含芥子碱以芥子碱硫氰酸盐（$C_{16}H_{24}NO_5 \cdot SCN$）计，不得少于 0.50%。

2. **炒芥子** 水分不得过 8.0%；含芥子碱以芥子碱硫氰酸盐（$C_{16}H_{24}NO_5 \cdot SCN$）计不得少于 0.40%；总灰分、水溶性浸出物同芥子。

【炮制作用与临床应用】芥子辛，温。归肺经。具有温肺豁痰利气、散结通络止痛的功能。芥子生品辛散力强，善于通络止痛。常与甘遂等配伍，用于痰饮停滞胸膈所致的胸满胁痛等症，如控涎丹（《三因极一病证方论》）；或与木鳖子等配伍，用于痰滞经络，肩臂肢体疼痛，麻痹等症，如白芥子散（《证治准绳》）。

炒芥子缓和辛散走窜之性，可避免耗气伤阴，并善于顺气豁痰，易于粉碎和煎出药效，并能起到杀酶保苷的作用。常与炒苏子等配伍，用于痰壅气滞，咳嗽喘逆等症，如三子养亲汤（《韩氏医通》）；或与炒莱菔子等配伍，用于食积成痞，如连萝丸（《杂病源流犀烛》）。

【炮制研究】硫苷类和芥子碱类是芥子的主要药效成分。硫苷类成分本身无刺激性，酶解后可生成异硫氰酸酯类（芥子油）（图8-3）。芥子碱多以芥子碱硫氰酸盐的形式存在，研究发现黄芥子水煎液中的芥子碱硫氰酸盐和硫苷类成分芥子苷的含量，随炒制时间的增加呈先上升后下降的趋势，炒制2分钟时含量最高，证实黄芥子文火微炒的合理性。

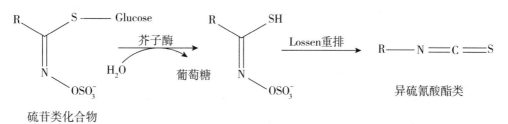

图8-3 硫苷的酶解反应

硫苷类和芥子碱类是芥子的主要药效成分。硫苷类成分本身无刺激性，酶解后可生成异硫氰酸酯类（芥子油），具有辛辣味和刺激性，为强力的皮肤发红剂，催吐剂及调味剂。炒后可杀酶保苷，使硫苷在胃肠道中缓慢分解，逐渐释放芥子油而发挥治疗作用，如引起胃部温暖感，增加消化液的分泌，发挥健胃、祛痰等作用。因此，芥子外用，宜生品研末用温水调敷患部，使硫苷分解为芥子油，通过皮肤和穴位刺激而发挥治疗作用；内服则宜用炒品，既减少了芥子油的刺激性，又保证了其疗效。

【贮存】贮干燥容器内，密闭，置通风干燥处，防潮。

葶苈子

【处方用名】葶苈子、炒葶苈子。

【来源】本品为十字花科植物播娘蒿 *Descurainia sophia*（L.）Webb. ex Prantl. 或独行菜 *Lepidium apetalum* Willd. 的干燥成熟种子。前者习称"南葶苈子"，后者习称"北葶苈子"。

【采收加工】夏季果实成熟时采割植株，晒干，搓出种子，除去杂质。

【历史沿革】汉代有炒令黄色，捣丸为末的制法；晋代有酒渍法；南北朝时期有与米一同微焙，以米熟为度的方法；唐代有隔纸炒法；宋代以后以炒法为主，并沿用与米同炒，以米色变化指示炮制程度的方法；清代增加了醋炒。现行有炒黄法。《中国药典》（2020年版）载有葶苈子、炒葶苈子。

【炮制方法】

1. 葶苈子 取原药材，除去杂质，筛去灰屑。用时捣碎。

2. 炒葶苈子 取净葶苈子，置预热适度的炒制容器内，用文火加热，炒至有爆声，微鼓起，易研碎，有香气时取出，放凉。用时捣碎。

【成品性状】

1. 葶苈子 南葶苈子呈长圆形略扁。表面棕色或红棕色，微有光泽，气微，味微辛、苦，略带黏性；北葶苈子呈扁卵形，味微辛辣，黏性较强。

2. 炒葶苈子 形如葶苈子，微鼓起，表面棕黄色，具油香气，不带黏性。

【质量要求】

1. 葶苈子 水分不得过9.0%；总灰分不得过8.0%；酸不溶性灰分不得过3.0%；膨胀度：南葶苈子膨胀度不得低于3，北葶苈子膨胀度不得低于12；南葶苈子含槲皮素-3-*O*-β-*D*-葡萄糖-7-*O*-β-*D*-

龙胆双糖苷（$C_{33}H_{40}O_{22}$）不得少于 0.075%。

2. 炒葶苈子　水分不得过 5.0%；南葶苈子含槲皮素 $-3-O-\beta-D-$ 葡萄糖 $-7-O-\beta-D-$ 龙胆双糖苷（$C_{33}H_{40}O_{22}$）不得少于 0.080%；总灰分、酸不溶性灰分同葶苈子。

【炮制作用与临床应用】葶苈子苦、辛，大寒。归肺、膀胱经。具有泻肺平喘、利水消肿的功能。葶苈子生用力峻，降泄肺气作用较强，长于利水消肿，宜于实证。常与大黄等配伍，用于胸胁积水，项亦强者等症，如大陷胸丸（《伤寒论》）；或与郁李仁等配伍，用于湿热中阻，水肿胀满等症，如葶苈丸（《外台秘要》）。

炒葶苈子药性缓和，免伤肺气，同时外壳破裂，易于煎出药效，酶被破坏，利于苷类成分的保存。常与大枣配伍，用于痰涎壅盛，咳嗽胸满等症，如葶苈大枣泻肺汤（《金匮要略》）；或与薏苡仁等配伍，用于肺痈咳唾脓血等症，如葶苈薏苡泻肺汤（《张氏医通》）。

【炮制研究】葶苈子含硫苷类、黄酮类、苯丙素类、脂肪油等成分。研究发现，炒制对南葶苈子中槲皮素 $-3-O-\beta-D-$ 葡萄糖 $-7-O-\beta-D-$ 龙胆双糖苷等黄酮苷类成分影响不显著，其含量变化均在炒制过程操作误差范围内，通过其含量难以区分南葶苈子药材和炒制饮片。

相同剂量南葶苈子生品、炒品的镇咳、祛痰效果无显著性差异，结果显示南葶苈子炒制适中，其镇咳、祛痰疗效影响较小，而炒之太过则会使其疗效减低。利尿试验发现南葶苈子炒后可使其利尿作用缓和，而炒之太过则会使其利尿功效丧失。

【贮存】贮干燥容器内，密闭，置通风干燥处，防蛀。

决明子

【处方用名】决明子、炒决明子。

【来源】本品为豆科植物钝叶决明 *Cassia obtusifolia* L. 或决明（小决明）*Cassia tora* L. 的干燥成熟种子。

【采收加工】秋季采收成熟果实，晒干，打下种子，除去杂质。

【历史沿革】梁代有炙和煮法；唐代有"以苦酒渍经三日曝干，治眼风虚劳热暗"的记载；宋、元、明代均主用炒法；清代有酒煮法，并有"补肝明目决明子……酒煮曝干为末"。现行有炒黄法。《中国药典》（2020 年版）载有决明子、炒决明子。

【炮制方法】

1. 决明子　取原药材，去净杂质，洗净，干燥。用时捣碎。

2. 炒决明子　取净决明子，置预热适度的炒制容器内，用中火炒至微鼓起，颜色加深，断面浅黄色，爆裂声减弱并有香气逸出时，取出，放凉。用时捣碎。

【成品性状】

1. 决明子　略呈菱方形或短圆柱形，两端平行倾斜。表面绿棕色或暗棕色，平滑有光泽。质坚硬，不易破碎。气微，味微苦。小决明呈短圆柱形，较小。

2. 炒决明子　形如决明子，微鼓起，表面绿褐色或暗棕色，偶见焦斑。微有香气。

【质量要求】

1. 决明子　水分不得过 15.0%；总灰分不得过 5.0%；每 1000g 含黄曲霉毒素 B_1 不得过 $5\mu g$，黄曲霉毒素 G_2、G_1、B_2 和 B_1 的总量不超过 $10\mu g$；含大黄酚（$C_{15}H_{10}O_4$）不得少于 0.20%，含橙黄决明素（$C_{17}H_{14}O_7$）不得少于 0.080%。

2. 炒决明子　水分不得过 12.0%；总灰分不得过 6.0%；含大黄酚（$C_{15}H_{10}O_4$）不得少于 0.12%，含橙黄决明素（$C_{17}H_{14}O_7$）同决明子。

【炮制作用与临床应用】决明子甘、苦、咸，微寒。归肝、大肠经。具有清热明目、润肠通便的功能。决明子生品长于清肝热，润肠燥。常与柴胡等配伍，用于肝胆郁火上冲，目赤涩痛等症，如决明子汤（《圣济总录》）；决明子大剂量打碎，煎水服，用于阴虚内热所致的肠燥便秘。

炒决明子能缓和寒泻之性，有平肝养目的功效。常与菊花等配伍，用于风热上扰，目赤肿痛等症，如决明子散（《济生方》）；或与石斛等配伍，用于肝肾亏损、青盲内障等症，如石斛夜光丸（《中药成药制剂手册》）；高血压头痛、头晕，可单用决明子炒黄，水煎代茶饮（《江西草药》）。

【炮制研究】决明子主要含蒽醌化合物大黄素、大黄酚、大黄素甲醚、钝叶素及萘并吡喃类衍生物及其苷类等成分，如红镰霉素龙胆二糖苷。研究发现，高温炒制决明子使决明子中蒽醌苷和萘并吡喃酮苷类成分的苷键发生断裂，生成对应的苷元，从而发挥缓和寒泻之性。如钝叶素 $-2-O-\beta-D-$ 葡萄糖苷分解生成钝叶素，红镰霉素龙胆二糖苷分解生成红镰霉素。

【贮存】贮干燥容器内，密闭，置通风干燥处。

蔓荆子

【处方用名】蔓荆子、炒蔓荆子。

【来源】本品为马鞭草科植物单叶蔓荆 *Vitex trifolia* L. var. *simplicifolia* Cham. 或蔓荆 *Vitex trifolia* L. 的干燥成熟果实。

【采收加工】秋季果实成熟时采收，除去杂质，晒干。

【历史沿革】南北朝刘宋时期有酒浸蒸、蒸晒干的记载；唐代有酒浸法；宋代增加了炒熟、单蒸、酒煮等炮制方法；元代增加了炒黑；明代除沿用清炒法外，还有酒拌；清代则有酒蒸炒用、酒浸蒸熬干等法。现行有炒黄、炒炭、酒炙等。《中国药典》（2020 年版）载有蔓荆子、炒蔓荆子。

【炮制方法】

1. 蔓荆子 取原药材，除去杂质，筛去灰屑。用时捣碎。

2. 炒蔓荆子 取净蔓荆子，置预热适度的炒制容器内，用中火炒至颜色加深，白膜呈焦黄色，有香气时取出，摊凉，搓去蒂下白膜（宿萼），筛去灰屑。用时捣碎。

【成品性状】

1. 蔓荆子 呈球形，表面灰黑色或黑褐色，被灰白色粉霜状茸毛，有纵向浅沟 4 条，顶端微凹，基部有灰白色宿萼及短果梗。体轻，质坚韧，不易破碎。气特异而芳香，味淡、微辛。

2. 炒蔓荆子 形如蔓荆子，表面黑色或黑褐色，基部有的可见残留宿萼和短果梗。气特异而芳香，味淡、微辛。

【质量要求】

1. 蔓荆子 饮片杂质不得过 2%，水分不得过 14.0%；总灰分不得过 7.0%；醇溶性浸出物不得少于 8.0%；含蔓荆子黄素（$C_{19}H_{18}O_8$）不得少于 0.030%。

2. 炒蔓荆子 水分不得过 7.0%；总灰分、浸出物、含量测定同蔓荆子。

【炮制作用与临床应用】蔓荆子辛、苦，微寒。归膀胱、肝、胃经。具有疏散风热、清利头目的功能。蔓荆子生用疏散风热，清利头目。常与菊花等配伍，用于风热所引起的头痛、头昏及偏头痛等症，如菊芎饮（《上池秘录》）；或与钩藤等配伍，用于高血压头痛偏热型，如蔓荆子汤（《中药临床应用》）。

炒蔓荆子辛散微寒之性缓和，长于升清阳之气，祛风止痛。常与人参等配伍，用于中气不足，耳聋目障等症，如益气聪明丸（《证治准绳》）；或与羌活等配伍，用于风湿侵袭肌肉、经络、骨节疼痛等症，如羌活防风汤（《素问病机气宜保命集》）。

【炮制研究】蔓荆子主要成分为蔓荆子黄素，采用高效液相色谱法对生品蔓荆子、清炒蔓荆子、酒浸炒制蔓荆子、酒制烘制蔓荆子的蔓荆子黄素进行含量测定。结果生品蔓荆子及其他三种不同炮制品蔓荆子黄素含量，分别为生品蔓荆子（0.050%）＜清炒蔓荆子（0.051%）＜酒浸炒制蔓荆子（0.054%）＜酒浸烘制蔓荆子（0.056%）。结果显示：不同炮制方法对蔓荆子中蔓荆子黄素含量有一定影响，其中酒浸烘制蔓荆子的蔓荆子黄素含量最高。

【贮存】贮干燥容器内，密闭，置阴凉干燥处。

牛蒡子 微课1

【处方用名】牛蒡子、大力子、炒牛蒡子、炒大力子。

【来源】本品为菊科植物牛蒡 *Arctium lappa* L. 的干燥成熟果实。

【采收加工】秋季果实成熟时采收果序，晒干，打下果实，除去杂质，再晒干。

【历史沿革】南北朝刘宋为"酒拌蒸，焙干，捣粉"；唐代开始炒用；宋代增加了火燔制；金元时期有烧存性；明代新增炮制方法较多，有去油、焙黄、水煮晒干炒香、酥炙、蒸制、酒炒等方法；清代基本沿用前代制法。现行有炒黄法。《中国药典》（2020年版）载有牛蒡子、炒牛蒡子。

【炮制方法】

1. 牛蒡子　取原药材，除去杂质，洗净，干燥。用时捣碎。

2. 炒牛蒡子　取净牛蒡子，置预热适度的炒制容器内，用文火炒至略鼓起，有爆裂声，断面呈黄色，微有香气逸出时。取出，放凉。用时捣碎。

【成品性状】

1. 牛蒡子　呈长倒卵形，略扁，微弯曲。表面灰褐色，带紫黑色斑点，有数条纵棱。果皮较硬，破开后呈淡黄白色，富油性。气微，味苦后微辛而稍麻舌。

2. 炒牛蒡子　形如牛蒡子，色泽加深，略鼓起。微有香气。

【质量要求】

1. 牛蒡子　水分不得过9.0%；总灰分不得过7.0%；含牛蒡苷（$C_{27}H_{34}O_{11}$）不得少于5.0%。

2. 炒牛蒡子　水分不得过7.0%；总灰分、牛蒡苷含量同牛蒡子。

【炮制作用与临床应用】牛蒡子辛、苦、寒。归肺、胃经。具有疏散风热，宣肺透疹，解毒利咽的功能。牛蒡子生用长于疏散风热，解毒散结。常与金银花等配伍，用于风温初起，头痛口渴，咳嗽咽痛等症，如银翘散（《温病条辨》）。

炒牛蒡子缓和寒滑之性，免伤脾胃，气香使宣散作用更强，且有利于有效成分煎出。常与薄荷等配伍，用于麻疹透发不畅，喘咳，烦闷躁乱，咽喉肿痛，如竹叶柳蒡汤（《先醒斋广笔记》）；或与射干等配伍，用于肺胃热盛，胸膈不利，咽喉肿痛，如清咽利膈丸（《中药成药制剂手册》）。

【炮制研究】牛蒡子主要活性成分为木脂素类的牛蒡苷和牛蒡苷元，牛蒡苷含量在5.0%以上，牛蒡苷元含量平均在0.5%。牛蒡子炒制过程中牛蒡苷可受热分解转化为牛蒡苷元，研究发现牛蒡子经过炒制之后绿原酸、牛蒡苷、异绿原酸A含量下降，异绿原酸B、异绿原酸C、牛蒡苷元含量增加，上述化学成分的差异可能是牛蒡子生品和炒品临床功效不同的主要原因。

牛蒡苷的药理活性多体现在体内代谢产物牛蒡苷元上，牛蒡苷元的药用价值更为突出，具有较强的抗炎及免疫调节、抗病毒以及抑制热休克反应的活性。

【贮存】贮干燥容器内，密闭，置通风干燥处，防蛀。

茺蔚子

【处方用名】茺蔚子、益母草子、炒茺蔚子。

【来源】本品为唇形科植物益母草 *Leonurus japonicus* Houtt. 的干燥成熟果实。

【采收加工】秋季果实成熟时采割地上部分，晒干，打下果实，除去杂质。

【历史沿革】宋代有炒焦；明代有微炒香、蒸法等；清代另有酒洗等法。现行有炒黄法。《中国药典》（2020 年版）载有茺蔚子、炒茺蔚子。

【炮制方法】

1. 茺蔚子　取原药材，除去杂质，洗净，干燥。用时捣碎。

2. 炒茺蔚子　取净茺蔚子，置预热适度的炒制容器内，用文火加热，炒至有爆鸣声，表面微鼓起，颜色加深，有香气逸出时，取出放凉。用时捣碎。

【成品性状】

1. 茺蔚子　呈三棱形，表面灰棕色至灰褐色，有深色斑点，一端稍宽，平截状，另一端渐窄而钝尖。果皮薄，子叶类白色，富油性。气微，味苦。

2. 炒茺蔚子　形如茺蔚子，表面微鼓起，质脆，断面淡黄色或黄色，富油性。气微香，味苦。

【质量要求】茺蔚子水分不得过 7.0%；总灰分不得过 10.0%；醇溶性浸出物不得少于 17.0%；含盐酸水苏碱（$C_7H_{13}NO_2 - HCl$）不得少于 0.050%。

【炮制作用与临床应用】茺蔚子辛、苦，微寒。归心包、肝经。具有活血调经、清肝明目的功能。茺蔚子生品长于清肝明目。常与防风等配伍，用于白睛赤肿，目赤肿痛等症，如茺蔚子散（《秘传眼科龙木论》）。

炒茺蔚子寒性减弱，质脆，易于煎出药效成分，长于活血调经。常与当归等配伍，用于血虚血滞的月经不调，或气血瘀阻的痛经等症；或与当归等配伍，用于产后恶血瘀阻，腹中刺痛等症，如益母草子散（《太平圣惠方》）。

【贮存】贮干燥容器内，密闭，置通风干燥处，防蛀。

瓜蒌子

【处方用名】瓜蒌子、瓜蒌仁、炒瓜蒌仁、瓜蒌子霜。

【来源】本品为葫芦科植物栝楼 *Trichosanthes kirilowii* Maxim. 或双边栝楼 *Trichosanthes rosthornii* Harms 的干燥成熟种子。

【采收加工】秋季采摘成熟果实，剖开，取出种子，洗净，晒干。

【历史沿革】宋代载"炒令香熟"；明代有制霜、蛤粉炒等法；清代有焙制、麸炒等制法；现行有炒黄、蜜炙、制霜等。《中国药典》（2020 年版）载有瓜蒌子、炒瓜蒌子。

【炮制方法】

1. 瓜蒌子　取原药材，除去杂质及干瘪的种子，洗净，干燥。用时捣碎。

2. 炒瓜蒌子　取净瓜蒌子，置预热适度的炒制容器内，用文火加热，炒至微鼓起，略带焦斑，有香气逸出时，取出放凉。用时捣碎。

3. 瓜蒌子霜　取净瓜蒌子，碾成泥状，用布包严后蒸至上汽，压去油脂，碾细。

【成品性状】

1. 瓜蒌子　栝楼呈扁平椭圆形，表面浅棕色至棕褐色，平滑，沿边缘有一圈沟纹，顶端较尖，有种脐，基部钝圆或较狭。气微，味淡。双边栝楼较大而扁，表面棕褐色，沟纹明显而环边较宽，顶端平截。

2. 炒瓜蒌子　本品呈扁平椭圆形，表面浅褐色至棕褐色，平滑，偶有焦斑，沿边缘有 1 圈沟纹，顶端较尖，有种脐，基部钝圆或较狭。种皮坚硬。气略焦香，味淡。

3. 瓜蒌子霜　为黄白色松散粉末，微显油性。

【质量要求】

1. 瓜蒌子　水分不得过 10.0%；总灰分不得过 3.0%；醇溶性浸出物不得少于 4.0%；含 3,29 – 二苯甲酰基栝楼仁三醇（$C_{44}H_{58}O_5$）不得少于0.080%。

2. 炒瓜蒌子 水分不得过10.0%；总灰分不得过5.0%；含3,29-二苯甲酰基栝楼仁三醇（$C_{44}H_{58}O_5$）不得少于0.060%。

【炮制作用与临床应用】瓜蒌子，甘，寒；归肺、胃、大肠经；具有润肺化痰、滑肠通便的功能。瓜蒌子生用寒滑之性明显，长于润肺化痰，滑肠通便。常与桑白皮等配伍，用于咳嗽痰稠黄，发热，胸闷，如清气化痰丸（《医方考》）；或与杏仁等配伍，用于肺热移于大肠，大便秘结，咳嗽气促等症。

炒瓜蒌子寒性减弱，长于理肺化痰。常与半夏等配伍，用于痰浊阻肺，气失肃降，咳嗽气喘等症；或与麦冬参等配伍，用于脾虚肺热，咳嗽少痰，大便溏泻等症。

瓜蒌子霜功专润肺祛痰，可避免滑肠和恶心呕吐等胃肠道不良反应。常与杏仁等配伍，用于咳嗽痰黄，胸膈痞满，小便短赤等症，如清气化痰丸（《医方考》）。

【炮制研究】化学成分研究：瓜蒌子含脂肪油约26%~31%，具致泻作用。制霜后除去脂肪油约51.29%，从而缓和了瓜蒌子滑肠致泻的副作用。其泻下作用强弱依次为：瓜蒌仁＞瓜蒌皮＞瓜蒌霜。

【贮存】贮干燥容器内，密闭，置阴凉干燥处，防霉，防蛀。

紫苏子

【处方用名】紫苏子、炒苏子、蜜苏子、苏子霜。

【来源】本品为唇形科植物紫苏 *Perilla frutescens* (L.) Britt. 的干燥成熟果实。

【采收加工】秋季果实成熟时采收，除去杂质，晒干。

【历史沿革】宋代有炒、蜜炙等炮制方法；明代有隔纸焙、酒炒等法；清代增有良姜拌炒、制霜炮制方法。现行有清炒、蜜炙、制霜等。《中国药典》（2020年版）载有紫苏子、炒紫苏子。

【炮制方法】

1. 紫苏子 取原药材，除去杂质，洗净，干燥。用时捣碎。

2. 炒紫苏子 取净紫苏子，置预热适度的炒制容器，用文火炒至有爆裂声，表面颜色加深，香气逸出时，取出，晾凉。

3. 蜜紫苏子 取炼蜜用适量开水稀释后，淋入净紫苏子内拌匀，稍闷，用文火炒至深棕色不粘手为度，取出摊凉。每100kg紫苏子，用炼蜜10kg。

4. 紫苏子霜 取净紫苏子碾如泥状，加热，用吸油纸或布包裹，压榨去油，如此反复操作，至药物不再粘结成饼为度，研细。

【成品性状】

1. 紫苏子 呈卵圆形或类球形。表面灰棕色或灰褐色，具微隆起的暗紫色网纹，基部稍尖，有灰白色点状果梗痕。果皮薄而脆，易压碎。压碎有香气，味微辛。

2. 炒紫苏子 形如紫苏子，表面灰褐色，有细裂口，有焦香气。

3. 蜜紫苏子 形如紫苏子，外表深棕色，有细裂口，多黏性，具蜜香气，味微甜。

4. 紫苏子霜 为灰白色的粗粉末，气微香。

【质量要求】

1. 紫苏子 水分不得过8.0%；含迷迭香酸（$C_{18}H_{16}O_8$）不得少于0.25%。

2. 炒紫苏子 水分不得过2.0%；含迷迭香酸（$C_{18}H_{16}O_8$）不得少于0.20%。

【炮制作用与临床应用】紫苏子辛，温。归肺经。具有降气消痰、止咳平喘、润肠通便的功能。紫苏子生用润肠力专，多用于肠燥便秘或气喘而兼便秘者。常与半夏等配伍，用于湿痰壅盛，脾失健运，咳嗽胸闷等症；或与火麻仁等配伍，用于脘腹胀满，大便秘结等症，如紫苏麻仁粥（《济生方》）。

炒紫苏子辛散之性缓和，长于温肺降气，并能提高煎出效果。常与白芥子配伍，用于寒痰壅阻，咳嗽气喘等症，如三子养亲汤（《韩氏医通》）；或与肉桂等配伍，用于痰涎壅盛，或腰疼脚软等症，如苏子降气汤（《太平惠民和剂局方》）。

蜜苏子药性缓和，免耗伤正气，长于降气平喘，润肺化痰。常与北沙参等配伍，用于咳嗽气促，口干咽燥等症，如保肺汤（《岳美中医案集》）。

苏子霜有降气平喘之功，但无滑肠之虑，多用于脾虚便溏的喘咳患者。

【贮存】贮干燥容器内，密闭，置通风干燥处，防蛀。

莱菔子 微课2

【处方用名】莱菔子、炒莱菔子。

【来源】本品为十字花科植物萝卜 *Raphanus sativus* L. 的干燥成熟种子。

【采收加工】夏季果实成熟时采割植株，晒干，搓出种子，除去杂质，再晒干。

【历史沿革】宋代有微炒、炒黄、炒熟、巴豆炒；元代有焙法、蒸法。明代除沿用前代方法外，又增加了生姜炒，并有"生用能升，熟用能降"；清代基本沿用前法，但以炒用为主。现行有炒黄法。《中国药典》（2020 年版）载有莱菔子、炒莱菔子。

【炮制方法】

1. 莱菔子 取原药材，除去杂质，洗净，干燥。用时捣碎。

2. 炒莱菔子 取净莱菔子，用文火炒至微鼓起，有密集爆裂声，手捻易碎，种仁黄色，富油性，有香气时取出，摊凉，用时捣碎。

【成品性状】

1. 莱菔子 呈类卵圆形或椭圆形，稍扁。表面黄棕色、红棕色或灰棕色。一端有深棕色圆形种脐，一侧有数条纵沟。种皮薄而脆，子叶 2，黄白色，有油性。气微，味淡，微苦辛。

2. 炒莱菔子 形如莱菔子，表面微鼓起，色泽加深，质酥脆，气微香。

【质量要求】

1. 莱菔子 水分不得过 8.0%；总灰分不得过 6.0%；酸不溶性灰分不得过 2.0%；醇溶性浸出物不得少于 10.0%；含芥子碱以芥子碱硫氰酸盐（$C_{16}H_{24}NO_5 \cdot SCN$）计不得少于 0.40%。

2. 炒莱菔子 水分、总灰分、酸不溶性灰分、醇溶性浸出物、芥子碱含量同莱菔子。

【炮制作用与临床应用】莱菔子辛、甘，平。归肺、脾、胃经。具有消食除胀，降气化痰的功能。莱菔子生用性主升散，长于涌吐风痰。单味水研服，具有涌吐风痰的作用（《日华子诸家本草》）；或与厚朴等配伍，用于水肿气喘，痰多浮肿等症，如莱菔丸（《急验方》）。

炒莱菔子性主降，长于消食除胀，降气化痰。炒后缓和了涌吐痰涎的副作用，又利于粉碎和煎出药效，且味香易服。常与白芥子等配伍，用于咳嗽痰多，胸闷气喘等症，如三子养亲汤（《韩氏医通》）；或与山楂等配伍，用于食积停饮，腹胀时痛等症，如保和丸（《丹溪心法》）。

【炮制研究】莱菔子主含硫苷、芥子碱、脂肪油等成分。硫苷类成分萝卜苷为莱菔子促进肠运动的主要活性成分。炒莱菔子水煎液中萝卜苷含量是生品的 8 倍多，原因是莱菔子炒制可抑制其所含硫苷分解酶的活性，防止萝卜苷在水煎过程中分解为莱菔子素，莱菔子素极不稳定，在萝卜苷酶解过程中即降解为其他含硫化合物。研究发现莱菔子炒制太过，萝卜苷则被破坏殆尽；莱菔子炒制前后芥子碱硫氰酸盐含量变化不大。

究莱菔子的各种炮制品均有增强离体兔回肠节律性收缩的作用和抑制小鼠胃排空率的作用。对小肠运动的增强，则可加强机械消化的作用。这可能就是炒莱菔子"消食除胀"的机制之一。

【贮存】贮干燥容器内，密闭，置通风干燥处，防蛀。

冬瓜子

【处方用名】冬瓜子、冬瓜仁、炒冬瓜子、炒冬瓜仁。

【来源】本品为葫芦科植物冬瓜 *Benincasa hispida* (Thunb.) Cogn. 的干燥成熟种子。

【采收加工】秋季果实成熟时，取出种子，洗净，晒干。

【历史沿革】唐代有沸水煮三遍，晒干，醋浸一宿的制法；宋代和清代用清炒法炮制。现行有炒黄法炮制。

【炮制方法】

1. 冬瓜子　取原药材，除去杂质，筛去灰屑。用时捣碎。

2. 炒冬瓜子　取净冬瓜子，置预热适度的炒制容器内，用文火炒至表面略黄色，稍有焦斑，取出放凉。用时捣碎。

【成品性状】

1. 冬瓜子　呈扁平长椭圆形或长卵形。外表黄白色，一端钝圆，另端尖，尖端有两个小突起，边缘光滑（单边冬瓜子）或两面边缘均有一环形的边（双边冬瓜子），内有乳白色种仁，具油性。无臭，味微甜。

2. 炒冬瓜子　形如冬瓜子，外表显炒后黄色焦斑，微具香气。

【炮制作用与临床应用】冬瓜子甘，寒。具有清肺化痰、消痈排脓的功能。冬瓜子生用清肺化痰、消痈排脓。常与薏苡仁等配伍，用于肺热痰嗽，肺痈、肠痈初起等症。如治肺痈的苇茎汤（《备急千金要方》）；或与大黄等配伍，用于肠痈初起，如大黄牡丹皮汤（《金匮要略方论》）。

炒冬瓜子寒性缓和，气香启脾，长于渗湿化浊。常与黄柏等配伍。多用于湿热带下、白浊等证。

【贮存】贮干燥容器内，密闭，置通风干燥处，防蛀。

酸枣仁

【处方用名】酸枣仁、炒酸枣仁。

【来源】本品为鼠李科植物酸枣 *Ziziphus jujuba* Mill. var. *spinosa* (Bunge) Hu ex H. F. Chou 的干燥成熟种子。

【采收加工】秋末冬初采收成熟果实，除去果肉及核壳，收集种子，晒干。

【历史沿革】南北朝刘宋时代有蒸法。宋代有微炒、炒香熟、酒浸等制法。明代又增加了隔纸炒香的方法。从宋代至清代有"睡多生使，不得睡炒熟""生用入肝胆，炒熟入心脾""炒研用，炒久则油枯不香，碎则气味俱失，便难见功"的论述。现行有炒黄法。《中国药典》（2020年版）载有酸枣仁、炒酸枣仁。

【炮制方法】

1. 酸枣仁　取原药材，去净杂质。除去残留核壳。用时捣碎。

2. 炒酸枣仁　取净酸枣仁，置预热适度的炒制容器内，用文火炒至鼓起，颜色微加深，有爆裂声，香气逸出时，取出放凉。用时捣碎。

【成品性状】

1. 酸枣仁　呈扁圆形或扁椭圆形，表面紫红色或紫褐色，平滑有光泽，有的有裂纹。气微，味淡。

2. 炒酸枣仁　形如酸枣仁，表面微鼓起，颜色加深，微具焦斑。略有焦香气，味淡。

【质量要求】

1. 酸枣仁　水分不得过9.0%；总灰分不得过7.0%；每1000g含黄曲霉毒素 B_1 不得过5μg，黄曲霉毒素 G_2、G_1、B_2 和 B_1 的总量不超过10μg；含酸枣仁皂苷 A（$C_{58}H_{94}O_{26}$）不得少于0.030%，含斯皮诺素（$C_{28}H_{32}O_{15}$）不得少于 0.080%。

2. 炒酸枣仁 水分不得过 7.0%；总灰分不得过 4.0%；酸枣仁皂苷 A 和斯皮诺素含量同酸枣仁。

【炮制作用与临床应用】酸枣仁甘、酸，平。归肝、胆、心经。具有养心补肝，宁心安神，敛汗，生津的功能。酸枣仁生品养心安神，敛汗。为滋养性安神药，常与人参等配伍，用于心血亏虚，咽干口燥，健忘怔忡等症，如宁志膏（《太平惠民和剂局方》）；或与枸杞等配伍，用于肝肾阴虚，头目眩晕；或少眠多梦等症，如补肝汤（《医宗金鉴》）。

炒酸枣仁种皮开裂，易于粉碎和煎出药效成分，并味香易服，能增强酸枣仁的疗效，临床主要用炒酸枣仁。常与知母等配伍，用于血虚不能养心，触事易惊，烦躁不眠等症，如酸枣仁汤（《金匮要略方论》）；或与人参等配伍，用于气短心悸，失眠多梦，头昏头晕等症，如归脾汤（《济生方》）。

【炮制研究】酸枣仁主含三萜皂苷、黄酮、生物碱、脂肪油等成分。多项研究均表明酸枣仁炒制后斯皮诺素和酸枣仁皂苷 A 的含量显著增加，从化学成分角度解释了酸枣仁炒制"生效熟增"的炮制作用。

酸枣仁皂苷 A 可显著降低哺乳动物的自发活动，提高入睡速度，延长睡眠时间，提高睡眠效率。黄酮类成分斯皮诺素可单独发挥镇静催眠作用或剂量依赖性地与戊巴比妥同用产生协同作用，表现为减少睡眠潜伏期，延长总睡眠时间，特别是增加慢波睡眠时间。现代药理实验证实生、炒酸枣仁均有镇静催眠作用，且酸枣仁炒制后镇静催眠作用有所增强。

【贮存】贮干燥容器内，密闭，置阴凉干燥处。防蛀。

王不留行 ⓔ 微课 3

【处方用名】王不留、王不留行、炒王不留、炒王不留行。

【来源】本品为石竹科植物麦蓝菜 *Vaccaria segetalis*（Neck.）Garcke 的干燥成熟种子。

【采收加工】夏季果实成熟、果皮尚未开裂时采割植株，晒干，打下种子。除去杂质，再晒干。

【历史沿革】汉代有烧灰存性用的记载；宋代有捣末用；明代有酒蒸，单蒸，炒，水浸焙法等；清代基本沿用明代的方法，并增加有土炒、糯米炒法，浆水浸，焙干用。现行有清炒法。《中国药典》（2020 年版）载有王不留行、炒王不留行。

【炮制方法】

1. 王不留行 取原药材，去净杂质，洗净，干燥。

2. 炒王不留行 取净王不留行，置预热温度适宜的炒制容器内，用中火炒至大多数爆开白花，取出晾凉。

【成品性状】

1. 王不留行 呈球形，表面黑色，少数红棕色，略有光泽。气微，味微涩、苦。

2. 炒王不留行 大多数呈类球形爆花状，表面白色，质松脆。

【质量要求】

1. 王不留行 水分不得过 12.0%；总灰分不得过 4.0%；醇溶性浸出物不得少于 6.0%；含王不留行黄酮苷（$C_{32}H_{38}O_{19}$）不得少于 0.40%。

2. 炒王不留行 水分不得过 10.0%；含王不留行黄酮苷（$C_{32}H_{38}O_{19}$）不得少于 0.15%；醇溶性浸出物同王不留行。

【炮制作用与临床应用】王不留行苦，平。归肝、胃经。具有活血通经、下乳消肿，利尿通淋的功能。王不留行生用长于消痈肿。常与蒲公英、夏枯草一起捣烂敷患处，用于乳痈初起的红肿疼痛；若其他痈肿未化脓者，可与葛根等配伍，如王不留行散（《医学心悟》）。

炒王不留行质地松泡，利于药效成分煎出且走散力强。常与当归等配伍，用于血滞经闭，小腹疼痛等症；或与穿山甲等配伍，用于产后乳汁不下等症，如通乳汤（《医宗金鉴》）。或与石韦等配伍，用于一切淋证的小便不利，尿道涩痛，泌尿系结石等症，如前列腺炎汤（《北京市中草药制剂选编》）。

【炮制研究】王不留行主要含有黄酮苷、环肽、皂苷等成分。王不留行炒制后黄酮苷含量大幅降低，环肽A、B、E含量变化不大，但4种成分的水煎溶出率均有增加，除环肽B的水煎溶出率增加5%左右外，另3种成分的水煎溶出率增加均超过10%。

研究证实王不留行黄酮苷不仅对血管内皮细胞损伤具有保护作用，还可通过激活FGFR–1信号通路促进内皮细胞增殖和血管生成；环肽A、B具有雌激素样活性，环肽A、C、D、E、F等对去甲肾上腺素诱导的大鼠主动脉收缩具有血管舒张活性，但环肽B具有相反作用。

【贮存】贮干燥容器内，密闭，置干燥处。

水红花子

【处方用名】水红花子、炒水红花子。

【来源】本品为蓼科植物红蓼 *Polygonum orientale* L. 的干燥成熟果实。

【采收加工】秋季果实成熟时采割果穗，晒干，打下果实，除去杂质。

【历史沿革】唐代有"熬令香"；宋代有"微炒入药"；明清两代及近代均沿用炒法。清代有"炒用消散之气稍缓"的记载。现行有清炒法。《中国药典》（2020年版）载有水红花子。

【炮制方法】

1. 水红花子　取原药材，除去杂质灰屑。用时捣碎。

2. 炒水红花子　取净水红花子，置预热适度的炒制容器内，用中火加热，迅速拌炒至爆花，有香气逸出时，取出晾凉。

【成品性状】

1. 水红花子　呈扁圆球形。表面棕黑色，有的红棕色，有光泽。质硬。气微，味淡。

2. 炒水红花子　大多数爆裂成白花，质疏松。具香气。

【质量要求】水红花子 总灰分不得过5.0%；含花旗松素（$C_{15}H_{12}O_7$）不得少于0.15%。

【炮制作用与临床应用】水红花子咸，微寒。归肝、胃经。具有散血消癥，消积止痛，利水消肿的功能。水红花子生品力峻，长于消瘀破癥、化痰散结。常与夏枯草等配伍，用于瘀血凝滞所致的胁腹癥积痞块等症；或与大腹皮、牵牛子等配伍，用于肝硬化腹水等症（《新疆中草药手册》）。

炒水红花子药性缓和，利于药效成分煎出，长于消食止痛、健脾利湿。常与木香等配伍，用于食积不消，胃脘胀痛等症。

【贮存】贮干燥容器内，密闭，置干燥处。

黑芝麻

【饮片名称】黑芝麻、胡麻、炒黑芝麻。

【来源】本品为脂麻科植物脂麻 *Sesamum indicum* L. 的干燥成熟种子。

【采收加工】秋季果实成熟时采割植株，晒干，打下种子，除去杂质，再晒干。

【历史沿革】唐代有炒令香、九蒸九曝后捣末的记载；宋代有微炒别捣；清代有酒蒸晒等法。现行有炒黄法。《中国药典》（2020年版）载有黑芝麻、炒黑芝麻。

【炮制方法】

1. 黑芝麻　取原药材，除去杂质，洗净，干燥。用时捣碎。

2. 炒黑芝麻　取净黑芝麻，置预热适度的炒制容器内，用文火炒至有爆裂声，香气逸出时，取出，放凉。用时捣碎。

【成品性状】

1. 黑芝麻 为扁卵圆形，表面黑色，平滑或有网状皱纹。尖端有点状棕色种脐。种皮薄，子叶 2，白色，富油性。气微，味甘，有油香气。

2. 炒黑芝麻 形如黑芝麻，微鼓起，有的可见爆裂痕，外表黑色略有光泽，有油香气。

【质量要求】

1. 黑芝麻 水分不得过 6.0%；总灰分不得过 8.0%。

2. 炒黑芝麻 水分、总灰分同黑芝麻。

【炮制作用与临床应用】黑芝麻甘，平。归肝、肾、大肠经。具有补肝肾，益精血，润肠燥的功能。古代医家认为黑芝麻生用滑痰，凉血解毒。多捣碎外用，如治小儿头疮，可生捣敷之（《本草从新》）。生品现较少用。炒黑芝麻香气浓，易于煎出药效，增强疗效，长于补益肝肾，填精补血，润肠通便。常与桑叶等配伍为末，以糯米饮捣丸，用于肝肾不足，皮肤燥涩等症，如桑麻丸（《医级宝鉴》）。

【炮制研究】研究黑芝麻不同炮制品中化学成分的变化规律。采用高效液相色谱法测定四种不同的炮制品（生品、清炒品、酒蒸晒品、九蒸九晒品）的化学成分，生品中脂肪油、芝麻素和芝麻林素含量最高，九蒸九晒中黑色素的含量最高。

研究黑芝麻不同炮制品（生品、清炒品、酒蒸晒品、九蒸九晒品）降血脂的药效差异，生品和九蒸九晒品与高脂模型组对比 TG 值有显著性差异（$P < 0.05$）；与高脂模型组和空白组比较 CHOL 值，除九蒸九晒组外，其余组均有显著性差异（$P < 0.05$）；与高脂模型组对比 LDL 值，除九蒸九晒组外均有显著性差异（$P < 0.05$），与空白组对比，清炒炮制品黑芝麻有显著性差异（$P < 0.05$）。九蒸九晒黑芝麻炮制品对血浆 TG 的降低作用最强，清炒黑芝麻炮制品对血浆 LDL 的降低作用最强。

【贮存】贮干燥容器内，密闭，置通风干燥处。防蛀。

火麻仁

【处方用名】火麻仁、大麻仁、麻子仁、炒火麻仁、炒麻仁。

【来源】本品为桑科植物大麻 *Cannabis sativa* L. 的干燥成熟果实。

【采收加工】秋季果实成熟时采收，除去杂质，晒干。

【历史沿革】唐代有熬、酒制、炒法等。宋代有炒令香熟，并增加了发芽法。明、清多沿用唐、宋之法。现行有炒黄法。《中国药典》（2020 年版）载有火麻仁、炒火麻仁。

【炮制方法】

1. 火麻仁 取原药材，除去杂质及果皮，筛去灰屑。

2. 炒火麻仁 取净火麻仁，置预热适度的炒制容器内，用文火炒至微黄色，有香气，取出，晾凉。

【成品性状】

1. 火麻仁 为卵圆形，表面灰绿色或灰黄色，有微细的白色或棕色网纹，两边有棱，顶端略尖，基部有 1 圆形果梗痕。果皮薄而脆，易破碎。种皮绿色，子叶 2，乳白色，富油性。气微，味淡。

2. 炒火麻仁 多数为破碎不完整碎粒。表面微黄色，具香气。

【炮制作用与临床应用】火麻仁甘，平。归脾、胃、大肠经。具有润肠通便的功能。火麻仁生品、炒品功用一致。炒后可提高煎出效果，并且气香，能增强滋脾阴、润肠燥的作用。常与杏仁配伍，用于老人体虚，热性病后期及产后津枯，或血虚便秘，或痔疮便秘等症，如麻子仁丸（《伤寒杂病论》）。

炒火麻仁可提高煎出效果，并且气香，能增强滋脾阴、润肠燥的作用。

【贮存】贮干燥容器内，密闭，置阴凉干燥处，防热，防蛀。

使君子

【处方用名】使君子、使君子仁、炒使君子仁。

【来源】本品为使君子科植物使君子 *Quisqualis indica* L. 的干燥成熟果实。

【采收加工】秋季果皮变紫黑时采收，除去杂质，干燥。

【历史沿革】宋代有去壳，为末、去壳，炒、烧存性、面裹煨、蒸制等炮制方法。明代有炒熟、煮制去油等法，并提出"慢火煨香熟用""炒熟"等。清代主要沿用前代方法。现行有炒黄法炮制。《中国药典》（2020 年版）载有使君子、使君子仁、炒使君子仁。

【炮制方法】

1. 使君子　取原药材，除去残留果柄及杂质。用时捣碎。

2. 使君子仁　取净使君子，除去硬壳及霉败的种仁。用时捣碎。

3. 炒使君子仁　取净使君子仁，置预热适度的炒制容器内，用文火加热，炒至表面黄色微有焦斑，有香气逸出时，取出放凉。用时捣碎。

【成品性状】

1. 使君子　呈椭圆形或卵圆形，表面黑褐色至紫黑色，平滑，微具光泽。顶端狭尖，基部钝圆，有明显圆形的果梗痕。质坚硬，种子长椭圆形或纺锤形，表面棕褐色或黑褐色，有多数纵皱纹；种皮薄，易剥离；子叶 2，黄白色，有油性，断面有裂隙。气微香，味微甜。

2. 使君子仁　呈长椭圆形或纺锤形，表面棕褐色或黑褐色，种皮脱落处为黄白色，有多数纵皱纹。气微香，味微甜。种皮薄，易剥离；子叶 2 片，黄白色，有油性，断面有裂纹。

3. 炒使君子仁　形如使君子仁，表面黄白色，有多数纵皱纹；有时可见残留有棕褐色种皮。气香，味微甜。

【质量要求】

1. 使君子　水分不得过 13.0%；每 1000g 含黄曲霉毒素 B_1 不得过 5μg，黄曲霉毒素 G_2、G_1、B_2 和 B_1 总量不得过 10μg；使君子仁含胡芦巴碱（$C_7H_7NO_2$）不得少于 0.20%。

2. 使君子仁　水分、胡芦巴碱含量同使君子。

3. 炒使君子仁　胡芦巴碱含量同使君子。

【炮制作用与临床应用】使君子甘、温。归脾、胃经。具有杀虫消积的功能。使君子仁与带壳使君子功用相同，入煎剂可直接用使君子捣碎入药，使君子仁多入丸、散剂或嚼食。生品杀虫力强，常与胡黄连等配伍，用于肠道寄生虫扰动，脐腹疼痛，腹胀吐蛔等症，如如圣丸（《小儿药证直诀》）。

炒使君子仁味香易服，可直接嚼食，并能缓和隔肌痉挛的副作用，长于健脾消积，亦能杀虫。常与肉豆蔻等配伍，用于小儿疳积，腹部胀大，多食善饥等症，如肥儿丸（《太平惠民和剂局方》）。

【炮制研究】使君子驱虫的有效部位为水溶性部位，其中使君子酸钾为驱虫有效成分。随炮制温度升高，炮制品中水浸出物和使君子酸钾含量均有所降低，提示宜低温均匀加热炮制使君子。研究发现，嚼食烘焙的使君子仁可大大减少发生呃噫的概率，说明加热炮制可缓和生品隔肌痉挛的副作用。

【贮存】贮干燥容器内，密闭，置通风干燥处，防霉，防蛀。

蒺 藜

【处方用名】刺蒺藜、白蒺藜、蒺藜、炒蒺藜。

【来源】本品为蒺藜科植物蒺藜 *Tribulus terrestris* L. 干燥成熟果实。

【采收加工】秋季果实成熟时采割植株，晒干，打下果实，除去杂质。

【历史沿革】南北朝刘宋时期有蒸后去刺再用酒拌蒸的方法。唐代有熬（炒）、烧作灰的炮制方法。

宋代有酒炒、和酒拌蒸、微炒去刺、去尖炮等法。清代有醋炒。现行有清炒、盐炙、麸炒等。《中国药典》（2020 年版）载有蒺藜、炒蒺藜。

【炮制方法】

1. 蒺藜 取原药材，除去杂质，去刺。用时捣碎。

2. 炒蒺藜 取净刺蒺藜，置预热温度适宜的炒制容器内，用文火加热，炒至微黄色，取出，筛尽刺屑。用时捣碎。

【成品性状】

1. 蒺藜 多为单一的分果瓣，分果瓣呈斧状，背部黄绿色，隆起，有纵棱，两侧面粗糙，有网纹，灰白色。质坚硬。气微，味苦、辛。

2. 炒蒺藜 形如蒺藜，背部棕黄色。气微香，味苦、辛。

【质量要求】

1. 蒺藜 水分不得过 9.0%；总灰分不得过 12.0%；含蒺藜总皂苷以蒺藜苷元（$C_{27}H_{38}O_4$）计，不得少于 1.0%。

2. 炒蒺藜 水分、总灰分同蒺藜。

【炮制作用与临床应用】 蒺藜苦、辛，微温；有小毒。归肝经。具有平肝解郁、活血祛风、明目、止痒的功能。蒺藜生用味辛，性升而散，长于疏肝经风邪。常与蝉蜕等配伍，用于风邪滞于肌肤，通身白癜，瘙痒难当等症。或与防风共同煎水外洗，如治皮肤瘙痒的蒺藜消风饮（《中药临床应用》）。

炒蒺藜辛散之性减弱，长于平肝潜阳，舒肝解郁。常与钩藤等配伍，用于肝阳上亢所致头痛、眩晕等症，如平肝降压汤（《中药临床应用》）。

【炮制研究】 蒺藜含有甾体皂苷、黄酮、生物碱、多糖等成分。通过蒺藜炮制前后化学成分含量的变化，蒺藜炒制后青地霉酸、吉托皂苷元的含量有所下降，而替告皂苷元、丁二酸、异鼠李素、苜蓿素、地索苷、酵母甾醇的含量增加。

蒺藜炒制过程中，具有显著细胞毒性的螺甾皂苷蒺藜皂苷 D 自外向内依次脱去糖链上的多个糖基，生成 4 种次级苷和海柯皂苷元，达到减毒目的。

【贮存】 贮干燥容器内，密闭，置通风干燥处，防霉。

苍耳子

【处方用名】 苍耳、苍耳子、炒苍耳子。

【来源】 本品为菊科植物苍耳 *Xanthium sibiricum* Patr. 的干燥成熟带总苞的果实。

【采收加工】 秋季果实成熟时采收，干燥，除去梗、叶等杂质。

【历史沿革】 南北朝刘宋时期有黄精同蒸法；唐代有烧灰的方法；宋代有烧灰、微炒、炒香去刺、焙制等法；明代炒法和蒸法较常用，还有酥制、微炒存性、黄精汁蒸、单蒸、炒熟去刺及酒拌蒸等炮制方法，并提出了"治鼻渊宜炒熟为末"；清代基本沿用前法。现行有炒黄法。《中国药典》（2020 年版）载有苍耳子、炒苍耳子。

【炮制方法】

1. 苍耳子 取原药材，除去杂质。用时捣碎。

2. 炒苍耳子 取净苍耳子，置预热适度的炒制容器内，用中火加热，炒至深黄色刺焦时，取出，碾去刺，筛净。用时捣碎。

【成品性状】

1. 苍耳子 呈纺锤形或卵圆形。表面黄棕色或黄绿色，全体有钩刺。体轻质坚。破开后内有双仁，有油性。气微，味微苦。

2. 炒苍耳子　本品形如苍耳子，表面黄褐色，有刺痕。微有香气。

【质量要求】

1. 苍耳子　水分不得过12.0%；总灰分不得过5.0%；含绿原酸（$C_{16}H_{18}O_9$）不得少于0.25%。

2. 炒苍耳子　水分不得过10.0%；总灰分、含量测定同苍耳子。

【炮制作用与临床应用】苍耳子辛、苦，温；有毒。归肺经。具有散风寒、祛风湿、通鼻窍的功能。苍耳子生用消风止痒力强。可单味熬膏，噙口内，黄酒送下，用于疮疥瘰疬，麻风癫疾等皮肤疾患等症，如苍耳膏（《医宗金鉴》）。

炒苍耳子降低毒性，偏于通鼻窍，祛风湿，止痛。常与羌活等配伍，用于风湿侵袭肌肉、经络，肢体疼痛，四肢拘挛等症，如苍耳子散（《普济方》）；或与辛夷等配伍，用于风寒客于鼻窍，涕流不止，如苍耳散（《济生方》）。

【炮制研究】苍耳子中主要含有绿原酸、1,5-二咖啡酰喹宁酸、羧基苍术苷、苍术苷及其衍生物等成分，1,5-二咖啡酰喹宁酸随苍耳子炒制温度升高而显著降低，有研究报道，绿原酸含量在苍耳子炒制前后无明显改变（$P > 0.05$）。

苍耳子的毒性成分为羧基苍术苷、苍术苷及其衍生物等贝壳杉烯苷类成分和毒蛋白，活性成分为绿原酸和1,5-二咖啡酰喹宁酸等酚酸类成分。羧基苍术苷、苍术苷对小鼠均有显著的急性肝损伤，但前者的毒性是后者的10倍，毒性机制是对线粒体膜外氧化磷酸化的抑制作用。小鼠的急性毒性实验证实苍耳子炒制后毒性显著降低，原因是苍耳子炒制过程中，毒性较强的羧基苍术苷C4位失去1个羧基转化为毒性较弱的苍术苷。苍耳子中绿原酸、1,5-二咖啡酰奎宁酸和总酚酸提取物对过敏性鼻炎和鼻窦炎模型动物具有较好的治疗作用。

【贮存】贮干燥容器内，密闭，置通风干燥处。

白　果

【处方用名】白果、白果仁、炒白果、炒白果仁。

【来源】本品为银杏科植物银杏 *Ginkgo biloba* L. 的干燥成熟种子。

【采收加工】秋季种子成熟时采收，除去肉质外种皮，洗净，稍蒸或略煮后，烘干。

【历史沿革】明代有去壳切碎、炒制、同糯米蒸、火煨去壳用、炒法等；清代增加了煮制和油制法。现行有炒黄法。《中国药典》（2020年版）载有白果仁、炒白果仁。

【炮制方法】

1. 白果仁　取原药材，除去杂质，去壳取仁。用时捣碎。

2. 炒白果仁　取净白果仁，置预热适度的炒制容器内，用文火加热，炒至深黄色，有香气，取出，晾凉，用时捣碎。

【成品性状】

1. 白果仁　呈宽卵球形或椭圆形，有残留膜质内种皮，一端淡棕色，另一端金黄色。质地较硬。横断面胶质样，外层黄色，内层淡黄色，粉性，中间有空隙。气微，味甘、微苦。

2. 炒白果仁　形如白果仁，色泽加深，略有焦斑，横断面胶质样，外层黄色，内层淡黄色，粉性，中间有空隙。有香气，味甘、微苦。

【质量要求】

1. 白果仁　水分不得过10.0%；醇溶性浸出物不得少于13.0%。

2. 炒白果仁　同白果仁。

【炮制作用与临床应用】白果甘、苦、涩，平；有毒。归肺、肾经。具有敛肺定喘，止带缩尿的功能。白果仁有毒，内服用量宜小。能降浊痰，消毒杀虫。用白果仁切断，频擦患者，治头面癣疮（《秘传经验方》）；亦可用生白果捣烂，涂敷患部，治下部疳疮（《救急易方》）。

炒白果仁降低毒性，增强收敛作用，具有平喘、缩尿、止带等功效。常与麻黄等配伍，用于风寒外束，痰热内蕴之痰多气急，咳嗽哮喘等症，如定喘汤（《摄生众妙方》）；或与黄柏等配伍，用于带下黄稠而臭等症。

【炮制研究】白果含有黄酮、萜内酯、酚酸等成分。白果酸、白果新酸等银杏酚酸具有细胞毒性、致敏性及肾脏不良反应，其受热不稳定，易发生脱羧反应，在白果炒制过程中含量显著下降，从而降低毒性。4′-O-甲基吡哆醇、4′-O-甲氧基吡哆醇-5′-葡萄糖苷等吡哆醇具有神经毒性，但4′-O-甲氧基吡哆醇-5′-葡萄糖苷的毒性小于4′-O-甲基吡哆醇的毒性，在白果热处理（炒制、微波、水煮）过程中4′-O-甲基吡哆醇转化为毒性更小的4′-O-甲氧基吡哆醇-5′-葡萄糖苷，使4′-O-甲基吡哆醇含量降低，达到减毒目的。

【贮存】贮干燥容器内，密闭，置通风干燥处。

花 椒

【处方用名】花椒、川椒、炒花椒、炒川椒。

【来源】本品为芸香科植物青椒 *Zanthoxylum schinifolium* Sieb. et Zucc. 或花椒 *Zanthoxylum bungeanum* Maxim. 的干燥成熟果皮。

【采收加工】秋季采收成熟果实，晒干，除去种子和杂质。

【历史沿革】汉代有炒法；晋代有"熬令黄末之"；南北朝刘宋时期有去子后酒拌蒸法；唐代有"微熬令汗出，则有势力"；宋代有醋浸后加热法；金代有炒黑色；明代有酒、醋、童便、米泔制，去油，酒闷等；清代有面炒制、酒蒸、盐炙等。现行有炒黄法。《中国药典》（2020 年版）载有花椒、炒花椒。

【炮制方法】

1. 花椒 取原药材，除去椒目、果柄筛去灰屑杂质，即得等杂质。

2. 炒花椒 取净花椒，置预热适度的炒制容器内，用文火炒至色泽加深，显油亮（挥发油析出）光泽，并有香气时，取出，摊凉。

【成品性状】

1. 花椒 蓇葖果多单生。青椒外表面灰绿色或暗绿色，散有多数油点和细密的网状隆起皱纹；内表面类白色，光滑；内果皮常由基部与外果皮分离；气香，味微甜而辛。花椒外表面紫红色或棕红色，散有多数疣状突起的油点，对光观察半透明，内表面淡黄色。香气浓，味麻辣而持久。

2. 炒花椒 形如花椒，可见或偶见焦斑。

【质量要求】

花椒 含挥发油不得少于 1.5%（ml/g）。

【炮制作用与临床应用】花椒辛，温；有小毒。归脾、胃、肾经。具有温中止痛、杀虫止痒的功能。花椒生用辛热之性强，多外用杀虫止痒。常与蛇床子等配伍，用于皮肤湿痒，妇人阴痒不可忍者及一切痒证，如椒茱汤（《医级宝鉴》）。

炒花椒降低毒性，辛散作用稍缓，长于温中散寒，驱虫止痛。常与干姜等配伍，用于脘腹冷痛，呕吐泄泻等症，如大建中汤（《金匮要略方论》）；或与乌梅等配伍，用于虫积腹痛等症，如乌梅丸（《伤寒杂病论》）。

【炮制研究】花椒清炒前后挥发性成分变化研究，花椒清炒法后的挥发油总含量降低，花椒挥发油中的成分大致分为醇类、烯类、酯类 3 大类。花椒清炒前后其挥发性成分的种类大体一致，但花椒经炒制后各离子峰的强度和峰面积有所降低。在已鉴定的化合物中，花椒生品与清炒品含量较高的化合物依次为乙酸芳樟酯、芳樟醇、柠檬烯。花椒采用清炒法炮制后挥发性成分含量有所降低，但成分组成大体一致，为花椒清炒后缓和辛散之性的炮制机制提供了科学依据。

【贮存】贮干燥容器内，密闭，置通风干燥处。

牵牛子

【处方用名】牵牛子、黑丑、白丑、二丑、炒牵牛子、炒二丑。

【来源】本品为旋花科植物裂叶牵牛 *Pharbitis nil*（L.）Choisy 或圆叶牵牛 *Pharbitis purpurea*（L.）Voigt 的干燥成熟种子。

【采收加工】秋末果实成熟、果壳未开裂时采割植株，晒干，打下种子，除去杂质。

【历史沿革】南北朝刘宋时期有酒蒸法；唐代有熬、炒熟、石灰炒；宋代有炒、生姜汁、酒制、麸炒、童便制、盐制、米炒、蒸制、吴茱萸制等法；明清基本沿用前法，并有醋煮、水煮、牙皂汁浸等法。现行有炒黄法。《中国药典》（2020 年版）载有牵牛子、炒牵牛子。

【炮制方法】

1. 牵牛子　取原药材，除去杂质，用时捣碎。

2. 炒牵牛子　取净牵牛子，置预热适度的炒制容器内，用文火加热，炒至稍鼓起，有爆裂声，颜色加深，并有香气逸出时，取出放凉，用时捣碎。

【成品性状】

1. 牵牛子　似橘瓣状，表面灰黑或淡黄白色。质硬。气微，味辛、苦，有麻感。

2. 炒牵牛子　形如牵牛子，表面黑褐色或黄棕色，稍鼓起，微具香气。

【质量要求】

1. 牵牛子　水分不得过 10.0%；总灰分不得过 5.0%；醇溶性浸出物不得少于 15.0%。

2. 炒牵牛子　水分不得过 8.0%；总灰分不得过 5.0%；醇溶性浸出物不得少于 12.0%。

【炮制作用与临床应用】牵牛子苦，寒；有毒。归肺、肾、大肠经。具有泻水通便，消痰涤饮，杀虫攻积的功能。牵牛子生用偏于逐水消肿，杀虫。常与甘遂等配伍，用于水邪泛滥，腹大如鼓，二便秘涩等症，如舟车丸（《景岳全书》）。

炒牵牛子降低毒性，缓和药性，免伤正气，易于粉碎和煎出，以消食导滞见长。常与葶苈子等配伍，用于痰壅气阻，胸胁胀满，大便不利等症，如牵牛子汤（《太平圣惠方》）；或与槟榔等配伍，用于虫积腹痛，大便秘结等症，如牵牛散（《沈氏尊生书》）。

【炮制研究】牵牛子主要成分包括新绿原酸、绿原酸、隐绿原酸、咖啡酸、5-肉桂酰奎宁酸、5-阿魏酰奎宁酸、阿魏酸、绿原酸内酯、隐绿原酸内酯、3,4-二咖啡酰奎宁酸内酯、异绿原酸 B、异绿原酸 A、异绿原酸 C、槲皮素、槲皮素糖苷、黄酮醇（具体结构未知）等，其中绿原酸内酯、隐绿原酸内酯、3,4-二咖啡酰奎宁酸内酯为炒牵牛子特有成分，牵牛子炒制后咖啡酸、绿原酸、异绿原酸 A 含量较生品降低，新绿原酸、隐绿原酸、异绿原酸 B、异绿原酸 C 含量较生品升高。

【贮存】贮干燥容器内，密闭，置干燥处。

槐　花　微课4

【处方用名】槐花、槐米、炒槐花、炒槐米、槐花炭、槐米炭。

【来源】本品为豆科植物槐 *Sophora japonica* L. 的干燥花及花蕾。

【采收加工】夏季花开放或花蕾形成时采收，及时干燥，除去枝、梗及杂质。前者习称"槐花"，后者习称"槐米"。

【历史沿革】宋代有微炒、炒黄黑色、炒焦、麸炒、地黄汁炒等法；明代增加了醋煮、烧灰存性、酒浸炒等方法，并有"若止血炒黑""肠风泻血赤白痢，并炒研服，凉大肠炒香"；清代多沿用炒法。现行有炒黄、炒炭等法。《中国药典》（2020年版）载有槐花、炒槐花、槐花炭。

【炮制方法】

1. 槐花 取原药材，除去杂质及灰屑。

2. 炒槐花 取净槐花，置预热适度的炒制容器内，用文火加热，炒至表面深黄色，取出晾凉。

3. 槐花炭 取净槐花，置预热适度的炒制容器内，用中火加热，炒至表面焦褐色，取出凉透。

【成品性状】

1. 槐花 皱缩而卷曲，花瓣多散落，完整者花萼钟状，黄绿色，花瓣黄色或黄白色，体轻。气微，味微苦。花蕾槐米呈卵形或椭圆形。花萼下部有数条纵纹。萼的上方为黄白色未开放的花瓣，花梗细小，体轻，手捻即碎。气微，味微苦涩。

2. 炒槐花 形如槐花，表面深黄色，具特有香气，味微苦。

3. 槐花炭 形如槐花，表面焦褐色，质轻，味涩。

【质量要求】槐花 水分含量不得过11.0%；总灰分不得过14.0%（槐花）和9.0%（槐米）；酸不溶性灰分不得过8.0%（槐花）和3.0%（槐米）；醇溶性浸出物不得少于37.0%（槐花）和43.0%（槐米）。按干燥品计算，含总黄酮以芦丁（$C_{27}H_{30}O_{16}$）计，不得少于8.0%（槐花）和20.0%（槐米）；含芦丁（$C_{27}H_{30}O_{16}$）不得少于6.0%（槐花）和15.0%（槐米）。

【炮制作用与临床应用】槐花味苦，性微寒。归肝、大肠经。具有凉血止血、清肝泻火的功能。生品以清肝泻火、清热凉血见长。多用于血热妄行，肝热目赤，头痛眩晕，疮毒肿痛。常与黄连等配伍，用于肠热便秘，肛门灼热，痔疮肿痛等症，如脏连丸（《中国药典》）；或单用本品煎水代茶饮，用于肝阳上亢而致的眩晕、头痛等症（如高血压）。

炒槐花苦寒之性缓和，其清热凉血作用弱于生品，止血作用则强于生品而弱于槐花炭，多用于脾胃虚弱的出血患者。常与地榆炭等配伍，用于脏腑实热、大肠火盛所致的肠风便血等症，如地榆槐角丸（《中国药典》）。

槐花炭清热凉血作用极弱，涩性增加，以止血力胜，多用于咯血、衄血、便血、崩漏下血、痔疮出血等出血证。常与青皮等配伍，用于便血、痔血等症，如槐花散（《洁古家珍》）。

【炮制研究】炒槐花的主要目的是杀酶保苷，通过加热破坏共存酶，利于芦丁保存。槐花炒炭后芦丁受热转化为槲皮素，使具有止血作用的槲皮素含量显著增加，而拮抗槲皮素止血作用的异鼠李素含量降低。槐花炒炭后具有收敛止血作用的鞣质含量增加，一般在190℃时可使鞣质增加达到高峰。因此，槐花炒炭增强止血作用。

槐米炒炭后止血作用增强，能缩短实验动物的出血、凝血时间，与生品比较有显著性差异。

【贮存】贮干燥容器内，密闭，置通风干燥处，防潮，防蛀。

九香虫

【处方用名】九香虫、炒九香虫。

【来源】本品为蝽科昆虫九香虫 *Aspongopus chinensis* Dallas 的干燥体。

【采收加工】11月至次年3月前捕捉，置适宜容器内，用酒少许将其闷死，取出阴干；或置沸水中烫死，取出，干燥。

【历史沿革】始载于《本草纲目》，其炮制方法很少见。现行有炒黄法。《中国药典》（2020年版）载有九香虫、炒九香虫。

【炮制方法】

1. 九香虫　取原药材，除去杂质。

2. 炒九香虫　取净九香虫，置预热适度的炒制容器内，用文火加热炒至有香气，颜色加深，取出晾凉。

【成品性状】

1. 九香虫　略呈六角状扁椭圆形。表面棕褐色或棕黑色，略有光泽；头部小，与胸部略成三角形，腹部棕红色至棕黑色。质脆，折断后腹内有浅棕色内含物。气特异，味微咸。

2. 炒九香虫　形如九香虫，表面棕黑色至黑色，显油润光泽。气微腥，略带焦香气，味微咸。

【质量要求】

1. 九香虫　水分不得过9.0%；总灰分不得过6.0%；每1000g含黄曲霉毒素 B_1 不得过5μg，含黄曲霉毒素 G_2、G_1、B_2 和 B_1 的总量不得过10μg；醇溶性浸出物不得少于10.0%。

2. 炒九香虫　水分不得过7.0%。

【炮制作用与临床应用】九香虫味咸，性温。归肝、脾、肾经。具有理气止痛、温中助阳的功能。九香虫常与炙全蝎等配伍，用于胸胁胀痛，肝胃气痛（《吉林中草药》）。因其具有特异的臭气，临床上多炒后应用，以去其腥臭气味，同时还可增强其行气温阳作用，常与杜仲等配伍，用于肾阳不足之阳痿，腰膝冷痛等症，如乌龙丸（《摄生众妙方》）。

【贮存】置木箱内衬以油纸，防潮，防蛀。

海螵蛸

【处方用名】海螵蛸、炒海螵蛸。

【来源】本品为乌贼科动物无针乌贼 *Sepiella maindroni* de Rochebrune 或金乌贼 *Sepia esculenta* Hoyle 的干燥内壳。

【采收加工】收集乌贼鱼的骨状内壳，洗净，干燥。

【历史沿革】南北朝刘宋时期有卤制；唐代有烧成屑、炙令黄等法；宋代有炒法；明代炮制方法较多，有蜜炙、纸裹煨、三黄汤制、槐花汁制等；清代增加了童便制、醋炙等。现行有炒黄等方法。《中国药典》（2020年版）载有海螵蛸。

【炮制方法】

1. 海螵蛸　取原药材，除去杂质，洗净，干燥，砸成小块。

2. 炒海螵蛸　取净海螵蛸小块，置预热适度的炒制容器内，用文火加热，炒至表面微黄色，取出晾凉。

【成品性状】

1. 海螵蛸　呈不规则形或类方形小块，类白色或微黄色。气微腥，味微咸。

2. 炒海螵蛸　形如海螵蛸，表面微黄色，略有焦斑。

【质量要求】海螵蛸含铅不得过5mg/kg，镉不得过5mg/kg，砷不得过10mg/kg，汞不得过0.2mg/kg，铜不得过20mg/kg；含碳酸钙（$CaCO_3$）不得少于86.0%。

【炮制作用与临床应用】海螵蛸味咸、涩，性温。归脾、肾经。具有收敛止血、涩精止带、制酸止痛、收湿敛疮的功能。海螵蛸生品临床常用，有收敛止血、固精止带、制酸等作用，常用于崩漏出血，梦遗滑精，赤白带下，胃痛吐酸。与龙骨等配伍，用于妇女血崩和赤白带下等症，如固冲汤和清带汤（《医学衷中参西录》），或与浙贝母等配伍，用于胃痛泛酸等症，如乌贝散（《中国药典》2020年版）。炒后敛湿作用增强，温涩作用也略胜，可用于疮疡湿疹，创伤出血。常与绿矾配伍，用于积年肠风下血，面色萎黄，下部肿疼等症（《太平圣惠方》）。

【贮存】贮干燥容器内，密闭，置通风干燥处。

桑 枝

【处方用名】桑枝、炒桑枝、酒桑枝。

【来源】本品为桑科植物桑 *Morus alba* L. 的干燥嫩枝。

【采收加工】春末夏初采收，去叶，晒干，或趁鲜切片，晒干。

【历史沿革】唐代有醋淬、制炭法；宋代增加了醋炙、米醋炒黑存性、细切炒香等法；明代以后又增加了酒蒸、蜜炙等方法。现行有炒黄、酒炙、蜜炙等方法。《中国药典》（2020 年版）载有桑枝、炒桑枝。

【炮制方法】

1. 桑枝　未切片者，洗净，润透，切厚片，干燥。

2. 炒桑枝　取净桑枝片，置预热适度的炒制容器内，文火加热，炒至微黄色，取出晾凉。

【成品性状】

1. 桑枝　呈类圆形或椭圆形厚片。外表皮灰黄色或黄褐色，有点状皮孔。切面皮部较薄，木部黄白色，射线放射状，髓部白色或黄白色，气微，味淡。

2. 炒桑枝　形如桑枝片，切面深黄色，微有香气。

【质量要求】

1. 桑枝　水分含量不得 10.0%；总灰分不得过 4.0%；醇溶性浸出物不得少于 3.0%。

2. 炒桑枝　水分含量不得 10.0%；总灰分不得过 4.0%；醇溶性浸出物不得少于 3.0%。

【炮制作用与临床应用】桑枝味微苦，性平。归肝经，具有祛风湿、利关节的功能。桑枝以祛血中风热为主。常与益母草等配伍，用于风热入营血所致遍体风痒，肌肤干燥，紫白癜风，如桑枝煎（《太平圣惠方》）。炒后善达四肢经络，以祛风湿、利关节为主。单用本品熬膏，用于肩臂、关节酸痛麻木，水肿脚气等症，如桑枝膏（《景岳全书》）。

【贮存】贮干燥容器内，密闭，置通风干燥处。

常 山

【处方用名】常山、炒常山、酒常山。

【来源】本品为虎耳草科植物常山 *Dichroa febrifuga* Lour. 的干燥根。

【采收加工】秋季采挖，除去须根，洗净，晒干。

【历史沿革】晋代以后有酒渍、酒煮、酒熬、酒渍法、酒蒸的方法；明代以后又有酒浸炒透、醋制炒、水煮制、醋煮、清炒、用甘草、瓜蒌汁等作炮制辅料的炮制方法。现行有炒黄、酒炙等方法。《中国药典》（2020 年版）载有常山、炒常山。

【炮制方法】

1. 常山　取原药材，除去杂质，分开大小，浸泡，润透，切薄片，晒干。

2. 炒常山　取净常山片，置预热适度的炒制容器内，用文火加热，炒至色变深，取出晾凉，筛去碎屑。

3. 酒常山　取净常山片，用黄酒拌匀，稍闷润，待酒被吸尽后，置炒制容器内，用文火加热，炒干，取出晾凉，筛去碎屑。每 100kg 常山片，用黄酒 10kg。

【成品性状】

1. 常山　为不规则的薄片，外表皮淡黄色，无外皮。切面黄白色，有放射状纹理。质硬，气微，味苦。

2. 炒常山　形如常山片，表面黄色。

3. 酒常山　形如常山片，表面深黄色，略具酒气。

【质量要求】

1. 常山　水分含量不得过 10.0%；总灰分不得过 4.0%。

2. 炒常山　水分含量不得过 10.0%；总灰分不得过 4.0%。

【炮制作用与临床应用】常山味苦、辛，性寒；有毒。归肺、肝、心经，具有涌吐痰涎，截疟的功能。常山生用上行，有较强的涌吐痰饮作用。常与甘草配伍煎汤和蜜服，用于胸膈痰饮积聚，头痛不欲食（《肘后备急方》）。炒黄或酒炙后可减轻恶心呕吐的副作用，降低毒性。可单用浸酒或酒煎服以治疟疾；或与槟榔配伍祛痰截疟，用于一切疟病，寒热往来，发作有时等症，如胜金丸（《太平惠民和剂局方》）。

【贮存】贮干燥容器内，密闭，置通风干燥处。

>>> 知识链接 ◦--

逢子必炒

"逢子必炒"是指果实种子类药物一般必须炒制后入药。明代《医宗粹言》记载："决明子、萝卜子、芥子、苏子、青箱子，凡药用子者俱要炒过，入煎方得味出。"这便是现代"逢子必炒"的根据和用意。因为果实种子被有外壳或外皮，不易煎出有效成分，炒后外壳或外皮爆裂，有效成分便于煎出。果实种子类药物一般还须捣碎或研碎后入药，以进一步破坏其外壳或外皮，利于有效成分煎出，由此产生"逢子必破"或"逢子必捣"的说法。现代炮制研究又赋予"逢子必炒"这一传统理论更多的科学内涵，如在果实种子类药物炒制过程中，多种与药效或毒性相关的成分发生了结构改变，导致某些成分含量降低，某些成分含量升高，甚至产生了新的成分，从而使这些药物炒制后减毒增效。

--◦

二、炒　焦 微课5

PPT

炒焦是将净制或切制后的饮片，置炒制容器内，用中火或武火加热，炒至药物表面呈焦黄或焦褐色，内部颜色加深，并具有焦香气味，多适用于健脾胃、消食类的中药的炮制。

（一）炮制目的

1. 增强药物消食健脾作用。如山楂、六神曲。

2. 缓和药性。如山楂、栀子。

（二）操作方法

取净饮片，大小分档，置预热适度的炒制容器内，用中火炒至表面呈焦黄色或焦褐色，内部颜色加深，并具有焦香气味，取出，放凉。

（三）注意事项

1. 炒焦操作的火力，一般选用中火，为避免局部发过热，药材炭化，要不断翻动。

2. 出锅后及时摊晾散热，防止复燃。炒焦后，易燃药材可喷淋清水少许，再炒干或晒干。

3. 对于大小差异较大的饮片，炒前须经筛选分开，分次操作，以免出现体大的"不及"，体小的"太过"。

山　楂

【处方用名】山楂、炒山楂、焦山楂、焦楂、山楂炭。

【来源】本品为蔷薇科植物山里红 *Crataegus pinnatifida* Bge. var. *major* N. E. Br. 或山楂 *Crataegus pinnatifida* Bge. 的干燥成熟果实。

【采收加工】秋季果实成熟时采收，切片，干燥。

【历史沿革】宋代有炒磨去子法；元代增加蒸法；清代增加炒炭法、姜汁拌炒黑等法。现行有炒黄、炒焦、炒炭等。《中国药典》（2020 年版）载有山楂、炒山楂和焦山楂。

【炮制方法】

1. 净山楂 取原药材，除去杂质及脱落的核及果柄，筛去碎屑。

2. 炒山楂 取净山楂，用中火加热，炒至颜色变深，取出，晾凉，筛去碎屑。

3. 焦山楂 取净山楂，用武火加热，炒至表面焦褐色，内部黄褐色，取出，晾凉，筛去碎屑。

4. 山楂炭 取净山楂，用武火加热，炒至表面焦黑色，内部焦褐色，取出，晾凉，筛去碎屑。

【成品性状】

1. 山楂 为圆形片，皱缩不平，外皮红色，具皱纹，有灰白色小斑点。果肉深黄色至浅棕色。核多脱落而中空。气微清香，味酸、微甜。

2. 炒山楂 形如山楂片，果肉黄褐色，偶见焦斑。气清香，味酸、微甜。

3. 焦山楂 形如山楂片，表面焦褐色，内部黄褐色。有焦香气。

4. 山楂炭 形如山楂片，表面焦黑色，内部焦褐色，味涩。

【质量要求】

1. 山楂 水分不得过 12.0%；总灰分不得过 3.0%；醇溶性浸出物不得少于 21.0%；含有机酸以枸橼酸（$C_6H_8O_7$）不得少于 5.0%。

2. 炒山楂 含有机酸不得少于 4.0%，其余同山楂。

3. 焦山楂 含有机酸不得少于 4.0%，其余同山楂。

【炮制作用与临床应用】山楂味酸、甘，性微温。归脾、胃、肝经。具有消食健胃、行气散瘀、化浊降脂的功效。山楂生品长于活血化瘀，常用于血瘀经闭，产后瘀阻，心腹刺痛，疝气疼痛，以及高脂血症、高血压病、冠心病。与当归等配伍，用于气滞血瘀而致经闭、产后瘀阻等症，如通瘀煎（《景岳全书》），用于痛经、闭经等症，如散结定痛丸（《傅青主女科》）；或与制首乌等配伍，用于高脂血症，如降脂通脉饮（《临床方剂手册》）；或与菊花等配伍，用于高血压等症，如山菊降压片。炒山楂酸味减弱，可缓和对胃的刺激性，善于消食化积。用于脾虚食滞，食欲不振，神倦乏力。常与陈皮等配伍，用于饮食积滞、脘腹胀满、食少便溏等症，如健脾丸。

焦山楂不仅酸味减弱，且增加苦味，长于消食止痢。用于食积兼脾虚和治疗痢疾。常与炒六神曲等配伍，用于肉食积滞而致泻痢等症，如保和丸。山楂炭其性收涩，具有止血、止泻的功效。可用于胃肠出血或脾虚腹泻兼食滞者。如用酸枣并山楂肉核烧灰，米饮调下，治肠风下血（《是斋百一选方》）。常与煨葛根等配伍，用于脾失健运，腹满肠鸣，大便泄泻。若胃寒者，可与炮姜同用，如小儿止痛片（《简明方剂词典》）。

【炮制研究】山楂主要含黄酮类、有机酸类、糖分、鞣质、维生素 C、微量元素及磷脂等成分。山楂中的总黄酮和总有机酸主要集中在果肉中，核中含量甚微，山楂核占整个药材重量的 40% 左右，故去核的要求是合理的（核可另作药用）。山楂中的有机酸类主要有草酸、酒石酸、苹果酸、乳酸、柠檬酸、琥珀酸、没食子酸、原儿茶酸、香草酸和咖啡酸等，有研究报道，草酸、酒石酸、苹果酸、乳酸、柠檬酸、没食子酸、香草酸和咖啡酸的含量随炮制温度升高或加热时间延长而下降；琥珀酸的含量先下降后升高；原儿茶酸的含量先升高后下降。在炮制时山楂中总黄酮类成分含量随温度的升高而下降，而净制对山楂总黄酮含量的影响不大。随着炮制温度和加热时间的延长，总磷脂的含量会下降，山楂含氨基酸多数溶于水，炮制时遇热不稳定，含量降低。山楂炒黄后，其化学成分主要是含量上产生一定的变化，而炒焦后样品的化学成分种类有显著性变化。对生山楂、炒山楂、焦山楂及山楂炭进行微量元素检测，各样品间微量元素含量存在差异，炒制对山楂的微量元素含量具有一定影响。

研究表明，山楂具有广泛的药理活性，尤其是在心血管系统方面，包括强心、抗心律不齐、降压、降血脂和抗氧化活性。心脑血管系统方面，山楂不同炮制品均能显著降低高脂血症模型大鼠总胆固醇、甘油三脂、低密度脂蛋白胆固醇水平，其中山楂生品降低血脂效果最佳。消化系统方面，山楂不同炮制品对于食积模型小鼠的小肠推进障碍及胃肠激素分泌紊乱均有改善作用，炒制后山楂的作用均优于生山楂，且以焦山楂组改善效果最显著。说明山楂入消食药以生品或炒品为宜，消食止泻以焦山楂饮片为宜。

【贮存】贮干燥容器内，制品密闭，置通风干燥处，防霉，防蛀。

>>> 知识链接 o- -

焦三仙

焦三仙是三味药的简称，这三仙指的是"焦麦芽、焦山楂、焦神曲"。这三味药前面都有一个"焦"字，为了书写简单快捷，便将三药合用并称为"焦三仙"。焦麦芽、焦山楂、焦神曲虽然都能消食化积，开胃和中，治疗各类饮食积滞或脾胃虚弱，四肢无力，不想吃饭等等。这三味药各有强项，下面将它们的加作用略作介绍。

比如焦麦芽以消化含淀粉较高的米面类食物为专长，比较适合过食米面类食物引起的消化不良。而焦山楂则擅长治疗肉类或油腻食物所致的食滞，兼有活血散瘀的作用，比较适合过食肉类或油腻食物引起的消化不良以及气滞血瘀所致的痛经、闭经等。焦神曲性温而偏燥，促消化作用最大，则善于治疗兼有寒湿伤及脾胃，舌苔白厚的消化不良。这三种药合起来用，能明显增强消化功能，提高治疗消化不良的疗效。

- •

槟　榔

【处方用名】槟榔、大白、炒槟榔、焦槟榔、槟榔炭。

【来源】本品为棕榈科植物槟榔 *Areca catechu* L. 的干燥成熟种子。

【采收加工】春末至秋初采收成熟果实，用水煮后，干燥，除去果皮，取出种子，干燥。

【历史沿革】南北朝有细切法；唐代有捣末服、煮熟蒸法；宋代增加炒，烧灰存性，面裹煨、吴茱萸炒，火煅等法；明代增加麸炒法；清代增加醋制、童便洗晒、酒浸等法。并有"急治生用，经火则无力，缓治略炒，或醋煮过。"现行有炒黄、炒焦、炒炭等。《中国药典》（2020 年版）载有槟榔、炒槟榔和焦槟榔。

【炮制方法】

1. 槟榔　取原药材，除去杂质，浸泡 3~5 日，捞出，置容器内，经常淋水，润透，切薄片，阴干，筛去碎屑。

2. 炒槟榔　取槟榔片，用文火加热，炒至微黄色，取出晾凉，筛去碎屑。

3. 焦槟榔　取槟榔片，用中火加热，炒至微黄色，取出晾凉，筛去碎屑。

【成品性状】

1. 槟榔　呈类圆形的薄片。切面可见棕色种皮与白色胚乳相见的大理石样花纹。气微，味涩、微苦。

2. 炒槟榔　形如槟榔片，表面微黄色，可见大理石样花纹。

3. **焦槟榔** 呈类圆形薄片。表面焦黄色，可见大理石样花纹。质脆，易碎。气微，味涩、微苦。

【质量要求】

1. **槟榔** 水分不得过 10.0%；每 1000g 含黄曲霉毒素 B_1 不得过 5μg，含黄曲霉毒素 G_2、黄曲霉毒素 G_1、黄曲霉毒素 B_2 和黄曲霉毒素 B_1 总量不得过 10μg；含槟榔碱（$C_8H_{13}NO_2$）不得少于 0.20%。

2. **炒槟榔** 水分、槟榔碱含量同槟榔。

3. **焦槟榔** 水分不得过 9.0%；总灰分不得过 2.5%；含槟榔碱（$C_8H_{13}NO_2$）不得少于 0.10%。

【炮制作用与临床应用】槟榔味苦、辛，性温，归胃、大肠经。具有杀虫、消积、降气、行水、截疟的功效。槟榔生品力峻，以杀虫、降气、行水消肿、截虐力胜。常用于治绦虫、姜片虫、蛔虫及水肿、脚气、疟疾。如用于水肿实证的疏凿饮子（《济生方》）；治脚气肿痛的鸡鸣散（《证治准绳》）；用于疟疾的截疟七宝饮（《杨氏家藏方》）。与苦楝根皮等配伍，用于治虫积腹痛、大便秘结的万应丸（《医学正传》）；或常与木香等配伍，用于胃肠积滞、里急后重等症，如木香槟榔丸；或与大黄等配伍，用于停食停乳、腹胀便秘，如一捻金。

炒槟榔可缓和药性，以免克伐太过而耗伤正气，并能减少服后恶心、腹泻、腹痛的副作用。焦槟榔和炒槟榔功用相似，长于消食导滞。用于食积不消，痢疾里急后重。炒槟榔较焦槟榔作用稍强，而克伐正气的作用也略强于焦槟榔，一般身体素质稍强者可选用炒槟榔，身体素质较差者应选用焦槟榔。与炒牵牛子等配伍，用于饮食停滞，气郁不舒，胃脘疼痛，如开胸顺气丸（《中药成药制剂手册》）。

【炮制研究】生物碱是槟榔促进胃肠运动的活性成分之一，槟榔炒焦后，生物碱含量下降。研究发现，槟榔炒制后，槟榔碱、槟榔次碱、去甲基槟榔次碱均下降，鞣质类成分、氨基酸含量下降，微量元素 Zn、Fe 等含量上升。槟榔炒焦后，有三个成分即大豆皂苷、5 - 羟甲基糠醛、麦芽酚的含量增加，其他成分的含量降低。焦槟榔表面颜色加深，可能系产生的美拉德反应所致，大豆皂苷、5 - 羟甲基糠醛、麦芽酚三个化合物可能是美拉德反应的产物。

槟榔生品作用力猛，服药后可能出现恶心、呕吐、腹泻等不良反应，经过炮制缓和药性。研究表明，槟榔促进胃肠运动的物质基础是槟榔碱等物质，槟榔生品槟榔碱含量高于焦槟榔。对大肠埃希菌、金黄色葡萄球菌的抑菌效果进行比较，结果显示炒槟榔、焦槟榔比生品好，不同炒品间差异不大，故治疗肠炎和痢疾时应以炒品入药为佳。

【贮存】贮干燥容器内，制品密闭，置通风干燥处，防霉，防蛀

栀 子

【处方用名】栀子、山栀、黄栀子、炒栀子、焦栀子、栀子炭。

【来源】本品为茜草科植物栀子 *Gardenia jasminoides* Ellis 的干燥成熟果实。

【采收加工】9～11 月果实成熟呈红黄色时采收，除去果梗及杂质，蒸至上气或置沸水中略烫，取出，干燥。

【历史沿革】汉代有擘破法；晋代增加炒炭法；南北朝有甘草水浸焙法；唐代增加炙法；宋代增加姜汁炒焦黄、煨制法；元代提出蒸法；明代增加煮制、酒浸、童便炒、盐水炒黑、蜜制等法；清代增加姜汁炒黑、酒炒等法。并有"生用清三焦实火，炒黑清三焦郁热""炒焦入血，炒黑则能清血分郁热"的说法。现行有炒黄、炒焦、炒炭等。《中国药典》（2020 年版）载有栀子、炒栀子和焦栀子。

【炮制方法】

1. **栀子** 取原药材，除去杂质，碾碎。

2. **炒栀子** 取净栀子，或碾碎，用文火加热，炒至黄褐色，取出晾凉，筛去碎屑。

3. **焦栀子** 取净栀子，或碾碎，用中火加热，炒至表面焦褐色或焦黑色，果皮内表面和种子表面为黄棕色或棕褐色，取出晾凉，筛去碎屑。

4. 栀子炭 取栀子碎块，用武火加热，炒至黑褐色，喷淋少许清水熄灭火星，取出晾凉，筛去碎屑。

【成品性状】

1. 栀子 呈不规则的碎块。果皮表面红黄色或棕红色，有的可见翅状纵棱。种子多数，扁卵圆形，深红色或红黄色。气微，味微酸而苦。

2. 炒栀子 形如栀子碎块，黄褐色。

3. 焦栀子 形状同栀子或为不规则的碎块，表面焦褐色或焦黑色。果皮内表面棕色，种子表面为黄棕色或棕褐色。气微，味微酸而苦。

【质量要求】

1. 栀子 水分不得过 8.5%；总灰分不得过 6.0%；铅不得过百万分之五，镉不得过百万分之一，砷不得过百万分之二，汞不得过千万分之二，铜不得过百万分之二十；含栀子苷（$C_{17}H_{24}O_{10}$）不得少于 1.8%。

2. 炒栀子 水分不得过 8.5%；总灰分不得过 6.0%；含栀子苷（$C_{17}H_{24}O_{10}$）不得少于 1.5%。

3. 焦栀子 水分不得过 8.5%；总灰分不得过 6.0%；含栀子苷（$C_{17}H_{24}O_{10}$）不得少于 1.0%。

【炮制作用与临床应用】栀子味苦，性寒，归心、肺、三焦经。具有泻火除烦、清热利尿、凉血解毒的功效。栀子生品苦寒之性甚强，长于泻火利湿，凉血解毒。常用于温病高热，湿热黄疸，湿热淋症，疮疡肿毒；外治扭伤跌损。与知母等配伍，用于高热烦躁，神昏谵语等症，如栀子仁汤（《不居集》）；或与茵陈等配伍，用于湿热内蕴，身黄目黄，小便赤黄等症，如茵陈蒿汤（《伤寒论》）。生品研末与面粉、黄酒调敷，可治跌打损伤，青肿疼痛。

炒栀子与焦栀子可缓和苦寒之性，免伤中气。栀子对胃有刺激性，脾胃较弱者服后易吐，炒后可除此弊。炒栀子与焦栀子功用相似，炒栀子比焦栀子苦寒之性略强，一般热较甚者可用炒栀子，脾胃较虚弱者可用焦栀子。二者均有清热除烦的功用。常用于热郁心烦，肝热目赤。炒栀子、焦栀子与龙胆等配伍，用于肝胆湿热、头晕目赤等症，如龙胆泻肝丸。或与豆豉同用，用于热瘀心烦等症，如栀子豉汤（《伤寒论》）。一般热甚者用炒栀子，脾胃较虚弱者用焦栀子。

栀子炭善于凉血止血，多用于吐血、咯血、咳血、衄血、尿血、崩漏下血等。与生地等配伍，用于血热妄行之吐血、咳血等出血症，如十灰散（《十药神书》）。

【炮制研究】栀子炒后新绿原酸、京尼平苷酸经炮制后含量升高隐绿原酸、京尼平龙胆双糖苷含量无明显变化；栀子苷、绿原酸、西红花苷Ⅰ、西红花苷Ⅱ芦丁、香草酸含量下降，其中，西红花苷Ⅰ下降最为明显；栀子炒黄后熊果酸含量无明显变化，而炒焦、炒炭后熊果酸含量明显降低，降低率分别为 14.85% 和 55.15%。

生栀子与焦栀子均有显著缩短家兔血凝时间的作用，当减少用量时，生山栀仍有作用，焦山栀则无此作用。对注射酵母液而引起发热的家兔，生山栀有明显的解热作用，而焦山栀无作用。生山栀与焦山栀对金黄色葡萄球菌、链球菌、白喉杆菌的抑制作用相似；对溶血性链球菌、伤寒杆菌、副伤寒杆菌的抑制作用以生山栀为佳；焦山栀则对痢疾杆菌的作用较生栀子略强，此与中医对大便溏薄者用焦山栀一致。生栀子的抗炎作用最强，随着炒制温度升高，其抗炎作用逐渐降低，当温度超过 175℃ 时，抗炎作用消失，可能是栀子苷类成分受热破坏或分解所致。

【贮存】贮干燥容器内，制品密闭，置通风干燥处，防霉，防蛀。

川楝子

【处方用名】川楝子、金铃子、炒川楝子、醋川楝子、盐川楝子。

【来源】本品为楝科植物川楝 *Meliatoosendan* Sieb. et Zucc. 的干燥成熟果实。

【采收加工】冬季果实成熟时采收，除去杂质，干燥。

【历史沿革】南北朝有酒蒸去皮取肉去核法；唐代增加炒去核；宋代增加酒浸、面裹煨、醋煮等法；元代有盐炒、酒煮、牡蛎炒法；明代增加盐加茴香炒、海金沙同僵蚕炒、麸炒等法；清代增加火煅、火烧存性、盐水泡等法。现行有炒黄、盐炒等。《中国药典》（2020 年版）载有川楝子和炒川楝子。

【炮制方法】

1. 川楝子 取原药材，除去杂质，用时捣碎。

2. 炒川楝子 取净川楝子，切厚片或碾碎，用中火加热，炒至表面焦黄色或焦褐色，取出晾凉，筛去碎屑。

3. 盐川楝子 取净川楝子片，用盐水拌匀，润透，用文火炒至表面深黄色，取出晾凉，筛去碎屑。每 100kg 川楝子，用食盐 2kg。

【成品性状】

1. 川楝子 呈类球形。表面金黄色至棕黄色，微有光泽，少数凹陷或皱缩，具深棕色小点。外果皮革质，与果肉间常成空隙，果肉松软，淡黄色，遇水润湿显黏性。果核球形或卵圆形，质坚硬，两端平截，气特异，味酸、苦。

2. 炒川楝子 呈半球状、厚片或不规则的碎块，表面焦黄色，偶见焦斑。气焦香，味酸、苦。

3. 盐川楝子 呈半球形、厚片或不规则碎块，表面深黄色，味微咸。

【质量要求】

1. 川楝子 水分不得过 12.0%；总灰分不得过 5.0%；水溶性浸出物不得少于 32.0%，含川楝素（$C_{30}H_{38}O_{11}$）应为 0.060% ~ 0.20%。

2. 炒川楝子 水分不得过 10.0%，总灰分不得过 4.0%，含川楝素（$C_{30}H_{38}O_{11}$）应为 0.040% ~ 0.20%，其余同川楝子。

【炮制作用与临床应用】川楝子味苦，性寒，有小毒。归肝、小肠、膀胱经。具有疏肝泄热，行气止痛、杀虫的功效。生品有小毒，长于杀虫、疗癣，兼能止痛。用于虫积腹痛，头癣。常与使君子等配伍，用于肠蛔虫，脘腹疼痛等症，如使君子散（《证治准绳》）。治头癣以本品焙干为末，用猪油或麻油调成油膏，涂患处（涂药前，先用 5% ~ 10% 明矾水洗患处）。

炒川楝子可缓和苦寒之性，降低毒性，减少滑肠之弊，质变疏松，利于粉碎和煎出有效成分，以疏肝理气止痛力胜。用于胁肋疼痛及胃脘疼痛。常与柴胡等配伍，用于肝气郁结的胁肋疼痛，对肝郁化热者尤为适宜。或与酒白芍等配伍，肾虚夹瘀所致的腰瘦腿软、小腹胀痛等症，如妇宝颗粒（《中国药典》）。

盐川楝子能引药下行，作用专于下焦，长于疗疝止痛。常与盐小茴香等配伍，用于寒疝少腹疼痛，睾丸偏坠等症，如疝气丸（《中华本草》）。

【炮制研究】川楝子经炒制、醋制、麸制、盐制不同炮制方法，其炮制品挥发油含量均有所降低，其中以炒制法下降幅度最大，下降幅度为 77%。

采用小鼠扭体法、热板法对川楝子不同炮制品进行了镇痛作用研究。结果表明，川楝子不同炮制品（炒制、醋制、麸制、盐制）均有显著镇痛作用；巴豆油所致小鼠耳肿抗炎作用比较结果表明，各炮制品均具抗炎作用，其中以盐制品镇痛抗炎作用最强。通过小鼠急性毒性和大鼠长期毒性的实验表明，炒制可以降低川楝子的毒性且存在剂量依赖关系，为进一步研究炒制减毒奠定了基础；通过大鼠肝微粒体体外代谢研究表明，川楝子可以诱导 CYP3A4 的活性，对 CYP1A2、CYP2E1 无显著的诱导或者抑制作用；川楝子诱导 CYP3A4 的活性可能与剂量具有相关性，推测川楝子炒制降低毒性的原因可能与川楝子炒制后可以抑制其对 CYP3A4 的诱导有关，从而从体外代谢的角度初步分析了川楝子炒制减毒的机理。

【贮存】贮干燥容器内，制品密闭，置通风干燥处，防霉，防蛀。

三、炒 炭 微课6

炒炭是将净制分档后的饮片，置炒制容器内，用武火或中火加热，炒至饮片表面焦黑色或焦褐色，内部呈棕褐色或棕黄色的炮制工艺。

炒炭要求存性。"炒炭存性"是指中药饮片在炒炭时只能使其部分炭化，不能全部炭化更不能灰化，未炭化部分仍应保存中药饮片的固有气味。花、叶、草等类药材炒炭后仍可清晰辨别中药饮片原形，如槐花、侧柏叶、荆芥之类。

（一）炮制目的

（1）使药物增强或产生止血、止泻作用。如茜草炭、大蓟炭等。

（2）降低毒性及去除腥臭之气。如血余炭、干漆炭等。

（二）操作方法

取净选或切制后的中药，大小分档，置热锅内，用武火或中火加热，炒至中药表面呈焦黑色，内部焦黄色或至规定程度时，喷淋清水少许，熄灭火星，取出，晾干。

（三）注意事项

（1）操作时要适当掌握好火候，即达到"炒炭存性"的要求，质地坚实的中药饮片宜用武火，质地疏松的花、花粉、叶、全草类中药可用中火，视具体药物灵活掌握。

（2）在炒炭过程中，中药饮片炒至一定程度时，因温度很高，易出现火星，特别是质地疏松的中药饮片如蒲黄、荆芥等，须喷淋适量清水熄灭，以免引起燃烧。取出后必须摊开晾凉，经检查确无余热后再收贮，避免复燃。

炒炭法因炒制温度高，对药物的质地、成分与药性影响较大，需合理把握炮制过程控制。

大 蓟

【处方用名】大蓟、大蓟炭。

【来源】本品为菊科植物蓟 *Cirsium japonicum* Fisch. ex DC. 的干燥地上部分。

【采收加工】夏、秋二季花开时采割地上部分，除去杂质，晒干。

【历史沿革】唐代有切制、捣取自然汁、酒渍的方法；宋代有焙法；元代有烧灰存性；明代有剉、童便浸后曝干、烧灰存性；清代则有酒洗后童便拌炒以及捣汁入童便和酒饮等法，并有"消肿捣汁，止血烧灰存性"（《炮炙大法》）。现行有炒炭等。《中国药典》（2020 年版）载有大蓟、大蓟炭。

【炮制方法】

1. 大蓟 取原药材除去杂质，抢水洗或润软后，切段，低温干燥，即得。

2. 大蓟炭 取大蓟段，置炒制容器内，用武火加热，炒至表面焦黑色，内部棕褐色，喷洒少许清水，灭尽火星，取出晾干。

【成品性状】

1. 大蓟 呈不规则的段。茎短圆柱形，表面绿褐色，有数条纵棱，被丝状毛；切面灰白色，髓部疏松或中空。叶皱缩，多破碎，边缘具不等长的针刺；两面均具灰白色丝状毛。头状花序多破碎。气微，味淡。

2. 大蓟炭 显不规则的段，表面黑褐色，质地疏脆，断面棕黑色，气焦香。

【质量要求】

1. 大蓟 杂质不得过 2%；水分不得过 13.0%；酸不溶性灰分不得过 3.0%；醇溶性浸出物不得少

于 15.0%；含柳穿鱼叶苷（$C_{28}H_{34}O_{15}$）不得少于 0.20%。

2. 大蓟炭 醇溶性浸出物不得少于 13.0%。

【炮制作用与临床应用】大蓟性味甘、苦，性凉。归心、肝经。具有凉血止血，祛瘀消肿的功效。生大蓟味苦，性凉，以凉血止血、散瘀消肿力胜。常用于热淋，痈肿疮毒及热邪偏盛的出血证。如用鲜大蓟根洗净捣汁，开水炖 1 小时，饭前服，治热结血淋（《福建民间草药》）；与生地黄汁等配伍，用于吐血、呕血等症，如大蓟汁饮（《重订严氏济生方》）。

大蓟炭凉性减弱，其味苦、涩，收敛止血作用增强。用于吐血、呕血、咯血、嗽血等出血较急剧者。常与棕榈炭等配伍，用于血热妄行的呕血，吐血，咯血，如十灰散（《十药神书》）。

【炮制研究】柳穿鱼叶苷是大蓟的主要药效成分之一，常将其作为大蓟饮片的质量控制指标。HPLC 指纹图谱显示，大蓟中化学成分在炒炭前后发生显著变化，炒制后新绿原酸、绿原酸、隐绿原酸、蒙花苷和柳穿鱼叶苷含量显著减少，咖啡酸、刺槐素和柳穿鱼黄素含量显著增加，黄酮类成分（蒙花苷、柳穿鱼叶苷）转化为其对应的苷元（刺槐素、柳穿鱼黄素）。

大蓟制炭后收敛止血作用增强，能缩短出血和凝血时间，与柳穿鱼叶苷水解生成止血作用更强的柳穿鱼黄素存在关联。

【贮存】贮干燥容器内，制品密闭，置通风干燥处，防霉，防蛀。

小 蓟

【处方用名】小蓟、小蓟炭。

【来源】本品为菊科植物刺儿菜 *Cirsiumsetosum*（Willd.）MB. 的干燥地上部分。

【采收加工】夏秋二季花开时采割，除去杂质，晒干。

【历史沿革】唐代有捣汁、酒渍、细切；宋代有"切研"；元代有"烧存性，为灰"；清代则有童便拌微焙和童便拌微炒、酒洗等炮制方法，并有烧灰存性的论述。现行有炒炭等。《中国药典》（2020 年版）载有小蓟、小蓟炭。

【炮制方法】

1. 小蓟 取原药材，除去杂质，洗净，稍润，切段，干燥，筛去碎屑。

2. 小蓟炭 取小蓟段，置炒制容器内，用武火加热，炒至表面黑褐色，内部黄褐色，喷淋少许清水，熄灭火星，取出晾干。

【成品性状】

1. 小蓟 呈不规则的段。茎呈圆柱形，表面灰绿色或带紫色，具纵棱和白色柔毛。切面中空。叶片多皱缩或破碎，叶齿尖具针刺；两面均具白色柔毛。头状花序，总苞钟状；花紫红色。气微，味苦。

2. 小蓟炭 形如小蓟段。表面黑褐色，内部焦褐色。

【质量要求】小蓟含杂质不得过 2%；水分不得过 12.0%；酸不溶性灰分不得过 5.0%；醇溶性浸出物不得少于 19.0%；含蒙花苷（$C_{28}H_{32}O_{14}$）不得少于 0.70%。

【炮制作用与临床应用】小蓟味甘、苦、性凉。归心、肝经。具有凉血，止血，祛瘀消肿的功效。大蓟、小蓟二味根、叶，俱苦甘气平，能升能降，能破血，又能止血。小蓟则甘平胜，不甚苦，专以退热去烦，使火清而血归经，是保血在于凉血（《本草求原》）。小蓟生品性凉，长于凉血止血、解毒消痈。常与生藕汁等配伍，具有凉血、止血作用，用于血热妄行的咯血、吐血；或与蒲黄等配伍，用于尿血等症，如小蓟饮子（《济生方》）。

小蓟炒炭后凉性减弱，收敛止血作用增强。与棕榈炭等配伍，用于血热妄行的呕血、吐血、咯血，如十灰散（《十药神书》）。

【炮制研究】小蓟炒炭后其化学成分如总黄酮、有机酸和微量元素等的含量均发生了变化,炒炭后总黄酮含量普遍降低,可能是黄酮类成分受热分解。炒炭后绿原酸含量显著下降,约为生品含量的1/3,微量元素含量较生品明显增加。

小蓟生品和炭品均具有一定的止血作用,缩短出血时间和凝血时间,而炭品的凝血作用优于生品。小蓟止血作用与其钙量及鞣质含量可能无直接关系。

【贮存】贮干燥容器内,制品密闭,置通风干燥处,防霉,防蛀。

白茅根

【处方用名】白茅根、茅根、茅根炭。

【来源】本品为禾本科植物白茅 *Imperata cylindrica* Beauv. var. major(Nees)C. E. Hubb. 的干燥根茎。

【采收加工】春、秋二季采挖,除去地上部分及泥,洗净,干燥,除去须根及膜质叶鞘,捆成小把。

【历史沿革】元代有蜜炒、烧灰存性;明代有炒黄、枣制、蜜炙炒、捣汁用;清代则有炒黑、童便制等。现行有炒炭等。《中国药典》(2020年版)载有白茅根、茅根炭。

【炮制方法】

1. 白茅根　取原药材,洗净,微润,切段,干燥,筛去碎屑。

2. 茅根炭　取净白茅根段,置炒制容器内,用中火加热,炒至表面焦褐色,内部焦黄色,喷淋少许清水,灭尽火星,取出晾干。

【成品性状】

1. 白茅根　呈圆柱形的段。外表皮黄白色或淡黄色,微有光泽,具纵皱纹,有的可见稍隆起的节。切面皮部白色,易与皮部剥离。气微,味微甜。

2. 茅根炭　形如白茅根,表面黑褐色至黑色,具纵皱纹,有的可见淡棕色稍隆起的节。略具焦香气,味苦。

【质量要求】

1. 白茅根　水分不得过12.0%;总灰分不得过5.0%;水溶性浸出物不得少于28.0%。

2. 茅根炭　水溶性浸出物不得少于7.0%。

【炮制作用与临床应用】白茅根味甘,性寒。归肺、胃、膀胱经。具有凉血止血,清热利尿,生津止渴的功效。生白茅根长于凉血、清热利尿。常用于血热妄行的多种出血证,热淋,小便不利,水肿,湿热黄疸,热盛烦渴,胃热呕哕及肺热咳嗽。治血热偏盛的出血证使用大剂量煎服,尤其对尿血可起到利尿与止血二者兼顾的作用。常与茯苓等配伍,用于小便出血等症,如茅根饮子(《外台秘要》),或与桑白皮等配伍,用于肺热咳嗽,如如神汤(《太平圣惠方》)。

茅根炭清热凉血作用弱,止血作用增强。专用于出血证,并偏于收敛止血,常用于出血证较急者。常与大蓟等配伍,用于劳证呕血、吐血、咯血、嗽血,如十灰散(《十药神书》)。

【炮制研究】白茅根制炭前后多糖含量测定结果表明,白茅根生品中总糖含量为50.2%,茅根炭总糖含量为43.6%,多糖含量白茅根生品明显高于茅根炭。采用高锰酸钾法测定鞣质含量,白茅根制炭后鞣质含量明显升高,尤以在170~200℃升高幅度最为显著。白茅根炭中5-羟甲基糠醛较生品中明显增加(32倍)。

白茅根炒炭后对小鼠的止血、凝血时间较生品有显著缩短,且炭品的血浆复钙时间也有显著缩短。

【贮存】贮干燥容器内,制品密闭,置通风干燥处,防霉,防蛀。

地 榆

【处方用名】地榆、地榆炭。

【来源】 本品为蔷薇科植物地榆 *Sanguisorba oficinalis* L. 或长叶地榆 *Sanguisorbao ficinalis* L. var. *longifolia*（Bert.）Yü et Li 的干燥根，后者习称"绵地榆"。

【采收加工】春季将发芽时或秋季植株枯萎后采挖，除去须根，洗净，干燥，或趁鲜切片，干燥。

【历史沿革】唐代有炙法；宋代有醋炒和炒法；明代有煨制和酒洗等法；清代多用炒、炒黑、酒拌炒黑等炮制方法，并有"地榆除下焦热，治大小便血症，止血取上截切片炒用，其梢则能行血，不可不知"。现行有炒炭、醋炒、酒炒、盐水炒等。《中国药典》（2020 年版）载有地榆、地榆炭。

【炮制方法】

1. 地榆 除去杂质，未切片者，洗净，除去残茎，润透，切厚片，干燥。

2. 地榆炭 取净地榆片，置热锅内，武火炒至表面焦黑色、内部棕褐色，喷淋清水少许，熄灭火星，取出，晾干。

【成品性状】

1. 地榆 呈不规则的类圆形片或斜切片。外表皮灰褐色至深褐色。切面较平坦，粉红色、淡黄色或黄棕色。气微，味微苦涩。

2. 地榆炭 形如地榆片，表面焦黑色，内部棕褐色。具焦香气，味微苦涩。

【质量要求】

1. 地榆 水分不得过 12.0%；总灰分不得过 10.0%；酸不溶性灰分不得过 2.0%；醇溶性浸出物不得少于 23.0%；含鞣质不得少于 8.0%，含没食子酸（$C_{28}H_{32}O_{14}$）不得少于 1.0%。

2. 地榆炭 醇溶性浸出物不得少于 20.0%；鞣质不得少于 2.0%；含没食子酸不得少于 0.60%。

【炮制作用与临床应用】 地榆味苦、酸、涩，性微寒。归肝、胃、大肠经。功效凉血止血，解毒敛疮。地榆，以之止血，取上截炒用。以之行血、取下截生用。以之敛血，则同归、芍。以之清热，则同归、连。以之治湿，则同归、芩。以之治血中之痛，则同归、芎。以之温经而益血，则同归、姜。大抵酸敛寒收之剂，得补则守，得寒则凝，得温暖而益血归经，在善用者自得之而已（《本草选旨》）。地榆生品性寒凉，凉血解毒力胜，作用偏于凉血泄热，泻火解毒。如治烫伤，用地榆研末，麻油调敷；治湿疹，皮肤溃烂，可用生地榆浓汁，纱巾浸湿外敷或用生地榆粉、煅石膏粉、枯矾，研匀，撒布患处。常与苍术等配伍，用于痢疾脓血，乃至脱肛，如地榆芍药汤（《素问病机气宜保命集》），与柏叶等配伍，用于崩中漏血等症，如地榆汤（《千金翼方》）。

地榆炒炭后长于收敛止血。常与生地等配伍，用于痔疮出血等症，如凉血地黄汤（《外科大成》），或与黄连等配伍，用于脏毒下血，日久不止，肛门坠痛，如脏连丸。

【炮制研究】地榆主要生物活性成分包括鞣质、三萜类和黄酮类化合物。地榆炒炭后鞣质含量变化报道不一，鞣质含量减少与温度和火候有关，存性越多，鞣质损失越少；地榆炒炭后鞣质大幅度增加，约为生品的 2 倍；烘法制地榆炭时，发现鞣质含量与烘制温度关系极为密切，烘制温度为 150℃，成品表面浅棕色，鞣质含量达到高峰，在 150℃之后随温度的升高而含量降低，故认为地榆宜制炭用，但制炭程度要轻，应介于炒炭与炒焦之间为宜。

地榆炭的止血作用优于生地榆，是由于炒炭后地榆中具有止血作用的鞣质含量明显增加，同时与凝血关系密切的钙离子含量也大幅度增加，从而缩短了小鼠出血的时间，增强了止血作用。地榆炭粉治疗烧伤具有显著的疗效。

【贮存】贮干燥容器内，制品密闭，置通风干燥处，防霉，防蛀。

侧柏叶

【处方用名】 侧柏叶、侧柏炭。

【来源】 本品为柏科植物侧柏 *Platycladus orientalis*（L.）Franco 的干燥枝梢及叶。

【采收加工】 多在夏、秋二季采收，阴干。

【历史沿革】 宋代有炙制法、九蒸九曝蒸制法、米泔浸、炒黄、烧灰存性的方法；金元时期有煮制法、酒浸；明代有黄精制、盐制等炮制方法；清代有九蒸九晒、炒为末、酒浸焙、炒黑等方法。现行有炒炭等。《中国药典》（2020 年版）载有侧柏叶、侧柏炭。

【炮制方法】

1. 侧柏叶　除去硬梗及杂质。

2. 侧柏炭　取净侧柏叶，置热锅内，用武火炒至表面焦褐色，内部焦黄色，喷少许清水，取出，晾干。

【成品性状】

1. 侧柏叶　多分枝，小枝扁平。叶细小鳞片状，交互对生，贴伏于枝上，深绿色或黄绿色。质脆，易折断。气清香，味苦涩、微辛。

2. 侧柏炭　形如侧柏叶，表面黑褐色。质脆，易折断，断面焦黄色。气香，味微苦涩。

【质量要求】

1. 侧柏叶　水分不得过 11.0%；醇溶性浸出物不得少于 15.0%；含槲皮苷（$C_{21}H_{20}O_{11}$）不得少于 0.10%。

2. 侧柏炭　醇溶性浸出物同侧柏叶。

【炮制作用与临床应用】 侧柏叶味苦、涩，性寒。归肺、肝、脾经。具有凉血止血，生发乌发等功效。生品苦寒，以清热凉血，止咳祛痰力胜，具生发乌发的作用。用于血热妄行的各种出血证，咳嗽痰多，湿热带下及脱发。常与生地黄等配伍，用于血热妄行、吐血、衄血，如四生丸（《妇人大全良方》）。

侧柏叶炭寒凉之性趋于平和，偏于收敛止血。常用于热邪不盛的各种出血证。与大蓟等配伍，用于血热妄行的咯血、吐血、衄血等症。如十灰散（《十药神书》）；若与艾叶、炮姜等温药合用，还可治虚寒性出血证。

【炮制研究】 侧柏叶炒炭后挥发油、总黄酮、鞣质等成分的含量均发生了变化，挥发油较生品大幅度降低，而闷煅制炭则降低较小，炒炭或煅炭后钙离子含量均比生品高，煅炭又比炒炭增高更明显。侧柏叶中槲皮苷含量与加工温度和炮制方法有关，烘制温度在 100℃和 150℃时，槲皮苷含量均为万分之一，当温度超过 200℃时未检出槲皮苷。

小鼠给药前后凝血时间自身相比，生侧柏叶无显著性差异，炭品均有显著性差异，证明侧柏炒炭止血作用增强。

【贮存】 贮干燥容器内，制品密闭，置通风干燥处，防霉，防蛀。

藕　节

【处方用名】 藕节、藕节炭。

【来源】 本品为睡莲科植物莲 *Nelumbo nucifera* Gaertn. 的干燥根茎节部。

【采收加工】 秋、冬二季采挖根茎（藕），切取节部，洗净，晒干，除去须根。

【历史沿革】 宋代有烧存性；明代和清代均沿用此法。现行有炒炭等。《中国药典》（2020 年版）载有藕节、藕节炭。

【炮制方法】

1. 藕节　除去杂质，洗净，干燥。

2. 藕节炭　取净藕节，用武火加热，炒至表面黑褐色或焦黑色，内部黄褐色或棕褐色时，喷淋少量清水，灭尽火星，取出，晾干凉透。

【成品性状】

1. 藕节　呈短圆柱形，中部稍膨大。表面灰黄色至灰棕色，有残存的须根和须根痕，偶见暗红棕色的鳞叶残基。两端有残留的藕，表面皱缩有纵纹。质硬，断面有多数类圆形的孔。气微，味微甘、涩。

2. 藕节炭　形如藕节，表面黑褐色或焦黑色，内部黄褐色或棕褐色。断面可见多数类圆形的孔。气微，味微甘、涩。

【质量要求】

1. 藕节　水分不得过 15.0%；总灰分不得过 8.0%；酸不溶性灰分不得过 3.0%；水溶性浸出物不得少于 15.0%。

2. 藕节炭　水分不得过 10.0%；酸不溶性灰分不得过 3.0%；水溶性浸出物不得少于 20.0%。

【炮制作用与临床应用】　藕节味甘、涩，性平。归肝、肺、胃经。功效止血、消瘀。藕，生者甘寒，能凉血止血，除热清胃，故主消散瘀血，吐血、口鼻出血，产后血闷，署金疮伤折及止热渴，霍乱，烦闷，解酒等功。熟者甘温，能健脾开胃，益血补心，故主补五脏，实下焦，消食，止泄，生肌，及久服令人心欢止怒也（《神农本草经疏》）。藕节生品性偏凉，在止血的同时，兼具凉血作用，止血兼能化瘀血，故止血而不留瘀。常用于吐血、咯血等多种出血证，尤适于卒暴出血。常与阿胶等配伍，用于咳血、衄血等症，如疏血丸（《医宗金鉴》）。

藕节炭收涩作用增强，化瘀作用软弱，多用于出血反复不止。常与蒲黄等配伍，可用于崩中下血等症，如十灰丸（《济生方》），或与棕榈炭等配伍，用于肺虚络脉受损，吐血时作时止，反复不愈。

【炮制研究】　藕节含有白桦脂酸、豆甾烷 – 3,6 – 二酮、2α – 羟基齐墩果酸、3 – 表白桦脂酸、没食子酸、绿原酸、儿茶素、鞣花酸等成分。其中 3 – 表白桦脂酸与鞣质类成分通常被认为是藕节中主要活性成分。藕节炒炭至一定程度后浸出物、3 – 表白桦脂酸含量均提高，制成标准炭后其鞣质含量最高。藕节炒炭后止血作用加强，藕节炭的乙酸乙酯提取部位、水提取部位为其止血作用的主要活性部位，3 – 表白桦脂酸为藕节炭止血作用的有效成分之一。

【贮存】　贮干燥容器内，制品密闭，置通风干燥处，防霉，防蛀。

茜 草

【处方用名】　茜草、茜草炭。

【来源】　本品为茜草科植物茜草 *Rubia cordifolia* L. 的干燥根及根茎。

【采收加工】　春、秋二季采挖，除去泥沙，干燥。

【历史沿革】　南北朝刘宋时代有挫；宋代有炒法和焙法；元代则有烧灰存性；明代有酒洗的方法。现行有炒炭、炒黄、酒炙等。《中国药典》（2020 年版）载有茜草、茜草炭。

【炮制方法】

1. 茜草　除去杂质，洗净，润透，切厚片或段，干燥。

2. 茜草炭　取茜草片或段，置炒药锅内，用武火加热，炒至表面黑褐色，内部棕褐色时，喷淋少量清水，灭尽火星，取出，晾干凉透。

【成品性状】

1. 茜草　呈不规则的厚片或段。根呈圆柱形，外表皮红棕色或暗棕色，具细纵纹；皮部脱落处呈黄红色。切面皮部狭，紫红色，木部宽广，浅黄红色，导管孔多数。气微，味微苦，久嚼刺舌。

2. 茜草炭 形如茜草片或段，表面黑褐色，内部棕褐色。气微，味苦、涩。

【质量要求】

1. 茜草 水分不得过 12.0%；总灰分不得过 15.0%；酸不溶性灰分不得过 5.0%；醇溶性浸出物不得少于 9.0%；含大叶茜草素（$C_{17}H_{15}O_4$）不得少于 0.20%，含羟基茜草素（$C_{14}H_8O_5$）不得少于 0.080%。

2. 茜草炭 水分不得过 8.0%；醇溶性浸出物不得少于 10.0%。

【炮制作用与临床应用】茜草味苦、性寒。归肝经。具有凉血、祛瘀、止血、通经的功效。茜草生品味苦性寒，以活血化瘀、清热凉血、通经止痛为主。用于血热所致的各种出血证，血滞经闭，跌打损伤，瘀滞作痛，痹证关节疼痛。与川芎等配伍，用于月经停闭，小腹疼痛等症，或与黄芩等配伍，用于鼻衄等症，如茜根散（《太平圣惠方》）。

茜草炒炭后寒性减弱，性变收涩，以止血为主。多用于无瘀滞的各种出血证。与大蓟炭等配伍，用于血热所致的各种出血证，如十灰散（《十药神书》），或与生黄芪等配伍，用于血崩，如固冲汤（《医学衷中参西录》）。

【炮制研究】茜草经制炭后，鞣质含量明显升高，总蒽醌含量均减少，并且随温度升高含量降低明显。茜草炒炭后大叶茜草素含量减少，制炭过程中温度过高可能会造成大叶茜草素升华、分解造成含量降低。

茜草具有延长小鼠的凝血时间和明显减轻小鼠耳肿胀作用；茜草炭则能明显缩短小鼠的凝血时间，减轻小鼠耳廓炎性肿胀，但抗炎作用不及茜草生品；茜草生品大小剂量和茜草炭大剂量能提高小鼠血小板计数，明显对抗肝素及华发林的出血作用；茜草和茜草炭均能抑制小鼠腹腔毛细血管通透性，均能明显缩短大鼠凝血酶原时间和活化部分凝血活酶时间，但茜草炭作用强于茜草生品。

【贮存】贮干燥容器内，制品密闭，置通风干燥处，防霉，防蛀。

蒲 黄

【处方用名】蒲黄、生蒲黄、炒蒲黄、蒲黄炭。

【来源】本品为香蒲科植物水烛香蒲 *Typha angustifolia* L.、东方香蒲 *Typha orientalis* Presl 或同属植物的干燥花粉。

【采收加工】夏季采收蒲棒上部的黄色雄花序，晒干后碾轧，筛取花粉。剪去雄花后，晒干，成为带有雄花的花粉，即为草蒲黄。

【历史沿革】南北朝刘宋时代有蒸、焙法；自唐代以后有炒黄的方法；宋代仍用炒法，并有微炒和微炒令赤之分，还有纸包炒的方法；清代则沿用炒黑和蒸法，并有"入药要破血消肿即生使，要补血止血即炒用""凡欲利者宜生用，行血消瘀……炒黑性涩止血"的说法。现行有炒炭等。《中国药典》（2020 年版）载有蒲黄、蒲黄炭。

【炮制方法】

1. 蒲黄 揉碎结块，过筛。

2. 炒蒲黄 取净蒲黄，置热锅内，用文火炒至表面黄褐色，取出晾凉，筛去碎屑。

3. 蒲黄炭 取净蒲黄，置热锅内，用中火炒至棕褐色，喷淋清水少许，熄灭火星，取出，晾干。

【成品性状】

1. 蒲黄 为黄色粉末，体轻，放水中则漂浮水面。手捻有滑腻感，易附着手指上。气微，味淡。

2. 蒲黄炭 形如蒲黄，表面棕褐色或黑褐色。具焦香气，味微苦、涩。

【质量要求】

1. 蒲黄　杂质不得过 10.0%；水分不得过 13.0%；总灰分不得过 10.0%；酸不溶性灰分不得过 4.0%；醇溶性浸出物不得少于 15.0%；含异鼠李素 -3-O- 新橙皮苷（$C_{28}H_{32}O_{16}$）和香蒲新苷（$C_{34}H_{42}O_{20}$）的总量不得少于 0.50%。

2. 蒲黄炭　醇溶性浸出物不得少于 11.0%。

【炮制作用与临床应用】蒲黄味甘，性平。归肝、心包经。具有收敛止血，行血化瘀，利尿通淋的功效。生蒲黄性滑，以活血化瘀，利尿通淋见长，同时具行血、止血的双重作用，有止血不留瘀的特点。多用于瘀血阻滞的心腹疼痛，痛经，产后瘀痛，跌扑损伤，血淋涩痛。与木通等配伍，用于小便不通，血淋涩痛等症，如蒲黄散（《证治准绳》）或与大黄等配伍，用于颈、面、腮部诸痈，小儿丹毒等，如三黄散（《疡医大全》）。

蒲黄炭味甘、微涩，性平偏温，有涩血止血之效。常用于咯血、吐血、衄血、尿血、便血、崩漏及外伤出血。与艾叶等配伍，用于崩漏等症，如蒲黄丸（《圣济总录》）；或与生地等配伍，用于便血等症，如连蒲散（《赤水玄珠全集》）。

【炮制研究】蒲黄经制炭后，鞣质含量明显降低。各炮制品中总黄酮含量：生蒲黄 > 酒炒蒲黄 > 醋炒蒲黄 >140℃烘蒲黄 > 炒蒲黄 >180℃烘蒲黄 > 焦蒲黄 >220℃烘蒲黄 > 炭蒲黄。

生蒲黄具有延长小鼠凝血时间和较大剂量下的促纤溶活性，而炒蒲黄和蒲黄炭具有加快血小板凝聚速度的作用，能缩短出血时间和凝血时间。

【贮存】贮干燥容器内，制品密闭，置通风干燥处，防霉，防蛀。

干　姜

【处方用名】干姜、炮姜、姜炭。

【来源】本品为姜科植物姜 *Zingiber oficinale* Rosc. 的干燥根茎。

【采收加工】冬季采挖，除去须根及泥沙，晒干或低温干燥，趁鲜切片晒干或低温干燥者称为"干姜片"。

【历史沿革】汉代有火炮；宋代有甘草水制、烧存性、炒令黑、盐炒；宋代有煅存性、燀制、巴豆制、黄泥裹、地黄汁炒、土炒；元代有慢火炮裂；明代有硇砂炒、童便炒黑、水浸火煨、慢火煨至极黑；清代则有姜炭、炮姜炭、酒蒸炮姜等炮制方法，并有"童便炒黑止血衄、唾血、血痢、崩漏""若治产后血虚发热及止血俱炒黑，温中炮用，散寒邪，理肺气，止呕生用"的说法。现行有砂烫、炒炭等炮制方法。《中国药典》（2020 年版）载有干姜、炮姜、姜炭。

【炮制方法】

1. 干姜　除去杂质，略泡，洗净，润透，切厚片或块，干燥。

2. 炮姜　先将净河砂置炒制容器内，用武火炒热，再加入干姜片或块，不断翻动，炒至鼓起，表面棕褐色，取出，筛去砂，晾凉。

3. 姜炭　取干姜块，置炒制容器内，用武火加热，炒至表面黑色，内部棕褐色，喷淋少许清水，灭尽火星，取出晾干。

【成品性状】

1. 干姜　呈不规则纵切片或斜切片。外皮灰黄色或浅黄棕色，粗糙，具纵皱纹及明显的环节。切面灰黄色或灰白色，略显粉性，可见较多的纵向纤维，有的呈毛状。质坚实，断面纤维性。气香、特异，味辛辣。

2. 炮姜　呈不规则膨胀的块状，具指状分枝。表面棕黑色或棕褐色。质轻泡，断面边缘处显棕黑色，中心棕黄色，细颗粒性，维管束散在。气香、特异，味微辛、辣。

3. 姜炭 形如干姜片块，表面焦黑色，内部棕褐色，体轻，质松脆。味微苦，微辣。

【质量要求】

1. 干姜 水分不得过 19.0%；总灰分不得过 6.0%；水溶性浸出物不得少于 22.0%；含挥发油不得少于 0.8%（ml/g）；含 6 - 姜辣素（$C_{17}H_{26}O_4$）不得少于 0.60%。

2. 炮姜 水分不得过 12.0%；总灰分不得过 7.0%；水溶性浸出物不得少于 26.0%；含 6 - 姜辣素（$C_{17}H_{26}O_4$）不得少于 0.30%。

3. 姜炭 水溶性浸出物不得少于 26.0%；含 6 - 姜辣素（$C_{17}H_{26}O_4$）不得少于 0.050%。

【炮制作用与临床应用】干姜味辛，性热。归脾、胃、肾、心、肺经。具有温中散寒，回阳通脉，温肺化饮，温经止血的功效。干姜温中散寒，回阳通脉，燥湿消痰，能守能走，性热而偏燥，故对中焦寒邪偏盛而兼湿者以及寒饮伏肺的喘咳颇为相宜；又因为力速而作用较强，故用于回阳救逆，其效甚佳。常用于脘腹冷痛，呕吐泄泻，肢冷脉微，痰饮喘咳。与炙甘草等配伍，用于亡阳虚脱等症，如通脉四逆汤（《伤寒论》）；或与人参等配伍，用于治疗脾胃虚寒，呕吐腹痛，四肢不温，如理中丸（《伤寒论》）；或与蜀椒等配伍，用于寒疝腹痛，如大建中汤（《金匮要略方论》）。

炮姜味苦、辛，性温。温中散寒，温经止血。其辛燥之性较干姜弱，温里之力不如干姜迅猛，但作用缓和持久，且长于温中止痛、止泻和温经止血。可用于中气虚寒的腹痛、腹泻和虚寒性出血。与当归等配伍，用于产后腹痛、恶露不尽等症，如生化汤（《傅青主女科》）。

姜炭味苦、涩，性温。归脾、肝经。其辛味消失，守而不走，长于止血温经。其温经作用弱于炮姜，固涩止血作用强于炮姜，可用于各种虚寒性出血，且出血较急，出血量较多者。与棕榈炭配伍，用于崩漏下血等症，如如圣散（《医方集解》）。

【炮制研究】挥发油含量：干姜＞炮姜＞姜炭。炮姜浸出物量高于姜炭，两者间有非常明显的差异。姜辣醇含量：生姜＞干姜＞炮姜＞姜炭。6 - 姜辣烯酮含量：干姜＞炮姜＞生姜＞姜炭。

用干姜、炮姜水煎液按 4.5g/kg 对大鼠灌胃，结果是炮姜除消炎镇痛模型外，对应激性胃溃疡、醋酸诱发胃溃疡、幽门结扎型胃溃疡均呈明显的抑制作用。炮姜和姜炭均能缩短小鼠的出血时间，姜炭的作用又比炮姜强，具有显著性差异。姜各炮制品挥发油乳剂能延长小鼠血凝时间，并以干姜作用最强，说明姜对凝血系统作用方面既存在水溶性促凝成分，又存在挥发油类抗凝成分，而高温条件有利于前者的生成。

【贮存】贮干燥容器内，制品密闭，置通风干燥处，防霉，防蛀。

乌 梅

【处方用名】乌梅、乌梅肉、乌梅炭、醋乌梅。

【来源】本品为蔷薇科植物梅 *Prunus mume*（Sieb.）Sieb. etZucc. 的干燥近成熟果实。

【采收加工】夏季果实近成熟时采收，低温烘干后闷至颜色变黑。

【历史沿革】汉代有醋浸去核蒸熟捣泥；晋代有炙制、熬制；唐代有蜜醋渍蒸、单蒸、熬制；宋代有制炭、焙、炒焦；元代有煮法；明代有醋煮、酒浸、蜜拌蒸；清代则有麸炒、盐水浸等方法。现行有去核取乌梅肉、炒炭、醋蒸等。《中国药典》（2020 年版）载有乌梅、乌梅肉、乌梅炭。

【炮制方法】

1. 乌梅 取原药材，除去杂质，洗净，干燥。

2. 乌梅肉 取净乌梅，用清水润软或蒸软后，剥取净肉，干燥，筛去碎屑。

3. 乌梅炭 取净乌梅或乌梅肉，置炒制容器内，用武火加热，炒至皮肉发泡，表面呈焦黑色，取出晾凉，筛去碎屑。

4. 醋乌梅 取净乌梅或乌梅肉，用米醋拌匀，闷润至醋被吸尽，置适宜容器内，密闭，隔水加热

2～4 小时，取出干燥，每 100kg 净乌梅或乌梅肉，用米醋 10kg。

【成品性状】

1. 乌梅　呈类球形或扁球形。表面乌黑色或棕黑色，皱缩不平，基部有圆形果梗痕。果核坚硬，椭圆形，棕黄色，表面有凹点；种子扁卵形，淡黄色。气微，味极酸。

2. 乌梅炭　形如乌梅，皮肉鼓起，表面焦黑色。味酸略有苦味。

3. 醋乌梅　乌梅或乌梅肉，质较柔润，略有醋气。

【质量要求】

1. 乌梅　水分不得过 16.0%；总灰分不得过 5.0%；水溶性浸出物不得少于 24.0%；含枸橼酸（$C_6H_8O_7$）不得少于 12.0%。

2. 乌梅炭　水溶性浸出物不得少于 18.0%；含枸橼酸（$C_6H_8O_7$）不得少于 6.0%。

【炮制作用与临床应用】乌梅性味酸、涩，平。归肝、脾、大肠经。具有敛肺、涩肠，生津安蛔的功效。生乌梅长于生津止渴，敛肺止咳，安蛔。多用于虚热消渴，肺虚久咳，蛔厥腹痛。与杏仁等配伍，用于肺虚久咳，如一服散（《世医得效方》），或与天花粉等配伍，用于烦渴多饮等症，如玉泉丸（《沈生尊生书》）。乌梅肉的功效与合适用范围与乌梅同，因去核用肉，故作用更强。

乌梅炭长于涩肠止泻，止血，常用于久泻，久痢及便血，崩漏下血等。与诃子肉等配伍，用于泄泻日久，甚则滑脱不禁等症，如固肠丸（《证治准绳》），或用乌梅烧炭存性，醋米糊为丸，可治大便下血或尿血（《济生方》）。醋乌梅功效与生乌梅相似，但收敛固涩作用更强，尤其适用于肺气耗散之久咳不止和蛔厥者。与细辛等配伍，用于蛔厥疼痛，如乌梅丸（《注解伤寒论》）。

【炮制研究】乌梅炒炭后其水浸出物、有机酸、鞣质含量均较生品明显降低，降低率分别为 7.83%、27.22%、28.86%，说明炒炭可使乌梅中部分成分破坏。乌梅肉中有机酸含量是乌梅核的 7.9 倍，水浸物含量是乌梅核的 4.8 倍，说明乌梅的有效成分有机酸及水浸物大多集中在果肉中，核中含量甚少，且核占整个乌梅重量的 58.3%，因此传统要求去核用是有必要的。

生乌梅水煎液对小鼠凝血时间无明显影响，而乌梅炭水煎液可明显缩短小鼠的凝血时间。乌梅中所含鞣质与其凝血作用几无相关性。

【贮存】贮干燥容器内，制品密闭，置通风干燥处，防霉，防蛀。

牡丹皮

【处方用名】牡丹皮、丹皮、丹皮炭。

【来源】本品为毛茛科植物牡丹 *Paeonia sufruticosa* Andr. 的干燥根皮。

【采收加工】秋季采挖根部，除去细根和泥沙，剥取根皮，晒干；或刮去粗皮，除去木心，晒干。前者习称"连丹皮"，后者习称"刮丹皮"。

【历史沿革】汉代有去心；南北朝梁代有"槌破去心"、清酒拌蒸；宋代有酒浸、焙制、炒、煮制；元代有烧灰存性、铡细用；明代有醋制、酒洗、童便浸炒；清代则有面裹煨、炒焦等方法。现行有炒炭等。《中国药典》（2020 年版）载有牡丹皮。

【炮制方法】

1. 牡丹皮　取原药材，除去杂质，抢水洗净，润透，切薄片，干燥，筛去碎屑。

2. 牡丹皮炭　取净牡丹皮，置炒制容器内，用中火加热，炒至表面黑褐色，内部黄褐色，喷淋少许清水，灭尽火星，取出晾干，筛去碎屑。

【成品性状】

1. 牡丹皮　呈圆形或卷曲形的薄片。连丹皮外表面灰褐色或黄褐色，栓皮脱落处粉红色；刮丹皮外表面红棕色或淡灰黄色。内表面有时可见发亮的结晶。切面淡粉红色，粉性。气芳香，味微苦而涩。

2. 牡丹皮炭 呈黑褐色，气香，味微苦而涩。

【质量要求】牡丹皮 水分不得过 13.0%；总灰分不得过 5.0%；醇溶性浸出物不得少于 15.0%；含丹皮酚（$C_9H_{10}O_3$）不得少于 1.2%。

【炮制作用与临床应用】牡丹皮味苦、辛，性微寒。归心、肝、肾经。具有清热凉血，活血散瘀的功效。牡丹皮生品长于清热凉血，活血散瘀。用于温毒发斑或发疹，阴虚发热、无汗骨蒸，肠痈，痈肿疮毒，肝火头痛，经闭，痛经，跌扑损伤。与水牛角等配伍，用于热入血分的吐血、便血、衄血发狂等症，如犀角地黄汤（《备急千金要方》）；或与大黄等配伍，用于肠痈初起，右少腹痛，尚未成脓者，如大黄牡丹汤（《金匮要略方论》）。

炒炭后寒凉之性缓和，止血作用加强，具有止血而不留瘀的特点。与大蓟炭等配伍，用于血热妄行之吐血，衄血等症，如十灰散（《十药神书》）。

【炮制研究】各炮制品中丹皮酚含量：生丹皮＞炒丹皮＞酒炒品＞酒蒸品＞炒焦品＞炒炭品，丹皮苷含量：酒炒品＞炒丹皮＞酒蒸品＞炒焦品＞炒炭品＞生品。经制炭后其水浸出物含量均明显升高，而醇浸出物含量降低，且随着炮制温度和时间的增加，其降低幅度逐渐加大。丹皮炒炭后鞣质含量增加不明显，但具有强致癌作用的成分苯并（α）芘含量却大幅度下降。

用动物血热出血模型评估丹皮炭纳米类成分的凉血止血作用，实验表明预先给予丹皮炭纳米类成分可显著降低全血高、中、低黏度和血浆黏度；降低红细胞压积和红细胞分布宽度，减少血红蛋白含量和红细胞计数（$P<0.05$）；此外，丹皮炭纳米类成分可以显著降低活化部分凝血活酶时间、凝血酶时间和纤维蛋白原水平（$P<0.05$）。病理学检查结果发现，丹皮炭纳米类成分可以明显减轻肺组织损伤，减小出血和炎性细胞浸润；同时，也可以明显减轻胃黏膜出血症状。

【贮存】贮干燥容器内，制品密闭，置通风干燥处，防霉，防蛀。

绵马贯众

【处方用名】贯众、绵马贯众、贯众炭。

【来源】本品为鳞毛蕨科植物粗茎鳞毛蕨 *Dryopteris crassirhizoma* Nakai 的干燥根茎及叶柄残基。

【采收加工】秋季采挖，削去叶柄，须根，除去泥沙，晒干。

【历史沿革】唐代有切熬；宋代有烧灰和焙法；明代有酒制、醋制和炒制；清代有烧存性和煅炭。现行主要炒炭等。《中国药典》（2020 年版）载有绵马贯众、绵马贯众炭。

【炮制方法】

1. 绵马贯众 取原药材，除去杂质，喷淋清水，洗净，润透，切厚片，干燥，筛去碎屑。

2. 绵马贯众炭 取绵马贯众片，大小分开，分别置热锅内，用武火炒至表面焦黑色、内部焦褐色，喷淋清水少许，熄灭火星，取出，晾干。

【成品性状】

1. 绵马贯众 呈不规则的厚片或碎块，根茎外表皮黄棕色至黑褐色，切面淡棕色至红棕色。气特异，味初淡而微涩，后渐苦、辛。

2. 绵马贯众炭 为不规则的厚片或碎片，表面焦黑色，内部焦褐色，味涩。

【质量要求】

1. 绵马贯众 水分不得过 12.0%；总灰分不得过 5.0%；醇溶性浸出物不得少于 25.0%。

2. 绵马贯众炭 醇溶性浸出物不得少于 16.0%。

【炮制作用与临床应用】绵马贯众味苦，微寒，有小毒。归肝、胃经。具有清热解毒、止血、祛虫的功效。绵马贯众生品长于驱虫，清热解毒。用于肠道寄生虫，风热感冒，温热发斑，痄腮，热毒疮疡。如治流感等病毒性疾病的抗毒颗粒（《中国药典》2020 年版）；与狗脊等配伍，用于小儿蛔虫攒心，如贯众散（《太平圣惠方》）；与赤芍等配伍，用于疮疹，如快斑散（《小儿卫生总微论方》）。

绵马贯众炒炭后寒性减弱，长于收敛止血。可用于衄血、吐血、便血、崩漏等多种出血证，尤善于治崩漏下血。入麝香研匀，米饮调服，用于肠风下血及痔疮出血等症，如经效散（《普济方》）。

【炮制研究】在绵马贯众炭中发现新型的纳米类成分——碳点，并研究其止血作用。通过对绵马贯众炭水煎液提取、分离和透析得到一种新型水溶性的纳米类成分碳点，命名为绵马贯众炭碳点。从绵马贯众炭中分离出来的绵马贯众炭碳点外形近似球形，分散度良好，粒径分布在 1~7 nm。

绵马贯众炭碳点具有良好的止血效果，能显著减少小鼠断尾和肝脏出血时间（$P < 0.01$）。此外，绵马贯众炭碳点也能使大鼠血液中纤维蛋白原浓度和血小板的数量显著升高（$P < 0.05$）。绵马贯众炭碳点具有止血效果，本研究为应用绵马贯众炭碳点治疗出血性疾病的研究提供新思路，也为中药有效成分的探索提供全新的思维模式。

【贮存】贮干燥容器内，制品密闭，置通风干燥处，防霉，防蛀。

鸡冠花

【处方用名】鸡冠花、鸡冠花炭。

【来源】本品为苋科植物鸡冠花 *Celosiacristata* L. 的干燥花序。

【采收加工】秋季花盛开时采收，晒干。

【历史沿革】宋代有微炒、焙令香；明代有烧灰；清代则有烧灰存性、炒法。现行炒炭等。《中国药典》（2020 年版）载有鸡冠花、鸡冠花炭。

【炮制方法】

1. 鸡冠花 取原药材，除去杂质及残茎，切段。

2. 鸡冠花炭 取净鸡冠花，置炒制容器内，用中火加热，炒至表面焦黑色，喷淋少许清水，灭净火星，取出晾干。

【成品性状】

1. 鸡冠花 为不规则的块段。扁平，有的呈鸡冠状。表面红色、紫红色或黄白色。可见黑色扁圆肾形的种子。气微，味淡。

2. 鸡冠花炭 形如鸡冠花，表面黑褐色，内部焦褐色，可见黑色种子，具焦香气，味苦。

【质量要求】

1. 鸡冠花 水分不得过 13.0%；总灰分不得过 13.0%；酸不溶性灰分不得过 3.0%；水溶性浸出物不得少于 17.0%。

2. 鸡冠花炭 水溶性浸出物不得少于 16.0%。

【炮制作用与临床应用】鸡冠花味甘、涩，性凉。归肝、大肠经。具有收涩止血、止带、止痢的功能。鸡冠花生品性凉，收涩之中兼有清热作用，多用于湿热带下，湿热痢疾，湿热便血和痔血等证。与血余炭等配伍，用于崩漏等症，或与风眼草配伍，煎汤，热洗患处，用于五痔肛边肿痛等症，如淋渫鸡冠散（《卫生宝鉴》）。

炒炭后凉性减弱，收涩作用增强。常用于吐血、便血、崩漏反复不愈及带下，久痢不止。与棕榈炭配伍，用于下血脱肛等症（《永类钤方》）；或本品煎酒服治赤白下痢（《濒湖集简方》）。

【炮制研究】鸡冠花中含有黄酮类、有机酸类等成分，采用电感耦合原子发射光谱仪分析鸡冠花生品和炭品化学成分的变化，结果表明鸡冠花炒炭后有机酸含量降低，山柰素含量增加；无机元素炒炭后种类不变，Na 含量明显降低，Ca 含量明显增加。采用傅里叶变换红外光谱仪，建立了鸡冠花及其炭品的红外指纹图谱。

鸡冠花水液灌胃可使家兔凝血时间明显缩短，而血中维生素 C 和钙（Ca^{2+}）质量浓度较对照组明显增高，表明鸡冠花具有明显止血作用，其止血机制与其所含的丰富维生素 C 和钙（Ca^{2+}）有关。

【贮存】贮干燥容器内，制品密闭，置通风干燥处，防霉，防蛀。

<h2 style="text-align:center">荆芥（附：荆芥穗）</h2>

【处方用名】荆芥、荆芥炭。

【来源】本品为唇形科植物荆芥 *Schizonepeta tenuifolia* Briq. 的干燥地上部分。

【采收加工】夏、秋二季花开到顶、穗绿时采割，除去杂质，晒干。

【历史沿革】宋代有焙、烧灰；明代有微炒、炒黑；清代又增加了童便制和醋调制、醋制。现行有炒炭等。《中国药典》（2020 年版）载有荆芥、荆芥炭。

【炮制方法】

1. 荆芥　取原药材，除去杂质，喷淋清水，洗净，润透，于50℃烘1小时，切段，干燥，筛去碎屑。

2. 荆芥炭　取荆芥段，置炒药锅内，用武火加热，炒至表面焦黑色，内部焦黄色，喷淋清水少许，熄灭火星，取出，晾干。

【成品性状】

1. 荆芥　呈不规则的段。茎呈方柱形，表面淡黄绿色或淡紫红色，被短柔毛。切面类白色。叶多已脱落。穗状轮伞花序。气芳香，味微涩而辛凉。

2. 荆芥炭　本品呈不规则段。全体黑褐色。茎方柱形，体轻，质脆，断面焦褐色。叶对生，多已脱落。花冠多脱落，宿萼钟状。略具焦香气，味苦而辛。

【质量要求】

1. 荆芥　含挥发油不得少于0.30%（ml/g），含胡薄荷酮（$C_{10}H_{16}O$）不得少于0.020%。

2. 荆芥炭　醇溶性浸出物不得少于8.0%。

【炮制作用与临床应用】荆芥味辛，性微温。归肺、肝经。具有解表散风的功效，既散外感风寒，又散外感风热，并能疏散血中之风热。荆芥生品辛散力较强，具有祛风解表的功效。用于感冒，头痛，麻疹，风疹，咽喉不利，疮疡初起。如治风寒感冒或疮疡初起的荆防败毒散（《摄生众妙方》）和用于风热感冒，头痛发热的银翘散（《温病条辨》），以及治咽喉肿痛的荆芥汤（《三因极一病证方论》），或治麻疹初起的竹叶柳蒡汤（《先醒斋医学广笔记》）。

荆芥炒炭后辛散疏风解表作用缓和减弱，苦涩收敛之性独优，具有止血的功效，入血分治各种出血症。常与其他止血药配伍，用于衄血、便血、崩漏等症；配伍人参等，用于产后血崩及虚人血崩，如升举大补汤（《傅青主女科》）。

【炮制研究】荆芥各部位挥发油含量以荆芥穗最高。挥发油含量：荆芥穗＞全荆芥＞荆芥梗＞荆芥炭。荆芥炒炭后，不仅挥发油含量显著降低，而且挥发油中所含成分也发生了质的变化，生品中原有的8种成分如β-蒎烯、香芹酮等炒炭后未能检出，而炒炭后检出的荆芥酚、乙酰呋喃等9种成分在生品中未能检出。在荆芥穗挥发油中，萜酮类组分相当高。炒炭后水浸出物、醇浸出物含量均降低。

对生荆芥水煎剂、荆芥炭水煎剂、生荆芥提油后水煎剂、荆芥炭混悬液（以上制剂灌胃）、生荆芥挥发油乳剂、荆芥炭挥发油乳剂（以上制剂腹腔注射）进行小鼠止血实验研究。结果表明，荆芥炭混悬液和荆芥炭挥发油乳剂均有明显的止血作用，其余制品均无止血作用。荆芥炭和荆芥炭挥发油的止血作用与剂量有关，荆芥炭的有效剂量为3.2～4.8g/Kg，荆芥炭挥发油的有效剂量为300μg/kg，剂量过小或过大均无作用。荆芥炭的止血活性部位为脂溶性提取物。

【贮存】贮干燥容器内，制品密闭，置通风干燥处，防霉，防蛀。

附：荆芥穗

【处方用名】荆芥穗、荆芥穗炭。

【来源】本品为唇形科植物荆芥 *Schizonepeta tenuifolia* Briq. 的干燥花穗。

【采收加工】夏、秋二季花开到顶、穗绿时采摘，除去杂质，晒干。

【历史沿革】宋代有焙、烧灰；明代有微炒、炒黑；清代又增加了童便制和醋制。现行有炒炭等。《中国药典》（2020 年版）载有荆芥穗、荆芥穗炭。

【炮制方法】

1. 荆芥穗 取原药材，除去杂质及残梗。

2. 荆芥穗炭 取荆芥穗段，置炒药锅内，用武火加热，炒至表面黑褐色，内部焦黄色，喷淋清水少许，熄灭火星，取出，晾干。

【成品性状】

1. 荆芥穗 本品为穗状轮伞花序，呈圆柱形。花冠多脱落，宿萼黄绿色。质脆易碎，内有棕黑色小坚果。气芳香，味微涩而辛凉。

2. 荆芥穗炭 本品为不规则的段。表面黑褐色。花冠多脱落，宿萼黑褐色。小坚果棕黑色。具焦香气，味苦而辛。

【质量要求】

1. 荆芥穗 水分不得过 12.0%；总灰分不得过 12.0%；酸不溶性灰分不得过 3.0%；醇溶性浸出物不得少于 8.0%；含挥发油不得少于 0.40%（ml/g），含胡薄荷酮（$C_{10}H_{16}O$）不得少于 0.080%。

2. 荆芥穗炭 水分不得过 12.0%；醇溶性浸出物不得少于 13.0%。

【炮制作用与临床应用】荆芥穗辛，微温。归肺、肝经。解表散风，透疹，消疮。用于感冒，头痛，麻疹，风疹，疮疡初起。荆芥穗功效同荆芥，但荆芥发汗力较弱，能散全身皮里膜外之风邪。荆芥穗性发汗力较强，偏于散头部之风邪，研末外用。常与连翘等配伍，可用于外感风热之证，如银翘散（《温病条辨》）。

荆芥穗炒炭后辛散疏风解表作用缓和减弱，收涩止血增强。用于便血、崩漏、产后血晕。常与槐花等配伍，用于痔疮出血等症，如槐花散（《普济本事方》）。荆芥穗炭功用与荆芥炭相同，但治产后血晕较荆芥炭为佳。

【贮存】贮干燥容器内，制品密闭，置通风干燥处，防霉，防蛀。

卷 柏

【处方用名】卷柏、卷柏炭。

【来源】本品为卷柏科植物卷柏 *Selaginella tamariscina*（Beauv.）Spring 或垫状卷柏 *Selaginella pulvinata*（HooK. etGrev.）Maxim. 的干燥全草。

【采收加工】全年均可采收，除去须根和泥沙，晒干。

【历史沿革】宋代有醋炙法、炒法；元代增加了盐煮制、酒炙法；清代又有了烧炭炮制法。现行有炒炭等。《中国药典》（2020 年版）载有卷柏、卷柏炭。

【炮制方法】

1. 卷柏 取原药材，除去残留须根及杂质，洗净，切段，干燥。

2. 卷柏炭 取净卷柏，置炒制容器内，用武火加热，炒至表面焦黑色，内部呈焦黄色，喷淋少许清水，灭尽火星，取出，晾干凉透。

【成品性状】

1. 卷柏　本品呈卷缩的段状，枝扁而有分枝，绿色或棕黄色，向内卷曲，枝上密生鳞片状小叶。叶先端具长芒，背叶（侧叶）背面的膜质边缘常呈棕黑色。气微，味淡。

2. 卷柏炭　本品形如卷柏，呈卷缩段状。表面焦黑色，微具光泽。质脆，体轻，具焦香气，味微苦。

【质量要求】卷柏含水分不得过 10.0%；含穗花杉双黄酮（$C_{30}H_{18}O_{10}$）不得少于 0.30%。

【炮制作用与临床应用】卷柏，味辛，平。归肝、心经。具有活血通经的功能。卷柏生品偏于活血散瘀，用于经闭，痛经，癥瘕痞块，跌扑损伤。可单独应用，也可与红花配伍，用于血滞经闭等症；或与三棱等配伍，用于癥瘕结块等。

卷柏炭具有收敛止血作用，可用于吐血、便血、尿血、崩漏、倒经等，尤其对痔血疗效甚佳。如治吐血、便血、尿血，用本品炖瘦猪肉，服用汤和肉（《江西草药》）；或与仙鹤草、茜草炭、蒲公英合用，治妇女崩漏（《中药临床手册》）。

【炮制研究】卷柏炮制后总黄酮、鞣质等成分的含量均发生了变化。炮制前后总黄酮含量比较，焦卷柏含量最高，生卷柏次之，而卷柏炭含量最少。卷柏炒焦后，使药物质地变得疏松，有利于总黄酮提取，而温度过高（炭）又会使其总黄酮含量被破坏。

生卷柏对凝血因子的影响不大，不具备凝血作用；而卷柏炒炭后能使凝血酶原时间和活化部分凝血活酶时间减短，使纤维蛋白原含量减少，具有凝血作用。

【贮存】贮干燥容器内，制品密闭，置通风干燥处，防霉，防蛀。

石榴皮

【处方用名】石榴皮、石榴皮炭。

【来源】本品为石榴科植物石榴 *Punica granatum* L. 的干燥果皮。

【采收加工】秋季果实成熟后收集果皮，晒干。

【历史沿革】南北朝刘宋时代有浆水浸制；唐代有烧灰、炙黄；宋代有微炒、炒焦、蒸制、烧制、酒制、涂蜜炙焦、醋制；明代有醋炒、醋焙、醋浸炙黄和醋煮焙干；清代则有煅末、烧灰存性、焙制、煎制等炮制方法。现行有炒炭等。《中国药典》（2020 年版）载有石榴皮、石榴皮炭。

【炮制方法】

1. 石榴皮　取原药材，除去杂质，去净残留的瓤及种子，洗净，切块，干燥，筛去碎屑。

2. 石榴皮炭　取净石榴皮，置炒制容器内，用武火加热，炒至表面黑黄色、内部棕褐色，喷淋少许清水灭尽火星，取出晾干，筛去碎屑。

【成品性状】

1. 石榴皮　呈不规则的长条状或不规则的块状。外表面红棕色、棕黄色或暗棕色，略有光泽，有多数疣状突起。内表面黄色或红棕色。切面黄色或鲜黄色，略显颗粒状。气微，味苦涩。

2. 石榴皮炭　形如石榴皮丝或块，表面黑黄色，内部棕褐色。

【质量要求】石榴皮含水分不得过 15.0%；总灰分不得过 7.0%。

【炮制作用与临床应用】石榴皮，味酸、涩，性温。归胃、大肠经。具有涩肠止泻，止血，驱虫的功效。石榴皮生品长于驱虫，涩精，止带。多用于虫积腹痛，滑精，白带，脱肛，疥癣。常与槟榔等配伍，用于虫积腹痛，如石榴皮散（《太平圣惠方》）。

炒炭后收涩力增强，多用于久泻，久痢，崩漏。如治久漏不瘥的神授散（《普济方》）；或与附子等配伍，用于治脾胃虚寒，泄泻腹痛等症，如大断下丸（《杨氏家藏方》）。

【贮存】贮干燥容器内，制品密闭，置通风干燥处，防霉，防蛀。

莲 房

【处方用名】莲房、莲房炭。

【来源】本品为睡莲科植物莲 *Nelumbo nucifera* Gaertn. 的干燥花托。

【采收加工】秋季果实成熟时采收，除去果实，晒干。

【历史沿革】宋代有煅灰；明代有烧灰存性、烧存性，为末、炒法。现行有炒炭、煅炭等。《中国药典》（2020 年版）载有莲房、莲房炭。

【炮制方法】

1. 莲房　取原药材，除去杂质，切成小方块。

2. 莲房炭

（1）炒炭　取净莲房，切碎，置炒制容器内，用武火加热，炒至外表焦黑色，内部棕褐色，喷淋少许清水，灭尽火星，文火炒干，取出，放凉。

（2）煅炭　取净莲房，切碎，置煅锅内，上面扣一较小口径的锅，两锅结合处用盐泥封固，盖锅上贴一白纸条或放数粒大米，并压重物。用文武火加热，至白纸或大米呈焦黄色为度，停火，待凉后取出。

【成品性状】

1. 莲房　为不规则的方块，表面灰棕色至紫棕色，具细纵纹及皱纹，有的可见圆形孔洞。质疏松，破碎面海绵样，棕色。气微，味微涩。

2. 莲房炭　表面焦黑色，内部棕褐色。

【质量要求】莲房含水分不得过 14.0%；总灰分不得过 7.0%。

【炮制作用与临床应用】莲房，味苦、涩，性温。归肝经。具有化瘀止血的功效。莲房生品化瘀之力偏胜，止血力较弱。多用于胎衣不下，痔疮及产后恶露不绝。如可用本品甜酒煎服，治胎衣不下，（《岭南采药录》）；用于痔疮的莲房枳壳汤（《疡科选粹》）。莲房炭收涩力增强。常用于崩漏、尿血、痔血等下部出血症。常与棕榈炭等配伍，用于雪崩不止或月经过多等症，如莲壳散（《儒门事亲》）；或与生地等配伍，用于血淋等症。

【贮存】贮干燥容器内，制品密闭，置通风干燥处，防霉，防蛀。

>> 知识链接 -

十灰散

"十灰散"出自《十药神书》，由大蓟、小蓟、荷叶、侧柏叶、茅根、茜草、山栀、大黄、牡丹皮、棕榈皮组成。

方中大蓟、小蓟性味甘凉，长于凉血止血，且能祛瘀，是为君药。荷叶、侧柏叶、白茅根皆能凉血止血；棕榈皮收涩止血，与君药相配，既能增强澄本清源之力，又有塞流止血之功，皆为臣药。血之所以上溢，是由于气盛火旺，故用栀子、大黄清热泻火，挫其鸱张之势，可使邪热从大小便而去，使气火降而助血止，是为佐药。重用凉降涩止之品，恐致留瘀，故以丹皮配大黄凉血祛瘀，使止血而不留瘀，亦为佐药。用法中用藕汁和萝卜汁磨京墨调服，藕汁能清热凉血散瘀，萝卜汁降气清热以助止血，京墨有收涩止血之功，皆属佐药之用。诸药炒炭存性，亦可加强收敛止血之力。全方集凉血、止血、清降、祛瘀诸法，但以凉血止血为主，使血热清，气火降，则出血自止。配伍特点是：寓止血于清热泻火之中，寄祛瘀于凉血止血之内。为一首急救止血方剂。

▶ 第二节　加辅料炒法

将净制或切制后的中药与固体辅料同炒，使之达到规定程度的方法，称为加辅料炒法。

根据所加辅料的不同，加辅料炒法可分为麸炒、米炒、土炒、砂炒、蛤粉炒和滑石粉炒等方法。加辅料炒的主要目的包括降低毒性，缓和药性，增强疗效和矫臭矫味等。同时某些辅料具有中间传热的作用，能使药物均匀受热，炒后的饮片色泽一致，外观质量好。

一、麸　　炒 ⓔ 微课7

将净制或切制后的中药用麦麸熏炒，使之达到规定程度的方法，称为麸炒，又称为"麦麸炒"或"麸皮炒"。

麸炒时多直接使用干燥的净麸皮，此时可称为"净麸炒"或"清麸炒"；如果使用经蜂蜜或红糖制过的麦麸，则分别称为"蜜麸炒"或"糖麸炒"。

麦麸，味甘性平，具特殊麦香气，有益脾和中作用。明代《本草蒙筌》有"麦麸皮制，抑酷性勿伤上膈"的记载，故麸炒法常用于炒制补益脾胃或作用峻烈以及具有腥味的中药。

（一）麸炒目的

1. 增强疗效　如苍术、芡实、薏苡仁、山药、白术等。

2. 缓和药性　如枳实、枳壳、苍术等。

3. 矫臭矫味　如僵蚕、椿皮等。

（二）操作方法

先用中火或武火将锅烧热，将麦麸均匀撒入锅中，至起烟时投入药物，快速均匀翻动并适当控制火力，炒至药物表面呈黄色或深黄色，麦麸呈焦黑色时立即取出，筛去麦麸，放凉。

麦麸的用量通常是100kg 药物，用麦麸 10～15kg。

（三）注意事项

1. 辅料用量　辅料用量要适当，麦麸量少则烟气不足，达不到熏炒要求；麦麸量多则造成浪费。

2. 火力适当　麸炒一般用中火，并要求火力均匀。锅要预热好，可先取少量麦麸投锅预试，以"麸下烟起"为度。

3. 均匀撒布　麦麸要均匀撒布热锅中，待起烟再投药。

4. 药物干燥　麸炒药物应干燥，以免药物黏附焦化麦麸。

5. 出锅迅速　麸炒药物达到标准时要迅速出锅，筛去麦麸，以免造成饮片发黑、火斑过重等现象。

苍　术 ⓔ 微课8

【处方用名】苍术、茅苍术、炒苍术

【来源】本品为菊科植物茅苍术 *Atractylodes lancea*（Thunb.） DC. 或北苍术 *Atractylodes chinensis*（DC.）Koidz. 的干燥根茎。

【采收加工】春、秋二季采挖，除去泥沙，晒干，撞去须根。

【历史沿革】唐代有米汁浸炒，醋煮法；宋代有炒黄，米泔浸后麸炒，米泔浸后醋炒，皂角煮后盐水炒，米泔水浸后葱白罨再炒黄，米泔浸后盐炒，土炒等法；金元时期增加了用多种辅料制，米泔水浸，椒炒，盐炒，醋煮，酒煮，茴香炒，茱萸炒，猪苓炒，童便浸，东流水浸焙，米泔浸后乌头、川楝子同炒焦黄，川椒、破故纸、陈皮、酒浸后炒，酒或醋浸炒；明代有制炭，蒸法，茱萸制，土米泔并制，姜汁炒，桑椹取汁制，米泔浸后牡蛎粉炒，米泔浸后黑豆蜜酒人乳并制，米泔浸后再用土、水浸，并与芝麻粳米糠拌炒等法；清代增加了九蒸九晒法、炒焦法、土炒炭法和烘制等法。现行有炒焦、麸炒等方法。《中国药典》（2020 年版）载有苍术、麸炒苍术。

【炮制方法】

1. 苍术 取原药材，除去杂质，洗净，润透，切厚片，干燥。

2. 麸炒苍术 先将锅烧热，撒入麦麸，用中火加热，待冒烟时投入苍术片，不断翻炒，炒至苍术表面深黄色时，取出，筛去麦麸，放凉。

每 100kg 苍术片，用麦麸 10kg。

【成品性状】

1. 苍术 为不规则类圆形或条形厚片，外表皮灰棕色至黄棕色，有皱纹，有时可见根痕。切面黄白色或灰白色，散有多数橙黄色或棕红色油室，有的可析出白色细针状结晶。气香特异，味微甘、辛、苦。

2. 麸炒苍术 形如苍术片，表面深黄色，散有多数棕褐色油室，有焦香气。

【质量要求】

1. 苍术 水分含量不得过 11.0%，总灰分不得过 5.0%；含苍术素（$C_{13}H_{10}O$）不得少于 0.30%。

2. 麸炒苍术 水分含量不得过 10.0%，总灰分不得过 5.0%；含苍术素（$C_{13}H_{10}O$）不得少于 0.20%。

【炮制作用与临床应用】苍术味辛、苦，性温。归脾、胃、肝经。具有燥湿健脾、祛风散寒、明目的功能。生苍术辛温而燥烈，燥湿、祛风、散寒力强。常与羌活等配伍用于风寒感冒、肢体疼痛、风湿痹痛等症，如九味羌活汤（《此事难知》）；治外感风寒、内伤湿滞或夏伤暑湿所致感冒的藿香正气口服液。

麸炒后辛味减弱，燥性缓和，气变芳香，并增强了健脾和胃的作用。如治湿浊阻滞气机、胸膈痞闷、脘腹胀痛的木香顺气丸；治青盲、雀盲眼目昏涩的二术散（《证治准绳》）。

【炮制研究】苍术主要含挥发油、糖苷类、鞣质及其有机酸类等。主要成分有 β-桉叶醇和苍术素和苍术苷 A 等。苍术经麸炒和炒焦后挥发油含量均明显降低，苍术的主要燥性部位为挥发油。苍术麸炒、炒焦后苍术苷 A 含量均显著增加。5-羟甲基糠醛也是苍术炮制后的主要增量成分之一，与生品相比，苍术麸炒后 5-羟甲基糠醛含量增加约 10 倍以上，而炒焦后 5-羟甲基糠醛含量增加约 15 倍以上，表明加热可促进 5-HMF 的产生，进一步对其转化机制研究发现，在加热炒制过程中，苍术所含的糖类（如葡萄糖、果糖等）易脱水氧化或与氨基酸发生 Maillard 反应而产生 5-HMF，致使 5-HMF 在苍术麸炒和炒焦后含量显著增加。鞣质类成分也是苍术的主要活性成分之一，研究发现，苍术炒焦后，鞣质含量增加 125% 以上，鞣质含量增加可能与加热炒制过程中，某些黄酮类成分（如黄烷-3-醇类）建立碳-碳聚合形成缩合鞣质有关。

药理研究表明，苍术炮制（麸炒、炒焦）后，燥湿健脾作用、抗炎作用、抗腹泻作用明显优于生品。提示炮制后的苍术能增强健脾燥湿和固肠止泻的作用。生、麸苍术均可以显著增加湿阻中焦大鼠小肠推进率并升高血清胃泌素水平，且苍术麸炒后作用增强，提示苍术可以通过调节胃肠道神经肌肉调控系统及胃肠激素来改善胃肠功能，改善脾虚的症状。苍术苷 A 是苍术炮制（麸炒、炒焦）后的主要增量成分之一，研究发现，苍术苷 A 能够显著回调湿阻中焦大鼠的代谢异常。此外，苍术苷 A 还可增加脾虚证大鼠的胃动素、胃泌素以及肠道紧密连接蛋白 1（ZO-1）和密封蛋白（OCLN）的水平，降低 AQP1、AQP3 和 FGF2 水平，并通过抑制 p38MAPK 信号通路保护肠黏膜屏障，从而改善胃肠功能。

【贮存】贮干燥容器内，置阴凉干燥处，防霉，防蛀。

>>> 知识链接 •－－－

减酮减燥——麸炒苍术

苍术为菊科植物茅苍术 Atractylodes lancea（Thunb.）DC. 或北苍术 Atractylodes chinensis（DC.）Koidz. 的干燥根茎。苍术主要含挥发油、糖苷类、鞣质及其有机酸类等。挥发油主要有茅术醇、苍术酮、β－桉叶醇和苍术素等。糖苷类主要成分为苍术苷 A 等。苍术经麸炒和炒焦后挥发油含量均明显降低，苍术的主要燥性部位为挥发油，挥发油中的主要成分苍术素、苍术酮、茅术醇、β－桉叶醇、白术内酯Ⅰ、白术内酯Ⅱ、白术内酯Ⅲ、邻苯二甲酸二异丁酯在苍术麸炒和炒焦后含量显著降低。邻苯二甲酸二异丁酯为第四类毒性化学物质，具有多种毒性，苍术经炮制后挥发油成分含量显著降低，这可能是苍术炮制后不良反应减少和燥性降低的主要原因，苍术酮等挥发性成分属于苍术燥性成分，苍术麸炒后酮类成分含量降低，燥性降低，这就是"减酮减燥"的原理。

－－•

枳　壳

【处方用名】枳壳、麸炒枳壳

【来源】本品为芸香科植物酸橙 Citrus aurantium L. 及其栽培变种的干燥未成熟果实。

【采收加工】7 月果皮尚绿时采收，自中部横切为两半，晒干或低温干燥。

【历史沿革】南北朝刘宋时代用麸炒；唐代有炒焦炙和麸炒等法；宋代提出了麸炒醋熬、米泔浸后麸炒、制炭和面炒等法；金元时代有炒制、麸炒、火炮、煨等法；清代有麸炒、酒炒、醋炒、蜜水炒等法。现行有麸炒等方法。《中国药典》（2020 年版）载有枳壳、麸炒枳壳。

【炮制方法】

1. 枳壳　取原药材，除去杂质，洗净，润透，切薄片，干燥后筛去碎落的瓤核。

2. 麸炒枳壳　先将锅烧热，均匀撒入定量麦麸，用中火加热，待烟起投入枳壳片不断翻动，炒至颜色变深时取出，筛去麦麸，放凉。每 100kg 枳壳片，用麦麸 10kg。

【成品性状】

1. 枳壳　为不规则弧形条状薄片，切面外果皮棕褐色至褐色，中果皮黄白色至黄棕色，近外缘有 1~2 列点状油室，内侧有的有少量紫褐色瓤囊。质坚硬，不易折断。气清香，味苦、微酸。

2. 麸炒枳壳　形如枳壳片，色较深，偶有焦斑。

【质量要求】

1. 枳壳　水分不得过 12.0%，总灰分不得过 7.0%；含柚皮苷（$C_{27}H_{32}O_{14}$）不得少于 4.0%，新橙皮苷（$C_{28}H_{34}O_{15}$）不得少于 3.0%。

2. 麸炒枳壳　同枳壳。

【炮制作用与临床应用】枳壳味苦、辛、酸性微寒。归脾、胃经。具有理气宽中、行滞消胀的功能。枳壳辛燥，作用较强，偏于行气宽中除胀。常与柴胡等配伍，用于肝郁气滞、胸痞胀满、胃脘疼痛等症，如气滞胃痛片；或与赤芍等配伍，用于胸中血瘀疼痛等症，如血府逐瘀汤（《医林改错》）。

麸炒枳壳可缓和其峻烈之性，偏于理气健胃消食。常与木香等配伍，用于积滞内停、胃脘痞满等症，如木香槟榔丸（《太平惠民和剂局方》）；或与厚朴等配伍，用于肝胃不和，湿浊中阻等症，如舒肝平胃丸。

【炮制研究】枳壳经麸炒后其挥发油含量有所降低，挥发油比重、折光率、颜色及成分组成也发生了变化。麸炒前后的枳壳薄层色谱行为基本一致。芸香柚皮苷、橙皮苷、芸香柚皮苷、橙皮苷 4 种黄酮类成分含量在炮制前后均发生了一定程度的变化，芸香柚皮苷、橙皮苷含量排序为麸炒枳壳 > 制枳壳 > 生枳壳，柚皮苷、新橙皮苷含量排序则为生枳壳 > 麸炒枳壳 > 制枳壳。

枳壳和麸炒枳壳水煎液对兔离体肠管、兔离体子宫及小白鼠胃肠运动均有影响，但麸炒品水煎液作用强度低于生品，从而减缓了枳壳对肠道平滑肌的刺激，符合古人"麸皮制其燥性而和胃"及有关文献对枳壳生用峻烈，麸炒略缓的记载。

【贮存】贮干燥容器内，密闭，置阴凉干燥处，防蛀。

枳　实

【处方用名】枳实、麸炒枳实

【来源】本品为芸香科植物酸橙 *Citrus aurantium* L. 及其栽培变种或甜橙 *Citrus sinensis* Osbeck 的干燥幼果。

【采收加工】5～6月收集自落的果实，除去杂质，自中部横切为两半，晒干或低温干燥，较小者直接晒干或低温干燥。

【历史沿革】汉代有去瓤炒、制炭、炙等法；唐代有熬制、炒黄；宋代有麸炒、面炒、醋炒等法；明代增加了米泔浸后麸炒；清代有酒炒、麸炒、土炒等法。现行有麸炒法。《中国药典》（2020 年版）载有枳实、麸炒枳实。

【炮制方法】

1. 枳实　取原药材，除去杂质，洗净，润透，切薄片，干燥，筛去碎屑。

2. 麸炒枳实　先将锅烧热，均匀撒入定量的麦麸，用中火加热，待冒烟时投入枳实片，急速翻炒至色变深时取出，筛去麦麸，晾凉。每 100kg 枳实片，用麦麸 10kg。

【成品性状】

1. 枳实　本品为不规则弧状条形或圆形薄片。切面外果皮黑绿色或棕褐色，中果皮部分黄白色至黄棕色，条片内侧或圆片中央具棕褐色瓤囊。气清香，味苦、微酸。

2. 麸炒枳实　形如枳实片，色较深，有的有焦斑，气焦香，味微苦，微酸。

【质量要求】

1. 枳实　水分含量不得过 15.0%，总灰分不得过 7.0%；醇溶性浸出物不得少于 12.0%；含辛弗林（$C_9H_{13}NO_2$）不得少于 0.30%。

2. 麸炒枳实　水分不得过 10.0%；其余同枳实。

【炮制作用与临床应用】枳实味苦、辛、酸，性微寒。归脾、胃经。具有破气消积、化痰散痞的功能。枳实性较峻烈，以破气化痰为主，但破气作用强烈，有损伤正气之虑，适宜气壮邪实者。常与薤白等配伍，用于痰浊内阻，胸阳不振，胸痹疼痛等症，如枳实薤白桂枝汤（《金匮要略方论》）。麸炒枳实可缓和其峻烈之性，以免损伤正气，以散结消痞力胜。常与白术等配伍，用于食积不化而致脘腹胀满等症，如香砂枳术丸；或与大黄等配伍，用于大便秘结，胸腹胀满等症，如麻仁滋脾丸。

【炮制研究】枳实经麸炒后，挥发油含量降低。麸炒枳实 4 年贮存期与 0 年贮存期样品比较：辛弗林、挥发油含量明显降低，水溶性浸出物、醇溶性浸出物也均有降低，说明贮存期和炮制过程对麸炒枳实质量有影响。

枳实中挥发油对离体肠管作用的研究显示能刺激平滑肌，使其处于痉挛状态。所以麸炒后挥发油的减少导致枳实对肠道平滑肌的刺激减弱。枳实、麸炒枳实水煎液对慢传输型便秘模型大鼠作用结果显示，枳实生品燥性较强，麸炒后够缓和其燥烈之性。

【贮存】贮干燥容器内，密闭，置阴凉干燥处，防蛀。

僵 蚕

【处方用名】僵蚕、白僵蚕、炒僵蚕

【来源】本品为蚕娥科昆虫家蚕 *Bombyx mori* Linnaeus 4~5 龄的幼虫感染（或人工接种）白僵菌 *Beauveria bassiana*（Bals.） Vuillant 而致死的干燥体。

【采收加工】多于春、秋季生产，将感染白僵菌病死的蚕干燥。

【历史沿革】南北朝刘宋时代有米泔制；唐代有炒制、熬制；宋代增加了姜汁制、面炒制、酒炒、灰炮、麸炒、蜜制、盐制、油制等法；明代有醋制；清代增加了糯米炒、制炭、红枣制等法。现行有麸炒法。《中国药典》（2020 年版）载有僵蚕、炒僵蚕。

【炮制方法】

1. 僵蚕　取原药材，淘洗后干燥，除去杂质。

2. 炒僵蚕　先用中火将锅烧热，均匀撒入定量麦麸，待起烟时加入净僵蚕，急速翻炒至表面呈黄色时出锅，筛去麸皮，放凉。每 100kg 僵蚕，用麦麸 10kg。

【成品性状】

1. 僵蚕　略呈圆柱形，多弯曲皱缩，表面灰黄色，被有白色粉霜状的气生菌丝和分生孢子。质硬而脆，易折断，断面平坦，外层白色，中间有亮棕色或亮黑色的丝腺环 4 个。气微腥，味微咸。

2. 炒僵蚕　形如僵蚕，表面黄棕色或黄白色，偶有焦黄斑，气微腥，有焦麸气，味微咸。

【质量要求】

1. 僵蚕　杂质不得过 3%，水分不得过 13.0%，总灰分不得过 7.0%，酸不溶性灰分不得过 2.0%；醇溶性浸出物不得少于 20.0%。

2. 炒僵蚕　水分、总灰分、酸不溶性灰分同僵蚕。

【炮制作用与临床应用】僵蚕，味咸、辛，性平，归肝、肺、胃经，具有祛风定惊、化痰散结的功能。僵蚕辛散之力较强，药力较猛。常与全蝎等配伍，用于惊痫抽搐，口眼歪斜等症，如牵正散（《杨氏家藏方》）。

麸炒后疏风解表之力稍减，长于化痰散结。同时麸炒有助于除去生僵蚕虫体上的菌丝和分泌物，可以矫正不良气味，便于粉碎和服用。常与蜈蚣等配伍，用于中风，半身不遂，肢体麻木等症，如中风回春丸。

【贮存】贮干燥容器内，置通风干燥处，防蛀。

芡 实

【处方用名】芡实、麸炒芡实、炒芡实。

【来源】本品为睡莲科植物芡 *Euryale ferox* Salisb. 的干燥成熟种仁。

【采收加工】秋末冬初采收成熟果实，除去果皮，取出种子，洗净，再除去硬壳（外种皮），晒干。

【历史沿革】唐代有蒸后晒干，去皮取仁的方法；明代有炒、防风汤浸法；清代基本沿用前法。现行有炒黄、麸炒等方法。《中国药典》（2020 年版）载有芡实、麸炒芡实。

【炮制方法】

1. 芡实　取原药材，除去杂质。

2. 麸炒芡实　先将锅用中火加热，均匀撒入麦麸即刻烟起，随即投入净芡实，迅速拌炒至表面黄色或微黄色时，取出，筛去麸皮，放凉。每 100kg 芡实，用麸皮 15kg。

3. 炒芡实　取净芡实，置炒制容器内，用文火加热，炒至表面微黄色，取出，晾凉。

【成品性状】

1. 芡实　呈类球形，多为破粒。表面有棕红色或红褐色内种皮，一端黄白色，约占全体的1/3，有凹点状种脐痕，除去内种皮显白色。质较硬，断面白色，粉性。气微，味淡。

2. 麸炒芡实　形如芡实，表面黄色或微黄色，味淡、微酸。

3. 炒芡实　形如芡实，表面淡黄色至黄色，偶有焦斑。

【质量要求】

1. 芡实　水分不得过14.0%，总灰分不得过1.0%；水溶性浸出物不得少于8.0%。

2. 麸炒芡实　水分不得过10.0%；总灰分、水溶性浸出物同芡实。

【炮制作用与临床应用】芡实，味甘、涩，性平，归脾、肾经，具有益肾固精、补脾止泻、祛湿止带的功能。生品性平，涩而不滞，补脾肾而兼能祛湿。常与金樱子等配伍，用于遗精，带下，白浊，小便不禁等症，如水陆二仙丹（《洪氏集验方》）。

炒后性偏温，补脾和固涩作用增强，适用于脾虚之证和虚多实少者。麸炒芡实和炒芡实功效相似，均以补脾固涩力胜。常与锁阳等配伍，用于脾虚泄泻和肾虚精关不固的滑精，阳痿，早泄等症，如锁阳固精丸。

【贮存】贮干燥容器内，密闭，置通风干燥处，防蛀。

薏苡仁

【处方用名】薏苡仁、麸炒薏苡仁、炒薏苡仁。

【来源】本品为禾本科植物薏苡 *Coix lacryma – jobi* L. var. *ma – yuen*（Roman.）Stapf 的干燥成熟种仁。

【采收加工】秋季果实成熟时采割植株，晒干，打下果实，再晒干，除去外壳、黄褐色种皮及杂质，收集种仁。

【历史沿革】南北朝刘宋时有"夫用一两，以糯米二两同熬，令糯米熟，去糯米取使"；宋代有微炒黄法；明代有盐炒法；清代增加了土炒、姜汁拌炒、拌水蒸透。现行有炒黄、麸炒等方法。《中国药典》（2020年版）载有薏苡仁、麸炒薏苡仁。

【炮制方法】

1. 薏苡仁　取原药材，除去杂质。

2. 麸炒薏苡仁　先将锅用中火烧热，撒入麦麸即刻烟起，再投入薏苡仁迅速拌炒至微黄色，微鼓起，取出，筛去麦麸，放凉。每100kg薏苡仁，用麦麸15kg。

3. 炒薏苡仁　取净薏苡仁，置炒制容器内，用中火加热炒至表面黄色，略鼓起，有突起时，取出。

【成品性状】

1. 薏苡仁　呈宽卵形或长椭圆形，表面乳白色，光滑，偶有残存的黄褐色种皮。质坚硬，断面白色，粉性。气微，味微甜。

2. 麸炒薏苡仁　形如薏苡仁，微鼓起，表面微黄色。

3. 炒薏苡仁　形如薏苡仁，微鼓起，表面淡黄色，略有焦斑和突起。

【质量要求】

1. 薏苡仁　杂质不得过1.0%，水分不得过15.0%，总灰分不得过2.0%，本品每1000g含黄曲霉毒素B_1不得过5μg，含黄曲霉毒素G_2、黄曲霉毒素G_1、黄曲霉毒素B_2和黄曲霉毒素B_1的总量不得过10μg；每1000g含玉米赤霉烯酮不得过500μg；醇溶性浸出物不得少于5.5%；含甘油三油酸酯（$C_{57}H_{104}O_6$）不得少于0.50%。

2. 麸炒薏苡仁　水分不得过12.0%，总灰分不得过2.0%，醇溶性浸出物不得少于5.5%；含甘油三油酸酯（$C_{57}H_{104}O_6$）不得少于0.40%。

【炮制作用与临床应用】薏苡仁，味甘、淡，性凉，归脾、胃、肺经，具有利水渗湿、健脾止泻、除痹、排脓、解毒散结的功能。生品偏寒凉，长于利水渗湿，清热排脓，除痹止痛。常与苇茎等配伍，用于肺痈咳吐脓痰、肠痈等症，如苇茎汤（《备急千金要方》）；或与麻黄等同用，用于风湿身痛等症，如麻黄杏仁薏苡甘草汤（《金匮要略方论》）。

薏苡仁麸炒或炒后寒凉之性偏于平和，长于健脾止泻。常与白术等配伍，用于脾虚泄泻、纳少腹胀等症，如参苓白术散。

【贮存】贮干燥容器内，密闭，置通风干燥处，防蛀。

椿　皮

【处方用名】椿皮、麸炒椿皮。

【来源】本品为苦木科植物臭椿 *Ailanthus altissima*（Mill.）Swingle 的干燥根皮或干皮。

【采收加工】全年均可剥取，晒干，或刮去粗皮晒干。

【历史沿革】唐代有剥去白皮的记载；宋代有细切、炙微黄、蜜炙；明代增加了炒、焙、醋炙、酒炒；清代又增加了炒黑法。现行有麸炒法。《中国药典》（2020年版）载有椿皮、麸炒椿皮。

【炮制方法】

1. 椿皮　取原药材，除去杂质，洗净，润透，切丝或段，干燥。

2. 麸炒椿皮　先用中火将锅烧热，均匀撒入定量麦麸，待起烟时加入椿皮丝（段），急速翻炒至表面微黄色时取出，筛去麸皮，放凉。每100kg椿皮用麦麸10kg。

【成品性状】

1. 椿皮　为不规则的丝条状或段状，外表面灰黄色或黄褐色，粗糙，有多数纵向皮孔样突起和不规则纵、横裂纹，除去粗皮者显黄白色。内表面淡黄色，较平坦，密布梭形小孔或小点。气微，味苦。

2. 麸炒椿皮　形如椿皮丝（段），表面黄色或褐色，微有香气。

【质量要求】

1. 椿皮　水分不得过10.0%，总灰分不得过11.0%，酸不溶性灰分不得过2.0%；醇溶性浸出物不得少于6.0%。

2. 麸炒椿皮　同椿皮。

【炮制作用与临床应用】椿皮味苦、涩，性寒。归大肠、胃、肝经。具有清热燥湿、收涩止带，止泻，止血的功能。椿皮常与黄柏等配伍，用于湿热下注所致带下等症，如白带丸。

椿皮性味苦寒具有难闻之气，麸炒后苦寒之性缓和，不良气味得以矫正。常与黄芩等配伍，用于脾肾两虚所致月经不调和阴虚血热，月经先期，赤白带下等症，如千金止带丸和固经丸。

【贮存】贮干燥容器内，置通风干燥处，防蛀。

二、米　炒

将净制或切制后的中药与米同炒，使之达到规定程度的方法，称为米炒。

米炒时一般以糯米为佳，有些地区用"陈仓米"，现通常多用大米。大米味甘性平，具有补中益气、健脾和胃、除烦止渴等功效。清代《修事指南》有"米制润燥而泽"的记载，故米炒法常用于炒制补益脾胃中药以及某些具有毒性的昆虫类中药。

（一）米炒目的

1. 增强疗效　如党参等。

2. 降低毒性 如斑蝥、红娘子等。

3. 矫臭矫味 如斑蝥、红娘子等。

（二）操作方法

1. 米拌炒法 先将锅烧热，加入定量的米，用中火炒至冒烟时投入药物，拌炒至药物表面呈黄色或颜色加深，米呈焦黄或焦褐色时取出，筛去米，放凉。

2. 米上炒法 先将锅烧热，撒上浸湿的米使其平贴锅上，用中火加热，炒至米冒烟时投入药物，轻轻翻动米上的药物，至药物表面呈黄色或颜色加深、米呈焦黄或焦褐色时取出，筛去米，放凉。

米的用量：每100kg 药物，用米 20kg。

（三）注意事项

炒制昆虫类中药时，一般以米的色泽观察火候，炒至米呈焦黄或焦褐色为度。炒制植物类中药时，观察药物色泽变化，炒至黄色为度。炒制斑蝥、红娘子等有毒中药时，应注意劳动保护，戴好手套、口罩并站于上风处。炒后的米已吸附毒性成分，应及时烧掉，以防中毒。

党 参

【处方用名】党参、米炒党参。

【来源】本品为桔梗科植物党参 *Codonopsis pilosula*（Franch.）Nannf. 、素花党参 *CodoNopsis pilosula* Nannf. var. *modesta*（Nannf.）L. T. Shen 或川党参 *Codonopsis tangshen* Oliv. 的干燥根。

【采收加工】秋季采挖，洗净，晒干。

【历史沿革】清代始见"补肺拌蜜蒸熟"、蜜炙及米炒等方法，并提出去皮时要用"竹刀刮"。现行有米炒、蜜炙等方法。《中国药典》（2020 年版）载有党参、米炒党参。

【炮制方法】

1. 党参 取原药材，除去杂质，洗净，润透，切厚片，干燥。

2. 米炒党参 将大米置热锅内，用中火加热至米冒烟时，投入党参片拌炒，至党参表面呈深黄色时取出，筛去米，放凉。每100kg 党参片用米 20kg。

【成品性状】

1. 党参 呈类圆形的厚片。外表面灰黄色、黄棕色至灰棕色，切面皮部淡棕黄色至黄棕色，木部淡黄色至黄色，有裂隙或放射状纹理。有特殊香气，味微甜。

2. 米炒党参 形如党参片，表面深黄色，偶有焦斑。

【质量要求】

1. 党参 水分不得过 16.0%，总灰分不得过 5.0%；醇溶性浸出物不得少于 55.0%。

2. 米炒党参 水分不得过 10.0%；其余同党参。

【炮制作用与临床应用】党参味甘、性平，归脾、肺经，具有健脾益气、养血生津的功能。党参擅长益气生津，常用于气津两伤或气血两亏。常与白术等配伍，用于脾肺虚弱，气津两伤，气血两亏等症，如理中丸。

米炒党参气变清香，能增强健脾、和胃、止泻作用，多用于脾胃虚弱，食少，便溏。常与黄芪等配伍，用于脾胃虚弱，食少，便溏等症。

【炮制研究】党参主含炔类、生物碱类、苯丙素类、木脂素类、三萜及皂苷类、黄酮类、甾体类、有机酸类、糖类等成分。炮制影响党参成分含量，党参炔苷含量依次为：生品＞米炒＞清蒸＞麸炒＞蜜炙；党参多糖含量依次为：生品＞米炒＞麸炒＞蜜炙＞清蒸；5－羟甲基糠醛含量依次为：清蒸＞蜜炙＞麸炒＞米炒＞生品。党参炔苷、苍术内酯Ⅲ、多糖含量均表现为生品＞清炒品＞拌蜜品＞蜜炙品，表明加热和加蜜均会引起化学成分含量的降低；低聚糖含量：蜜炙品≈拌蜜品＞清炒品≈生品，多糖含量：生品＞清炒品＞拌蜜品＞蜜炙品，蜜炙能够增加党参炮制品中的低聚糖含量，但降低多糖含量。

对比党参及其不同炮制品（米炒党参、蜜炙党参）对脾虚大鼠的改善效果及免疫抑制大鼠的影响，结果表明，蜜炙党参改善大鼠脾虚症及环磷酰胺所致的免疫低下效果最好。党参米炒后抗氧化活性增强，且对脾虚泄泻大鼠免疫调节和消化吸收方面均具有明显治疗作用，米炒品明显强于生品，说明米炒党参增强和胃健脾止泻的科学性、合理性。不同米炒党参对脾虚大鼠均有一定的治疗作用，大米炒党参更有助于调节消化道的功能和维持消化道结构的完整性，也更有助于增强脾虚大鼠免疫功能。小米炒党参则更有助于调节脾虚大鼠水液代谢功能。

【贮存】贮干燥容器内，置通风干燥处，防蛀。

斑　蝥

【处方用名】斑蝥、生斑蝥、米斑蝥。

【来源】本品为芫青科昆虫南方大斑蝥 *Mylabris phalerata* Pallas 或黄黑小斑蝥 *Mylabris cichorii* Linnaeus 的干燥体。

【采收加工】夏、秋二季捕捉，闷死或烫死，干燥。

【历史沿革】晋代有炙、炒、烧令烟尽；南北朝刘宋时代有糯米、小麻子同炒法；宋代有麸炒、炒焦、酒浸、醋煮、米炒焦法；明代增加了醋煮焙干、牡蛎炒、麸炒醋煮等；清代有蒸制、米泔制、土炒等法。现行有米炒法。《中国药典》（2020 年版）载有生斑蝥、米斑蝥。

【炮制方法】

1. 生斑蝥　取原药材，除去杂质。

2. 米斑蝥　将米置热锅中，用中火加热至冒烟，投入净斑蝥拌炒，至米呈黄棕色，取出，筛去米，除去头、足、翅，摊开放凉。每 100kg 斑蝥，用米 20kg。

【成品性状】

1. 生斑蝥　为干燥虫体，略呈长圆形，背部具革质鞘翅 1 对，黑色，有 3 条黄色或棕黄色的横纹；鞘翅下面有棕褐色薄膜状透明的内翅 2 片。胸腹部乌黑色，胸部有足 3 对。有特殊的臭气。黄黑小斑蝥体型较小。

2. 米斑蝥　体型大小不一。头足翅偶有残留。色乌黑发亮，头部去除后的断面不整齐，边缘黑色，中心灰黄色。质脆易碎。有焦香气。

【质量要求】

1. 生斑蝥　含斑蝥素（$C_{10}H_{12}O_4$）不得少于 0.35%。

2. 米斑蝥　含斑蝥素（$C_{10}H_{12}O_4$）应为 0.25% ~ 0.65%。

【炮制作用与临床应用】斑蝥味辛，性热；有大毒。归肝、胃、肾经。具有破血消癥、攻毒蚀疮的功能。生斑蝥多外用，毒性较大，以攻毒蚀疮为主。常与雄黄等配伍，用于瘰疬瘘疮，痈疽肿毒，顽癣瘙痒等症，如顽癣必效方（《外科正宗》）。

米炒后毒性降低，气味矫正，可供内服以通经、破癥散结为主。常与大黄等配伍，用于瘀血阻滞，月经闭塞等症，如斑蝥通经丸（《济阴纲目》）。

【炮制研究】斑蝥主要成分为斑蝥素，斑蝥素在 84℃ 开始升华，其升华点为 110℃，当斑蝥与糯米同炒时，锅温为 128℃，正适合于斑蝥素的升华，斑蝥均匀受热又不至于温度太高致使斑蝥焦化。测定不同炮制方法（生品、麸炒、米炒、烘制、碱制）对斑蝥有效成分的影响，结果斑蝥素含量为：烘制＞生品＞米炒＞麸炒＞碱制；斑蝥酸钠含量：生品＞碱制＞烘制＞米炒＞麸炒。

斑蝥主要有毒物质为斑蝥素，对皮肤、黏膜有强烈的刺激性，能引起充血、发赤和起泡。口服毒性很大，以肝、肾毒性为主，可引起口咽部灼烧感、恶心、呕吐、腹部绞痛、血尿及中毒性肾炎等症，往往引起肾功能衰竭或循环衰竭而致死亡。故斑蝥生品不内服，只能外用，口服必须经过炮制。通过米炒和其他加热处理可使斑蝥的 LD_{50} 升高，显著地降低其毒性。斑蝥素对肝癌、肺癌、胃癌及乳腺癌等多种顽固肿瘤有较强的杀伤作用，主要通过抑制蛋白磷酸酶 2 活性发挥药效，已被开发成抗肿瘤药品。

【贮存】贮干燥容器内，置通风干燥处，防蛀。

红娘子

【处方用名】红娘子、红娘、红娘虫、炒红娘、米炒红娘。

【来源】本品为蝉科昆虫黑翅红娘 *Huechys sanguinea* De Geer 的干燥虫体。

【采收加工】夏季早起露水未干时，带好手套及口罩，进行捕捉。捉后投入沸水中烫死，捞出，干燥。

【历史沿革】宋代有糯米炒；元代有去头、足、翅制法；明代有粳米炒；面炒；去头足，水略润，同糯米微火炒透熟，去米另研等法。现行有米炒法。

【炮制方法】

1. 红娘子　取原药材，除去头、足、翅及杂质。

2. 米炒红娘子　将米置热锅内，用中火加热，炒至冒烟时投入净红娘子，拌炒至米呈焦黄色，取出，筛去米，摊晾。每 100kg 红娘子，用米 20kg。

【成品性状】

1. 红娘子　为去除头、足、翅的干燥躯体，形似蝉而较小。前胸背板前狭后宽，黑色；中胸背板黑色，左右两侧有 2 个大形斑块，呈朱红色；可见鞘翅残痕。体轻，质脆，味辛，有特殊臭气。

2. 米炒红娘子　形如红娘子，表面老黄色，臭气轻微。

【炮制作用与临床应用】红娘子味苦、辛，性平；有毒。归肝经。具有攻毒、通瘀破积的功能。生红娘子毒性较大，有腥臭味，多作外用，可解毒蚀疮。常与乳香等配伍，用于瘰疬、顽癣、恶疮等症。

米炒后降低了毒性，除去了腥臭气味，可供内服，以破瘀通经为主。常与大黄等配伍，用于瘀血阻滞，月经闭塞等症。

【贮存】贮干燥容器内，置通风干燥处，防蛀。

三、土　炒

将净选或切制后的中药与灶心土（伏龙肝）拌炒，使之达到规定程度的方法，称为土炒。

土炒时一般以灶心土为佳，有些地区也用黄土、赤石脂代替灶心土。

灶心土味辛性温，具有温中和胃、涩肠止泻等功效。明代《本草蒙筌》有"陈壁土制窃真气骤补中焦"的记载，故土炒法常用于炒制补脾止泻的中药。

（一）土炒目的

1. 增强药物补脾止泻的功效　如山药、白术等。

2. 缓和药物滑肠致泻的作用　如当归等。

（二）操作方法

将灶心土研成细粉，置于锅内，用中火加热，炒至土呈灵活状态时投入净药物，翻炒至药物表面均匀挂上一层土粉，并溢出香气时，取出，筛去土粉，放凉。

土的用量：每 100kg 药物，用灶心土 25～30kg。

（三）注意事项

灶心土呈灵活状态时投入药物，此后要适当调小火力，以防药物烫焦。

炒制同种药物时，土可连续使用。若土色变深，则应及时更换新土。

山 药

【处方用名】山药、怀山药、麸炒山药、土炒山药

【来源】本品为薯蓣科植物薯蓣 *Dioscorea opposita* Thunb. 的干燥根茎。

【采收加工】冬季茎叶枯萎后采挖，切去根头，洗净，除去外皮及须根，干燥，习称"毛山药"；或除去外皮，趁鲜切厚片，干燥，称为"山药片"。也有选择肥大顺直的干燥山药，置清水中，浸至无干心，闷透，切齐两端，用木板搓成圆柱状，晒干，打光，习称"光山药"。

【历史沿革】南北朝刘宋时代有蒸法；唐代提出熟者和蜜；宋代增加了姜炙、炒黄、酒浸、酒蒸等法；金元时代有白矾水浸焙、酒浸、火炮法；明、清时代又增加了姜汁浸炒、乳汁浸、葱盐炒黄姜汁拌蒸、酒炒、乳汁拌微焙、醋煮、乳汁蒸、炒焦、土炒、盐水炒等法。并有"补益药及脾胃中熟用，外科生用""入滋阴药中宜生用，入补脾内宜炒黄用"的用法。现行有麸炒、土炒等方法。《中国药典》（2020 年版）载有山药、山药片、麸炒山药。

【炮制方法】

1. 山药 取原药材，除去杂质，大小分档，洗净，泡润至透，切厚片，干燥。或取山药片，除去杂质。

2. 土炒山药 先将土粉置锅内用中火加热至灵活状态，再投入山药片拌炒，至表面均匀挂土粉时取出，筛去土粉，放凉。每 100kg 山药片，用灶心土 30kg。

3. 麸炒山药 将锅用中火烧热，撒入麦麸，待其冒烟时投入山药片，不断翻动至黄色时取出，筛去麦麸，晾凉。每 100kg 山药片，用麦麸 10kg。

【成品性状】

1. 山药 为类圆形、椭圆形或不规则的厚片，表面类白色或淡黄白色，质脆，易折断，切面类白色，富粉性。气微，味淡、微酸，嚼之发黏。

2. 土炒山药 形如山药片，表面土红色，粘有土粉，略具焦香气。

3. 麸炒山药 形如山药片，切面黄白色或微黄色，偶见焦斑，略具焦香气。

【质量要求】

1. 山药 水分不得过 16.0%（山药）或 12.0%（山药片），总灰分不得过 4.0%（山药）或 5.0（山药片）；水溶性浸出物不得少于 7.0%（山药）或 10.0（山药片）。

2. 麸炒山药 水分不得过 12.0%；总灰分不得过 4.0%；水溶性浸出物不得少于 4.0%。

【炮制作用与临床应用】山药，味甘，性平。归脾、肺、肾经。具有补脾养胃、生津益肺、补肾涩精的功能。山药以补肾生精、益肺阴为主，用于肾虚遗精、尿频，肺虚喘咳，阴虚消渴。常与阿胶等配伍，用于肺虚喘咳等症，如薯蓣丸（《金匮要略方论》）；或与人参等配伍，用于脾胃虚弱，食少便溏等症，如参苓白术散。

土炒山药以补脾止泻为主，用于脾虚久泻，或大便泄泻。常与芡实等配伍，用于脾虚久泻或大便泄泻等症。麸炒山药以补脾健胃为主，用于脾虚食少，泄泻便溏，白带过多。常与党参等配伍，用于脾虚食少、泄泻便溏、白带过多等症，如固本益肠片。

【炮制研究】山药麸炒和土炒后尿囊素、腺苷和苯丙氨酸的含量明显升高，这可能与山药炮制后补脾胃作用增强有关，其中土炒效果要优于麸炒。土炒、清炒和麸炒能促使山药中薯蓣皂苷元的溶出。土

炒山药除了 Co 元素以外，各种微量元素含量均较生品有大幅升高，而麸炒品中某些微量元素含量却降低。其游离氨基酸总含量亦是以山药的土炒品、麸炒品为最低。山药经炒制后部分磷脂成分被破坏。

【贮存】贮干燥容器内，置通风干燥处，防蛀、防潮、防鼠。

白 术

【处方用名】白术、土炒白术、麸炒白术。

【来源】本品为菊科植物白术 *Atractylodes macrocephala* Koidz. 的干燥根茎。

【采收加工】冬季下部叶枯黄、上部叶变脆时采挖，除去泥沙，烘干或晒干，再除去须根。

【历史沿革】唐代有熬黄、土炒法；宋代有炮、炒黄、米泔浸、米泔水浸后麸炒、醋浸炒、煨制、焙制；元代有用"黄芪、石斛、牡蛎、麸皮各微炒黄色，去余药，只用白术"；明代增加了蜜炒、水煮、绿豆炒、附子、生姜、醋煮、酒制、乳汁制，米泔浸后黄土拌九蒸九晒，盐水炒、面炒、炒焦、姜汁炒等多种辅料炮制的方法；清代又增加了枳实煎水渍炒，香附煎水渍炒，紫苏、薄荷、黄芩、肉桂汤煮，酒浸九蒸九晒，烧存性，陈皮汁制等方法。现行有土炒、麸炒等方法。《中国药典》（2020 年版）载有白术、麸炒白术。

【炮制方法】

1. 白术　取原药材，除去杂质，洗净，润透，切厚片，干燥。

2. 土炒白术　先将土置锅内，用中火加热，炒至灵活状态时投入白术片，待白术表面均匀挂上土粉时，取出，筛去土粉，放凉。每 100kg 白术片，用灶心土 25kg。

3. 麸炒白术　先将锅用中火烧热，撒入蜜炙麸皮，待冒烟时投入白术片，不断翻炒至白术呈黄棕色，逸出焦香气，取出，筛去麦麸，放凉。每 100kg 白术片，用蜜炙麸皮 10kg。

【成品性状】

1. 白术　为不规则厚片，外表面灰黄色或灰棕色，切面黄白色至淡棕色，烘干者切面角质样，色较深或有裂隙。气清香，味甘、微辛，嚼之略带黏性。

2. 土炒白术　形如白术片，表面杏黄土色，附有细土末，有土香气。

3. 麸炒白术　形如白术片，表面黄棕色，偶见焦斑，略有焦香气。

【质量要求】

1. 白术　水分不得过 15.0%，总灰分不得过 5.0%；色度检查中，与黄色 9 号标准比色液比较，不得更深；醇溶性浸出物不得少于 35.0%。

2. 麸炒白术　色度检查中，与黄色 10 号标准比色液比较，不得更深；其余同白术。

【炮制作用与临床应用】白术，味苦、甘，性温。归脾、胃经。具有健脾益气、燥湿利水、止汗、安胎的功能。白术以健脾燥湿、利水消肿为主，用于痰饮水肿以及风湿痹痛。常与茯苓等配伍，用于水湿内停的水肿、小便不利等症，如五苓散（《伤寒杂病论》）；或与桂枝等配伍，用于痰饮内停、脾失健运、心悸等症，如苓桂术甘汤（《伤寒杂病论》）。土炒白术，借土气助脾，补脾止泻力胜，用于脾虚食少，泄泻便溏，胎动不安。常与党参等配伍，用于脾虚久泻、或大便溏泻等症，如理中丸。

麸炒白术能缓和燥性，借麸入中，增强健脾、消胀作用，用于脾胃不和，运化失常，食少胀满，倦怠乏力，表虚自汗。常与人参等配伍，用于脾胃虚弱、脘腹胀满等症，如人参健脾丸。

【炮制研究】白术经炮制后挥发油含量有所减少，麸炒品的内酯类成分含量增多。与生品比较，麸炒、土炒白术挥发油的比重、折光率均有所增大，比旋度有所下降。麸炒轻、麸炒黄两种炮制品中白术内酯Ⅲ含量均有增加，这可能是白术中所含的苍术酮不稳定，遇热、见光易分解，产生白术内酯Ⅲ。炒白术和麸炒焦白术中的白术内酯Ⅲ有所下降，这可能是由于温度过高时，白术内酯Ⅲ又会脱水，转变成白术内酯Ⅱ所造成的。

麸炒白术水提液可通过调节结肠上皮的水和电解质的平衡，显著改善实验性功能性腹泻脾虚证大鼠的腹泻症状。白术内酯具有与白术健脾运脾相一致的功效。白术炮制后健脾作用增强，可能与炮制过程中苍术酮氧化生成白术内酯有关。

四、砂　　炒

将净选或切制后的中药与热砂共同拌炒的方法，称为砂炒或砂烫。

砂炒所用的砂一般为中等粒度的河砂，河砂性质稳定、质地坚硬、传热较快，用其作传热体炒烫中药，与药物接触面积大，可使药物受热均匀，又因砂炒火力强、温度高，故适于炒制质地坚硬的动植物中药。

（一）炮制目的

1. 增强疗效，便于调剂和制剂　如龟甲、狗脊等。

2. 降低毒性　如马钱子等。

3. 便于除去非药用部位　如骨碎补、狗脊等。

4. 矫臭矫味　如鸡内金、脐带等。

（二）操作方法

取制过的砂置炒制容器内，用武火加热至翻动滑利状态时，投入药物，掩埋翻炒至质地酥脆或鼓起、外表呈黄色或较原色加深时，迅速取出，筛去砂，放凉，或趁热投入醋中浸淬数分钟，取出，干燥。

砂的用量以炒时能将药物全部掩埋为度，醋淬时，一般每100kg药物，用米醋20～30kg。

制砂方法：取河砂，筛去粗粒、细粒和土粉，选取颗粒均匀的中等粒度的河砂，洗净，干燥，即得。也可取洁净的中等粒度河砂，加入1%～2%的食用植物油拌炒至油烟散尽，砂的色泽均匀加深发亮时，取出，放凉，备用，称为油砂，用油砂拌炒的中药色泽比较鲜亮。

（三）注意事项

（1）用过的河砂可反复使用，但需除净残留的杂质，炒过有毒中药的砂不可再炒其他中药。

（2）若反复使用油砂时，每次用前均需添加适量油拌炒后再用。

（3）砂炒温度和砂的用量要适中，温度过高易烫焦，温度太低易烫僵，温度过高时可添加冷砂或减小火力等方法调节，砂量过大易产生积热使砂温过高，反之砂量过少，中药受热不均匀，易烫焦，也会影响炮制品质量。

（4）砂炒时一般使用武火，温度较高，因此操作时翻动要勤，成品出锅要快，并立即将砂筛去，有需醋浸淬的药物，砂炒后应趁热浸淬，干燥。

（5）砂炒温度较高，注意避免烫伤。

马钱子

【处方用名】马钱子、制马钱子、烫马钱子、砂炒马钱子、马钱子粉。

【来源】本品为马钱科植物马钱 *Strychnos nux - vomica* L. 的干燥成熟种子。

【采收加工】冬季采收成熟果实，取出种子，晒干。

【历史沿革】明代有油炸、炒黑等法，清代增加了炒焦去毛、炮去毛、土炒、甘草水煮后麻油炸、酥油蜜炙、去油制霜等方法，现代新增了砂炒、童便浸炒、绿豆水煮、姜水煮等方法。现行有砂炒、油炸及砂炒后加淀粉稀释制粉等方法。《中国药典》（2020年版）载有生马钱子、制马钱子和马钱子粉。

【炮制方法】

1. 生马钱子 除去杂质。

2. 制马钱子 取洁净河砂置炒制容器内，用武火加热至滑利状态时，投入净马钱子，不断翻动，炒至鼓起并显棕褐色或深棕色，内部红褐色并鼓起小泡时，取出，筛去河砂，放凉。

3. 马钱子粉 取制马钱子，粉碎成细粉，照《中国药典》（2020年版）马钱子［含量测定］项下的方法测定士的宁含量后，加适量淀粉，使含量符合规定，混匀，即得。

【成品性状】

1. 生马钱子 呈纽扣状圆板形，常一面隆起，一面稍凹下。表面密被灰棕色或灰绿色绢状茸毛，自中间向四周呈辐射状排列，有丝样光泽。边缘稍隆起，较厚，有突起的珠孔，底面中心有突起的圆点状种脐。质坚硬，平行剖面可见淡黄白色胚乳，角质状。气微，味极苦。

2. 制马钱子 形如马钱子，两面均膨胀鼓起，边缘较厚。表面棕褐色或深棕色，质坚脆，平行剖面可见棕褐色或深棕色的胚乳。微有香气，味极苦。

3. 马钱子粉 为黄褐色粉末。气微香，味极苦。

【质量要求】

1. 马钱子 水分不得过13.0%，总灰分不得过2.0%，每1000g马钱子含黄曲霉毒素B_1不得过5μg，含黄曲霉毒素G_2、黄曲霉毒素G_1、黄曲霉毒素B_2和黄曲霉毒素B_1的总量不得过10μg；含士的宁（$C_{21}H_{22}N_2O_2$）应为1.20%～2.20%，马钱子碱（$C_{23}H_{26}N_2O_4$）不得少于0.80%。

2. 制马钱子 水分不得过12.0%，总灰分、士的宁和马钱子碱含量同生马钱子。

3. 马钱子粉 水分不得过14.0%，总灰分不得过1.6%；含士的宁（$C_{21}H_{22}N_2O_2$）应为0.78%～0.82%，马钱子碱（$C_{23}H_{26}N_2O_4$）不得少于0.50%。

【炮制作用与临床应用】马钱子，味苦，性温，有大毒，归肝、脾经，具有通络止痛、散结消肿的功能。生马钱子毒性大，仅供外用，但有毒成分能经皮肤吸收，外用不宜大面积涂敷。生马钱子与生川乌等配伍外用，用于风湿性关节炎，肌肉疼痛等症，如伤湿止痛膏；或与玄参等配伍，用于无名肿毒，痈疽发背，痰核瘰疬，如消核膏。

制马钱子毒性降低，质地酥脆，便于粉碎，可入丸散剂，供内服，马钱子粉功效同制马钱子，但毒性较制马钱子低。制马钱子与土鳖虫等配伍，用于跌打损伤、闪腰岔气、筋断骨折等症，如舒筋活血丸。

【炮制研究】士的宁和马钱子碱是马钱子主要的活性成分和毒性成分。马钱子炮制的主要目的是减毒存效，炮制原理：士的宁和马钱子碱性质不稳定，高温加热可发生异构等转化。炮制过程中加热导致士的宁和马钱子碱醚键断裂开环，转变成他们相应的异型结构和氮氧化合物，转化后的这些生物碱较其原型生物碱毒性变小，且保留或增强了某些生物活性。故马钱子经砂烫或油炸法炮制后可降低毒性，保存药效。士的宁和马钱子碱的异型化如图8-3、图8-4所示。马钱子经炮制后士的宁和马钱子碱的含量降低，而异士的宁、异马钱子碱、士的宁氮氧化物、马钱子碱氮氧化物、异士的宁氮氧化物、异马钱子碱氮氧化物等含量明显增加。经过砂烫、油炸等方法炮制后，马钱子苷含量均大幅度下降，可能是经高温加热后，马钱子苷被破坏所致。

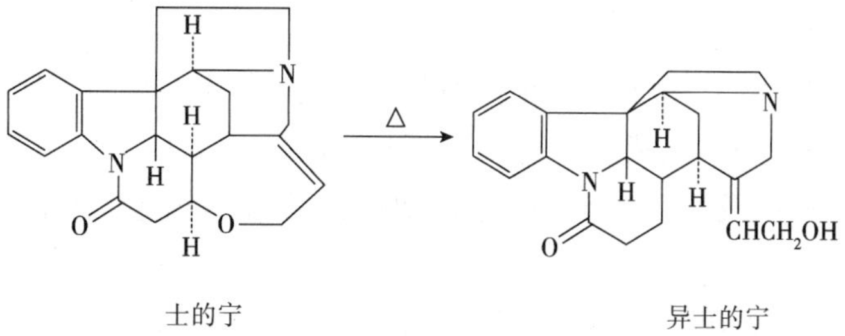

士的宁 异士的宁

图8-3 士的宁的异型变化

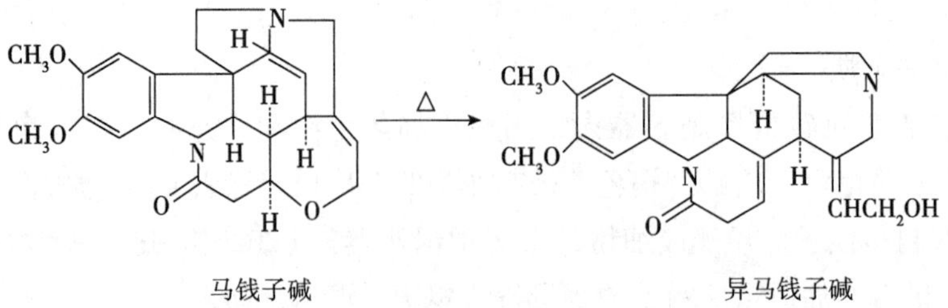

图 8 – 4　马钱子碱的异型变化

士的宁、马钱子碱及其氮氧化物药理作用相似，但士的宁和马钱子碱的毒性分别比它们相应的氮氧化物大 10 倍和 15 倍。马钱子碱氮氧化物的镇痛作用强于马钱子碱，且具有药效发挥迟而药力持久的特点；马钱子碱氮氧化物在化痰和止咳方面优于马钱子碱；马钱子炮制后毒性大幅度降低，但未降低炮制品及经炮制后转化的生物碱对呼吸中枢和血管运动中枢的作用；异马钱子碱和异马钱子碱氮氧化物对心肌细胞有保护作用，而马钱子碱无此作用；马钱子类生物碱能抑制肿瘤细胞，但以异士的宁氮氧化物和异马钱子碱氮氧化物作用最强。马钱子炮制后，生物碱转化为氮氧化物，毒性较低，作用较强。

马钱子经砂烫、油炸、甘草水煮、醋制、醋制砂烫、尿浸砂烫等方法炮制后，均能明显降低其士的宁和马子碱的含量，降低其毒性。但用液体辅料浸泡马钱子，成分流失较多，成本高，且操作繁杂，而砂烫和油炸内在成分损失少，炮制时间短，以砂烫法减毒效果好，总生物碱含量高，且砂烫法简便、经济。加热温度和时间是影响炮制品质量的主要因素。砂烫法以 230 ~ 240℃、3 ~ 4 分钟为佳，按此条件炮制的马钱子，士的宁转化了 10% ~ 15%，马钱子碱转化了 30% ~ 35%，而此时士的宁和马钱子碱的异型和氮氧化合物含量最高。如果低于该炮制温度和小于该炮制时间，士的宁则不易转化成异型和氮氧化物，士的宁减少甚微；如果高于该炮制温度和延长该炮制时间，士的宁、马钱子碱，连同生物碱的异型和氮氧化合物等马钱子中大部分成分将一同被破坏。

【贮存】贮干燥容器内，置通风干燥处。

骨碎补

【处方用名】骨碎补、制骨碎补、烫骨碎补、砂炒骨碎补。

【来源】本品为水龙骨科植物槲蕨 *Drynaria fortunei* (Kunze) J. Sm. 的干燥根茎。

【采收加工】全年均可采挖，除去泥砂，干燥，或再燎去茸毛（鳞片）。

【历史沿革】南北朝有蜜拌润后蒸，唐代有姜制、去毛炒，宋代有火炮、盐水炒、酒拌蒸、酒浸炒、焙制等方法，明清时代还有炒黑、炙、蒸焙、制炭、酒炒等方法，现行有砂炒法，《中国药典》（2020 年版）载有骨碎补和烫骨碎补。

【炮制方法】

1. 骨碎补　除去杂质，洗净，润透，切厚片，干燥。

2. 烫骨碎补　取洁净河砂置炒制容器内，用武火加热至滑利状态时，投入净骨碎补或片，砂烫至鼓起，撞去毛，取出，筛去河砂，放凉。

【成品性状】

1. 骨碎补　呈不规则厚片。表面深棕色至棕褐色，常残留组小棕色的鳞片，有的可见圆形的叶痕。切面红棕色，黄色的维管束点状排列成环。气微，味淡、微涩。

2. 烫骨碎补　形如骨碎补或片，表面黄棕色至深棕色。体膨大鼓起，质轻、酥松。

【质量要求】

1. 骨碎补　水分不得过 14.0%，总灰分不得过 7.0%，醇溶性浸出物不得少于 16.0%；含柚皮苷

（$C_{27}H_{32}O_{14}$）不得少于 0.50%。

2. 烫骨碎补　水分不得过 13.0%，总灰分不得过 10.0%；醇溶性浸出物不得少于 16.0%；含柚皮苷（$C_{27}H_{32}O_{14}$）不得少于 0.40%。

【炮制作用与临床应用】骨碎补味苦，性温。归肾、肝经。具有疗伤止痛，补肾强骨的功能。生骨碎补密被鳞片，不易除净，且质地坚硬而韧，不利于粉碎和煎出有效成分。砂炒后质地松脆，易于除去茸毛，利于粉碎和煎出有效成分，便于调剂和制剂。故临床多用其炮制品。骨碎补与狗脊等配伍，用于骨性关节炎、腰肌劳损等症，如壮骨关节丸。

砂炒骨碎补与红花等配伍，用于跌打损伤，瘀血疼痛，闪腰岔气，如跌打活血散。与牛膝（酒浸）等配伍，用于肝肾风虐之筋脉拘挛，骨节疼痛，腰背强痛等症，如骨碎补丸（《太平惠民和剂局方》）。

【贮存】贮干燥容器内，置通风干燥处。

狗　脊

【处方用名】狗脊、炒狗脊、烫狗脊、制狗脊、蒸狗脊、酒狗脊。

【来源】本品为蚌壳蕨科植物金毛狗脊 *Cibotium barometz*（L.）J. Sm. 的干燥根茎。

【采收加工】秋、冬二季采挖，除去泥沙，干燥；或去硬根、叶柄及金黄色绒毛，切厚片，干燥，为"生狗脊片"；蒸后晒至六、七成干，切厚片，干燥，为"熟狗脊片"。

【历史沿革】南北朝刘宋时代有酒拌蒸的方法，宋代有火燎去毛、去毛醋炙、酥炙去毛、炙去毛后焙制、酒浸蒸、火炮等方法，明、清时期有醋煮、炒去毛净、火煅、炙制、酒浸、酒浸炒去毛等方法，现行有砂炒、清蒸、酒蒸等，《中国药典》（2020 年版）载有狗脊和烫狗脊。

【炮制方法】

1. 狗脊　除去杂质；未切片者，洗净，润透，切厚片，干燥。

2. 烫狗脊　取洁净河砂置炒制容器内，用武火加热至滑利状态时，投入生狗脊片，砂烫至鼓起，取出，筛去河砂，放凉后除去残存绒毛。

【成品性状】

1. 狗脊　呈不规则的长块状。表面深棕色，残留金黄色绒毛；上面有数个红棕色的木质叶柄，下面残存黑色细根。质坚硬，不易折断。无臭，味淡、微涩。生狗脊片呈不规则长条形或圆形；切面浅棕色，较平滑，边缘不整齐，偶有金黄色绒毛残留；质脆，易折断，有粉性。熟狗脊片呈黑棕色，质坚硬。

2. 烫狗脊　形如狗脊片，表面略鼓起，棕褐色。气微，味淡、微涩。

【质量要求】

1. 狗脊　水分不得过 13.0%，总灰分不得过 3.0%；醇溶性浸出物不得少于 20.0%。

2. 烫狗脊　含原儿茶酸（$C_7H_6O_4$）不得少于 0.020%，其余同狗脊。

【炮制作用与临床应用】狗脊，味苦、甘，性温，归肝、肾经，具有祛风湿，补肝肾，强腰膝的功能，生狗脊质地坚硬，并在边缘覆有金黄色绒毛，不易除去，以祛风湿、利关节为主；狗脊与穿山龙等配伍，用于肾虚血瘀所致的骨性关节炎，如穿龙骨刺片。

砂炒后质地松脆，便于粉碎和煎出有效成分，便于除去残存绒毛，以补肝肾、强腰膝为主。砂炒狗脊与白芍等配伍，用于风寒阻络所致颈、腰椎病，如根痛平颗粒。

【炮制研究】狗脊砂烫后水溶性浸出物比生品高出 70%，说明砂烫利于成分的溶出，狗脊砂烫后总酚酸含量减低，原儿茶酸含量明显升高，狗脊中含有的原儿茶酸-3-O-糖苷在加热和酸性条件下不稳定，可分解为原儿茶酸和糖，狗脊在炮制过程中可产生麦芽酚、3-羟基-γ-吡喃酮、5-羟基-麦芽酚、3,5-二甲氧基麦芽酚、5-羟甲基糠醛等。

【贮存】贮干燥容器内，密闭，置阴凉干燥处。

鸡内金

【处方用名】鸡内金、炒鸡内金、烫鸡内金、砂炒鸡内金、醋鸡内金、焦鸡内金。

【来源】本品为雉科动物家鸡 *Gallus gallus domesticus* Brisson 的干燥沙囊内壁。

【采收加工】杀鸡后，取出鸡肫，立即剥下内壁，洗净，干燥。

【历史沿革】宋代有焙、炙制、蜜炙、麸炒、煅制等方法，明代出现了酒制、炒制、焙脆为细末、烧灰存性，清代有胆汁制等法，现行有清炒、砂炒、醋炒等方法，《中国药典》（2020 年版）载有鸡内金、炒鸡内金。

【炮制方法】

1. 鸡内金　洗净，干燥。

2. 炒鸡内金　取大小分档的净鸡内金，置预热炒制容器内，用中火加热，炒至鼓起，取出，放凉。

3. 砂炒鸡内金　取净砂适量置炒制容器内，用武火加热至翻动较滑利时，投入大小分档的净鸡内金，翻炒至鼓起、酥脆或至规定程度时，取出，筛去河砂，放凉。

4. 醋鸡内金　取大小分档的净鸡内金，置预热炒制容器内，用中火加热，炒至鼓起，喷醋，取出，干燥。

每 100kg 净鸡内金，用醋 15kg。

【成品性状】

1. 鸡内金　为不规则卷片。表面黄色、黄绿色或黄褐色，薄而半透明，具明显的条状皱纹。质脆，易碎，断面角质样，有光泽。气微腥，味微苦。

2. 炒鸡内金　表面暗黄褐色或焦黄色，用放大镜观察，显颗粒状或微细泡状。轻折即断，断面有光泽。

3. 砂炒鸡内金　表面暗黄褐色或焦黄色，用放大镜观察，显颗粒状或微细泡状。轻折即断，断面有光泽。

4. 醋鸡内金形　如鸡内金，表面金黄色或褐黄色，鼓起，质松脆，易碎，略有醋气。

【质量要求】鸡内金，水分不得过 15.0%，总灰分不得过 2.0%；醇溶性浸出物不得少于 7.5%。

【炮制作用与临床应用】鸡内金，味甘，性平，归脾、胃、小肠、膀胱经，具有健胃消食，涩精止遗，通淋化石的功能，生鸡内金长于攻积，通淋化石；生鸡内金与金钱草等配伍，用于湿热互结酿成砂石、小便淋漓疼痛等症，如砂淋丸（《医学衷中参西录》）。

清炒和砂炒后质地酥脆，便于粉碎，并能增强健脾消积作用，醋鸡内金质酥易碎，并可矫味，有疏肝助脾的作用。炒鸡内金与白术等配伍，用于脾胃虚弱，饮食减少等症，如益脾饼（《医学衷中参西录》），或与煅石燕等配伍，用于小儿脾虚疳积，如疳积散。醋鸡内金与白术等配伍，用于肝脾失调，腹满膨胀，消化失常等证。

【炮制研究】鸡内金经清炒、醋炒、烘制、砂烫后，水和乙醇浸出物含量均较生品显著增加，清炒、烘制和砂烫品中亚硝酸盐含量均较生品明显降低，其原因可能是加热使有毒的亚硝酸盐转化为硝酸盐。生、炒鸡内金中含量较高的化学成分包括：半乳糖、葡萄糖、盐酸氨基葡萄糖、甘露糖、氨基半乳糖盐酸盐。鸡内金炮制后 11 种单糖的含量均升高，氨基半乳糖盐酸盐、木糖升高了 210%。同时鸡内金多糖的结构及组成发生了明显的变化。其产生的原因可能是鸡内金炒制后质地酥脆，组织的疏松度增强，利于有效成分溶出，或某些成分转化为多糖。

鸡内金经醋制和砂烫后，淀粉酶的活性有所下降，蛋白酶含量和活力和活力增加，其原因是淀粉酶活力对温度敏感，而蛋白酶对温度不敏感，蛋白酶在酸性环境中活力最强，故醋鸡内金蛋白酶活力较高。

【贮存】贮干燥容器内，置阴凉干燥处，防蛀。

鳖 甲

【处方用名】鳖甲、醋鳖甲、制鳖甲、酥鳖甲、烫鳖甲。

【来源】本品为鳖科动物鳖 *Trionyx sinensis* Wiegmann 的背甲。

【采收加工】全年均可捕捉，以秋、冬二季为多，捕捉后杀死，置沸水中烫至背甲上的硬皮能剥落时，取出，剥取背甲，除去残肉，晒干。

【历史沿革】汉代有炙法，南北朝刘宋时代有醋制、童便制，唐代有制炭、烧灰等方法，宋代有蛤粉炒、童便浸炙、醋浸炙、酒制、酥制；元代有反复醋淬，明代有童便酒醋炙、酒洗醋炒、酒浸炙黄、制膏，清代有酥炙等，并有"消积醋炙，治骨蒸痨热童便炙，治热邪酒炙"（《得配》）。现行有砂炒醋淬、鳖血炙等方法，《中国药典》（2020 年版）载有鳖甲和醋鳖甲。

【炮制方法】

1. 鳖甲　置蒸锅内，沸水蒸 45 分钟，取出，放入热水中，立即用硬刷除去皮肉，洗净，干燥。

2. 醋鳖甲　取洁净河砂置炒制容器内，用武火加热至滑利状态时，投入净鳖甲，用砂烫至表面淡黄色，取出，筛去河砂，醋淬，干燥。用时捣碎。

每 100kg 鳖甲，用醋 20kg。

【成品性状】

1. 鳖甲　呈椭圆形或卵圆形，背面隆起。外表面黑褐色或墨绿色，略有光泽，内表面类白色。质坚硬。气微腥，味淡。

2. 醋鳖甲　形如鳖甲，表面黄色，质酥脆，略具醋气。

【质量要求】鳖甲，水分不得过 12.0%；醇溶性浸出物不得少于 5.0%。

【炮制作用与临床应用】鳖甲，味咸，性微寒，归肝、肾经，具有滋阴潜阳，退热除蒸，软坚散结的功能，鳖甲生品养阴清热、潜阳熄风之力较强；鳖甲与黄芪等配伍，用于气阴两虚所致的手、足、心烦热，骨蒸，潮热等症，如黄芪鳖甲散（《卫生宝鉴》）。

砂炒醋淬后，质变酥脆，易于粉碎和煎出有效成分，并能矫臭矫味，醋制还能增强入肝消积、软坚散结作用。醋鳖甲与醋龟甲等配伍，用于食积、乳积、痞块，如三甲散，与草果仁等配伍，用于心腹癥瘕、疟癖坚硬等症，如鳖甲饮（《济生方》）。

【炮制研究】鳖甲炮制前后蛋白质含量基本相近，但炮制后煎出率显著增高，鳖甲炮制后 Zn、Fe、Se 及 Ca 的溶出量明显增高，鳖甲砂烫醋淬后氨基酸含量略有降低，但其煎出量大幅度增加。醋鳖甲中总肽含量显著高于生鳖甲。高效毛细管电泳指纹图谱显示：鳖甲炮制后抗肝纤维化有效部位的化学成分及其含量发生了变化，活性组分肽 Bj4 含量显著增加，且炮制后产生了活性五肽"HGRFG"等一些新的有效成分。

醋鳖甲和生鳖甲均具有抗肝纤维化作用，但醋鳖甲的药效优于生鳖甲，可能是鳖甲经过高温醋淬后，部分大分子蛋白变性为活性小分子肽类物质，从而有利于增强鳖甲抗肝纤维化的作用。

【贮存】贮干燥容器内，制品密闭，置通风干燥处，防蛀。

龟 甲

【处方用名】龟甲、醋龟甲、制龟甲、烫龟甲。

【来源】本品为龟科动物乌龟 *Chinemys reevesii*（Gray）的背甲及腹甲。

【采收加工】全年均可捕捉，以秋、冬二季为多，捕捉后杀死，或用沸水烫死，剥取背甲及腹甲，除去残肉，晒干。

【历史沿革】唐代始有炙法，宋代增加了酥炙、醋炙、酒制、酒醋炙、煅制、童便制、童便酥油反复制等方法，元明时期有酒浸、猪肠炙及灰火炮后酥炙、酒炙等方法，清代又增加了猪肠炙后烧灰、油制、熬制等方法，现行有砂炒醋淬法，《中国药典》（2020年版）载有龟甲和醋龟甲。

【炮制方法】

1. 龟甲　置蒸锅内，沸水蒸45分钟，取出，放入热水中，立即用硬刷除净皮肉，洗净，晒干。

2. 醋龟甲　取净砂适量置炒制容器内，用武火加热至翻动较滑利时，投入净龟甲，用砂子炒至表面淡黄色，取出，筛去河砂，醋淬，干燥。用时捣碎。

每100kg龟甲，用醋20kg。

【成品性状】

1. 龟甲　背甲及腹甲由甲桥相连，背甲稍长于腹甲，与腹甲常分离。背甲呈长椭圆形拱状；外表面棕褐色或黑褐色，外表面淡黄棕色至棕黑色，内表面黄白色至灰白色，质坚硬。气微腥，味微咸。

2. 醋龟甲　呈不规则的块状。背甲盾片略呈拱状隆起，腹甲盾片呈平板状，大小不一。表面黄色或棕褐色，有的可见深棕褐色斑点，有不规则纹理。内表面棕黄色或棕褐色，边缘有的呈锯齿状。断面不平整，有的有蜂窝状小孔。质松脆。气微腥，味微咸，微有醋香气。

【质量要求】

1. 龟甲　水溶性浸出物不得少于4.5%。

2. 醋龟甲　水溶性浸出物不得少于8.0%。

【炮制作用与临床应用】龟甲味咸、甘，性微寒，归肝、肾、心经，具有滋阴潜阳、益肾强骨、养血补心、固经止崩的功能，生龟甲滋阴潜阳之力较强。龟甲与代赭石等配伍，用阴虚阳亢所致头目眩晕等症，如镇肝熄风汤（《医学衷中参西录》）。

砂烫醋淬后质地酥脆，易于粉碎，利于煎出有效成分，并能矫臭矫味，醋龟甲以补肾健骨、滋阴止血力胜。醋龟甲与人参等配伍，用于肾精亏虚、腰酸腿软、阳痿遗精等症，如三宝胶囊，或与熟地黄等配伍，用于阴虚火旺、潮热盗汗、咳嗽咯血，如大补阴丸。

【炮制研究】煎出物量、总氮、氨基酸含量，龟甲砂烫品、砂烫醋淬品煎出量均高于生品，总氨基酸和总氮含量顺序为：砂烫醋淬品＞砂烫品＞生品，说明砂烫醋淬龟甲利于其成分的煎出。

【贮存】贮干燥容器内，置通风干燥处，防蛀。

穿山甲

【处方用名】穿山甲、炮山甲、醋山甲。

【来源】本品为鲮鲤科动物穿山甲 *Manis pentadactyla* Linnaeus 的鳞甲。

【采收加工】收集鳞甲，洗净，晒干。

【历史沿革】古代穿山甲的炮制方法较多，但皆不生用。唐代有烧灰法、炒黄法，宋代出现了炙黄、童便浸炙、炙焦、醋浸炒、蚌粉炒、蛤粉炒、酒制、土炒等方法；元代有石灰炒制、酥制、火炮法，明代增加了热灰炮焦、醋炙、麸炒、砂土炒等方法；清代提出了乳制等方法，现行有砂炒、砂炒醋淬等方法，《中国药典（2015年版）载有穿山甲、炮山甲和醋山甲。

【炮制方法】

1. 穿山甲　取原药材，除去杂质，洗净，干燥。

2. 炮山甲　取砂适量置炒制容器内，用武火加热至翻动较滑利时，投入大小分档的净穿山甲，砂烫至鼓起，取出，筛去河砂，放凉。用时捣碎。

3. 醋山甲　取净砂适量置炒制容器内，用武火加热至翻动较滑利时，投入大小分档的净穿山甲，砂烫至鼓起，筛去河砂，醋淬，取出，干燥。用时捣碎。

每 100kg 穿山甲，用醋 30kg。

【成品性状】

1. 穿山甲 呈扇面形、三角形、菱形或盾形的扁平片状或半折合状，中间较厚，边缘较薄，大小不一，外表面黑褐色或黄褐色，有光泽。角质，半透明，坚韧而有弹性，不易折断。气微腥，味淡。

2. 炮山甲 全体膨胀呈卷曲状，黄色，质酥脆，易碎。

3. 醋山甲 形如炮山甲，金黄色，有醋香气。

【质量要求】

1. 穿山甲 杂质不得过 4%，总灰分不得过 3.0%。

2. 炮山甲 杂质不得过 4%，总灰分不得过 3.0%。

3. 醋山甲 杂质不得过 4%，总灰分不得过 3.0%。

【炮制作用与临床应用】 穿山甲味咸，性微寒，归肝、胃经，具有通经下乳、消肿排脓、搜风通络的功能。穿山甲生品质地坚硬，不易煎出药效和粉碎，并有腥臭气味，一般不直接入药。

砂炒或砂炒醋淬后质变酥脆，易于粉碎和煎出有效成分，并可矫正其腥臭味，炮山甲擅于消肿排脓，搜风通络，醋山甲通经下乳力强。炮山甲与金银花等配伍，用于痈毒初起、赤肿焮痛，如仙方活命饮（《本草发挥》），或与羌活等配伍，用于风湿痹痛、筋脉拘挛，如透经解挛汤（《类证治裁》）。醋山甲与赤芍等配伍，用于血滞经闭等症，如穿山甲散（《妇人大全良方》），或与王不留行等配伍，用于产妇乳汁不下，如涌泉散（《医家宝鉴》）。

【炮制研究】 穿山甲生、制品蛋白多肽高效毛细管电泳图谱有明显差异，穿山甲炮制后 L－丝－L－酪环二肽和 D－丝－L－酪环二肽的含量显著增高，穿山甲经砂烫和砂烫醋淬炮制后总浸出物、总蛋白质和钙的煎出量及体外溶出量均明显增加，以醋淬品较好，穿山甲炮制后，无机元素和氨基酸的煎出量也明显增加，溶出率增大。

【贮存】 贮干燥容器内，密闭，置通风干燥处。

脐 带

【处方用名】 脐带、坎炁、炒脐带。

【来源】 本品为人科初生健康婴儿的干燥脐带。

【采收加工】 婴儿出生后，剪下，洗净，干燥。

【历史沿革】 明代有瓦上炙焦法，清代有制炭法、煅法，现行有砂炒法。

【炮制方法】

1. 脐带 取干净脐带，洗净，用湿纸包裹，置火中，煨软，或用文火烘软，切片或段，干燥。

2. 砂炒脐带 取净砂适量置炒制容器内，武火加热至灵活状态时，投入脐带片或段，拌炒至发泡、质酥时取出，筛去砂，放凉，碾为细粉。

【成品性状】

1. 脐带 呈片或段状，淡黄色或浅棕色，切面有三个小孔，质坚韧，气微腥。

2. 砂炒脐带 为淡黄色或浅棕色细粉。

【炮制作用与临床应用】 脐带，味甘、咸，性温，归心、肺、肝、肾经，具有益肾纳气的功能，脐带质地坚韧，有腥气，临床较少应用。

砂炒后质变酥脆，易于粉碎，便于制剂，并能矫臭，利于服用。砂炒脐带与人参等配伍，用于毛悴精寒不育，如坎炁丹（《绛雪园古方选注》）。

【贮存】 贮干燥容器内，密闭，置阴凉干燥处，防蛀。

五、蛤 粉 炒

将净选或切制后的中药与蛤粉共同拌炒的方法，称为蛤粉炒或蛤粉烫。

蛤粉为帘蛤科动物文蛤 *Meretrix meretrix* Linnaeus 或青蛤 *Cyclina sinensis* Gmelin 等的贝壳，经洗净晒干碾粉或煅后碾粉而成，其味苦、咸，性寒，归肺、肾、胃经，具有清热化痰、软坚散结、制酸止痛的功能。

蛤粉炒火力较砂炒弱，且蛤粉颗粒细小，传热较砂稍慢，故能使中药缓慢受热，而适用于炒制胶类中药。

（一）炮制目的

1. 使药物质地酥脆易碎，便于调剂和制剂 如鹿角胶。

2. 降低药物滋腻之性，矫正不良气味 如阿胶。

3. 增强药物疗效如阿胶经蛤粉炒制后可增强益肺润燥的功效。

（二）操作方法

取碾细过筛后的净蛤粉，置炒制容器内，用中火加热至蛤粉翻动较滑利时降低火力，投入经加工处理后的药物，不断翻埋烫炒至膨胀鼓起或成珠、内部疏松、外表呈黄色时，迅速取出，筛去蛤粉，放凉。

每100kg 药物，用蛤粉 30~50kg。

（三）注意事项

1. 胶块烘软后切成立方丁，再大小分档，分别炒制。

2. 蛤粉用量以能掩埋所加药物为度，过少药物受热不均匀，过多易产生积热。

3. 炒制时火力不易过大，以防药物黏结、焦糊，火力也不宜太小，以免"烫僵"，如温度过高可酌加冷蛤粉调节。

4. 投入胶丁后翻炒速度要快而均匀，否则会引起互相粘连，造成不圆整而影响外观。

5. 出锅后迅速筛去蛤粉，否则会烫焦。

6. 蛤粉可反复使用，但颜色变暗灰色时，应及时更换，以免影响成品外观色泽。

阿 胶

【处方用名】阿胶、阿胶珠、炒阿胶。

【来源】本品为马科动物驴 *Equus asinus* L. 的干燥皮或鲜皮经煎煮、浓缩制成的固体胶。

【采收加工】将驴皮浸泡去毛，切块洗净，分次水煎，滤过，合并滤液，浓缩（可分别加入适量的黄酒、冰糖及豆油）至稠膏状，冷凝，切块，晾干，即得。

【历史沿革】汉代有炙令尽沸，南北朝刘宋时代有猪脂浸炙；唐代有炒制、炙珠等方法，宋代增加了蛤粉炒、米炒、麸炒、蚌粉炒珠、面炒制、水浸蒸等方法；明、清增加了草灰炒、面炒、蒲黄炒、牡蛎粉炒、酒蒸等方法；并有"蛤粉炒祛痰，蒲黄炒止血"（《备急千金要方》），现行有蛤粉炒、蒲黄炒等，《中国药典》（2020 年版）载有阿胶、阿胶珠。

【炮制方法】

1. 阿胶 捣成碎块。

2. 阿胶珠 取阿胶，烘软，切成 1cm 左右的丁，取碾细过筛后的净蛤粉，置锅内，用中火加热至翻动较滑利时，投入净阿胶丁，用蛤粉烫至成珠，内无溏心时，取出，筛去蛤粉，放凉。

每 100kg 净阿胶丁，用蛤粉 30～50kg。

【成品性状】

1. 阿胶　呈不规则块状，大小不一。棕色至黑褐色，有光泽。质硬而脆，断面光亮，碎片对光照视呈棕色半透明状。气微，味微甘。

2. 阿胶珠　本品呈类球形，表面棕黄色或灰白色，附有白色粉末，体轻，质酥，易碎，断面中空或多孔状，淡黄色至棕色，气微，味微甜。

【质量要求】

1. 阿胶　水分不得过 15.0%，水不溶物不得过 2.0%；含 L－羟脯氨酸不得少于 8.0%，甘氨酸不得少于 18.0%，丙氨酸不得少于 7.0%，L－脯氨酸不得少于 10.0%；含特征多肽以驴源多肽 A_1（$C_{41}H_{68}N_{12}O_{13}$）和驴源多肽 A_2（$C_{51}H_{82}N_{18}O_{18}$）的总量计应不得少于 0.15%。

2. 阿胶珠　水分不得过 10.0%，总灰分不得过 4.0%；氨基酸含量测定同药材。

【炮制作用与临床应用】阿胶，味甘，性平，归肺、肝、肾经，具有补血滋阴、润燥、止血的功能，阿胶长于滋阴补血；阿胶与黄芪等配伍，用于气血两虚所致的体虚乏力、面黄肌瘦等症，如驴胶补血颗粒，或与黄连等配伍，用于阴虚火旺较重的心烦失眠，如黄连阿胶汤（《伤寒杂病论》）。

炒制后可降低滋腻之性，质变酥脆，利于粉碎，并可矫正不良气味，可入丸、散剂，蛤粉炒阿胶善于益肺润燥；蛤粉炒阿胶与杏仁等配伍，用于肺痨阴虚火旺，虚劳燥咳等症，如阿胶散（《小儿药证直诀》）。

蒲黄炒阿胶止血安络力强；蒲黄炒阿胶与生地黄配伍，用于血虚燥动的各种出血症，如阿胶汤（《圣济总录》）。

【炮制研究】阿胶珠与阿胶丁含有相同种类的氨基酸，但阿胶珠水解液中氨基酸总量较阿胶丁高，阿胶烫制后，蛋白质、含氮量无明显变化，但水溶速率比阿胶丁大近 1 倍，且炮制品中氨基酸、必需氨基酸和必需微量元素总量均高于阿胶丁。

阿胶生品、蛤粉炒品和微波制品炒阿胶均能提高失血性贫血小鼠血液中红细胞、血红蛋白、红细胞比容、血小板值，具有补血作用，微波阿胶珠补血作用最强，生品最弱。

【贮存】贮干燥容器内，密闭，置阴凉干燥处，防潮。

鹿角胶

【处方用名】鹿角胶、鹿角胶珠、炒鹿角胶。

【来源】本品为鹿科动物马鹿 *Cervus elaphus* Linnaeus 或梅花 *Cervus nippon* Temminck 已骨化的角或锯茸后翌年春季脱落的角基（即鹿角）经水煎煮、浓缩制成的固体胶。

【采收加工】将鹿角锯段，漂泡洗净，分次水煎，滤过，合并滤液（或加入白矾细粉少量），静置，滤取胶液，浓缩（可加适量黄酒、冰糖和豆油）至稠膏状，冷凝，切块，晾干，即得。

【历史沿革】梁代有作白胶法，南北朝有以无灰酒煮成胶，唐代有炙、熬令色黄的方法，宋代有蛤粉炒、螺粉炒、麸炒等法，明代增加了炒如珠子、鹿角霜拌炒成珠等方法，现行有蛤粉炒等方法，《中国药典》（2020 年版）载有鹿角胶。

【炮制方法】

1. 鹿角胶　取鹿角胶块，擦去灰尘，捣成碎块，或用文火烘软，趁热切成 1cm 左右的方块（丁）。

2. 蛤粉炒鹿角胶　取净蛤粉，置炒制容器内，用中火加热翻动至灵活状态时，投入净鹿角胶丁，翻炒至鼓起呈圆球形、表面黄白色，内无溏心时，迅速取出，筛去蛤粉，放凉。

每 100kg 净鹿角胶丁，用蛤粉 30～50kg。

【成品性状】

1. 鹿角胶　成扁方形块或丁状。黄棕色或红棕色，半透明，有的上部有黄白色泡沫层，质脆，易碎，断面光亮。气微，味微甜。

2. 蛤粉炒鹿角胶 呈类圆球形，表面黄白色，断面淡黄色、中空略呈海绵状，质松泡，易碎，气微，味微甘，

【质量要求】鹿角胶，水分不得过 15.0%，总灰分不得过 3.0%，重金属不得过 30mg/kg，砷盐不得过 2mg/kg，水不溶物不得过 2.0%；含 L-羟脯氨酸不得少于 6.6%、甘氨酸不得少于 13.3%、丙氨酸不得少于 5.2%、L-脯氨酸不得少于 7.5%。

【炮制作用与临床应用】鹿角胶味甘、咸，性温，入肝、肾经，具有温补肝肾、益精养血的功能；鹿角胶与熟地黄等配伍，用于肾阳不足、腰膝酸冷、阳痿遗精等症，如右归丸（《中国药典》）。

蛤粉炒后质地酥脆，便于粉碎，并可降低其滋腻之性，矫正不良气味，可入丸、散剂。蛤粉炒鹿角胶与覆盆子等配伍，用于肾关不固、遗精滑泄，如鹿角胶散（《太平圣惠方》），或与人参等配伍，用于妊娠胎动、漏血不止，如鹿角胶汤（《圣济总录》）。

【贮存】贮干燥容器内，密闭，置阴凉干燥处，防潮。

六、滑 石 粉 炒

将净选或切制后的中药与滑石粉共同拌炒的方法，称为滑石粉炒或滑石粉烫。

滑石粉为硅酸盐类矿物滑石族滑石经精选净化、粉碎、干燥而制得的细粉，其味甘、淡，性寒，具有利尿通淋、清热解暑、祛湿敛疮的功能。

滑石粉质地细腻而滑利，与药物接触面积大，传热较缓慢，用其作传热体炒烫药物，可使药物受热均匀，滑石粉炒适用于韧性较大的动物类中药。

（一）炮制目的

1. 使药物质地酥脆，便于粉碎和煎煮 如鱼鳔、黄狗肾等。

2. 降低毒性，矫正不良气味 如刺猬皮、水蛭等。

（二）操作方法

取滑石粉置炒制容器内，用中火加热至灵活状态时，投入经加工处理后的药物，翻炒至鼓起、酥脆、表面黄色或色泽加深时，迅速取出，筛去滑石粉，放凉。

每 100kg 药物，用滑石粉 40～50kg。

（三）注意事项

1. 炒前药物要净选、干燥、大小分档。

2. 操作过程中要注意适当调节火力，防止中药生熟不均或焦化，如温度过高时，可酌加冷滑石粉调节。

3. 炒制同种中药的滑石粉可反复使用，但颜色加深后应及时更换，以免影响成品外观色泽。

鱼 鳔

【处方用名】鱼鳔、鱼鳔胶、炒鱼鳔胶、鱼鳔珠。

【来源】本品为石首鱼科动物大黄鱼 *Pseudosciaena crocea*（Richardson）、小黄鱼 *Pseudosciaena polyactis* Bleeker 或鲟科动物中华鲟 *Acipenser sinensis* Gray、鳇鱼 *Huso dauricus*（Georgi）等的干燥鱼鳔。

【采收加工】取得鱼鳔后，剖开，压扁或制成一定形状，干燥。

【历史沿革】宋代有炙令焦黄、制炭、炒制，明代有火炮、焙、蛤粉炒成珠等炮制方法，清代有螺粉拌炒、香油炸、麸炒成泡、牡蛎粉炒成珠等方法，现行有滑石粉炒和蛤粉炒法。

【炮制方法】

1. **鱼鳔** 取原药材，除去杂质，刷去灰屑，微火烘软，切小方块或丝。

2. **滑石粉炒鱼鳔** 取滑石粉置炒制容器内，用中火加热至灵活状态时，投入净鱼鳔块或丝，翻炒至鼓起松泡，呈黄色时，取出，筛去滑石粉，放凉。

每100kg净鱼鳔，用滑石粉40kg。

【成品性状】

1. **鱼鳔** 本品为小方块状或不规则条状，表面黄白色，角质样，半透明，质韧，气微腥，味淡。

2. **滑石粉炒鱼鳔** 形体鼓起，松泡，表面黄色，质酥脆，气微香。

【炮制作用与临床应用】 鱼鳔，味甘、咸，性平，归肾经，具有补肾固精、滋阴筋脉、止血、散瘀、消肿的功能，生鱼鳔味腥臭，不利于服用，临床很少使用。

滑石粉炒后质地酥脆，便于粉碎，并可降低滋腻之性，矫正腥臭味，临床多用其制品。滑石粉炒鱼鳔与沙苑子等配伍，用于肾虚封藏不固、梦遗滑泄，如鱼鳔丸（《集验良方拔萃》），与鹿肾等配伍，用于腰肾不足、腰腿酸痛，肾囊湿冷等症，如三肾丸（《全国中药成药处方集》）。

【贮存】 贮干燥容器内，密闭，置通风干燥处，防霉，防蛀。

黄狗肾

【处方用名】 黄狗肾、烫黄狗肾、制黄狗肾。

【来源】 本品为犬科动物雄性黄狗 *Canisfamiliaris* L. 的干燥带有睾丸的阴茎。

【采收加工】 全年均可捕杀，宰杀后割取睾丸和阴茎，除去附着的毛、皮、肌肉和脂肪，拉直，晾干或焙干。

【历史沿革】 宋代有炙黄、酒煮焙干等方法，明代有酒煮烂、酥拌炒，清代有酥炙等方法，现行有滑石粉炒。

【炮制方法】

1. **黄狗肾** 取原药材，用碱水洗净，再用清水洗涤，润软或蒸软，切成小段或薄片，干燥。

2. **滑石粉炒黄狗肾** 取滑石粉置炒制容器内，用中火加热至灵活状态，投入净狗肾段或片。炒至松泡，呈黄褐色时取出，筛去滑石粉，放凉。

每100kg净黄狗肾，用滑石粉40kg。

【成品性状】

1. **狗肾** 本品呈圆柱状小段或圆形薄片，黄棕色，微透明，中间有裂隙，质坚韧，有腥臭味，

2. **滑石粉炒黄狗肾** 本品形如狗肾鞭，黄褐色，质地松泡，腥臭味减弱。

【炮制作用与临床应用】 黄狗肾味咸，性温，归肾经，具有温肾壮阳、补精益髓的功能，生黄狗肾气腥、质坚韧，一般不生用。

滑石粉炒后质地酥脆，便于粉碎和煎煮，并可矫正腥臭味，便于服用，临床多用其制品。滑石粉炒黄狗肾与鹿肾（滑石粉烫）等配伍，用于肾精亏损、阳萎滑精等症，如三肾丸。

【贮存】 贮干燥容器内，密闭，置通风干燥处，防霉，防蛀。

刺猬皮

【处方用名】 刺猬皮、猬皮、炒刺猬皮。

【来源】 本品为刺猬科动物刺猬 *Erinaceus europaeus* Linnaeus 或短刺猬 *Hemiechinus dauricus* Sundevall 的干燥外皮。

【采收加工】全年均可捕捉，捕捉后，将皮剥下，除去油脂，撒上一层石灰，于通风处阴干。

【历史沿革】汉代有酒煮法，晋代出现了烧末，唐代有炙令焦、炒令黑、烧灰等方法，宋代有酒浸炙、煅黑存性、炒黄等；明代增加了麸炒、酥炙、蛤粉炒等，清代有土炒、酒醋童便浸炙等方法；现行有滑石粉炒、砂炒、砂炒醋浸等。

【炮制方法】

1. 刺猬皮 取原药材，用碱水浸泡，将污垢洗刷干净，再用清水洗净，润透，剁成小方块，干燥。

2. 滑石粉炒刺猬皮 取滑石粉置炒制容器内，用中火加热至灵活状态时，投入净刺猬皮块，缓缓翻动，拌炒至刺尖卷曲焦黄，肉皮呈黄色鼓起时，取出，筛去滑石粉，放凉。

每 100kg 净刺猬皮，用滑石粉 40kg。

【成品性状】

1. 刺猬皮 为密生硬刺的不规则小块，边缘有毛，外表面灰白色，黄色或灰褐色，皮内面灰白色或棕褐色，质韧，有特殊腥臭气。

2. 滑石粉炒刺猬皮 形如刺猬皮，表面焦黄色，鼓起，刺枯焦，皮部边缘向内卷曲，质松脆，微有腥臭气。

【炮制作用与临床应用】刺猬皮，味苦，性平，归胃、大肠经，具有止血行瘀、固精缩尿、止痛的功能，生品腥臭气味较浓，很少使用，

滑石粉炒后质地松泡酥脆，便于煎煮和粉碎，并能矫臭矫味，临床多用其制品。滑石粉炒刺猬皮与地榆炭等配伍，用于实热内结或湿热瘀滞所致的痔疮出血、肿痛，如痔宁片，单用炒刺猬皮研末内服，可治疗遗尿症（《吉林中草药》）。

【贮存】贮干燥容器内，密闭，置阴凉干燥处，防潮。

水　蛭

【处方用名】水蛭、烫水蛭、制水蛭、炒水蛭。

【来源】本品为水蛭科动物蚂蟥 *Whitmania pigra* Whitman、水蛭 *Hirudo nipponica* Whitman 或柳叶蚂蟥 *Whitmania acranulata* Whitman 的干燥全体。

【采收加工】夏、秋二季捕捉，用沸水烫死，晒干或低温干燥。

【历史沿革】汉代有熬、暖水洗去腥，宋代有炒令微黄、煨令微黄、炒焦、米炒、粳米同炒微焦、用石灰慢火炒令焦黄色等方法；元代有盐炒，明代增加了炙、油炒、石灰炒，清代增加了炒黑、香油炒焦等方法；现行有滑石粉烫和砂烫等，《中国药典》（2020 年版）载有水蛭和烫水蛭。

【炮制方法】

1. 水蛭 洗净，切段，干燥。

2. 烫水蛭 取滑石粉置炒制容器内，用中火加热至灵活状态时，投入净水蛭段，用滑石粉烫至微鼓起，迅速取出，筛去滑石粉，放凉。

每 100kg 净水蛭，用滑石粉 40kg。

【成品性状】

1. 水蛭 呈不规则的段状、扁块状或扁圆柱状。背部表面黑褐色，稍隆起，腹面棕褐色，均可见细密横环纹。切面灰白色至棕黄色，胶质状。质脆，气微腥。

2. 烫水蛭 呈不规则段状、扁块状或扁圆柱状，略鼓起，背部黑褐色，腹面棕黄色至棕褐色，附有少量白色滑石粉。断面松泡，灰白色至焦黄色。气微腥。

【质量要求】烫水蛭，水分不得过 14.0%，总灰分不得过 10.0%，酸不溶性灰分不得过 3.0%，酸

碱度应为 pH 5.0~7.7，每1000g含黄曲霉毒素 B_1 不得过 5μg，黄曲霉毒素 G_2、黄曲霉毒素 G_1、黄曲霉素 B_2 和黄曲霉毒素 B_1 的总量不得过 10μg。

【炮制作用与临床应用】水蛭，味咸、苦，性平，有小毒，归肝经，具有破血通经、逐瘀消癥的功能，生水蛭破血逐瘀力强，但生品有毒，气腥味劣，质地柔韧，不易粉碎。

滑石粉炒后，可降低毒性，并使其质地酥脆，利于粉碎，多入丸、散剂，临床多用其制品。水蛭与人参等配伍，用于瘀滞癥瘕、经闭等症，如化癥回生丹（《温病条辨》）。滑石粉炒水蛭与大黄等配伍，用于跌打损伤、内损瘀血、心腹疼痛等症，如夺命散（《济生方》），或与熟地黄等配伍，用于瘀血阻滞之少腹胀痛或产后恶露结聚，如地黄通经丸（《校注妇人良方》）。

【炮制研究】水蛭经滑石粉炒后其总氨基酸和人体必需氨基酸含量都有所增高，生水蛭水溶性浸出物、醇溶性浸出物及水蛭素含量均高于制水蛭，而制水蛭的次黄嘌呤含量则高于生水蛭，在炮制过程中，水蛭的蛋白质空间构象发生改变，氢键断裂，同时，水蛭中脂肪酸和甾醇成分被部分氧化。

水蛭经过滑石粉烫制后，高剂量可显著延长大鼠的凝血酶原时间、活化部分凝血酶原时间和血浆凝血酶时间，分析原因可能为水蛭经过高温、乙醇等处理后，蛋白质的四级结构被破坏，发生变性，在体内更加容易被胃肠道中的蛋白酶酶解消化，因此其在体内具有良好的抗凝和改善血液流变学的作用。

答案解析

目标检测

一、单项选择题（在每小题的5个备选答案中，选出1个正确答案）

1. 以止血力胜，多用于便血、痔血、崩漏下血等出血证的槐花饮片是（　）
A. 槐花　　B. 炒槐花　　C. 槐花炭　　D. 蜜槐花　　E. 盐槐花

2. 炒后可缓和寒泻之性的药物是（　）
A. 王不留行　　B. 牵牛子　　C. 牛蒡子　　D. 决明子　　E. 蔓荆子

3. 既可炒黄又可麸炒的药物组是（　）
A. 白芥子、白术　　B. 薏苡仁、芡实　　C. 茺蔚子、芡实　　D. 紫苏子、薏苡　　E. 山药、芡实

4. 炒黄法多适用于炮制的药物是（　）
A. 果实种子类药物　　B. 根茎类药物　　C. 叶类药物　　D. 花类药物　　E. 全草类药物

5. 炒焦的主要目的是（　）
A. 增强止血收敛功效　　B. 增强行气止痛功效　　C. 增强健脾消食功效　　D. 增强祛风湿，舒筋络功效　　E. 增强止泻功效

二、多项选择题（在每小题的5个备选答案中，选出2~5个正确答案）

1. 炒后增强疗效的药物有（　）
A. 王不留行　　B. 紫苏子　　C. 酸枣仁　　D. 牵牛子　　E. 葶苈子

2. 宜用中火炒黄的药物有（　）

A. 水红花子   B. 牛蒡子   C. 牵牛子

D. 苍耳子   E. 王不留行

3. 炒后可缓和或改变药性的药物有（   ）

A. 葶苈子   B. 牛蒡子   C. 莱菔子

D. 白果   E. 火麻仁

4. 下列药物炒黄后可起到"杀酶保苷"作用的是（   ）

A. 芥子   B. 莱菔子   C. 牵牛子

D. 牛蒡子   E. 槐米

三、配伍选择题（每组分别对应一组备选项，备选项可重复选用，也可不选用。每题只有 1 个最佳答案）

A. 枳实   B. 桑枝   C. 薏苡仁

D. 红娘子   E. 芡实

1. 麸炒后缓和峻烈之性，以散结消痞力胜的药物是（   ）

2. 米炒后降低毒性，除去腥臭气味，可供内服的药物是（   ）

3. 炒后善达四肢经络，以祛风湿、利关节为主的药物是（   ）

4. 麸炒后主要用于脾虚带下以及肾虚滑精的药物是（   ）

5. 麸炒后寒凉之性偏于平和，长于健脾止泻的药物是（   ）

四、简答题

比较炒栀子和焦栀子有何不同？

书网融合……

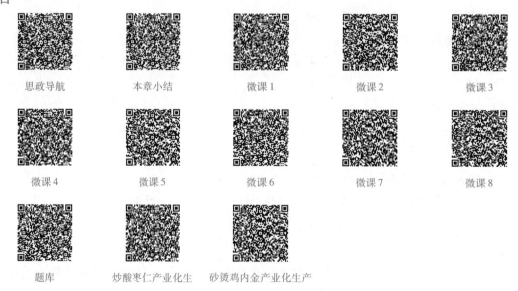

思政导航   本章小结   微课1   微课2   微课3

微课4   微课5   微课6   微课7   微课8

题库   炒酸枣仁产业化生   砂烫鸡内金产业化生产

第九章 炙 法

◎ 学习目标

知识目标

1. 掌握 酒炙、醋炙、盐炙、姜炙、油炙及蜜炙的炮制目的、适用范围、辅料用量、操作步骤、注意事项；各炮制方法代表性中药的炮制方法及作用。

2. 熟悉 各代表性中药饮片的质量要求和研究概况。

3. 了解 炙法的含义和历史沿革；其他中药的炮制规格和炮制作用。

能力目标

通过本章的学习使学生能够明确酒炙、醋炙、盐炙、蜜炙、姜炙与油炙的炮制目的、操作方法与代表性中药的炮制作用，能够根据炮制作用指导相应饮片的临床应用，能够用现代科学语言阐释代表性中药的炮制原理。

将净选或切制后的中药，加入定量的液体辅料拌炒，使辅料逐渐渗入药物组织内部的炮制方法称为炙法。

中药吸入液体辅料经加工炒制后在性味、功效、作用趋向、归经和理化性质方面均能发生某些变化，起到降低毒性，抑制偏性，增强疗效，矫臭矫味，使有效成分易于溶出等作用，从而达到最大限度地发挥疗效。

炙法与加辅料炒法在操作方法上基本相似，但二者又有区别。加辅料炒法使用固体辅料，掩埋翻炒使中药受热均匀或黏附表面共同入药；而炙法则使用液体辅料，拌匀闷润使辅料渗入中药内部发挥作用。加辅料炒的温度较高，一般用中火或武火，在锅内翻炒时间较短，中药表面颜色变黄或加深；炙法所用温度较低，一般用文火，在锅内翻炒时间稍长，以中药炒干为宜。炙法根据所用辅料不同，可分为酒炙、醋炙、盐炙、姜炙、蜜炙、油炙等方法。

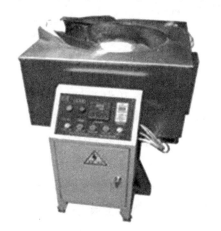 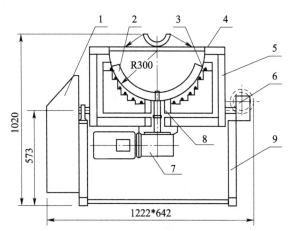

图 9-1 炙药锅实物图及分解图

1. 电控箱；2. 搅拌叶；3. 加热件；4. 药锅；5. 锅架；

6. 反转减速箱；7. 搅拌动力；8. 密封座；9. 机架

机械炙制适于工业生产，炙药机与炒药机相似，炙制机械主要有炙药锅和鼓式炙药机（图9-1），适用于大多数中药的炙制。上述炙药机具有定时、恒温、控温、温度数显等功能，易清洗，便于操作。

炙法的炮制过程中，液体辅料完全被饮片吸收，对饮片的药性、质量和临床应用等产生较大的影响。

▶ 第一节　酒炙法 🔲微课1

将净选或切制后的中药，加入定量的黄酒拌炒至规定程度的方法称为酒炙法。

酒甘辛大热，气味芳香，能升能散，宣行药势，具有活血通络、祛风散寒、矫臭矫味的作用。酒炙法多用于活血散瘀药、祛风通络药、动物类中药和性味苦寒的药。

（一）炮制目的

1. 引药下行，增强疗效　如黄连、大黄、黄柏等。

2. 增强活血通络作用　如当归、川芎等。

3. 矫臭矫味　如乌梢蛇、蕲蛇等。

（二）操作方法

1. 先拌酒后炒药　将净选或切制后的中药与定量酒拌匀，稍闷润，待酒被吸尽后，置炒制容器内，用文火炒干，取出晾凉。适于质地坚实的根及根茎类中药，如黄连、川芎等。

2. 先炒药后加酒　将净选或切制后的中药，置炒制容器内，文火炒至一定程度，再边炒边喷酒定量的酒，炒干，取出晾凉。适用于质地疏松和易碎的中药，如五灵脂。

大多数中药采用第一种方法，因第二种方法不易使酒渗入中药内部，加热翻炒时，酒易迅速挥发，所以一般少用，只有个别中药适用此法。

酒炙法所用的酒以黄酒为主。用量一般为每100kg中药，用黄酒10～20kg。

（三）注意事项

（1）用酒闷润中药的过程中，容器上面应加盖，以免酒迅速挥发。

（2）若酒的用量较小，不宜与中药拌匀时，可先将酒加适量水稀释后，再与中药拌润。

（3）中药酒炙时，火力多用文火，勤翻动，炒干，颜色加深，即可。

≫ 知识链接 ◦----------------------------

酒亦作药用

我国酒文化历史底蕴深厚，考古发现在新石器时代就有了专用的酒器。从古至今，大家在感情交流或生意来往的时候都离不开酒。然而醉酒伤身，喝酒开车更是对生命的漠视，有资料显示饮酒还会影响很多药物的疗效，更有甚者会产生严重的危害。可是酒有无药用？它们之间到底有什么联系呢？历史上酒与药密切相关，班固在《前汉书·食货志》中就称酒为"百药之长"。酒味苦、甘、辛，性热。具有散寒滞、开结、消饮食、通经络、行血脉、温脾胃、养肌肤的功用。作为药可以治疗关节酸痛、脚软弱、行动不利、肢寒体冷、肚腹冷痛等症。此外，米酒又可温养脾胃，米酒、黄酒有一定补益作用。但必须注意阴虚、失血及湿热甚者忌服。对大多数人来说，长期持续饮酒且不过量的话，会使人体机能得到调理，保持充沛的体力和旺盛的精神。

----------------------------------•

黄 连

【处方用名】黄连、川连、酒黄连、姜黄连、吴萸连、萸黄连。

【来源】本品为毛茛科植物黄连 *Coptis chinensis* Franch.、三角叶黄连 *Coptis deltoidea* C. Y. Cheng et Hsiao 或云连 *Coptis teeta* Wall. 的干燥根茎。

【采收加工】秋季采挖，除去根须和泥沙，干燥，撞去残留须根。

【历史沿革】唐代有炒法；宋代有酒炒、姜炒、蜜制、米泔制、麸炒、制炭、吴茱萸制、巴豆制等；元代有土炒、童便制等法；明、清有醋制、盐制、乳制、胆汁制、酒萸制等法。并有"黄连入手少阴心经，为治火之主药；治本脏之火，则生用之；治肝胆之火，则以猪胆汁浸炒；治气分湿热之火，则以茱萸汤浸炒；治血分块中伏火，则以干漆末调水炒"。现行有酒洗，酒拌、姜汁拌、吴茱萸拌、酒炒、醋炒、盐水炒等。《中国药典》（2020年版）载有黄连片、酒黄连、姜黄连、萸黄连。

【炮制方法】

1. 黄连片 除去杂质，润透后切薄片，晾干，或用时捣碎。

2. 酒黄连 取净黄连片，加入定量黄酒拌匀，稍闷润，待酒被吸尽后，置炒制容器内，用文火加热，炒干，取出晾凉，筛去碎屑。每100kg黄连片，用黄酒12.5kg。

3. 姜黄连 取净黄连片，用姜汁拌匀，稍闷润，待姜汁被吸尽后，置炒制容器内，用文火加热，炒干，取出晾凉，筛去碎屑。每100kg黄连片，用生姜12.5kg，绞汁或煎汁。

4. 萸黄连 取吴茱萸加适量水煎煮，取汁去渣，煎液与黄连片拌匀，稍闷润，待药液被吸尽后，置炒制容器内，用文火加热，炒干，取出晾凉，筛去碎屑。每100kg黄连片，用吴茱萸10kg。

【成品性状】

1. 黄连片 为不规则的薄片。外表皮灰黄色或黄褐色，粗糙，有细小的须根。切面或碎断面鲜黄色或红黄色，具放射状纹理，气微，味极苦。

2. 酒黄连 形如黄连片，色泽加深。略有酒香气。

3. 姜黄连 形如黄连片，表面棕黄色。有姜的辛辣味。

4. 萸黄连 形如黄连片，表面棕黄色。有吴茱萸的辛辣香气。

【质量要求】

1. 黄连片 水分不得过12.0%，总灰分不得过3.5%；醇溶性浸出物不得少于15.0%；以盐酸小檗碱（$C_{20}H_{17}NO_4$）计，含小檗碱不得少于5.0%，含表小檗碱（$C_{20}H_{17}NO_4$）、黄连碱（$C_{19}H_{13}NO_4$）和巴马汀（$C_{21}H_{21}NO_4$）的总量不得少于3.3%。

2. 酒黄连 水分不得过12.0%，总灰分不得过3.5%；醇溶性浸出物不得少于15.0%；以盐酸小檗碱（$C_{20}H_{17}NO_4$）计，含小檗碱不得少于5.0%，含表小檗碱（$C_{20}H_{17}NO_4$）、黄连碱（$C_{19}H_{13}NO_4$）和巴马汀（$C_{21}H_{21}NO_4$）的总量不得少于3.3%。

3. 姜黄连 水分不得过12.0%，总灰分不得过3.5%；醇溶性浸出物不得少于15.0%；以盐酸小檗碱（$C_{20}H_{17}NO_4$）计，含小檗碱不得少于5.0%，含表小檗碱（$C_{20}H_{17}NO_4$）、黄连碱（$C_{19}H_{13}NO_4$）和巴马汀（$C_{21}H_{21}NO_4$）的总量不得少于3.3%。

4. 萸黄连 水分不得过12.0%，总灰分不得过3.5%；醇溶性浸出物不得少于15.0%；以盐酸小檗碱（$C_{20}H_{17}NO_4$）计，含小檗碱不得少于5.0%，含表小檗碱（$C_{20}H_{17}NO_4$）、黄连碱（$C_{19}H_{13}NO_4$）和巴马汀（$C_{21}H_{21}NO_4$）的总量不得少于3.3%。

【炮制作用与临床应用】黄连，味苦，性寒。归心、脾、胃、肝、胆、大肠经。具有清热燥湿、泻火解毒的功能。黄连片苦寒性较强，长于泻火解毒，清热燥湿。常与栀子等配伍，用于治疗湿热病，高热心烦，甚则神昏谵语者，如黄连解毒汤（《外台秘要》）；或与木香等配伍，用于治疗湿热痢疾，腹痛，里急后重，肛门灼热等，如香连丸或白头翁汤（《伤寒杂病论》）。

酒炙黄连能引药上行，缓其寒性，善清头目之火。常与龙胆草等配伍，用于肝火偏旺，目赤肿痛等症，也可单用本品煎汁点眼；或配伍莲心等，用于治目赤肿痛、口舌生疮等症，如黄连天花粉丸（《证治准绳》）。

姜炙黄连缓和其过于苦寒之性，并增强其止呕作用。常与苏叶等配伍，用于胃热呕吐，舌苔黄腻者，如黄连竹茹汤（《增补万病回春》）。

吴萸制黄连抑制其苦寒之性，使黄连寒而不滞，以清气分湿热，散肝胆郁火为主。常与吴茱萸等配伍，用于肝郁犯胃，胃失和降所致的呕吐吞酸，干呕泛酸，脘胁胀痛，烦闷不舒等症，如左金丸（《丹溪心法》）。

【炮制研究】黄连内含有多种化学成分，如生物碱、香豆素、有机酸、甾体、黄酮以及挥发油等，其中生物碱类为主要成分。酒炙、酒蒸以及萸炙与生品黄连饮片中生物碱含量存在较大的差异。酒黄连中所测定的药根碱、表小檗碱、小檗碱、黄连碱、巴马汀及非洲防己碱含量均显著提高；姜黄连中药根碱、表小檗碱、非洲防己碱含量略有上升，黄连碱、小檗碱含量略有下降，巴马汀含量未见变化；萸黄连中药根碱、表小檗碱、小檗碱含量下降，黄连碱、巴马汀及非洲防己碱含量未见变化。炮制温度超过160℃，黄连中小檗碱含量降低，因此，黄连的炮制温度不宜过高。

黄连具有保护心脑血管、降糖、抗炎、抗肿瘤等药理作用。黄连中的小檗碱、表小檗碱、巴马丁等生物碱类成分均可发挥抗心律失常作用，其中小檗碱对各种类型的心律失常均有显著疗效，具有广谱的抗心律失常作用。黄连及其炮制品含有小檗碱等生物碱，可清除氧自由基能力和抗脂质过氧化作用，具有一定的抗氧化能力。黄连经酒、姜汁、吴茱萸汁炮制后，抑菌作用均有不同程度的增强。

【贮存】置通风干燥处。

大　黄

【处方用名】大黄、生大黄、川军、酒军、酒大黄、醋大黄、熟军、熟大黄、大黄炭。

【来源】本品为蓼科植物掌叶大黄 *Rheumpa lmatum* L.、唐古特大黄 *Rheum tanguticum* Maxim. ex Balf. 或药用大黄 *Rheum officinale* Baill. 的干燥根和根茎。

【采收加工】秋末茎叶枯萎或次春发芽前采挖，除去细根，刮去外皮，切瓣或段，绳穿成串干燥或直接干燥。

【历史沿革】汉代有炮熟、酒洗、酒浸、蒸制等法；唐代有炒制、制炭、醋煎制、湿纸裹煨等法；宋代有九蒸九暴干、酒浸炒、蜜焙、醋炒、姜制、酒蒸、醋蒸、米泔浸等法；明、清有酒煮、醋煨、黄连吴萸制等法。现行有酒炙、酒蒸、清蒸、加辅料煮法、醋炙、炒炭等。《中国药典》（2020 年版）载有大黄、酒大黄、熟大黄、大黄炭。

【炮制方法】

1. 大黄　除去杂质，洗净，润透，切厚片或块，晾干。

2. 酒大黄　取大黄片或块，用黄酒拌匀，稍闷润，待酒被吸尽后，置炒制容器内，用文火炒干，色泽加深，取出晾凉，筛去碎屑。每 100kg 大黄片或块，用黄酒 10kg。

3. 熟大黄　取大黄片或块，用黄酒拌匀，闷润至酒被吸尽，装入蒸制或炖制容器内，密闭，隔水加热约 24～32 小时，或不加酒清蒸，至大黄内外均呈黑色时，取出，干燥。每 100kg 大黄片或块，用黄酒 30kg。

4. 大黄炭　取大黄片或块，置炒制容器内，用武火加热，炒至外表呈焦黑色，取出晾凉。

5. 醋大黄　取大黄片或块，用米醋拌匀，稍闷润，待醋被吸尽后，置炒制容器内，用文火加热，炒干，取出晾凉，筛去碎屑。每 100kg 大黄片或块，用米醋 15kg。

6. 清宁片 取大黄片或块加水煮烂后，加黄酒（100∶30）搅拌，再煮成泥状，取出晒干后粉碎，过 100 目筛后再与黄酒、炼蜜混合成团块状，置笼屉内蒸透，取出揉搓成直径为 14mm 圆条，50～55℃ 低温烘至七成干时，闷约 10 天至内外湿度一致，手摸有挺劲，切厚片，晾干。筛去碎屑。每 100kg 大黄片或块，用黄酒 75kg，炼蜜 40kg。

【成品性状】

1. 大黄 呈不规则类圆形厚片或块，大小不等。外表皮黄棕色或棕褐色，有纵皱纹及疙瘩状隆起。切面黄棕色至淡红棕色，较平坦，有明显散在或排列成环的星点，有空隙。

2. 酒大黄 形如大黄片，表面深棕黄色，有的可见焦斑。微有酒香气。

3. 熟大黄 呈不规则的块片，表面黑色，断面中间隐约可见放射状纹理，质坚硬，气微香。

4. 大黄炭 形如大黄片，表面焦黑色，内部深棕色或焦褐色，具焦香气。

5. 醋大黄 形如大黄，表面深棕色或棕褐色，内部浅棕色，略具醋气。

6. 清宁片 圆形厚片，乌黑色，有香气，味微苦甘。

【质量要求】

1. 大黄 土大黄苷应符合规定，水分不得过 13.0%，总灰分不得过 10.0%；水溶性浸出物不得少于 25.0%；含总蒽醌以芦荟大黄素（$C_{15}H_{10}O_5$）、大黄酸（$C_{15}H_8O_6$）、大黄素（$C_{15}H_{10}O_5$）、大黄酚（$C_{15}H_{10}O_4$）和大黄素甲醚（$C_{16}H_{12}O_5$）的总量计，不得少于 1.5%；含游离蒽醌以芦荟大黄素、大黄酸、大黄素、大黄酚和大黄素甲醚的总量计，不得少于 0.35%。

2. 酒大黄 土大黄苷、水分、总灰分、水溶性浸出物同大黄；含量测定：总蒽醌同大黄，游离蒽醌不得少于 0.50%。

3. 熟大黄 土大黄苷、水分、总灰分、水溶性浸出物、含量测定同酒大黄。

4. 大黄炭 土大黄苷、水分、总灰分、水溶性浸出物同大黄。含量测定：总蒽醌不得少于 0.90%，游离蒽醌同酒大黄。

【炮制作用与临床应用】大黄，味苦，性寒。归脾、胃、大肠、肝、心经。具有攻积导滞、泻火解毒的功能。生大黄苦寒沉降，气味重浊，走而不守，直达下焦，泻下作用峻烈，长于攻积导滞，泻火解毒。常与芒硝等配伍，用于温热病热结便秘、高热不退、神昏谵语，如大承气汤（《伤寒杂病论》）。

酒炙大黄使其苦寒泻下作用稍缓，并借酒升提之性，引药上行、善清上焦血分热毒。常与黄芩等配伍，用于热病时疫，头痛壮热，如三黄栀子汤（《张氏医通》）。

熟大黄泻下力缓，减轻大黄引起腹痛之副作用，并增强活血祛瘀作用。常与丁香等配伍，用于跌打仆坠，损伤闪挫，瘀血疼痛，如正骨紫金丹（《医宗金鉴》）。

大黄炭泻下作用极微，长于凉血止血化瘀。常与茜草根等配伍，用于热邪伤络，血不循经等出血症，如十灰散（《十药神书》）。

醋大黄泻下作用减弱，以消积化瘀为主。常与莪术等配伍，用于小儿食饮过多，痞满疼痛，食不消化，及妇人血积血块等症，如三棱煎丸（《卫生宝鉴》）。

清宁片泻下作用缓和，具缓泻而不伤气，逐瘀而不败正之功。可单用于饮食停滞，口燥舌干，大便秘结之年老、体弱、久病患者。

【炮制研究】大黄的化学成分主要包括蒽醌/蒽酮类、二苯乙烯类、苯丁酮类、色原酮类、黄酮类、鞣质类化合物，这些成分是大黄药理作用的主要成分。大黄酒炒后，结合型蒽醌减少。大黄经蒸、炖后，其结合型与游离型蒽醌衍生物均减少，其中结合型大黄酸显著减少，番泻苷仅余微量。大黄炒炭后，其结合型大黄酸大量破坏，但仍保留少量的各型蒽醌类衍生物，番泻苷已不存在。以芦荟大黄素 3-CH_2-O-β-D 葡萄糖苷、大黄素 8-β-D 葡萄糖苷的含量为指标，生大黄、酒大黄、醋大黄的含量无显著性差异，熟大黄和大黄炭较生大黄下降明显。熟大黄中芦荟大黄素含量下降约8.26%，大黄酸下降约9.21%；而大黄素含量增加约16.44%，大黄酚增加约16.12%，大黄素甲醚增加约20.01%。大黄炭中止血成分增加，大黄酚含量约为生大黄的2.7倍，大黄素-6-甲醚约为生大黄的4.1倍，这两种成分都有促血凝作用。炒大黄中芦荟大黄素和大黄素的含量分别为生大黄的2.7倍和3.4倍；大黄炭则分别为大黄的1.9倍和2.8倍左右。大黄鞣质类成分含量约为10%~30%，炒大黄总鞣质量下降约18%，熟大黄降低50%，大黄炭减少近80%。炮制后鞣质含量降低8~10倍，分析原因可能是：在炮制过程中温度较高，鞣质的化学性质不稳定，在高温下易被破坏，分解为单体后含量降低。

酒炒大黄泻下效力比生品降低30%，熟大黄、清宁片降低95%，大黄炭无泻下作用。大黄在经过酒炒后能够缓和泻下作用，酒熟大黄同样具有缓解泻下效果，同时也可有效减轻患者不良反应，例如恶心、呕吐以及腹痛等症状，达到活血祛瘀的效果。炮制可减弱生大黄抑制胃酸分泌和消化酶活性的作用，熟大黄、大黄炭、清宁片"苦寒败胃"的副作用消失或缓和。大黄中所含大类成分与肝肾毒性的相关性顺序为：总结合蒽醌＞总鞣质＞总游离蒽醌；游离态蒽醌肝肾毒性顺序为：芦荟大黄素＞大黄素甲醚＞大黄酸＞大黄素＞大黄酚；结合态蒽醌肝肾毒性顺序为：结合芦荟大黄素＞结合大黄素甲醚＞结合大黄酚＞结合大黄素＞结合大黄酸。炮制可降低大黄肝肾毒性，其机制与结合蒽醌和鞣质类成分的下降有关，其中游离和结合态的芦荟大黄素和大黄素甲醚与毒性相关性最强。

【贮存】 置通风干燥处，防蛀。

龙　胆

【处方用名】 龙胆、龙胆草、酒龙胆。

【来源】 本品为龙胆科植物条叶龙胆 *Gentiana manshurica* Kitag.、龙胆 *Gentiana scabra* Bge.、三花龙胆 *Gentiana triflora* Pall. 或坚龙胆 *Gentiana rigescens* Franch. 的干燥根和根茎。前三种习称"龙胆"，后一种习称"坚龙胆"。

【采收加工】 春、秋二季采挖，洗净，干燥。

【历史沿革】 晋代有酒煮法：宋代有酒炒、炒制、制炭等法；明、清有酒洗、焙制、酒制、蜜炒、胆汁制等法。现行有酒炙等。《中国药典》（2020年版）载有龙胆和坚龙胆。

【炮制方法】

1. 龙胆 取原药材，除去杂质，洗净，润透，切段，干燥，筛去碎屑。

2. 酒龙胆 取净龙胆段，用黄酒拌匀，稍闷润，待酒被吸尽后，置炒制容器内，用文火加热，炒干，取出晾凉，筛去碎屑。每100kg龙胆段，用黄酒10kg。

【成品性状】

1. 龙胆 呈不规则形的段。根茎呈不规则块片，表面暗灰棕色或深棕色。根圆柱形，表面淡黄色至黄棕色，有的有横皱纹，具纵皱纹。切面皮部黄白色至棕黄色，木部色较浅。气微，味甚苦。坚龙胆呈不规则形的段。根表面无横皱纹，膜质外皮已脱落，表面黄棕色至深棕色。切面皮部黄棕色，木部色较浅。

2. 酒龙胆 色加深，略具酒气。

【质量要求】 龙胆 水分不得过9.0%，总灰分不得过7.0%，酸不溶性灰分不得过3.0%；水溶性浸出物不得少于36.0%；龙胆含龙胆苦苷（$C_{16}H_{20}O_9$）不得少于2.0%，坚龙胆含龙胆苦苷（$C_{16}H_{20}O_9$）不得少于1.0%。

【炮制作用与临床应用】 龙胆，味苦，性寒，归肝、胆经。具有清热燥湿、泻肝胆火的功能。生品长于清热燥湿，泻肝胆火。常与栀子仁等配伍，用于急黄，面目如金色，烦躁，渴欲饮水，如龙胆散（《太平圣惠方》）。

酒炙龙胆可引药上行，升提药力。常与胡黄连等配伍，用于三焦及肝胆经风热，目生云翳，或瘰疬，耳内生疮，寒热作痛；或肝火肌体消瘦，发热作渴，饮食少思；或口内生疮，牙龈溃烂，发热口渴，如九味芦荟丸（《原机启微》）。

【炮制研究】龙胆中根和根茎中含有裂环醚萜苷、生物碱、类黄酮、类固醇、香豆素和内酯等化合物，其中，龙胆苦苷含量最高。龙胆经酒制后，总多糖含量均有不同幅度的上升；龙胆苦苷的含量也具有明显上升。

酒龙胆通过抑制乙型肝炎相关酶含量、缓解胆汁异常蓄积，达到保肝、护胆作用；通过抑制炎症因子表达、释放促炎因子，达到抗菌抗炎作用；通过降低胃液酸度、保护胃黏膜，达到增强脾胃消化功能作用；通过抑制凋亡相关因子、减少多巴胺含量，达到保护神经中枢系统作用。

【贮存】置干燥处。

当 归

【处方用名】当归、秦归、归头、归身、归尾、全当归、酒当归、土炒当归、当归炭。

【来源】本品为伞形科植物当归 *Angelica sinensis* （Oliv.） Diels 的干燥根。

【采收加工】秋末采挖，除去须根及泥沙，待水分稍蒸发后，捆成小把，上棚，用烟火慢慢熏干。

【历史沿革】南齐有炒法；唐代有酒浸法；宋代有酒洗、酒润、米拌炒、酒拌、酒炒、醋炒等法；明、清增加了酒蒸、酒煮、盐水炒、姜汁浸、姜汁炒、米泔浸炒、土炒、制炭、黑豆汁制、吴茱萸制、芍药汁制等法。并有"头止血而上行，梢破血而下行，身养血而中守，全活血而不定"的用法（《通玄》）。现行有酒炙、土炒、炒炭等。《中国药典》（2020 年版）载有当归、酒当归。

【炮制方法】

1. 当归 取原药材，除去杂质，洗净，稍润，切薄片，晒干或低温干燥。筛去碎屑。

2. 酒当归 取净当归片，用黄酒拌匀，稍闷润，待酒被吸尽后，置炒制容器内，用文火加热，炒至深黄色，取出，晾凉。每 100kg 当归片，用黄酒 10kg。

3. 土炒当归 将灶心土粉置炒制容器内，用中火加热，炒至土呈灵活状态时，投入净当归片，炒至当归片上粘满细土时，取出，筛去土，放凉。每 100kg 当归片，用灶心土粉 30kg。

4. 当归炭 取净当归片，置炒制容器内，用中火加热，炒至微黑色，取出晾凉。

【成品性状】

1. 当归 呈类圆形、椭圆形或不规则薄片。外表皮浅棕色至棕褐色。切面黄白色或淡棕黄色，平坦，有裂隙，中间有浅棕色的形成层环，并有多数棕色的油点，香气浓郁，味甘、辛、微苦。

2. 酒当归 形如当归片。切面深黄色或浅棕黄色，略有焦斑。香气浓郁，并略有酒香气。

3. 土炒当归 形如当归，表面土黄色，具土香气。

4. 当归炭 形如当归，表面黑褐色，内部灰棕色，质枯脆，气味减弱，并带涩味。

【质量要求】

1. 当归 水分不得过 15.0%，总灰分不得过 7.0%，酸不溶性灰分不得过 2.0%；醇溶性浸出物不得少于 45.0%。

2. 酒当归 水分不得过 10.0%；醇溶性浸出物不得少于 50.0%；其余同当归。

【炮制作用与临床应用】当归，味甘、辛，性温，归肝、心、脾经。生品质润，长于补血活血，调经止痛，润肠通便。常与桃仁等配伍，用于血少不能泽润，肠中枯燥，大便秘结，如润肠丸（《沈氏尊生书》）；或与黄芪等配伍，用于心脾两虚，思虑过度，劳伤心脾，心悸怔忡，食少体倦，如归脾汤（《济生方》）。

酒炙当归增强活血通经的作用。常与白芍等配伍，用于冲任虚损，血虚血滞，月经不调，妊娠胎动不安，如四物汤（《太平惠民和剂局方》）。

土炒当归增强入脾补血作用，又能缓和油润而不致滑肠。常与芍药等配伍，用于产后血虚便溏，腹中时痛，或少腹拘急，痛引腰背，如当归建中汤（《千金翼方》）。

当归炭以止血补血为主。常与棕榈炭等配伍，用于冲任不固，崩中漏下，亦治月经过多，如当归散（《儒门事亲》）。

【炮制研究】当归富含多糖类、苯酞类、黄酮类、苯丙素类、酚酸及其衍生物类、萜类及多种微量元素和氨基酸等成分，当归随炮制温度升高，阿魏酸的含量降低。酒炙后水溶物增高，阿魏酸几乎无降低，与其他炮制品比较其鞣质最少，铜、镍含量增加，铅降至原生药含量的1/5。土炒后鞣质为生品的1.4倍，水、醇浸出物及阿魏酸稍有降低，铁、镍、铜、锰、锌含量显著升高，铅含量降低至原含量的1/6。制炭后鞣质升高为生品的2倍，其他成分成倍降低，钙、镍含量增加，铅含量降低至原含量的1/4，其他元素含量也显著降低。

当归具有补血活血、调经止痛、润肠通便等功效。当归的药理作用主要有抗炎、促进造血功能、抗肿瘤、保肝护肾、增强免疫功能、调节心脑血管、子宫平滑肌和平喘等。当归的抗炎作用主要是通过抑制白细胞介素-6，一氧化氮，肿瘤坏死因子-α，白细胞介素-1β和前列腺素 E_2 等炎性介质的释放，阻断 NF-κB 和 MAPK 等炎症信号通路中相关基因、蛋白的表达，维持宿主体内免疫细胞对外来刺激的高度敏感性而发挥抗炎作用。临床上经常将当归用于妇科痛经止痛，当归挥发油可以抑制生理或病理性的子宫平滑肌痉挛，并且可以恢复催产素所导致的子宫平滑肌剧烈收缩。当归中的水提取物对子宫有着兴奋的作用，而挥发油中的酸性部位与酚性部位可以对子宫有双向的调节作用，在剂量上的不同而发挥相反的作用。

【贮存】置阴凉干燥处，防潮，防蛀。

川 芎

【处方用名】川芎、芎䓖、酒川芎。

【来源】本品为伞形科植物川芎 *Ligusticum chuanxiong* Hort. 的干燥根茎。

【采收加工】夏季当茎上的节盘显著突出，并略带紫色时采挖，除去泥沙，晒后烘干，再去须根。

【历史沿革】唐代有熬制法；宋代有微炒、醋炒、米泔水浸、焙制、酒炒等法；元代有米水炒、茶水炒等法；明、清有清蒸、盐水煮、盐酒炙、蜜炙、药汁制等法。现行有酒炙等。《中国药典》（2020年版）载有川芎。

【炮制方法】

1. 川芎　取原药材，除去杂质，大小分开，略泡，洗净，润透，切薄片，干燥。筛去碎屑。

2. 酒川芎　取净川芎片，用黄酒拌匀，稍闷润，待酒被吸尽后，置炒制容器内，用文火加热，炒至棕黄色，取出晾凉，筛去碎屑。本品含挥发油，在闷润时注意检查，防止出油变质，并忌高温干燥。每100kg 川芎片，用黄酒10kg。

【成品性状】

1. 川芎　为不规则厚片，外表皮灰褐色或褐色，有皱缩纹。切面黄白色或灰黄色，具有明显波状环纹或多角形纹理，散生黄棕色油点。质坚实。气浓香，味苦、辛，微甜。

2. 酒川芎　形如川芎，表面棕黄色，偶见焦斑，质坚脆，略具酒气。

【质量要求】川芎　水分不得过12.0%，总灰分不得过6.0%；酸不溶性灰分不得过2.0%，醇溶性浸出物不得少于12.0%；含阿魏酸（$C_{10}H_{10}O_4$）不得少于0.10%。

【炮制作用与临床应用】川芎味辛，性温。归肝、胆、心包经。具有活血行气、祛风止痛的功能。川芎生品长于活血行气、祛风止痛。临床多生用。常与当归等配伍，用于血虚血滞所致的月经不调、腰痛、少腹疼痛，如四物汤（《太平惠民和剂局方》）。

酒炙川芎能引药上行，增强活血行气止痛作用。常与桃仁等配伍，用于血瘀经闭，腹中结块疼痛者，或血瘀痛经，经色紫暗有块者，如桃红四物汤（《医宗金鉴》）。

【炮制研究】川芎中的化学成分主要为挥发油、生物碱、多糖等，包含苯酞及其二聚体、生物碱、有机酸酚、多糖以及脑苷脂和神经酰胺等类化合物。川芎炮制品中总生物碱含量：醋炙＞酒炙＞生品，川芎嗪含量：醋炙＞生品＞酒炙。酒川芎中川芎嗪的含量较生品低，但总生物碱的含量仍比生品高。川芎嗪的熔点为 80～82℃，受热易升华散失，因此酒炙品中川芎嗪的含量较生品低。川芎各炮制品挥发油含量：生品＞酒炙品＞醋炙品＞炒黄品＞酒煮品。

川芎对心脑血管系统、肝肾系统、神经系统、呼吸系统等多系统都具有多方面的药理活性。酒炙增强川芎活血作用，川芎酒炙后川芎嗪含量明显升高，与传统中医药理论关于川芎酒炙后引药上行，增强活血行气和止痛的炮制作用相吻合。酒炙川芎水煎液和生川芎醇提液有明显降低全血黏度、血浆黏度、红细胞压积、血沉红细胞聚集指数等作用。

【贮存】置阴凉干燥处，防蛀。

白 芍

【处方用名】白芍、炒白芍、酒白芍、醋白芍、土炒白芍。

【来源】本品为毛茛科植物芍药 *Paeonia lactiflora* Pall. 的干燥根。

【采收加工】夏、秋二季采挖，洗净，除去头尾和细根，置沸水中煮后除去外皮或去皮后再煮，晒干。

【历史沿革】汉代有切；南北朝时期有蜜水拌蒸；唐代有熬令黄；宋代有微炒、炒焦、焙制、煮制、酒炒等法；元代有酒浸、酒制、炒炭、米水浸炒等法；明、清有酒蒸、米炒、土炒、煨制、煅炭、醋炒等法；并有"伐肝生用，补肝炒用，后重生用，血溢醋炒"。现行有炒黄、炒炭、土炒、酒炙、醋炙等。《中国药典》（2020 年版）载有白芍、炒白芍、酒白芍。

【炮制方法】

1. 白芍 洗净，润透，切薄片，干燥。

2. 炒白芍 取净白芍片，置炒制容器内，用文火加热，炒至微黄色，取出，放凉。

3. 酒白芍 取净白芍片，加黄酒拌匀，稍闷透，置炒制容器内，用文火炒至微黄色，取出，放凉。每 100kg 白芍片，用黄酒 10kg。

【成品性状】

1. 白芍 呈类圆形的薄片。表面淡棕红色或类白色，平滑。切面微带棕红色或类白色，形成层环明显，可见稍隆起的筋脉纹呈放射状排列。气微，味微苦、酸。

2. 炒白芍 形如白芍片，表面微黄色或淡棕黄色，有的可见焦斑。气微香。

3. 酒白芍 形如白芍片，表面微黄色或淡棕黄色，有的可见焦斑。微有酒香气。

【质量要求】

1. 白芍 含水分不得过 14.0%，总灰分不得过 4.0%；水溶性浸出物不得少于 22.0%；含芍药苷（$C_{23}H_{28}O_{11}$）不得少于 1.2%。

2. 炒白芍 含水分不得过 10.0%，其余同白芍。

3. 酒白芍 水溶性浸出物不得少于 20.5%；其余同白芍。

【炮制作用与临床应用】白芍味苦、酸，性微寒归肝、脾经。具有平肝止痛、养血调经、敛阴止汗的功能。白芍生品味酸，长于平肝止痛、养血调经、敛阴止汗。常与代赭石等配伍，用于肝阴不足，虚阳上亢，头目眩晕，或脑中发热，两耳蝉鸣等症，如镇肝，熄风汤（《医学衷中参西录》）。

炒白芍寒性缓和，以养血和营、敛阴止汗为主。常与白术等配伍，用于肝旺脾虚，运化失常，腹痛肠鸣泄泻等症，如痛泻药方（《景岳全书》）。

酒炙后降低酸寒伐肝之性，入血分，善于调经止血、柔肝止痛。常与炙甘草配伍，用于肝阴不足，肝脾不和，筋脉挛急或腹部挛急作痛等症，如芍药甘草汤（《伤寒杂病论》）。或与当归等配伍，用于经行腹痛等症，如养血平肝散（《沈氏尊生书》）。

【炮制研究】 白芍所含化学成分主要为多种蒎烷单萜成分及三萜、黄酮、鞣质、氨基酸等，如芍药苷、苯甲酰芍药苷等成分。白芍不同炮制品中芍药苷的含量进行测定，生白芍、酒白芍、麸炒白芍中芍药苷含量依次降低，麸炒白芍、酒白芍、生白芍中芍药内酯苷含量依次降低，麸炒白芍、酒白芍、生白芍中苯甲酰芍药苷含量依次降低。白芍经炮制后芍药苷含量均有所下降，而芍药内酯苷及苯甲酰芍药苷含量均有所升高。生白芍与酒白芍 HPLC 指纹图谱相似度较高，但其酒炙前后峰面积有所差异，白芍经酒炙后没食子酸含量显著性增加，芍药苷、没食子酰芍药苷含量显著性减少。

白芍具有平肝止痛、养血调经、敛阴止汗功效。现代研究发现，白芍不同炮制品均可明显增加小鼠痛阈值，抑制醋酸扭体反应，其中酒白芍、醋白芍的作用最强。酒白芍、醋白芍镇痛作用最强。研究发现其所含成分芍药苷可减少炎症因子的生成，并可使正常的细胞信号传导得到恢复，从而发挥抗炎的作用，同时还可通过腺苷 A_1 受体发挥镇痛作用。通过白芍抗凝血实验发现，白芍生品与黄酒炙品均能明显延长小鼠出血时间，且黄酒炙品比生品的抗凝血作用更强，表明黄酒炙品的抗凝血作用强于生品。黄酒具有舒筋活血通络的作用，酒炙白芍抗凝作用的增强可能与黄酒本身的作用有关。

【贮存】 置干燥处，防蛀。

丹 参

【处方用名】 丹参、酒丹参。

【来源】 本品为唇形科植物丹参 *Salvia miltiorrhiza* Bge. 的干燥根和根茎。

【采收加工】 春、秋二季采挖，除去泥沙，干燥。

【历史沿革】 唐代有"熬令紫色"法；宋代有炒制、炙制、焙制等法；明、清有酒洗、酒浸、酒炒、酒蒸、猪心拌炒等法、现行有酒炙等。《中国药典》（2020 年版）载有丹参、酒丹参。

【炮制方法】

1. 丹参 除去杂质和残茎，洗净，润透，切厚片，干燥，筛去碎屑。

2. 酒丹参 取净丹参片，用黄酒拌匀，稍闷润，待酒被吸尽后，置炒制容器内，用文火加热，炒干，取出晾凉，筛去碎屑。每 100kg 丹参片，用黄酒 10kg。

【成品性状】

1. 丹参 呈类圆形或椭圆形的厚片。外表皮棕红色或暗棕红色，粗糙，具纵皱纹。切面有裂隙或略平整而致密，有的呈角质样，皮部棕红色，木部灰黄色或紫褐色，有黄白色放射状纹理。气微，味微苦涩。

2. 酒丹参 形如丹参片，表面红褐色，略具酒香气。

【质量要求】

1. 丹参 水分不得过 13.0%，总灰分不得过 10.0%，酸不溶性灰分不得过 2.0%；水溶性浸出物不得少于 35.0%，醇溶性浸出物不得少于 11.0%。

2. 酒丹参 水分不得过 10.0%，总灰分、水溶性浸出物、醇溶性浸出物同丹参。

【炮制作用与临床应用】 丹参，味苦，性微寒。归心、肝经。生品长于祛瘀止痛、活血通经、清心除烦。常与生地黄等配伍，用于湿热病入营血而致的血热心烦，昼静夜躁，或出斑疹等症，如清营汤（《温病条辨》）。

酒炙后缓和寒凉之性，增强活血祛瘀、调经止痛之功。酒丹参常与泽兰等配伍，用于月经不调，或前或后，或多或少，下而不爽，或瘀血内阻，经行腹痛等症，如丹参散加减（《妇人明理论》）。

【炮制研究】丹参有效成分可分为水溶性成分、脂溶性成分两种，水溶性成分主要为丹参素、丹参多酚酸、迷迭香酸、紫草酸等，脂溶性成分主要为丹参酮类二萜，如丹参酮Ⅰ、丹参酮ⅡA、罗列酮类二萜和其他类型的二萜。酒丹参中二氢丹参酮Ⅰ、四氢丹参酮Ⅰ、隐丹参酮、丹参酮ⅡA、丹参新酮的含量均高于丹参中含量。

现代研究发现，丹参具有调节血管功能障碍和增强抗凝血作用等。丹参炮制前后提取物对去势大鼠肠系膜动脉血管功能障碍调节作用。酒炙丹参比丹参生品对去势大鼠的血管功能的影响更明显，包括改善血管壁厚度、降低炎症因子水平、前列腺素释放、促进内皮 NO 形成和对乙酰胆碱的反应增加；酒炙丹参逆转了由睾丸切除术引起的电场刺激诱导反应的降低。酒炙丹参通过逆转由睾丸切除术引起的神经源性反应和内皮功能障碍，对血管功能产生有益影响。在探究酒炙丹参增强抗凝血活性的物质基础实验中，结果表明丹酚酸、紫草酸、迷迭香酸等是导致丹参酒炙后抗凝血活性增强的主要成分，与生品比较，酒丹参的抗凝血作用显著增强。丹参具有活血化瘀、抗炎镇痛的功效，可促进胃酸的分泌，继而修复胃黏膜，进一步达到治疗胃炎的目的。其中丹酚酸 B 又是丹参的主要有效成分之一，酒丹参与醋丹参中的丹酚酸 B 含量较高，因此可用于胃炎的临床治疗。

【贮存】置干燥处。

威灵仙

【处方用名】威灵仙。

【来源】本品为毛茛科植物威灵仙 *Clematis chinensis* Osbeck、棉团铁线莲 *Clematis hexapetala* Pall. 或东北铁线莲 *Clematis manshurica* Rupr. 的干燥根和根茎。

【采收加工】秋季采挖，除去泥沙，晒干。

【历史沿革】宋代有酒洗、焙、九蒸九暴、麸炒、米泔浸法；金元时代有酒炒、炒制法；明、清有醋制等法。现行有酒炙等。《中国药典》（2020 年版）载有威灵仙。

【炮制方法】

1. 威灵仙 除去杂质，洗净，润透，切段，干燥。

2. 酒威灵仙 取净威灵仙段，用黄酒拌匀，稍闷润，待酒被吸尽后，置炒制容器内，用文火加热，炒干，取出晾凉。每 100kg 威灵仙段，用黄酒 10kg。

【成品性状】

1. 威灵仙 呈不规则的段。表面黑褐色、棕褐色或棕黑色，有细纵纹，有的皮部脱落，露出黄白色木部。切面皮部较广，木部淡黄色，略呈方形或近圆形，皮部与木部间常有裂隙。

2. 酒威灵仙 形如威灵仙，表面黄色或微黄色，略具酒气。

【质量要求】威灵仙 水分不得过 15.0%，总灰分不得过 10.0%，酸不溶性灰分不得过 4.0%；醇溶性浸出物不得少于 15.0%；含齐墩果酸（$C_{30}H_{48}O_3$）不得少于 0.30%。

【炮制作用与临床应用】威灵仙，味辛、咸，性温。归膀胱经。具有祛风除湿、通络止痛的功能。生品以利湿祛痰、消诸骨鲠咽为主。常与葶苈子等配伍，用于宿痰水饮，停留胸膈，喘咳呕逆，食纳不佳等症。

酒炙后增强祛风除痹、止痛的功能。常与桂枝等配伍，用于风湿侵袭肌肉、经络、肢体疼痛，骨节不利，筋脉拘急，以及脚气疼痛等症，如灵仙除痛饮（《沈氏尊生书》）。

【炮制研究】威灵仙的化学成分主要有三萜皂苷、挥发油、黄酮、香豆素、木脂素和甾体等，威灵仙中皂苷的含量较大，主要是五环三萜皂苷，三萜皂苷分子结构中苷元主要为齐墩果酸型皂苷元，其总皂苷与抗炎、镇痛作用相关。

　　研究发现，威灵仙有抗炎镇痛作用，并且经过酒炙、醋炙后抗炎镇痛作用增强；醋炙威灵仙能明显减少冰醋酸所致的小鼠扭体次数；生品威灵仙、醋炙威灵仙、酒炙威灵仙均能明显抑制二甲苯引起的小鼠耳廓肿胀；醋炙威灵仙在造模后 2 小时能明显抑制蛋清所致大鼠足肿胀。威灵仙生品及酒炙、醋炙品均具有一定的抗炎、镇痛作用，其中醋炙品作用效果最好；其中酒制威灵仙的作用较强，给药后镇痛率较生品组提高 10%，痛域值也有所提高，耳肿胀实验结果显示威灵仙酒制品与对照组相比降低了 34%，抗炎效果显著。威灵仙在经过炮制工艺后其有效成分会增加溶出，从而更好地提高威灵仙的临床疗效，也使其药理作用得到明显增强。

　　【贮存】　置干燥处。

<h1 style="text-align:center">续　断</h1>

　　【处方用名】　续断、川断、酒续断、盐续断。

　　【来源】　本品为川续断科植物川续断 *Dipsacus asper* Wall. ex Henry 的干燥根。

　　【采收加工】　秋季采挖，除去根头和须根，用微火烘至半干，堆置"发汗"至内部变绿色时，再烘干。

　　【历史沿革】　刘宋时代有酒浸法。唐代有米泔制。宋代有酒浸、酒浸炒、焙制等法。元代有面制。明、清增加了酒洗、酒拌、酒蒸、酒煎、炒制等法。现行有酒炙、盐炙等。《中国药典》（2020 年版）载有续断、酒续断、盐续断。

　　【炮制方法】

　　1. 续断片　洗净，润透，切厚片，干燥。

　　2. 酒续断　取净续断片，用黄酒拌匀，稍闷润，待酒被吸尽后，置炒制容器内，用文火加热，炒至微带黑色，取出晾凉，筛去碎屑。每 100kg 续断片，用黄酒 10kg。

　　3. 盐续断　取净续断片，用盐水拌匀，稍闷润，待盐水被吸尽后，置炒制容器内，用文火加热，炒干，取出晾凉，筛去碎屑。每 100kg 续断片，用食盐 2kg。

　　【成品性状】

　　1. 续断　呈类圆形或椭圆形的厚片。外表皮灰褐色至黄褐色，有纵皱。切面皮部墨绿色或棕褐色，木部灰黄色或黄褐色，可见放射状排列的导管束纹，形成层部位多有深色环。气微，味苦、微甜而涩。

　　2. 酒续断　形如续断片，表面浅黑色或灰褐色，略有酒香气。

　　3. 盐续断　形如续断片，表面黑褐色，味微咸。

　　【质量要求】

　　1. 续断　水分不得过 10.0%，总灰分不得过 12.0%，酸不溶性灰分不得过 3.0%；水溶性浸出物不得少于 45.0%；含川续断皂苷Ⅵ（$C_{47}H_{76}O_{18}$）不得少于 1.5%。

　　2. 酒续断　水分不得过 10.0%，总灰分不得过 12.0%，酸不溶性灰分不得过 3.0%；水溶性浸出物不得少于 45.0%；含川续断皂苷Ⅵ（$C_{47}H_{76}O_{18}$）不得少于 1.5%。

　　3. 盐续断　水分不得过 10.0%，总灰分不得过 12.0%，酸不溶性灰分不得过 3.0%；水溶性浸出物不得少于 45.0%；含川续断皂苷Ⅵ（$C_{47}H_{76}O_{18}$）不得少于 1.5%。

　　【炮制作用与临床应用】　续断，味苦、辛，性微温。归肝、肾经。具有补肝肾、强筋骨、续折伤、止崩漏的功能。生品长于补肝肾、通血脉。续断常与杜仲等配伍，用于肝肾虚弱，目眩头晕，足软筋弱，如续断丸（《扶寿精方》）。

　　酒炙后增强通血脉、续筋骨、止崩漏作用。常与乳香等配伍，用于骨折脱臼，跌打损伤，疼痛剧烈，以及金疮创伤，出血疼痛，如接骨散（《临床常用中药手册》）。

盐炙后引药下行，增强补肝肾、强筋骨作用。常与杜仲等配伍，用于肾虚腰痛及损伤性腰痛，或腰痛膝酸，如（《临床常用中药手册》）。

【炮制研究】运用 HPLC 法对 15 批续断样品进行续续断皂苷Ⅵ的含量测定，根据结果可以得到酒制和盐制对续断药材有效成分的含量有较大影响，炒续断马钱苷酸含量最高，湖北产地酒炙川续断皂苷乙含量最高，四川产地酒炙川续断皂苷Ⅵ含量最高。

研究发现续断具有抗氧化作用并对骨质疏松大鼠骨保护素的调控能力。酒续断与续断对骨质疏松大鼠骨保护素/细胞核因子–κB 受体活化因子/RANK 配体轴的调控作用具有差异。对大鼠血清中钙、磷、碱性磷酸酶、骨钙素 4 项基本指标进行分析，同时检测血清骨保护素、细胞核因子–κB 受体活化因子和 RANK 配体 3 项骨代谢指标水平。与模型组比较，雌二醇组、生续断组和酒续断组大鼠的碱性磷酸酶、骨钙素和 RANK 配体轴水平均显著降低，骨保护素和细胞核因子–κB 受体活化因子水平均显著升高；酒续断组大鼠的钙水平显著降低，磷水平升高，与雌二醇组比较，生续断组大鼠的碱性磷酸酶和骨钙素水平显著升高，酒续断组大鼠的钙水平显著降低，磷和骨钙素水平显著升高，生续断组和酒续断组大鼠的骨保护素和细胞核因子–κB 受体活化因子水平均显著降低，RANK 配体水平均显著升高；与生续断组比较，酒续断组大鼠的钙、碱性磷酸酶、骨钙素及 RANK 配体水平均显著降低，OPG 和细胞核因子–κB 受体活化因子水平均显著升高；续断对骨质疏松大鼠的治疗作用与其调控骨保护素/细胞核因子–κB 受体活化因子/RANK 配体轴有关，酒续断的调控能力强于生续断。湖北产地生续断、炒续断及盐炙续断抗氧化活性强于其他产地；四川产地酒炙续断抗氧化活性最强。

【贮存】置干燥处，防蛀。

牛 膝

【处方用名】牛膝、怀牛膝、酒牛膝、盐牛膝。

【来源】本品为苋科植物牛膝 *Achyranthes bidentata* Bl. 的干燥根。

【采收加工】冬季茎叶枯萎时采挖，除去须根和泥沙，捆成小把，晒至干皱后，将顶端切齐，晒干。

【历史沿革】晋代有酒渍法；刘宋时有黄精汁制；唐代有酒浸法。宋代有酒煮、酒熬膏、酒炒、酒洗、盐水炒、制炭、炙制、炒制、生地作辅料制等法；明、清有酒拌、酒蒸、炒炭、盐酒制等法。并有"欲下行则生用，滋补则酒炒"的用法。现行有酒炙、盐炙等。《中国药典》（2020 年版）载有牛膝和酒牛膝。

【炮制方法】

1. 牛膝 取原药材，除去杂质，洗净，润透，除去残留芦头，切段，晒干或低温干燥。

2. 酒牛膝 取净牛膝段，用黄酒拌匀，稍闷润，待酒被吸尽后，置炒制容器内，用文火加热，炒干，取出晾凉，筛去碎屑。每 100kg 牛膝段，用黄酒 10kg。

3. 盐牛膝 取净牛膝段，用食盐水拌匀，稍闷润，待盐水被吸尽后，置炒制容器内，用文火加热，炒干，取出晾凉。每 100kg 牛膝段，用食盐 2kg。

【成品性状】

1. 牛膝 呈圆柱形的段。外表皮灰黄色或淡棕色，有微细的纵皱纹及横长皮孔。质硬脆，易折断，受潮变软。切面平坦，淡棕色或棕色，略呈角质样而油润。气微，味微甜而稍苦涩。

2. 酒牛膝 形如牛膝段，表面色略深，偶见焦斑。微有酒香气。

3. 盐牛膝 形如牛膝，多有焦斑，微有咸味。

【质量要求】

1. 牛膝 水分不得过 15.0%，总灰分不得过 9.0%；醇溶性浸出物不得少于 5.0%；含 β–蜕皮甾酮（$C_{27}H_{44}O_7$）不得少于 0.030%。

2. 酒牛膝 醇溶性浸出物不得少于 4.0%，其余同牛膝。

【炮制作用与临床应用】牛膝，味苦、酸，性平。归肝、肾经。具有补肝肾、强筋骨、逐瘀通经、引血下行的功能。生品长于逐瘀通经、引血下行。常与当归等配伍，用于胞衣不下，肚腹胀满或胎死腹中等症，如牛膝汤（《备急千金要方》）。

酒炙后增强补肝肾、强筋骨、祛瘀止痛作用。常与当归等配伍，用于瘀血内阻，经闭不潮，或经来腹痛，瘀积癥瘕以及胞衣不下等症，如牛膝散（《证治准绳》）。

盐炙后引药下行走肾经，增强通淋行瘀的作用。常与通草等配伍，用于湿热下注膀胱，经脉损伤而致的小便淋痛，或尿血、砂石胀痛等症，如牛膝汤（《备急千金要方》）。

【炮制研究】牛膝中的活性成分主要包括甾酮类、三萜皂苷类、多糖类以及其他类化合物，这些成分也是其主要药效物质基础。甾酮类是牛膝根部的主要活性成分之一，其结构变化主要集中在 C-17 位上。牛膝中的甾酮类成分具有抗肿瘤、镇痛抗炎等作用。对牛膝炮制品牛膝段和酒牛膝中的化学成分进行测定，发现炮制后牛膝段中 25R-牛膝甾酮、β-蜕皮甾酮、25S-牛膝甾酮、人参皂苷 Ro 和竹节参皂苷Ⅳa 的含量有所下降；酒牛膝中 25R-牛膝甾酮、β-蜕皮甾酮、25S-牛膝甾酮、竹节参皂苷Ⅳa 和人参皂苷 Ro 的含量则增加。在此研究基础上进一步发现盐制品五种成分的浓度较生品和酒制品高。牛膝炮制后齐墩果酸含量：酒烫品＞盐烫品＞酒炙品＞盐炙品＞生品。

研究表明牛膝酒炙后活血祛瘀的作用增强，又具有肝脏保护作用。在牛膝及其炮制品对肝衰竭大鼠的作用差异研究实验中，模型对照组大鼠血清中、谷草转氨酶、谷丙转氨酶活性和丙二醛含量明显升高，超氧化物歧化酶、谷胱甘肽过氧化物酶活性明显降低，血清和肝脏组织中白细胞介素-6、白细胞介素-2、白细胞介素-18 等浓度明显升高。牛膝不同炮制品组大鼠血清中、谷草转氨酶、谷丙转氨酶活性和、丙二醛含量明显降低，超氧化物歧化酶、谷胱甘肽过氧化物酶活性显著升高，血清和肝脏组织中白细胞介素-6、白细胞介素-2、白细胞介素-18 等浓度明显降低，其中以酒牛膝效果最好，优于牛膝和盐牛膝，表明酒牛膝对肝衰竭大鼠的保护作用强于牛膝。大鼠扭体反应和血液流变学检测研究结果表明，牛膝和酒牛膝二者均有逐瘀止痛的作用，但在活血化瘀作用方面酒牛膝优于牛膝。

【贮存】炮制品密闭贮存，置阴凉干燥处，防潮。

仙 茅

【处方用名】仙茅、酒仙茅。

【来源】本品为石蒜科植物仙茅 *Curculigo orchioides* Gaertn. 的干燥根茎。

【采收加工】秋、冬二季采挖，除去根头和须根，洗净，干燥。

【历史沿革】南北朝有乌豆水浸后加酒拌蒸；宋代以后有酒浸、米泔水浸、米泔水浸后，用酒拌蒸、蒸制、酒浸焙干等法。《中国药典》（2020 年版）载有仙茅。

【炮制方法】

1. 仙茅 取原药材，除去杂质，洗净，稍润，切段，干燥，筛去碎屑。

2. 酒仙茅 取净仙茅段，用黄酒拌匀，稍闷润，待酒被吸尽后，置炒制容器内，用文火加热，炒干，取出晾凉，筛去碎屑。每 100kg 仙茅段，用黄酒 10kg。

【成品性状】

1. 仙茅 为类圆形或不规则形的厚片或段，外表皮棕色至褐色，粗糙，有的可见纵横皱纹和细孔状的须根痕。切面灰白色至棕褐色，有多数棕色小点，中间有深色环纹。气微香，味微苦、辛。

2. 酒仙茅 形如仙茅，色加深，略具酒气。

【质量要求】仙茅，水分不得过 13.0%，总灰分不得过 10.0%，酸不溶性灰分不得过 2.0%，醇溶性浸出物不得少于 7.0%；含仙茅苷（$C_{27}H_{44}O_7$）不得少于 0.080%。

【炮制作用与临床应用】仙茅，味辛，性热；有毒。归肾、肝、脾经具有补肾阳、强筋骨、祛寒湿的功能。生品有毒，以散寒祛湿、消痈肿为主。常与附子等配伍，用于寒湿痹痛，腰膝冷痛，筋骨痿软等症。

酒炙后降低毒性、增强补肾阳、强筋骨、祛寒湿作用。常与淫羊藿等配伍，用于阳痿精冷，筋骨痿软，腰膝冷痹，阳虚冷泻等症，如仙茅酒（《万氏家抄方》）。

【炮制研究】仙茅主要含有皂苷类化合物、酚类化合物成分。经过不同炮制方法处理后的仙茅，其苷类化合物的含量会发生变化。不同仙茅炮制品中仙茅苷含量有如下关系，酒仙茅 > 盐仙茅 > 莫仙茅 > 生仙茅 > 姜仙茅，苔黑酚葡萄糖苷的含量有如下关系，姜仙茅 > 莫仙茅 > 酒仙茅 > 生仙茅 > 盐仙茅。

仙茅酒炙前后均可防治维甲酸诱导骨质疏松小鼠骨量丢失和骨微结构破坏，其中以盐、酒仙茅防治作用为优，姜仙茅、莫仙茅及生品次子。仙茅各炮制品水提液对腺嘌呤所致肾阳虚大鼠的下丘脑－垂体－靶腺轴功能均有一定程度的改善作用，各种炮制品排序为莫仙茅 > 盐仙茅 > 酒仙茅 > 生仙茅 > 姜仙茅；仙茅各炮制品组均能在不同程度上调肾阳虚状态下大鼠肝、肾微粒体 CYP3A 活性，其中以盐仙茅和莫仙茅效果较优。

【贮存】置干燥处，防霉，防蛀。

益母草

【处方用名】益母草、酒益母草。

【来源】本品为唇形科植物益母草 Leonurus japonicus Houtt. 的新鲜或干燥地上部分。

【采收加工】鲜品春季幼苗期至初夏花前期采割；干品夏季茎叶茂盛、花未开或初开时采割，晒干，或切段晒干。

【历史沿革】宋代有烧灰存性法；明、清有醋制、炒制、炒炭、蜜炙、酒蒸等法。现行有酒炙等。《中国药典》（2020 年版）载有鲜品和干品。

【炮制方法】

1. **鲜益母草** 除去杂质，迅速洗净。

2. **干益母草** 除去杂质，迅速洗净，略润，切段，干燥。

3. **酒益母草** 取净益母草段，用黄酒拌匀，稍闷润，待酒被吸尽后，置炒制容器内，用文火加热，炒干，取出晾凉，筛去碎屑。每100kg 益母草段，用黄酒 15kg。

【成品性状】

1. **益母草** 为不规则的段。茎方形，四面凹下成纵沟，灰绿色或黄绿色。切面中部有白髓。叶片灰绿色，多皱缩、破碎。轮伞花序腋生、花黄棕色，花萼筒状，花冠二唇形。气微、味微苦。

2. **酒益母草** 形如益母草，色加深，偶见焦斑，略具酒气。

【质量要求】干益母草，水分不得过 13.0%，总灰分不得过 11.0%；水溶性浸出物不得少于 12.0%；含盐酸水苏碱（$C_7H_{13}NO_2 \cdot HCl$）不得少于 0.40%，含盐酸益母草碱（$C_{14}H_{21}O_5N_3 \cdot HCl$）不得少于 0.040%。

【炮制作用与临床应用】益母草味苦、辛，性微寒，归肝，心包经，生品长于活血调经，利尿消肿，因此临床多生用或鲜用。常与当归等配伍，用于肝郁气滞而致的月经不调，痛经或经闭等症，如益母草丸（《奇方类编》）；或与车前子等配伍，用于肾虚气化不利而小便少，慢性水肿，腰脚酸重等症。

酒炙后缓和其寒性，增强活血祛瘀、调经止痛的作用。常与木香等配伍，用于妇人经水不调，血结作痛，腹有癥瘕，久不受孕，如益母丸（《医学入门》）。

【炮制研究】益母草的化学成分包括生物碱类、黄酮类、二萜类、香豆素类、三萜类、挥发油类等化合物。益母草碱、水苏碱为益母草主要化学成分。采用高效液相色谱法研究不同益母草炮制品中盐酸水苏碱的含量，结果表明不同炮制品盐酸水苏碱含量有以下关系：干益母草＞酒益母草≈醋益母草＞四制益母草。

不同炮制方法处理后得到的益母草对动物产生的药理作用存在一定差异，现有研究比较了鲜益母草、干益母草和酒炙益母草不同炮制品95％乙醇热回流提取物对小鼠的急性毒性大小，探讨益母草炮制减毒原理，并为优选炮制工艺提供参考。实验结果表明益母草不同炮制品对小鼠急性毒性强度以鲜益母草毒性最大，干益母草次之，酒炙益母草毒性最低。

【贮存】置干燥处，防霉，防蛀。

地　龙

【处方用名】地龙、酒地龙。

【来源】本品为钜蚓科动物参环毛蚓 *Pheretima aspergillum*（E. Perrier）、通俗环毛蚓 *Pheretima vulgaris* Chen、威廉环毛蚓 *Pheretima guillelmi*（Michaelsen）或栉盲环毛蚓 *Pheretima pectinifera* Michaelsen 的干燥体，前一种习称"广地龙"，后三种习称"沪地龙"。

【采收加工】广地龙春季至秋季捕捉，沪地龙夏季捕捉，及时剖开腹部，除去内脏及泥沙，洗净，晒干或低温干燥。

【历史沿革】宋代有炙干为末、熬制、煅炭、微炒、醋炙、焙制法，元代有酒浸、油炙、酒炒法；明、清有蛤粉炒、盐制、炒炭等法。现行有酒炙、醋炙、炒制等。《中国药典》（2020年版）载有地龙段。

【炮制方法】

1. 地龙　取原药材，除去杂质，洗净，切段，干燥，筛去碎屑。沪地龙，碾碎，筛去土。

2. 酒地龙　取净地龙段，用黄酒拌匀，稍闷润，待酒被吸尽后，置炒制容器内，用文火加热，炒至棕色，取出晾凉。每100kg地龙段，用黄酒12.5kg。

3. 焙地龙　取净地龙，置预热适度的炒制容器内，用文火焙至色变深，质地酥脆时取出放凉。

【成品性状】

1. 地龙　广地龙为薄片状小段，边缘略卷，具环节，背部棕褐色至紫灰色，腹部浅黄棕色。生殖环较光亮。体轻，略呈革质，质韧不易折断。气腥，味微咸；沪地龙为不规则碎段，棕褐色或黄褐色，多皱缩不平。体轻，质脆易折断，肉薄。

2. 酒地龙　呈棕色，偶见焦斑，略具酒气。

3. 焙地龙　色泽加深，微带焦斑。

【质量要求】地龙段，每100g含黄曲霉毒素 B_1 不得过5μg，黄曲霉毒素 G_2、黄曲霉毒素 G_1、黄曲霉毒素 B_2、黄曲霉毒素 B_1 的总量不得过10μg。

【炮制作用与临床应用】地龙，味咸，性寒。归肝、脾胱经，具有清热定惊、通络、平喘、利尿的功能。生品长于清热定惊，平喘。但生品有腥气，多入煎剂。地龙剖腹洗净，捣烂，加辰砂为丸，金箔为衣，用于小儿惊风，高热，四肢痉挛等症，如地龙散（《江西中医药》）。

酒炙地龙可缓和咸寒之性，利于粉碎和解腥矫味，便于内服外用，又可增强通经活络作用。常与川乌等配伍，用于寒湿侵袭经络作痛，肢体不能屈伸等症，如活络丹（《太平惠民和剂局方》）。

地龙焙黄后利于粉碎和矫臭矫味，便于内服外用。常与麻黄等配伍，用于肺热炽盛，壅遏于肺，咳嗽喘急，痰多黏稠等症。

【炮制研究】地龙主要有蛋白质、多肽、核苷酸、氨基酸以及脂肪酸等化学成分，地龙的化学成分经过炮制后或多或少会有一些变化。不同地龙炮制品的次黄嘌呤含量具有显著差异，其从大到小的顺序为：滑石粉制广地龙 > 酒制广地龙 > 甘草泡广地龙 > 广地龙干；在肌苷含量中，广地龙干 > 酒制广地龙 > 甘草泡广地龙 > 滑石粉制广地龙。不同地龙炮制品琥珀酸含量中，生品 > 炒品 > 酒炙品 > 醋炙品。

广地龙具有化痰止咳的功效，其有效成分是次黄嘌呤和黄嘌呤，主要机制为扩张支气管，缓解支气管的痉挛，从而达到止咳平喘的目的。炮制对地龙的影响主要体现在增强地龙平喘效果，治疗肺热哮喘，研究表明白酒制、净制、醋制、黄酒制、蛤粉制地龙均具有平喘作用，且作用依次增强。醋制、黄酒制、蛤粉制均具有化痰作用，且作用依次增强。蛤粉制、黄酒制、醋制、白酒制均具有止咳作用，但前三者止咳作用相当，白酒制止咳作用稍弱。地龙抗血栓的原理是激活纤溶酶原，从而实现抗血栓作用。地龙经过酒制之后，可以增强地龙通经活络，活血化瘀的功效，加强其抗血栓作用。但随着对地龙炮制品研究的深入，经过炮制后的地龙其蚓激酶的含量大大减少，而蚓激酶具有溶栓作用，所以地龙炮制品的抗血栓、抗凝血作用会减弱。

【贮存】置通风干燥处，防霉，防蛀。

蛇 蜕

【处方用名】蛇蜕、蛇退、蛇皮、龙衣、酒蛇蜕。

【来源】本品为游蛇科黑眉锦蛇 *Elaphe taeniura* Cope、锦蛇 *Elaphe carinata*（Guenther）或乌梢蛇 *Zaocys dhumnades*（Cantor）等蜕下的干燥表皮膜。

【采收加工】春末夏初或冬初收集，除去泥沙，干燥。

【历史沿革】汉代有火熬，晋代有烧炭，刘宋时代有醋炙法。唐宋有烧炭炙制、炒制、马勃和皂角子制、甘草制等法；明代有焙制、酒浸、酒炒、酒炙、蜜炙、油制、盐制等法。现行有酒炙酒浸、煅炭等。《中国药典》（2020 年版）载有蛇蜕、酒蛇蜕。

【炮制方法】

1. 蛇蜕　取原药材，除去杂质，洗净，切段，干燥。

2. 酒蛇蜕　取蛇蜕段，用黄酒拌匀，稍闷润，待酒被吸尽后，置炒制容器内，用文火加热，炒至微显黄色，取出晾凉。每 100kg 蛇蜕段，用黄酒 15kg。

【成品性状】

1. 蛇蜕　呈圆筒形段状，多压扁而皱缩。背部银灰色或淡灰棕色，有光泽，鳞迹菱形或椭圆形，衔接处呈白色，略抽皱或凹下。腹部乳白色或略显黄色，鳞迹长方形，呈覆瓦状排列。体轻，质微韧，手捏有润滑感和弹性，轻轻搓揉，沙沙作响。气微腥，味淡或微咸。

2. 酒蛇蜕　同蛇蜕，略具酒气。

【质量要求】

1. 蛇蜕　酸不溶性灰分不得过 3.0%。

2. 酒蛇蜕　酸不溶性灰分不得过 3.0%。

【炮制作用与临床应用】蛇蜕，味咸、甘，性平，归肝经，具有祛风，定惊，解毒，退翳的功能，生品有腥气，不利于服用和粉碎，多入煎剂。酒炙后增强祛风、定惊、解毒，退翳作用，并能减少腥气，利于服用和粉碎，多入散剂。蛇蜕和酒蛇蜕常与细辛、钩藤等配伍，用于小儿风痫惊热症，如蛇蜕汤。(《圣济总录》)。

【炮制研究】蛇蜕中含有丰富的微量元素。现有研究通过电感耦合高敏等离子体原子发射光谱法测定了蝮蛇两亚种蛇蜕（蛇岛蝮蛇和蝮蛇乌苏里亚种蛇蜕）的微量元素含量，并定性定量分析。结果测出了蝮蛇两亚种蛇蜕含有 Fe、Cu、Mn、Zn 等 21 种微量元素和 Ca、P、Mg、K 等宏量元素。从银环蛇蛇蜕的石油醚–乙酸乙酯提取物中，分离出了 Z-17-三十四碳烯 -4,31-二酮（Ⅰ），6,21-三十五碳二烯–醇 -1（Ⅱ）两个新化合物，并首次分离得到 2-二十烷氧基乙醇（Ⅲ）。

异蛇蛇蜕浸提液可以抑制某些细菌感染，其中对金黄色葡萄球菌、痢疾杆菌表现出抑菌活性。将异蛇蛇蜕浸提液与薄荷精油配组成体积比为 2∶1 的复配剂可以增加其对金黄色葡萄球菌、痢疾杆菌抑菌活性。

【贮存】置干燥处，防蛀。

蕲 蛇

【处方用名】蕲蛇、大白花蛇、蕲蛇肉、酒蕲蛇。

【来源】本品为蝰科动物五步蛇 *Agkistrodon acutus*（Güenther）的干燥体。

【采收加工】多于夏、秋二季捕捉，剖开蛇腹，除去内脏，洗净，用竹片撑开腹部，盘成圆盘状，干燥后拆除竹片。

【历史沿革】刘宋时代有苦酒浸后酒煮法；宋代有酒浸炙、酥制、酒浸焙等法；明代有砂炒、炙制、焙制等法。现行有酒炙、酒浸等。《中国药典》（2020 年版）载有蕲蛇、蕲蛇肉、酒蕲蛇。

【炮制方法】

1. 蕲蛇 取原药材，除去头、鳞，切成寸段。

2. 蕲蛇肉 取蕲蛇，除去头，用黄酒润透后，除去鳞、骨，切段，干燥，筛去碎屑。每 100kg 蕲蛇段，用黄酒 20kg。

3. 酒蕲蛇 取净蕲蛇段，用黄酒拌匀，稍闷润，待酒被吸尽后，置炒制容器内，用文火加热，炒至黄色，取出晾凉，筛去碎屑。每 100kg 蕲蛇段，用黄酒 20kg。

【成品性状】

1. 蕲蛇 呈段状，背部呈黑褐色，表皮光滑，有明显的鳞斑，可见不完整的方胜纹。腹部可见白色的肋骨，呈黄白色、淡黄色或黄色。断面中间可见白色菱形的脊椎骨，脊椎骨的棘突较高，棘突两侧可见淡黄色的肉块，棘突呈刀片状上突，前后椎体下突基本同形，多为弯刀状。肉质松散，轻捏易碎。气腥，味微咸。

2. 蕲蛇肉 呈条状或块状，可见深黄色的肉条及黑褐色的皮。肉条质地较硬，皮块质地较脆。有酒香气，味微咸。

3. 酒蕲蛇 形如蕲蛇段，表面棕褐色或黑色，略有酒气。气腥，味微咸。

【质量要求】

1. 蕲蛇 水分不得过 14.0%，醇溶性浸出物不得少于 12.0%。

2. 蕲蛇肉 总灰分不得过 4.0%，其余同蕲蛇。

3. 酒蕲蛇 水分、醇溶性浸出物同蕲蛇。

【炮制作用与临床应用】蕲蛇味甘、咸，性温，有毒，归肝经，具有祛风、通络、止痉的功能。蕲蛇毒腺在头部，除去头、鳞，以除去毒性。生品气腥。不利于服用和粉碎，临床较少应用。蕲蛇肉常与苦参等配伍，用于遍身疮疹，皮肤瘙痒，抓之成疮，经久不愈，如愈风丹（《医学正传》）。

酒炙后增强祛风、通络、止痉的作用，并可去腥矫味，便于粉碎和制剂，临床多用酒炙品。常与乌梢蛇配伍，用于小儿惊风及破伤中风等之筋脉痉挛，如定命散（《普济方》）。

【炮制研究】蕲蛇主要含蛋白质、核苷、氨基酸类成分，不同炮制方法处理后其化学成分会发生一定变化。蕲蛇、蕲蛇肉、酒蕲蛇中尿嘧啶、黄嘌呤含量均降低，而肌苷含量升高，3 种饮片总核苷含量也有所变化。蕲蛇酒炙后总氨基酸降低 5.43%，必需氨基酸降低 1.65%，除缬氨酸含量略显升高 0.11%，其余均呈下降趋势。不同部分以及不同炮制品中所含挥发性种类不同：蕲蛇药材 7 种、蕲蛇 12 种、蕲蛇肉 12 种以及酒蕲蛇 11 种挥发性物质，其中共有成分有 6 种。二硫化碳相对含量：蕲蛇药材 > 蕲蛇肉 > 蕲蛇，其在酒蕲蛇中未检出；己醛相对含量：蕲蛇药材 > 蕲蛇肉 > 蕲蛇 > 酒蕲蛇。

已有研究证实蕲蛇Ⅱ型胶原蛋白能缓解胶原诱导性关节炎大鼠的肿胀程度，降低关节软骨的损害，且其治疗效果与蕲蛇Ⅱ型胶原蛋白用量具有一定的量效关系。

【贮存】置干燥处，防霉，防蛀。

乌梢蛇

【处方用名】乌梢蛇、乌蛇、乌梢蛇肉、制乌梢蛇。

【来源】本品为游蛇科乌梢蛇 *Zaocys dhumnades*（Cantor）的干燥体。

【采收加工】多于夏、秋二季捕捉，剖开腹部或先剥皮留头尾，除去内脏，盘成圆盘状，干燥。

【历史沿革】唐代有炙去头尾，取肉炙过法；宋代有酒炙、醋制、焙、酒焙、酒煨、酥制、药汁制、酒煮、烧制等法；清代有酒蒸、清蒸法。现行有酒炙、酒浸等。《中国药典》（2020年版）载有乌梢蛇、乌梢蛇肉、酒乌梢蛇。

【炮制方法】

1. 乌梢蛇 去头及鳞片，切寸段。

2. 乌梢蛇肉 去头及鳞片后，用黄酒闷透，除去皮骨，切段，干燥。每100kg乌梢蛇段，用黄酒20kg。

3. 酒乌梢蛇 取净乌梢蛇段，加黄酒拌匀，闷透，待酒被吸尽后，置炒制容器内，用文火炒干。每100kg乌梢蛇段，用黄酒20kg。

【成品性状】

1. 乌梢蛇 呈半圆筒状或圆槽状的段，背部黑褐色或灰黑色，腹部黄白色或浅棕色，脊部隆起呈屋脊状，脊部两侧各有2条~3条黑线，肋骨排列整齐，肉淡黄色或浅棕色。有的可见尾部。质坚硬，气腥，味淡。

2. 乌梢蛇肉 为不规则的片或段，淡黄色至黄褐色。质韧。气腥，略有酒气。

3. 酒乌梢蛇 形如乌梢蛇段。表面棕褐色至黑色，蛇肉浅棕黄色至黄褐色，质坚硬。略有酒气。

【质量要求】

1. 乌梢蛇 水分不得过13.0%；醇溶性浸出物不得少于12.0%。

2. 乌梢蛇肉 水分不得过11.0%；醇溶性浸出物不得少于14.0%。

3. 酒乌梢蛇 水分、醇溶性浸出物同乌梢蛇。

【炮制作用与临床应用】乌梢蛇味甘，性平。归肝经，具有祛风通经止痉的功能。乌梢蛇生品长于祛风止痒、解痉，但生品气腥，不利于服用和粉碎。常与全蝎等配伍，用于小儿惊痫、破伤风之筋脉痉挛，牙关紧闭，如乌蛇散（《证治准绳》）。

酒炙后增强祛风、通络、止痉作用，并能矫臭、防腐，利于服用和贮存。常与白附子等配伍，用于风痹，手足缓弱不能伸举，骨节疼痛，如乌蛇丸（《太平圣惠方》）。

【炮制研究】乌梢蛇主要含有氨基酸、蛋白质和核苷类成分。酒炙后乌梢蛇醛类化合物和1-辛烯-3-醇相对质量分数减少，杂环类和酯类化合物的相对质量分数增加；酒炙乌梢蛇相比生品的非挥发性成分变化不大，挥发性成分差异明显。其腥味物质如醛类化合物、1-辛烯-3-醇、硫化物含量降低，杂环和酯类等具有香气的成分显著增加。

乌梢蛇具有抗炎、镇痛与镇静作用，其中抗炎作用最强。通过大鼠关节浮肿法与鼠耳肿胀法实验表明，酒炙乌梢蛇水煎液和醇提取液的不同剂量组都有明显的抑制琼脂性关节肿胀与抑制二甲苯致炎作用。

【贮存】置干燥处，防霉，防蛀。

蜂 胶

【处方用名】蜂胶、酒制蜂胶。

【来源】本品为蜜蜂科昆虫意大利蜂 *Apis mellifera* L. 工蜂采集的植物树脂与其上颚腺、蜡腺等分泌物混合形成的具有黏性的固体胶状物。

【采收加工】多为夏、秋季自蜂箱中收集，除去杂质。

【历史沿革】现行酒制。《中国药典》（2020 年版）载有蜂胶、酒制蜂胶。

【炮制方法】

1. **蜂胶** 取原药材，除去杂质。

2. **酒制蜂胶** 取蜂胶粉碎，用乙醇浸泡溶解，滤过，滤液回收乙醇，晾干。

【成品性状】

1. **蜂胶** 为团块状或不规则碎块，呈青绿色、棕黄色、棕红色、棕褐色或深褐色，表面或断面有光泽，有黏性和可塑性。气芳香，味微苦、略涩、有微麻感和辛辣感。

2. **酒制蜂胶** 为团块状，呈棕褐色或黑褐色，断面结构紧密，角质。具乙醇气，余同蜂胶。

【质量要求】蜂胶，水分不得过 3.5%，总灰分不得过 8.0%，酸不溶性灰分不得过 6.0%；醇溶性浸出物不得少于 50.0%；含白杨素（$C_{15}H_{10}O_4$）不得少于 2.0%，高良姜素（$C_{15}HO_5$）不得少于 1.0%，咖啡酸苯乙酯（$C_{17}H_{16}O_4$）不得少于 0.50%，乔松素（$C_{15}H_{12}O_4$）不得少于 1.0%。

【炮制作用与临床应用】蜂胶，味苦、辛，性寒。归脾、胃经。具有补虚弱、化浊脂、止消渴的功能，外用解毒消肿、收敛生肌。蜂胶由蜂箱中刮取时常含有木屑、蜂蜡和其他杂质，用乙醇制后可除去杂质，纯化蜂胶，便于服用和制剂。酒制蜂胶有抗菌消炎、调节免疫、抗氧化、加速组织愈合等作用，可用于体虚早衰、高脂血症和糖尿病的辅助治疗，同时可外用治疗皮肤皲裂和烧烫伤等。

【炮制研究】蜂胶主要含有黄酮类、酚酸类和萜烯类等成分，其中蜂胶主要活性成分为黄酮类和酚酸类成分。不同产区的蜂胶成分含量存在差异，山东和江西产蜂胶中的乔松素、白杨素和高良姜素的平均含量相对较高，咖啡酸苯乙酯次之，槲皮素、山柰酚和芹菜素较低。其中，槲皮素、山柰酚、芹菜素、乔松素的平均含量均以江西产地样品最高；咖啡酸苯乙酯、白杨素和高良姜素的平均含量以山东产地样品最高。

蜂胶抗炎作用是多种组分如中酚酸类成分咖啡酸苯乙酯与槲皮素等协同作用的结果。其抗菌作用是以黄酮、酚酸、萜类等为活性成分，黄酮类成分柚皮素能够抑制细菌的生长；咖啡酸苯乙酯可以显著抑制霍乱弧菌的生长。蜂胶中的苯基丙烯酸类成分具有很强的抗氧化活性，其抗氧化能力甚至超过了维生素 C 和维生素 E。蜂胶也可显著降低高脂饮食小鼠血清中总胆固醇、三酰甘油、低密度脂蛋白胆固醇水平和致动脉粥样硬化指数，降低小鼠体质量，减少肝脏脂质的积累，具有抗高脂血症作用。

【贮存】置阴凉干燥处。

蟾 酥

【处方用名】蟾酥、酒蟾酥、制蟾酥、蟾酥粉。

【来源】本品为蟾蜍科动物中华大蟾蜍 *Bufobufo gargarizans* Cantor 或黑眶蟾蜍 *Bufo mel - anostictus* Schneider 的干燥分泌物。

【采收加工】多于夏、秋二季捕捉蟾蜍，洗净，挤取耳后腺和皮肤腺的白色浆液，加工，干燥。

【历史沿革】宋代有铁上焙焦、酒浸、酒炖、汤浸等方法；明、清以后有乳汁制法。现行有研粉、白酒制和乳浸等。《中国药典》（2020 年版）载有蟾酥粉。

【炮制方法】蟾酥粉 取蟾酥，捣碎，加入定量白酒浸渍，时常搅动至呈稠膏状，干燥，粉碎。每

10kg 蟾酥，用白酒 20kg。

【成品性状】蟾酥粉，为棕黄色至棕褐色粉末。气微腥，味初甜而后有持久的麻辣感，嗅之作嚏。

【质量要求】蟾酥粉，水分不得过 8.0%；含蟾毒灵（$C_{24}H_{34}O_4$）、华蟾酥毒基（$C_{26}H_{34}O_6$）和脂蟾毒配基（$C_{24}H_{32}O_4$）的总量不得少于 7.0%。

【炮制作用与临床应用】蟾酥，味辛，性温，有毒。具有解毒、止痛、开窍醒神的功能。生品作用峻烈，临床用量极小，多制成丸散剂内服或外用。

生品质硬难碎，并且有刺激性，故用白酒浸渍，便于制粉，降低毒性，减少其刺激性。蟾酥粉常与牛黄等研成粉末，以百草霜作为包衣，内服外用有解毒消肿之效，用于咽喉肿痛，痈疽疮疖等症，如六神丸。

【炮制研究】蟾酥的化学成分复杂，包括蟾蜍内酯类、吲哚生物碱类、甾醇类以及其他多糖类、氨基酸、有机酸等，其主要的活性成分为蟾蜍二烯酸内酯类和吲哚生物碱类化合物。炮制过程中多数化学成分都会因加热受到破坏，蟾蜍内酯类成分如果长时间加热，则可转变为稳定的反邻羟基桂皮酸盐，从而影响蟾毒内酯类成分含量的变化。有研究表明蟾酥经酒炙后，总强心苷成分含量提高，华蟾酥毒基和脂蟾毒配基含量降低。

蟾酥有毒，入心、胃经，主要作用靶器官为心脏，既能促进心肌收缩、抗炎及缓解疼痛，也会产生心律失常、呼吸衰竭、惊厥、昏迷及诱导细胞凋亡等毒副作用。蟾酥质地坚硬，是毒效合一的传统中药，入药前需经过炮制。历代医家运用了多种炮制方法和多种辅料对蟾酥进行炮制，其目的以降低蟾酥毒副作用为主，现代研究表明蟾蜍二烯酸内酯类化合物为蟾酥的抗肿瘤主要成分，但蟾蜍二烯酸内酯类化合物和蟾蜍色胺类成分同样为蟾酥中主要毒性成分，其中蟾蜍甾具有高活性和高毒性，安全窗较窄，蟾蜍色胺类成分又具有致幻活性。此外，蟾蜍二烯羟酸内酯类化合物具有显著的强心活性，实验结果显示其具有洋地黄样作用，具有增强心脏收缩力、促血管收缩等功效，蟾酥经过酒制后，其具有洋地黄类毒性作用的成分降低。

【贮存】置干燥处，防潮。

◈ 第二节 醋炙法

将净选或切制后的中药，加入定量米醋共同拌炒的方法称为醋炙法。

米醋味酸、苦，性温。主入肝经血分，具有收敛、解毒、散瘀止痛、矫味的作用。故醋炙法多用于疏肝解郁类、散瘀止痛类及攻下逐水类的中药。

（一）炮制目的

（1）引药入肝，增强活血止痛的作用 如乳香、三棱、柴胡、延胡索等。

（2）降低毒性，缓和药性的作用 如大戟、商陆等。

（3）矫臭矫味 如五灵脂、乳香等。

（二）操作方法

1. 先拌醋后炒药 将净选或切制后的中药，加入一定量的米醋拌匀，闷润，待醋被吸尽后，置炒制容器内，用文火炒至一定程度，取出摊凉或晾干，筛去碎屑。此法为醋炙法的首选方法，适用于大多数中药。

2. 先炒药后加醋 先将净选或切制后的中药，置炒制容器内，炒至表面熔化发亮，或炒至表面颜色改变，有腥气溢出时，喷洒一定量米醋，炒至表面光亮或微干，出锅后继续翻动，摊开晾干。此法多用于树脂类、动物粪便类中药。

醋的用量一般为每 100kg 净药物，用米醋 20kg~30kg，最多不超过 50kg。

《中国药典》（2020 年版）规定：除另有规定外，每 100kg 待炮炙品，用米醋 20kg。

（三）注意事项

（1）若醋的用量较少，不能与药物拌匀时，可加适量水稀释后，再与药物拌匀。

（2）喷炒法，宜边喷醋，边翻动药物，使之均匀。

（3）药物在加热炒炙时，火力不宜过大，一般用文火，勤加翻动，炒至一定程度，取出摊开晾干。

（4）树脂类和动物粪便类中药，不能采用先拌醋后炒法，否则粘结成块，或呈松散碎块，炒制时受热不均匀，而炒不透或易炒焦。

甘 遂

【处方用名】甘遂、醋甘遂、炙甘遂。

【来源】本品为大戟科植物甘遂 *Euphorbia kansui* T. N. Liou ex T. P. Wang 的干燥块根。

【采收加工】春季开花前和秋末茎叶枯萎后采挖，撞去外皮，晒干。

【历史沿革】刘宋时代有用甘草、荠苨制；唐代有熬制；宋代有火炮、炒制、麸炒、醋制、湿纸裹煨等法；金元时代增加水煮制、面煮制；明、清由面炒制、焙制、炙制等法。并有"今人多以面煨熟用，以去其毒"（《本草纲目》）。现行有醋制、面煨等。《中国药典》（2020 年版）载有甘遂、醋甘遂。

【炮制方法】

1. 甘遂　取原药材，除去杂质，洗净，干燥。

2. 醋甘遂　取净甘遂，加入定量的米醋拌匀，闷润，待醋被吸尽后，置炒制容器内，用文火加热，炒干，取出，放凉。用时捣碎。每 100kg 净甘遂，用醋 30kg。

【成品性状】

1. 甘遂　呈椭圆形、长圆柱形或连珠形，表面类白色或黄白色，凹陷处有棕色外皮残留，质脆，易折断，断面粉性，白色，木部微显放射状纹理。气微，味微甘而辣。

2. 醋甘遂　形如甘遂，表面黄色至棕黄色，有的可见焦斑。微有醋香气，味微酸而辣。

【质量要求】

1. 甘遂　水分不得过 12.0%，总灰分不得过 3.0%；醇溶性浸出物不得少于 15.0%；含大戟二烯醇（$C_{24}H_{32}O_4$）不得少于 0.12%。

2. 醋甘遂　水分不得过 12.0%，总灰分不得过 3.0%；醇溶性浸出物不得少于 15.0%；含大戟二烯醇（$C_{24}H_{32}O_4$）不得少于 0.12%。

【炮制作用与临床应用】甘遂，味苦，性寒；有毒。归肺、肾、大肠经。具有泻水逐饮、消肿散结的功能。甘遂生品苦寒有毒，作用猛烈。易伤人正气，以泻水逐饮，消肿散结为主。临床生用多入丸、散剂。常与大戟等配伍，用于胸腹积水等症，如十枣汤（《伤寒杂病论》）。

醋炙后，降低毒性，缓和泻下作用。单用醋甘遂研末服或与牵牛子等配伍，用于腹水胀满，小便短少，大便秘结等症，如舟车丸（《景岳全书》）。

【炮制研究】甘遂中含有为三萜类、二萜类和甾体类化合物，其他成分包括四环三萜类、香豆素类、脂肪酸、蔗糖、鞣质、棕榈酸和树脂。其中二萜和三萜类化合物是甘遂主要化合物，具有抗肿瘤、抗病毒、抗炎、杀虫、抗氧化、抑制免疫系统等作用。

甘遂的毒性主要表现为强刺激性、导致肿瘤、促发炎症等。如甘遂对腹腔、胃肠道及皮肤黏膜等均能产生强烈刺激性，以及引起机体能量代谢紊乱，过量服用时会出现腹痛、腹泻、呕吐、严重者呼吸困难、循环衰竭等。炮制会降低部分刺激性成分含量或者将其转化为毒性较小的成分，对比甘遂不同炮制品的急性毒性差异，发现甘遂生品的毒性最大，接下来是清炒品、醋润品，毒性最小的为甘遂醋制品。醋炙甘遂较甘遂对小鼠肾脏的毒性降低，二者均可发挥的利尿作用。

【贮存】置通风干燥处，防蛀。

商 陆

【处方用名】生商陆、醋商陆。

【来源】本品为商陆科植物商陆 *Phytoloacca acinosa* Roxb. 或垂序商陆 *Phytoloacca americana* L. 的干燥根。

【采收加工】秋季至次春采挖，除去须根及泥沙，切成块或片，晒干或阴干。

【历史沿革】汉代有炒制法；刘宋时代有豆叶蒸法；唐代有用清蒸法；明、清有绿豆制、黑豆拌蒸、酒制、醋制等法。现行有醋炒、醋煮等。《中国药典》（2020 年版）载有商陆、醋商陆。

【炮制方法】

1. 商陆 取原药材，除去杂质，洗净，润透，切厚片或块，干燥。

2. 醋商陆 取商陆片（块），加入定量米醋拌匀，闷润，待醋被吸尽后，置炒制容器内，用文火加热，炒干，取出，放凉。每 100kg 商陆，用米醋 30kg。

【成品性状】

1. 商陆 为横切或纵切的不规则块片，厚薄不等。外皮灰黄色或灰棕色。横切片弯曲不平，边缘皱缩，切面浅黄棕色或黄白色，木部隆起，形成数个突起的同心性环轮。纵切片弯曲或卷曲，木部呈平行条状突起。质硬。气微，味稍甜，久嚼麻舌。

2. 醋商陆 形如商陆片（块）。表面黄棕色、微有醋香气，味稍甜，久嚼麻舌。

【质量要求】

1. 商陆 杂质不得过 2%，水分不得过 13.0%，酸不溶性灰分不得过 2.5%；水溶性浸出物不得少于 10.0%；含商陆皂苷甲（$C_{42}H_{66}O_{16}$）不得少于 0.15%。

2. 醋商陆 水分不得过 13.0%，酸不溶性灰分不得过 2.0%；水溶性浸出物不得少于 15.0%；含商陆皂苷甲（$C_{42}H_{66}O_{16}$）不得少于 0.20%。

【炮制作用与临床应用】商陆味苦，性寒；有毒。归肺、脾、肾、大肠经。具有逐水消肿、通利二便、外用解毒散结的功能。商陆生品苦寒有毒，擅于消肿解毒。用鲜商陆捣烂，加食盐少量，外敷患处，用于一切痈肿之症；或与当归尾等熬成膏药，治疮毒，如商陆膏（《疡医大全》）。

醋炙后，可降低毒性，缓和泻下作用，以逐水消肿为主。常与甘遂等配伍，用于腹水胀满，大便秘结，小便不利等症，如商陆丸（《圣济总录》）。

【炮制研究】商陆中主要含有三萜皂苷类、多糖类、黄酮类、酚酸类、甾醇类、挥发油与脂溶性成分，其毒性成分为商陆皂苷乙、商陆皂苷丙、商陆皂苷辛。三萜皂苷为商陆中最主要的特征性化学成分。其中含量最高的皂苷类成分为商陆皂苷甲，商陆皂苷甲有抗炎、抗癌、抗早衰等作用。醋炙是通过减少商陆中毒性成分商陆皂苷 B、商陆皂苷 C、商陆皂苷 H 的含量来达到减毒的目的。醋商陆减少 15 种挥发性成分，新增 13 种，挥发性成分的含量和种类都发生了变化。

商陆有利尿、抗炎、抗菌等作用，对肾脏、消化系统、免疫系统也有一定的影响，商陆炮制前后药理药效和毒副作用均有一定的变化。商陆不同炮制品对大鼠利尿作用由大到小为软化＞原药＞醋煮＞醋炒＞水煮＞醋蒸＞清蒸，炮制后除软化工艺炮制品的利尿指数略高，其他炮制品均有所降低，且商陆醋炙后可以增强利尿作用且更缓和持久。商陆临床中毒症状主要表现为胃肠道反应，生商陆单次大剂量给药后造成小鼠胃黏膜上皮细胞坏死、脱落，可见小灶状出血，剂量降低症状减轻，醋商陆组均未见明显病变；与生商陆相比，醋商陆引起的小鼠胃重减轻、胃黏膜变薄现象及胃组织中前列腺素 E$_2$ 含量的降低均有所缓和，能抑制生商陆引起的胃液酸度增加、前列腺素 E$_2$ 含量降低和胃蛋白酶活性增加；以上表明商陆醋炙后对胃黏膜的刺激性显著降低。商陆醋制后能够改善生品导致的结合型胆汁酸含量的下降及次级胆汁酸含量的升高，从而改善胆汁酸代谢紊乱，明确醋制可降低商陆的肝肾毒性。

【贮存】贮干燥处，防霉，防蛀。

芫 花

【处方用名】生芫花、醋芫花。

【来源】本品为瑞香科植物芫花 *Daphne genkwa* Sieb. et Zucc. 的干燥花蕾。

【采收加工】春季花未开放时采收，除去杂质，干燥。

【历史沿革】汉代有熬制法；唐代有炒制法；宋代有醋炒、酒炒、醋煮、醋炙等法；明、清有醋煨、醋泡焙等法。现行有醋炒、醋煮等。《中国药典》（2020 年版）载有芫花、醋芫花。

【炮制方法】

1. 芫花　取原药材，除去杂质。

2. 醋芫花　取净芫花，加入定量的米醋拌匀，闷润，待醋被吸尽后，置炒制容器内，用文火加热，炒至微干，取出，放凉。每 100kg 净芫花，用米醋 30kg。

【成品性状】

1. 芫花　单朵呈棒槌状，多弯曲，花被筒表面淡紫色或灰绿色，密被短柔毛，质软。气微，味甘、微辛。

2. 醋芫花　形如芫花，表面微黄色，微有醋香气。

【质量要求】芫花，醇溶性浸出物不得少于 20.0%；含芫花素（C$_{16}$H$_{12}$O$_5$）不得少于 0.20%。

【炮制作用与临床应用】芫花味苦、辛，性温；有毒。归肺、脾、肾经。具有泻水逐饮、解毒杀虫的功能。芫花生品有毒，峻泻逐水力较猛，内服较少。多外用于头疮、顽癣等症，以芫花末，猪脂和涂之（《集效方》）。

醋炙后，能降低毒性，缓和泻下作用和腹痛症状。醋芫花常与甘遂等配伍，用于痰饮留于胸膈，心下痞满，干呕咳喘等症，如十枣汤（《伤寒杂病论》）。

【炮制研究】芫花中主要化学成分有黄酮类、香豆素类、木脂素类、挥发油、二萜原酸酯类及其他化合物。芫花经过醋制后，黄酮类成分木犀草素、羟基芫花素及芫花素含量有升高趋势，这些成分都是黄酮苷经醋制后水解成苷元的产物，而二萜类成分芫花酯甲炮制后含量有降低趋势，一定程度上阐释了"醋制减毒"的炮制机制。同时瑞香烷型二萜类的乙酰化物、含苯甲酰基化合物含量呈现升高趋势，说明炮制可以产生酰基化转移反应。芫花醋制后挥发性成分发生相应变化，不同于生品中挥发性成分以醛类、醇类成分为主，醋芫花中挥发性成分以烯类为主，其中 α-萜品烯具抗肿瘤活性。生品与醋制品的挥发性成分在种类和含量上有较大的差异，这可能是由于醛醇类成分加热分解转换成烯类成分而成。

醋炙芫花毒性最小，利尿作用强。平喘止咳药效成分芫花素含量与生品比，降低率最小。急性毒性实验表明，芫花醇浸剂毒性大，在水浸剂和水煎剂中毒性相近，生芫花毒性较醋芫花大，在醇浸剂中生芫花毒性较醋芫花大，说明芫花醋制后确能降低毒性。

【贮存】置通风干燥处，防霉，防蛀。

京大戟

【处方用名】京大戟、生大戟、醋大戟、炙大戟、醋京大戟。

【来源】本品为大戟科植物大戟 *Euphorbia pekinensis* Rupr. 的干燥根。

【采收加工】秋、冬二季采挖，洗净，晒干。

【历史沿革】唐代有炒制法；宋代有煨制、麸炒制、煮制、米泔水浸制、酒制等法；金代有醋煮法；明、清有蒸制、盐水炒等法。现行有醋炒、醋煮等。《中国药典》（2020 年版）载有京大戟、醋京大戟。

【炮制方法】

1. 京大戟 取原药材，除去杂质，洗净，润透，切厚片，干燥。

2. 醋京大戟 取净京大戟片，置煮制容器内，加入定量的醋与适量水，浸润约 1~2 小时，用文火加热，煮至醋液吸尽，内无白心时，取出，晾至 6~7 成干时，切厚片，干燥。每 100kg 净京大戟，用醋 30kg。

【成品性状】

1. 京大戟 为不规则长圆形或圆形厚片。外表皮灰棕色或棕褐色，粗糙，有皱纹。切面类白色或棕黄色，纤维性，质坚硬。气微，味微苦涩。

2. 醋京大戟 为不规则长圆形或圆形厚片。外表皮棕褐色，粗糙，有皱纹。切面棕黄色或棕褐色，纤维性。质坚硬。微有醋气，味微苦涩。

【炮制作用与临床应用】京大戟，味苦，性寒；有毒。归肺、脾、肾经。具有泻水逐饮、消肿散结的功能。京大戟生品有毒，泻下力猛，多外用。将大戟单味整支，温茶洗净，嚼融敷之，用于各种恶疮疔毒、阴疽等症，如大戟膏（《临床常用中药手册》）。

醋炙后降低毒性，缓和峻泻作用。常与芫花等配伍，用于水湿内停，胸腹肿满，二便秘塞等症，如舟车丸（《古今医统大全》）。

【炮制研究】经醋制后大戟二烯醇和甘遂甾醇的含量均降低，可能是由于在醋制过程中加入水后，加速了萜类化合物的分解。同时京大戟炮制后，3,3′-二甲氧基鞣花酸、鞣花酸和没食子酸含量升高，而 3,3′-二甲氧基鞣花酸-4′-O-β-D-吡喃木糖苷、（-）-(1S)-15-羟基-18-羧基西柏烯和短叶苏木酚酸含量明显降低。炮制过程中，酸性条件有利于酚酸性成分的溶解和提取效率的提高；同时，酸性和加热条件可能会使酚酸性成分例如 3,3′-二甲氧基鞣花酸-4′-O-β-D-吡喃葡萄糖苷、3,3′-二甲氧基鞣花酸-4′-O-β-D-吡喃木糖苷发生水解，致使其相应苷元含量升高，苷含量下降。京大戟中含有多种以 3,3′-二甲氧基鞣花酸和鞣花酸为苷元的化合物，炮制过程可能使这些苷类分解，从而使 3,3′-二甲氧基鞣花酸和鞣花酸的含量明显升高。

京大戟醋制后能降低毒性，缓和泻下作用，用不同醋液炮制的京大戟，急性毒性比较试验表明，京大戟的毒性显著降低，实验证明各种京大戟煎液对主体回肠均有兴奋作用，肠蠕动增加，肠平滑肌张力提高。随着醋液浓度的提高，收缩强度似有增加趋势。同时，醋制后京大戟毒性较大的萜类成分转化为毒性较低的成分，且仍然保留促进肾脏利尿以及祛腹水功效。

【贮存】置干燥处，防蛀。

狼 毒

【处方用名】生狼毒、醋狼毒。

【来源】本品为大戟科植物月腺大戟 *Euphorbia ebracteolata* Hayata 或狼毒大戟 *Euphorbia fischeriana* Steud. 的干燥根。

【采收加工】春、秋二季采挖，洗净，切片，晒干。

【历史沿革】唐代有炙制、姜制等法；宋代有醋炒、醋煮、醋浸、醋熬、火炮制、猪血制、炒制法；明代有芫花醋炒、芫花醋煮、酒制法。现行有醋炒、醋煮等。《中国药典》（2020 年版）载有狼毒、醋狼毒。

【炮制方法】

1. 生狼毒　取原药材，除去杂质，洗净，润透，切片，干燥。

2. 醋狼毒　取净狼毒片，加入定量的米醋拌匀，闷润，待醋被吸尽后，置炒制容器内，用文火加热，炒微干，取出，放凉。每100kg净狼毒片，用米醋30kg。

【成品性状】

1. 狼毒　月腺大戟，为类圆形、长圆形或不规则块片。外皮薄，黄棕色或灰棕色，易剥落而露出黄色皮部。切面黄白色，有淡黄白色至黄棕色不规则大理石样纹理或环纹。体轻，质脆，易折断，断面有粉性。气微，味微辛。

狼毒大戟外皮棕黄色，切面纹理或环纹显黑褐色。水浸后有黏性，撕开可见黏丝。

2. 醋狼毒　形如狼毒。颜色略深，闻之微有醋香气。

【质量要求】醋狼毒，水分不得过13.0%，总灰分不得过7.0%，酸不溶性灰分不得过1.0%；醇溶性浸出物不得少于20.0%。

【炮制作用与临床应用】狼毒味辛，性平；有毒。归肝、脾经。具有逐水祛痰、破积杀虫的功能。狼毒生品毒性剧烈，少有内服，多外用杀虫。治稻田皮炎，用狼毒浸剂；治慢性湿疹，用狼毒洗剂（《中医皮肤病学简编》）。

醋炙后能降低毒性，可供内服。常与炮附子等配伍，用于治疗积聚，心腹胀如鼓者，如狼毒丸（《太平圣惠方》）。

【炮制研究】狼毒主要含有萜类成分，且萜类成分在醋制过程中结构发生显著变化，如松香烷型二萜及降二萜内酯型二萜结构中的内酯环在醋酸加热作用下可发生开环，当结构中存在羟基时可发生酯化、氧化形成羰基等反应，结构中存在环氧环易发生开环反应；二萜二聚体在醋酸加热作用下可发生醚键断裂，生成玫瑰烷型二萜和另一种松香烷型二萜。狼毒大戟生品、酒制品、诃子汤制品、醋制品和奶制品中总内酯含量为别为 0.062%、0.015%、0.015%、0.013% 和 0.010%；总黄酮含量分别为 1.62%、1.71%、1.66%、1.82% 和 2.16%；氨基酸总量分别为 3.856%、4.281%、3.912%、1.915% 和 6.004%，四种炮制品与生品对比，总内酯含量均有不同程度的降低，而总黄酮和氨基酸含量均有不同程度的升高。其中，奶制品的结果较生品最为显著，其次为醋制品。

狼毒醋炙品对小鼠胃体重量、前列腺素 E_2 含量的影响较生狼毒明显减轻，表明醋炙对动物黏膜的刺激性显著减弱。生、醋狼毒均具有显著的利尿和泻下作用，醋制后利尿作用增强，泻下作用减弱。狼毒主要萜类效应成分经模拟醋制后致炎毒性减弱，但醋制后药效总体呈现增强或保留。

【贮存】置通风干燥处，防蛀。

乳　香

【处方用名】乳香、炒乳香、炙乳香、醋乳香。

【来源】本品为橄榄科植物乳香树 *Boswellia carterii* Birdw. 及同属植物 *Boswellia bhaw - dajiana* Birdw. 树皮渗出的树脂。

【采收加工】春、夏二季均可采收。采收时将树干的皮部右下向上顺序切伤，使树脂从伤口渗出，数天后凝成块状即可采收。

【历史沿革】唐代有研法；宋代有炒制、姜制、醋制、酒制、去油制法；明、清有煮制、煅制、焙制、炙制、灯心制等法。现行有醋炒、炒黄等。《中国药典》（2020 年版）载有醋乳香。

【炮制方法】

1. 乳香　取原药材，除去杂质，将大块者砸碎。

2. 醋乳香　取净乳香，加醋拌匀，闷透，置炒制容器内炒至表面光亮。每 100kg 净乳香，用醋5kg。

【成品性状】

1. 乳香 呈长卵形滴乳状、类圆形颗粒或粘合成大小不等的不规则块状物。表面黄白色，半透明，被有黄白色粉末，久存则颜色加深。质脆，遇热软化。破碎面有玻璃样或蜡样光泽。具特异香气，味微苦。

2. 醋乳香 形如乳香颗粒或块，表面深黄色，显油亮。略有醋气。

【质量要求】乳香，乳香珠杂质不得过2%，原乳香杂质不得过10%；索马里乳香含挥发油不得少于6.0%（ml/g），埃塞俄比亚乳香含挥发油不得少于2.0%（ml/g）。

【炮制作用与临床应用】乳香，味苦、辛，性温，归心、肝、脾经。具有活血止痛、消肿生肌的功能。乳香生品气味辛烈，对胃的刺激较强，易引起呕吐，多外用。常与没药等研粉，外敷患处，用于痈疽肿毒溃后，经久不敛，疮疡痛不可忍等症，如乳香定痛散（《外科发挥》）。

醋乳香缓和刺激性，利于服用，便于粉碎，增强活血止痛、收敛生肌的功效，并可矫臭矫味。常与川芎等配伍，用于心血瘀阻，心胸疼痛或绞痛等症，如乳香定痛丸（《沈氏尊生书》）。

【炮制研究】乳香的主要活性成分为挥发油，但生品挥发油含量较多，药理作用峻烈，炮制后其挥发油含量显著降低。醋酸辛酯、因香酚和醋酸因香酚均为乳香挥发油中的主要成分，11-羰基-β-乳香酸、乙酰基-11酮-β-乳香酸、α-乳香酸、β-乳香酸、3-乙酰α-乳香酸与炮制温度和时间具有显著相关性，可以作为炮制前后乳香的质量标志物。利用气相色谱-质谱联用技术考察乳香醋制前后挥发油的影响发现，萜类成分含量随醋炙温度的升高及醋炙时间的延长而增加，醇类及有机酸酯类成分随醋炙温度的升高及醋炙时间的延长而减少，大部分成分随醋炙程度加深而含量增加，而己酸乙酯、α-蒎烯等在乳香中含量较少且炮制后含量减少。

药理研究表明，乳香具有活血止痛、消肿生肌的功能。乳香和醋乳香都具有活血作用，能显著延长大鼠凝血酶原时间，且醋乳香的作用显著优于乳香。乳香、醋乳香可改善硫酸葡聚糖钠造成的小鼠肠道组织的病理状态；调节血清中的炎症因子水平，对肠黏膜屏障具有一定的保护作用。乳香和醋乳香均具有抑制全血血小板聚集、改善寒凝血瘀大鼠模型的血液流变学和抗凝血作用，且醋炙后的改善作用更好。乳香还具有抗炎作用，经过醋制后，促进了胆汁酸核受体组成型雄甾烷受体和孕烷X受体的表达，导致相关基因的上调。

【贮存】置阴凉干燥处。

没 药

【处方用名】没药、炒没药、炙没药、醋没药。

【来源】本品为橄榄科植物地丁树 *Commiphora myrrha* Engl. 或哈地丁树 *Commiphora molmol* Engl. 的干燥树脂。分为天然没药和胶质没药。

【采收加工】11月至次年2月间，将树刺伤，树脂由创口流出，在空气中渐渐变成红棕色硬块，采后拣去杂质。

【历史沿革】唐代有研法；宋代有童便制、蒸制、酒制、去油制法；明、清代有炒制、灯心炒、童便酒制等法。现行有醋炒、炒黄等。《中国药典》（2020年版）载有醋没药。

【炮制方法】

1. 没药 取原药材，砸成小块，除去杂质。

2. 醋没药 取净没药，加醋拌匀，闷透，置炒制容器内炒至表面光亮。取净乳香，加醋拌匀，闷透，置炒制容器内炒至表面光亮。每100kg没药，用米醋5kg。

【成品性状】

1. 没药 天然没药呈不规则颗粒团块，大小不等，表面黄棕色或红棕色，近半透明部分呈棕黑色，被有黄色粉尘，质坚脆，破碎面不整齐，无光泽。有特异的香味，味苦而微辛。胶质没药呈不规则颗粒，多粘结成大小不等的团块，表面棕黄色或棕褐色，不透明，质坚实或疏松。有特异的香味，味苦而有黏性。

2. 醋没药 呈不规则小块状或类圆形颗粒状，表面棕褐色或黑褐色，有光泽。具特异香气，略有醋香气，味苦而微辛。

【质量要求】

1. 没药 天然没药杂质不得过10%，胶质没药杂质不得过15%，总灰分不得过15.0%，酸不溶性灰分不得过10.0%；天然没药含挥发油不得少于4.0%（ml/g），胶质没药含挥发油不得少于2.0%（ml/g）。

2. 醋没药 酸不溶性灰分不得过8.0%；含挥发油不得少于2.0%（ml/g）。

【炮制作用与临床应用】没药味辛、苦，性平。归心、肝、脾经。具有散瘀定痛，消肿生肌的功能。没药生品气味浓烈，对胃有一定的刺激性，容易引起恶心，呕吐，故多外用。没药与制乳香共研为散剂外敷疮疡，用于疮疡溃破，经久不敛者，如海浮散（《外科摘录》）。

醋炙后能增强活血止痛，收敛生肌的作用，缓和刺激性便于服用，易于粉碎，并能矫臭矫味。常与穿山甲等配伍，用于气血瘀滞，筋骨诸痛等症，如没药散（《黄帝素问宣明论方》）。

【炮制研究】没药的主要有效成分为挥发油类、树脂类，其中挥发油具有刺激性，通过气相色谱－质谱联用技术法比较生品、炒没药和醋没药挥发油化学成分及其含量的变化，发现生品挥发油含量最高，其化学成分最多，醋炙品次之，炒制品最少，炮制后，没药挥发油总量明显减少，挥发油中低沸点化学成分及其含量亦有所减少。

药理研究表明，没药具有散瘀定痛，消肿生肌的功能。生没药和醋没药都具有止痛作用，醋制后其作用更强；生没药没有降低血小板黏附性的作用，醋制没药具有降低血小板黏附性的作用。醋没药对外伤引起的小鼠足肿胀外敷后有明显的消肿作用。

【贮存】置阴凉干燥处。

三　棱

【处方用名】三棱、醋三棱。

【来源】本品为黑三棱科植物黑三棱 *Sparganium stoloniferum* Buch. Ham. 的干燥块茎。

【采收加工】冬季至次年春采挖，洗净，削去外皮，晒干。

【历史沿革】唐代有炮法；宋代有煨制、醋炙制、醋煮、醋浸、煮制等法；元代有酒炒制、酒浸制、巴豆制法；明、清有煅制、蒸制、面煨制等法。现行有醋炒、醋蒸、醋煮等。《中国药典》（2020年版）载有三棱、醋三棱。

【炮制方法】

1. 三棱 取原药材，除去杂质，浸泡，润透，切薄片，干燥。

2. 醋三棱 取净三棱片，加入定量的米醋拌匀，闷透，待醋被吸尽后，置炒制容器内炒至色变深。每100kg净三棱片，用米醋15kg。

【成品性状】

1. 三棱 呈类圆形的薄片，外表皮灰棕色。切面灰白色或黄白色，粗糙，有多数明显的细筋脉点。气微，味淡，嚼之微有麻辣感。

2. 醋三棱 形如三棱片，切面黄色至黄棕色，偶见焦黄斑。微有醋香气。

【质量要求】

1. 三棱 水分不得过 15.0%，总灰分不得过 6.0%；醇溶性浸出物不得少于 7.5%。

2. 醋三棱 水分不得过 13.0%，总灰分不得过 5.0%；醇溶性浸出物同三棱。

【炮制作用与临床应用】三棱，味辛、苦，性平。归肝、脾经。具有破血行气、消积止痛的功能。三棱生品为血中气药，破血行气之力较强。常与莪术等配伍，用于妇女血滞经闭腹痛等症，如三棱丸（《经验良方》）。

醋炙后，主入血分，增强破瘀散结、止痛的作用。常与川芎等配伍，用于妇女月经凝蓄不通，产后恶血停滞瘀结等症，如活血通经汤（《卫生宝鉴》）。

【炮制研究】三棱中含有挥发油类、有机酸类、黄酮类、苯丙素类、皂苷类、糖类、微量元素等成分。采用 UPLC – MS 法对三棱和醋三棱的成分进行测定，发现差异成分为原儿茶酸、阿魏酸，两种成分在醋制后均有明显升高。不同方法醋制的三棱成分含量差异较大，醋炙法炮制后，对羟基苯甲酸、对羟基苯甲醛、香兰素成分含量显著增加；醋煮法炮制后，阿魏酸、香兰素成分含量显著降低，其他无显著变化。

药理研究表明，三棱具有行气破血、消积止痛的功效。三棱对于脂多糖诱导的细胞损伤具有保护作用，能显著降低细胞氧化损伤和炎症。三棱作为破血药，可以显著降低主动脉血小板 – 白细胞 C 激酶底物、Polo 样激酶 3 基因表达水平，具有抗动脉粥样硬化的作用。研究发现三棱不同炮制品行气破血功效侧重不同，醋炒三棱对兔血小板聚集抑制率最高，对小鼠出血时间的影响和生品一致，与阴性对照组比较有显著差异，其他炮制品的作用不明显。三棱及醋炙品、醋蒸品、醋煮品都有一定程度的镇痛作用，其中以醋炙三棱镇痛作用强而持久。

【贮存】置通风干燥处，防蛀。

莪 术

【处方用名】莪术、醋莪术。

【来源】品为姜科植物蓬莪术 *Curcuma phaeocaulis* Val.、广西莪术 *Curcuma kwangsiensis* S. G. Lee et C. F. Liang. 或温郁金 *Curcuma wenyujin* Y. H. Chen et C. Ling 的干燥根茎。

【采收加工】冬季茎叶枯萎后采挖，洗净，蒸或煮至透心，晒干或低温干燥后除去须根和杂质。

【历史沿革】南北朝刘宋有醋磨法；宋代有煨制、酒醋制、醋炒、酒炒、醋煮、巴豆制等法；明、清有醋煨、炙制、蒸制等法。并有"嫌其峻厉，当以醋炒用之"。现行有炒、醋制等。《中国药典》（2020 年版）载有莪术、醋莪术。

【炮制方法】

1. 莪术 取原药材，除去杂质，略泡，洗净，蒸软，切厚片，干燥。

2. 醋莪术 取净莪术，加醋拌匀、润透，置适宜的蒸制容器内，用蒸汽加热至透心，取出，稍凉，切厚片，干燥。

【成品性状】

1. 莪术 本品呈类圆形或椭圆形的厚片。外表皮灰黄色或灰棕色，有时可见环节或须根痕，切面黄绿色、黄棕色或棕褐色，内皮层环纹明显，散在"筋脉"小点。气微香，味微苦而辛。

2. 醋莪术 本品形如莪术片，色泽加深，角质样，微有醋香气。

【质量要求】

1. 莪术 水分不得过 14.0%，总灰分不得过 7.0%，酸不溶性灰分不得过 2.0%；挥发油不得少于 1.0%（ml/g）；醇溶性浸出物不得少于 7.0%。

2. 醋莪术 水分不得过 14.0%，总灰分不得过 7.0%，酸不溶性灰分不得过 2.0%；挥发油不得少于 1.0%（ml/g）；醇溶性浸出物不得少于 7.0%。

【炮制作用与临床应用】莪术，味辛、苦，性温，归肝、脾经。具有行气破血、消积止痛的功能。莪术生品行气止痛，破血祛瘀力强，为气中血药。常与三棱等配伍，用于妇女气血结滞经闭，小腹胀痛等症，如莪术散（《证治准绳》）。

醋炙后主入肝经血分，增强散瘀止痛的作用。常与丹参等配伍，用于瘀血停滞，胁下癥块等症，如莪棱逐瘀汤（《中药临床应用》）。

【炮制研究】挥发油是莪术的主要有效成分，对莪术炮制品进行挥发油含量测定，挥发油主要成分和含量差别较大，蒸制饮片和醋炙莪术挥发油中含莪术烯醇、吉马酮、呋喃二烯酮、桉油精、左旋樟脑等抗癌活性的成分较少，而鲜品和生切饮片挥发油中的含量则较高。在蒸制和醋煮时，由于蒸制和醋煮的温度较高，时间较长，易造成热敏性物质的氧化分解和逸散，把低沸点、易挥发、易热解的物质挥发掉，造成一些有效成分的流失。同时在高温下，环烯醚萜类成分及萜类成分也可能部分转变为挥发性成分，多数挥发性成分含量随着炮制程度加深而降低，少量成分反而增多。

药理研究表明，莪术具有行气破血、消积止痛的功效。醋莪术破血消癥作用更强，采用模式生物斑马鱼研究莪术醋制前后对其血管生成的影响，结果表明醋莪术对斑马鱼胚胎、心脏毒性减少，抗血管生成作用增强。醋煮和醋炙对二甲苯所致的耳肿胀和醋酸所致的毛细血管通透性增加有明显的抑制作用，其中以醋煮莪术作用较强。莪术经过醋制后，挥发油中吉马酮在回肠中吸收最好，总姜黄素在空肠中的吸收增加；呋喃二烯在回肠中吸收最好，总姜黄素在十二指肠中的吸收增加，说明挥发油中主要成分在小肠主要吸收部位大都发生了改变。

【贮存】置干燥处，防蛀。

柴　胡

【处方用名】柴胡、炙柴胡、醋柴胡、鳖血柴胡。

【来源】本品为伞形科植物柴胡 *Bupleurum chinense* DC. 或狭叶柴胡 *Bupleurum scorzonerifolium* Willd. 的干燥根。按性状不同，分别习称"北柴胡"及"南柴胡"。

【采收加工】春、秋二季采挖，除去茎叶和泥沙，干燥。

【历史沿革】唐代有熬法；宋代有焙制；元代有酒拌制、酒炒制；明、清有醋炒制、炒制、蜜制、鳖血制等法。现行有醋炒、鳖血炒等。有"入解表药生用，清肝炒熟用"的记载。《中国药典》（2020年版）载有北柴胡、醋北柴胡、南柴胡和醋南柴胡。

【炮制方法】

1. 北柴胡　取原药材，除去杂质和残茎，洗净，润透，切厚片，干燥。

2. 醋北柴胡　取北柴胡片，加醋拌匀，闷透，置炒制容器内炒干。

3. 南柴胡　除去杂质，洗净，润透，切厚片，干燥。

4. 醋南柴胡　取南柴胡片，加醋拌匀，闷透，置炒制容器内炒干。

5. 鳖血柴胡

（1）取净柴胡片，加入定量洁净的新鲜鳖血及适量冷开水拌匀，闷润，待鳖血被吸尽后，置炒制容器内，用文火加热，炒干，取出，放凉。

（2）取净柴胡片，加入定量洁净新鲜鳖血、定量黄酒拌匀，闷润，待鳖血、酒液被吸尽后，置炒制容器内，用文火加热，炒干，取出，放凉。每 100kg 净柴胡片，用鳖血 13kg，黄酒 25kg。

【成品性状】

1. 北柴胡　呈不规则厚片。外表皮黑褐色或浅棕色，具纵皱纹和支根痕。切面淡黄白色，纤维性。质硬。气微香，味微苦。

2. 醋北柴胡 形如北柴胡片，表面淡棕黄色，微有醋香气，味微苦。

3. 南柴胡 呈类圆形或不规则片。外表皮红棕色或黑褐色。有时可见根头处具细密环纹或有细毛状枯叶纤维。切面黄白色，平坦。具败油气。

4. 醋南柴胡 形如南柴胡片，微有醋香气。

5. 鳖血柴胡 形如柴胡片，色泽加深，具血腥气。

【质量要求】

1. 北柴胡 水分不得过 10.0%，总灰分不得过 8.0%，酸不溶性灰分不得过 3.0%；醇溶性浸出物不得少于 11.0%；含柴胡皂苷 a（$C_{42}H_{68}O_{13}$）和柴胡皂苷 d（$C_{42}H_{68}O_{13}$）的总量不得少于 0.30%。

2. 醋北柴胡 醇溶性浸出物不得少于 12.0%；其余同北柴胡。

【炮制作用与临床应用】柴胡，味辛、苦，性微寒。归肝、胆、肺经。具有疏散退热、疏肝解郁、升举阳气的功能。柴胡生品升散作用较强，多用于解表退热。常与黄芩等配伍，用于邪在半表半里，寒热往来，胸胁苦闷等症，如小柴胡汤（《伤寒杂病论》）。

醋炙能缓和升散之性，增强疏肝止痛作用。常与枳壳等配伍，用于肝气郁结，胁肋疼痛，胃脘胀满等症，如柴胡疏肝散（《景岳全书》）。

鳖血炙能抑制升浮之性，增强清肝退热、截疟的功效。常与黄芩等配伍，用于热入血室，经水适断，时有发作者等症，如加减小柴胡汤（《重订通俗伤寒论》）。

【炮制研究】柴胡皂苷、挥发油为柴胡的主要有效成分，柴胡皂苷根据其化学结构不同可分为柴胡皂苷 a、c 和 d 等，柴胡炮制后总皂苷含量升高，这是由于柴胡皂苷 a、c、d 结构不稳定，易发生转化，其中柴胡皂苷 b 的含量显著增加。挥发油主要为月桂烯和己醛等短链稀醛，柴胡在经过炮制后，其挥发油成分含量发生了明显的变化，有机酸类、醛酮类、醇类及酯类化合物相对含量降低；而烃类、醚类和含氮类化合物相对含量有所升高。

柴胡具有疏散退热、疏肝解郁的功效。柴胡生品和醋制品均具有解热作用，且生品优于醋制品，而对于大鼠急性中毒肝气郁结作用则为醋制品要优于生品，柴胡醋制后，其挥发油中正己醛、正庚醛、2-戊基呋喃、（E，E）2,4-癸二烯醛这 4 个具有柴胡挥发油解热、抗炎药效物质基础成分的相对含量发生降低。柴胡皂苷对四氯化碳所引起的小鼠实验性肝损伤有保护作用，并能促进肝脏中的脂质代谢，使肝脏对毒物的代谢增强而保护肝脏。柴胡皂苷对高脂饮食引起的高胆固醇血症有明显的改善作用，通过增加肝脏对循环脂肪酸的摄取和促进脂肪酸氧化中的线粒体呼吸，以剂量依赖的方式显着修复不平衡的血脂代谢谱。

【贮存】置通风干燥处，防蛀。

延胡索

【处方用名】延胡索、醋延胡索、酒延胡索。

【来源】本品为罂粟科植物延胡索 *Corydalis yanhusuo* W. T. Wang 的干燥块茎。

【采收加工】夏初茎叶枯萎时采挖，除去须根，洗净，置沸水中煮至恰无白心时，取出，晒干。

【历史沿革】宋代有炒、醋炒、醋煮、盐炒等法；明、清有煨炒、醋纸包煨、醋润蒸、酒煮等法。并有"生用破血，炒用调血，酒炒行血"。现行有醋炙、醋煮、酒炒等。《中国药典》（2020 年版）载有延胡索、醋延胡索。

【炮制方法】

1. 延胡索 除去杂质，洗净，干燥，切厚片或用时捣碎。

2. 醋延胡索

（1）取净延胡索或延胡索片，加入定量的米醋拌匀，闷润，待醋被吸尽后，置炒制容器内，用文火加热，炒干，取出，放凉。每100kg净延胡索片，用米醋20kg。

（2）取净延胡索，置煮制容器内，加入定量米醋与适量清水（以平药面为宜），用文火加热，煮至透心，醋液被吸尽时，取出，晾至6成干，切厚片，晒干；或晒干后捣碎。每100kg净延胡索，用米醋20kg。

【成品性状】

1. 延胡索　呈不规则的圆形厚片。外表皮黄色或黄褐色，有不规则细皱纹。切面或断面黄色，角质样，具蜡样光泽。气微，味苦。

2. 醋延胡索　形如延胡索或片，表面和切面黄褐色，质较硬。微具醋香气。

【质量要求】

1. 延胡索　水分不得过15.0%，总灰分不得过4.0%；每1000g含黄曲霉毒素 B_1 不得过5μg，黄曲霉毒素 G_2、黄曲霉毒素 G_1、黄曲霉毒素 B_2 和黄曲霉毒素 B_1 的总量不得过10μg；醇溶性浸出物不得少于13.0%；含延胡索乙素（$C_{21}H_{25}NO_4$）不得少于0.040%。

2. 醋延胡索　水分不得过15.0%，总灰分不得过4.0%；每1000g含黄曲霉毒素 B_1 不得过5μg，黄曲霉毒素 G_2、黄曲霉毒素 G_1、黄曲霉毒素 B_2 和黄曲霉毒素 B_1 的总量不得过10μg；醇溶性浸出物不得少于13.0%；含延胡索乙素（$C_{21}H_{25}NO_4$）不得少于0.040%。

【炮制作用与临床应用】延胡索，味辛、苦，性温，归肝、脾经。具有活血、行气、止痛的功能。延胡索生品止痛有效成分不易溶出，效果欠佳，故多炙用。

醋炙后增强行气止痛作用。常与川楝子等配伍用于肝郁气滞、胁肋疼痛、胃气阻滞疼痛、心腹诸痛等症，如金铃子散（《太平圣惠方》）。

【炮制研究】延胡索含多种生物碱，主要包括叔胺碱类和季铵碱类成分，生品季铵碱类含量高，醋制后脱氢元胡素含量降低，延胡索乙素含量升高。游离性生物碱难溶于水，醋制可使所含的游离性生物碱与醋酸结合生成易溶于水的醋酸盐，提高煎出率。

药理实验表明，延胡索生物碱含量的高低与止痛效力成正比。故醋制后行气止痛作用增强。季铵碱类具有增加冠脉流量，降压等作用，并在缺氧条件下，能明显延长动物存活时间，增加心肌营养性血流量，以脱氢元胡素为代表，是治疗冠心病、心绞痛的有效成分。叔胺碱类是镇痛、镇静作用的主要成分，以元胡素甲素、乙素、丙素为代表，延胡索乙素镇痛作用最强。延胡索醋炙后增强其理气止痛作用。

【贮存】置干燥处，防蛀。

香　附

【处方用名】香附、醋香附。

【来源】本品为莎草科植物莎草 *Cyperus rotundus* L. 的干燥根茎。

【采收加工】秋季采挖，燎去毛须，置沸水中略煮或蒸透后晒干，或燎后直接晒干。

【历史沿革】唐代有炒法；宋代有蒸制、煮制、酒制、石灰制、制炭等法；元代有醋煮制、童便制、麸炒制法；明、清有酒、醋、姜、童便的"四制香附""五制香附""六制香附"及"七制香附"等法。现行有醋制等方法。《中国药典》（2020年版）载有香附、醋香附。

【炮制方法】

1. 香附　取原药材，除去毛须及杂质，碾成绿豆大粒块，或润透切薄片，干燥。

2. 醋香附

（1）取净香附粒或片，加入定量的米醋拌匀，闷润，待醋被吸尽后，置炒制容器内，用文火加热，炒干，取出，放凉。

（2）取净香附，置煮制容器内，加入一定量的米醋及与米醋等量的水，共煮至醋液基本吸尽。再蒸5小时，闷片刻，取出微晾，切薄片，干燥；或取出干燥后碾成绿豆大粒块。每100kg净香附，用米醋20kg。

【成品性状】

1. 香附 为不规则厚片或颗粒状。外表皮棕褐色或黑褐色，有时可见环节。切面色白或黄棕色，质硬，内皮层环纹明显。气香，味微苦。

2. 醋香附 形如香附片（粒），表面黑褐色。微有醋香气，味微苦。

【质量要求】

1. 香附 水分不得过13.0%，总灰分不得过4.0%；醇溶性浸出物不得少于11.5%；含挥发油不得少于1.0%（ml/g）。

2. 醋香附 醇溶性浸出物不得少于13.0%；挥发油不得少于0.8%（ml/g）；其余同香附。

【炮制作用与临床应用】香附，味辛、微苦、微甘，性平。归肝、脾、三焦经。具有疏肝解郁、理气宽中、调经止痛的功能。香附生品上行胸膈，外达肌肤故多入解表剂中，以理气解郁为主。常与苍术等配伍，用于胸膈痞闷，胁肋疼痛等症，如越鞠丸（《丹溪心法》）。

醋炙后，能专入肝经，增强疏肝止痛作用，并能消积化滞。常与高良姜配伍，用于寒凝气滞，脘腹疼痛等症，如良附丸（《良方集腋》）。

四制香附，以行气解郁，调经散结为主。

酒炙后，能通经脉，散结滞。香附炭味苦涩、性温，能止血，多用治妇女崩漏不止等症。

【炮制研究】香附中挥发油被认为是主要药效成分，主要包括烯烃、烷烃、醇类和酮类的单萜和倍半萜等。与香附生品比较，不同醋制香附中的α-香附酮含量均显著性降低，且醋煮蒸品＜醋蒸品＜醋蒸煮品＜醋炙品＜生品；与生品比较，醋炙品中香附烯酮的含量无显著性差异，而在其余3种醋制香附中的含量显著降低，香附烯酮的含量依次为醋蒸品＜醋煮品＜醋煮蒸品＜醋炙品≈生品。除此之外，醋香附饮片中芦丁、木犀草苷和木犀草素3种黄酮成分总量由高到低依次为醋炙品＞醋煮品＞醋煮蒸品＞醋蒸品＞生品，其中醋炙品中含量最高。

香附具有镇痛、抗抑郁、抗炎、抗菌、抗肿瘤、降血糖、雌激素样作用、调节肠胃系统等药理作用。香附炮制后总黄酮含量高于生品，具有更强的抗炎、镇痛、抗氧化作用，作用强度为醋香附＞四制香附＞生香附＞酒香附。香附经醋炙后会影响肝细胞的活性，使肝细胞膜通透性显著提高，同时还能够提高5-羟甲基糠醛含量，具有更强的解郁作用。除此之外，生香附和醋香附均可以消散大鼠体表瘀斑，增加自发性活动，增强行为灵活性，减小血液黏度等，且醋香附的效果优于生香附。

【贮存】置阴凉干燥处，防蛀。

青 皮

【处方用名】青皮、醋青皮。

【来源】本品为芸香科植物橘 *Citrus reticulata* Blanco 及其栽培变种的干燥幼果或未成熟果实的果皮。

【采收加工】5~6月收集自落的幼果，晒干，习称"个青皮"；7~8月采收未成熟的果实，在果皮上纵剖成四瓣至基部，除尽瓤瓣，晒干，习称"四花青皮"。

【历史沿革】唐代有去白炒；宋代增加了面炒制、醋熬制法；元代有水蛭炒制；明、清有火炮、制炭、醋洗、醋炒、酒制等法。现行有醋炒等。《中国药典》（2020年版载）有青皮、醋青皮。

【炮制方法】

1. 青皮 青皮除去杂质，洗净，闷润，切厚片或丝，晒干。

2. 醋青皮 取青皮片或丝，加入定量的米醋拌匀，闷润，至醋被吸尽后，置炒制容器内，用文火加热，炒至微黄色，取出，放凉。每100kg净青皮丝或片，用米醋15kg。

【成品性状】

1. 青皮　呈类圆形厚片或不规则丝状。表面灰绿色或黑绿色，密生多数油室，切面黄白色或淡黄棕色，有时可见瓢囊8~10瓣，淡棕色。气香，味苦、辛。

2. 醋青皮　形如青皮片或丝，色泽加深，略有醋香气，味苦、辛。

【质量要求】

1. 青皮　水分不得过11.0%，总灰分不得过6.0%；含橙皮苷不得少于4.0%。

2. 醋青皮　含橙皮苷（$C_{28}H_{34}O_{15}$）不得少于3.0%；其余同青皮。

【炮制作用与临床应用】青皮，味苦、辛，性温。归肝、胆、胃经。具有疏肝破气、消积化滞的功能。青皮生品性烈，辛散破气力强，疏肝之中兼有发汗作用，以破气消积为主。常与山楂等配伍，用于饮食停滞，脘腹胀满等症，如青皮丸（《沈氏尊生书》）；或与枳实等配伍，用于气滞血瘀，腹中癥块，或兼脘腹胀痛等症。

醋炙后能引药入肝，缓和辛烈之性，消除发汗作用，以免伤伐正气，增强疏肝止痛，消积化滞的作用。常与柴胡等配伍，用于肝郁气滞，胁下胀满等症，如青阳汤（《医醇剩义》）。

【炮制研究】青皮所含化学成分类型主要为黄酮类（橙皮苷）、芳香酸类、生物碱类（辛弗林）、萜类与挥发油等，醋炙后挥发油、橙皮苷、辛弗林的含量均下降。

青皮醋制后引药入肝，缓和辛烈之性，增强疏肝止痛作用。醋炙青皮后可缓和生品辛烈之性，增强药效；此外青皮作为理气代表性中药，经醋炙后可以增加有效化学成分的溶解，提高临床疗效。

【贮存】置阴凉干燥处。

>>> 知识链接 ○--

什么是"四花青皮"？

"四花青皮"为芸香利植物福橘或朱橘等多种橘类的未成熟的果皮或幼果。一般在春末夏初时采收，但亦有延长至秋季采摘者。个大者用刀将皮剖成四片至蒂部为止，除净内瓢，晒干，称"四花青皮"。

--○

郁　金

【处方用名】郁金、醋郁金。

【来源】本品为姜科植物温郁金 *Curcuma wenyujin* Y. H. Chen et C. Ling、姜黄 *Curcuma longa* L.、广西莪术 *Curcuma kwangsiensis* S. G. Lee et C. F. Liang 或蓬莪术 *Curcuma phaeocaulis* Val. 的干燥块根。

【采收加工】冬季茎叶枯萎后采挖，除去泥沙和细根，蒸或煮至透心，干燥。

【历史沿革】宋代有火炮制、煮制、皂荚制等法；明、清有炒、制炭、醋炒、醋煮、酒炒、甘草制等法。现行主要有醋炒等。《中国药典》（2020年版）载有郁金。

【炮制方法】

1. 郁金　洗净，润透，切薄片，干燥。

2. 醋郁金　取净郁金片，加入定量的米醋拌匀，闷润，待醋被吸尽后，置炒制容器内，用文火加热，炒干，取出，放凉。每100kg净郁金片，用米醋10kg。

【成品性状】

1. 郁金　呈椭圆形或长条形薄片。外表皮灰黄色、灰褐色至灰棕色，具不规则的纵皱纹。切面棕色、橙黄色至灰黑色。角质样，内皮层环明显。

2. 醋郁金 形如郁金片，呈暗黄色，略有醋气。

【质量要求】郁金 水分不得过 15.0%，总灰分不得过 9.0%。

【炮制作用与临床应用】郁金，味辛、苦，性寒。归肝、心、肺经。具有活血止痛、行气解郁、清心凉血、利胆退黄的功能。多生用，善疏肝行气以解郁，活血祛瘀以止痛。常与香附等配伍，用于寒气郁滞，胃脘疼痛，两胁胀满等症，如九气拈痛丸（《北京市中药成方选集》）；或与白矾配伍，用于痰阻心窍，癫狂烦躁等症，如白金丸（《医方集解》）。

醋炙后能引药入血，增强疏肝止痛作用。醋郁金常与白芍等配伍，用于妇女经前腹痛，少腹为甚，经来多紫黑瘀块者，如宣郁通经汤（《傅青主女科》）

【炮制研究】郁金醋制后挥发性成分变多，莪术二酮、吉马酮、莪术醇、β-榄香烯及姜黄素是其中的主要化学成分。温郁金经醋制后，莪术醇的含量有所升高；辅料醋的加入均有助于温郁金中姜黄素和吉马酮的溶解，炮制受热后迅速发生分子重排、氧化反应产生 β-榄香烯。同时，温郁金醋炙过程中温度升高发生美拉德反应新产生 5-羟甲基糠醛，说明酸能促进美拉德反应的发生。

药理研究表明，郁金具有抗炎、镇痛、抗血小板聚集、抗凝血、抗氧化、抗抑郁、降血脂和保肝等作用。生郁金善疏肝行气以解郁，活血化瘀以止痛；醋炙后能引药入肝，增强疏肝止痛作用，同时增强了对内分泌的改善作用。

【贮存】置干燥处，防蛀。

艾 叶

【处方用名】艾叶、醋艾炭

【来源】本品为菊科植物艾 *Artemisia argyi* Lévl. et Vant. 的干燥叶。

【采收加工】夏季花未开时采摘，除去杂质，晒干。

【历史沿革】汉代有炒法；唐代有炒灰、熬制、绞汁、炙制法；宋代有醋炒、醋煮、醋焙、醋蒸、炒黄等法；元代有盐炒法；明、清有酒醋炒、酒炒、酒洗、香附及酒醋制等法。现行有醋制、炒炭等。《中国药典》（2020 年版）载有艾叶、醋艾炭。

【炮制方法】

1. 艾叶 除去杂质及梗，筛去灰屑。

2. 醋艾炭 取净艾叶，置炒制容器内，用中火加热，炒至表面焦黑色，喷入定量米醋，炒微干，取出，放凉。每 100kg 艾叶，用米醋 15kg。

【成品性状】

1. 艾叶 多皱缩、破碎，有短柄。完整叶片展平后呈卵状椭圆形，羽状深裂，裂片椭圆状披针形，边缘有不规则的粗锯齿；上表面灰绿色或深黄绿色，有稀疏的柔毛和腺点；下表面密生灰白色绒毛，质柔软。气清香，味苦。

2. 醋艾炭 呈不规则的碎片，表面黑褐色，有细条状叶柄。具醋香气。

【质量要求】艾叶，水分不得过 15.0%，总灰分不得过 12.0%，酸不溶性灰分不得过 3.0%；含桉油精（$C_{10}H_8O$）不得少于 0.050%，含龙脑（$C_{10}H_{18}O$）不得少于 0.020%。

【炮制作用与临床应用】艾叶味辛、苦，性温；有小毒。归肝、脾、肾经。具有散寒止痛、温经止血的功能。艾叶生品性燥，以祛寒燥湿力强，但对胃有刺激性，故多外用，或捣绒做成艾卷或艾柱。艾叶单味或加雄黄煎水外洗，用于寒湿邪毒，外溢肌肤而致的皮肤湿疹瘙痒等症（《卫生易简方》）。

醋炙艾叶炭，增强温经止血、止痛的作用。常与地黄炭等配伍，用于妇女冲任虚损，崩漏下血，月经过多或妊娠下血等症，如胶艾汤（《金匮要略方论》）。

【炮制研究】艾叶中含有挥发油、黄酮类、鞣质类、三萜类等多种化学成分。根据中药炒炭存性理论，艾叶高温炒炭过程是炭化而非灰化，炒炭后原指标性成分桉油精消失，但仍有部分有机物未炭化，且有新的化学成分生成。同时炒炭后难溶性草酸钙簇晶大幅减少产生游离钙离子，止血作用明显增强。生艾叶炮制后艾炭及醋艾炭总酚酸的含量明显降低，且醋艾炭中挥发性成分和黄酮类含量降低。

艾叶相关药理研究表明，其抗菌、抗病毒、抗肿瘤、保肝利胆、抗氧化、镇痛抗炎、降血糖、免疫调节等多种药理作用显著。艾炙、艾叶药浴等疗法可发挥抗菌、抗病毒、抗炎镇痛作用，对瘟疫治疗与预防进行有效干预。炮制后，醋艾炭能缩短出血和凝血时间，且具有明显的镇痛作用，但生艾叶未表现出明显镇痛效果。

【贮存】置干燥处，防蛀。

五灵脂

【处方用名】五灵脂、醋五灵脂、酒五灵脂。

【来源】本品为鼯鼠科动物复齿鼯鼠 *Trogopterus xanthipes* Milne‐Edwards 的干燥粪便。

【产地加工】全年均可采收，除去杂质，干燥。

【历史沿革】宋代有醋炒、醋熬、酒研、微炒法；元代有姜制、烧法；明代有土炒、制炭、煮法。并有"行血宜生，止血须炒"的记载。现行有酒炒、醋炒等。

【炮制方法】

1. 五灵脂　取原药材，除去杂质及灰屑砂石，将块大者砸成小块。

2. 醋五灵脂　取净五灵脂，置炒制容器内，用文火加热，炒至腥气溢出时，喷淋定量米醋，边炒边喷，炒至微干，有光泽时，取出，放凉。每 100kg 净五灵脂，用米醋 10kg。

3. 酒五灵脂　取净五灵脂，置炒制容器内，用文火加热，炒至腥气溢出、色黄黑时，立即取出，趁热均匀喷淋定量黄酒，摊开，放凉。每 100kg 净五灵脂，用黄酒 15kg。

【成品性状】

1. 五灵脂　呈长椭圆形颗粒或不规则块状，大小不一，表面黑棕色或灰棕色。质疏松或有黏性，气腥臭。

2. 醋五灵脂　形如五灵脂颗粒或块，外表黑褐色，表面有光泽，质轻松。略具醋气。

3. 酒五灵脂　形如五灵脂颗粒或块，黄黑色。略具酒气。

【炮制作用与临床应用】五灵脂，味咸、甘，性温。具有活血止痛、化瘀止血的功能。五灵脂生品具腥臭味，不利于服用，多外用，具止痛止血的作用。用于虫蛇咬伤：以五灵脂末涂之（《金匮钩玄》）。

醋五灵脂能引药入肝，增强散瘀止痛的作用，并可矫臭矫味。常与高良姜等配伍，用于气滞血阻，胃脘疼痛或呕吐酸水等症，如九气拈痛散。

酒五灵脂能增强活血止痛的作用，并可矫臭矫味。常与蒲黄配伍，用于瘀血阻滞，心腹疼痛，经行腹痛，产后腹痛等症，如失笑散（《太平惠民和剂局方》）。

【炮制研究】五灵脂主要含有氮类、三萜类、黄酮类、有机酸类、木质素类等成分，可分离得到 3 个新的异海松烷型二萜类化合物，4 个新的芳香族二萜类化合物和 12 个已知的二萜类化合物。利用气质联用技术对其石油醚部位进行分析，发现该部位主要成分为正四十一烷醇、香紫苏醇、棕榈酸等。实验测得以醋拌匀超过 1 小时反使药材中尿素的含量上升。故仍应遵循炒热后再喷醋的步骤。实验发现清炒后药材表面几乎无光泽感，而醋炒后表面润泽，且气味较好。又对清炒及喷醋炒后的尿素含量进行了测试，两者均有下降，而清炒法下降更多。五灵脂与蒲黄配伍使其黄酮类成分溶出增加，有机酸类成分溶出降低。

【贮存】置干燥处。

第三节 盐炙法 微课2

PPT

将净选或切制后的中药，加入定量食盐水溶液拌炒的方法称为盐炙法。

食盐性味咸，寒。有清热凉血、软坚散结、润燥的作用。故盐炙法多用于补肾固精、疗疝、利尿和泻相火类中药。

（一）炮制目的

（1）引药下行，增强疗效 如巴戟天、杜仲、小茴香、橘核、益智仁等。

（2）增强滋阴降火作用 如知母、黄柏等。

（3）缓和药物辛燥之性 如补骨脂、益智仁等。

（二）操作方法

1. 先拌盐水后炒 将食盐加适量清水溶化，与药物拌匀，闷润，待盐水被吸尽后，置炒制容器内，用文火炒干，取出，放凉。此法为盐炙法的首选方法，适用于大多数中药。

2. 先炒药后加盐水 先将药物置炒制容器内，用文火炒至一定程度，再喷淋盐水，炒干，取出，放凉。此法多用于含黏液质较多的中药。

食盐的用量，通常是每100kg药物，用食盐2kg。

（三）注意事项

（1）加水溶化食盐时，一定要控制水量。水的用量应视药物的吸水情况而定，一般以食盐的4~5倍量为宜。若加水过多，则盐水不能被药吸尽，或者过湿不易炒干；水量过少，又不易与药物拌匀。

（2）含黏液质多的车前子、知母等药物，不宜先用盐水拌润。因这类药物遇水容易发黏，盐水不易渗入，炒时又容易粘锅。所以需先将药物加热炒去部分水分，并使药物质地变疏松，再喷洒盐水，以利于盐水渗入。

（3）盐炙法火力宜小，采用第二种方法时更应控制火力。若火力过大，加入盐水后，水分迅速蒸发，食盐即黏附在锅上，形成"盐花"，达不到盐炙的目的。

盐也能治病

中国古代关于食用盐的记载，可以追溯到夏代、周代，人们已经把咸味作为"五味"之一，并用于医治疾病。在古代，自然而生的盐被称为"卤"，而经过人力加工过的盐，才称之为"盐"，按产地主要分为海盐、井盐、池盐、土盐以及岩盐，海盐的加工当是食用盐制作的最早发现，古籍中记载炎帝时的诸侯宿沙氏首创用海水煮制海盐，可视为中国海盐业的开端。

盐不仅是生活必需品，中医还深入地研究了它的性味归经和药用价值。除了餐桌上，还在病床前帮助患者，而且很多都能很快获得疗效。清代医家陈士铎写的《本草新编》，对盐有较全面的总结：盐有五色之异，惟青盐尤佳。味咸，气寒，无毒。堪洗下部瘑疮，能吐中焦痰癖，苏心腹卒痛，塞齿缝来红，驱蚰蜒毒伤，杀鬼蛊邪疰。少用，接药入肾；过多，动咳伤金。走血损筋，黑肤失色。水肿宜忌，咳嗽须禁矣。青盐益气，去气蛊，明目，却目疼，止吐血，坚筋骨，尤胜各盐。尤能益人，以咸走肾也。

--●

知 母

【处方用名】知母、盐知母。

【来源】本品为百合科植物知母 *Anemarrhena asphodeloides* Bge. 的干燥根茎。

【采收加工】春、秋二季采挖，除去须根及泥沙，晒干。

【历史沿革】宋代有煨、炒、酒炒、盐水炒、盐酒拌炒等法；明、清有蜜水拌炒、童便浸、姜汤浸等法。并有"引经上颈，酒炒才升，益肾滋阴，盐炒便入"的用法。现行有麸炒、盐炙、蜜炙等。《中国药典》（2020 年版）载有知母、盐知母。

【炮制方法】

1. 知母 取原药材，除去毛状物及杂质，洗净，润透，切厚片，干燥，去毛屑。

2. 盐知母 取净知母片，置炒制容器内，用文火加热，炒至变色，喷淋盐水，炒干，取出，放凉。每 100kg 净知母片，用食盐 2kg。

【成品性状】

1. 知母 不规则类圆形的厚片，外表皮黄棕色或棕色，可见少量残存的黄棕色叶基纤维和凹陷或突起的点状根痕，切面黄白色至黄色。气微，味微甜、略苦，嚼之带黏性。

2. 盐知母 形如知母片，色黄或微带焦斑。味微咸。

【质量要求】

1. 知母 水分不得过 12.0%，总灰分不得过 9.0%，酸不溶性灰分不得过 2.0%；含芒果苷（$C_{19}H_{18}O_{11}$）不得少于 0.5%，含知母皂苷 BⅡ（$C_{45}H_{76}O_{19}$）不得少于 3.0%。

2. 盐知母 含芒果苷（$C_{19}H_{18}O_{11}$）不得少于 0.4%，含知母皂苷 BⅡ（$C_{45}H_{76}O_{19}$）不得少于 2.0%；其余同知母。

【炮制作用与临床应用】知母，味苦、甘，性寒。归肺、胃、肾经。具有清热泻火、生津润燥的功能。知母生品苦寒滑利，长于清热泻火，生津润燥，泻肺、胃之火尤宜生用。常与石膏等配伍，用于温热病，邪热亢盛，壮热烦渴，脉洪大等症，如白虎汤（《伤寒杂病论》）。

盐炙可引药下行，专于入肾，能增强滋阴降火的作用，善清虚热。常与熟地黄等配伍，用于阴虚火旺，潮热盗汗，咳嗽咯血，耳鸣遗精等症，如大补阴丸。

【炮制研究】知母盐炙后新芒果苷、异芒果苷、知母皂苷 E、EⅠ的含量降低，而芒果苷、知母皂苷

AⅠ、AⅡ、AⅢ、BⅡ、BⅢ、Ⅰ、Ⅰa 的含量升高。

生知母、盐知母水煎液均能降低大鼠血糖，且盐知母水煎液的降血糖作用更为显著。盐知母水煎液可显著降低模型大鼠红细胞膜上 Na^+,K^+-ATP 酶活性，相对于生知母，其改善大鼠甲状腺功能亢进症状的效果更好。

【贮存】置通风干燥处，防潮。

黄 柏

【处方用名】黄柏、川黄柏、盐黄柏、酒黄柏、黄柏炭。

【来源】本品为芸香科植物黄皮树 *Phellodendron chinense* Schneid. 的干燥树皮。习称"川黄柏"。

【采收加工】剥取树皮后，除去粗皮，晒干。

【历史沿革】南北朝刘宋时代有蜜炙法；唐代有炙制、醋制法；宋代有炙焦、蜜炙、盐水浸炒、胆汁制等法；明代有乳汁制、童便制等法；清代有米泔制、煅炭、姜汁炒黑等法。并有"酒制治上，蜜制治中，盐制治下"的用法。现行有盐炙、酒炙、炒炭等。《中国药典》（2020 年版）载有黄柏、盐黄柏、黄柏炭。

【炮制方法】

1. 黄柏 取原药材，除去杂质，喷淋清水，润透，切丝，干燥。

2. 盐黄柏 取净黄柏丝，用盐水拌匀，闷润，待盐水被吸尽后，置炒制容器内，用文火加热，炒干，取出，放凉。每 100kg 净黄柏丝，用食盐 2kg。

3. 酒黄柏 取净黄柏丝，用黄酒拌匀，闷润，待酒被吸尽后，置炒制容器内，用文火加热，炒干，取出，放凉。每 100kg 净黄柏丝，用黄酒 10kg。

4. 黄柏炭 取净黄柏丝，置炒制容器内，用武火加热，炒至表面焦黑色，内部深褐色，喷淋少许清水，灭尽火星，取出，放凉。

【成品性状】

1. 黄柏 呈丝条状，外表面黄褐色或黄棕色，内表面暗黄色或淡棕色，具纵棱纹，切面纤维性，呈裂片状分层，深黄色。味极苦。

2. 盐黄柏 形如黄柏丝，表面深黄色，偶有焦斑。味极苦，微咸。

3. 酒黄柏 形如黄柏丝，深黄色，偶有焦斑。略具酒气，味苦。

4. 黄柏炭 形如黄柏丝，表面焦黑色，内部深褐色或棕黑色。体轻，质脆，易折断。味苦涩。

【质量要求】

1. 黄柏 水分不得过 12.0%，总灰分不得过 8.0%；含小檗碱以盐酸小檗碱（$C_{20}H_{17}NO_4 \cdot HCl$）计，不得少于 3.0%，含黄柏碱以盐酸黄柏碱（$C_{20}H_{23}NO_4 \cdot HCl$）计，不得少 0.34%。

2. 盐黄柏 水分不得过 12.0%，总灰分不得过 8.0%；含小檗碱以盐酸小檗碱（$C_{20}H_{17}NO_4 \cdot HCl$）计，不得少于 3.0%，含黄柏碱以盐酸黄柏碱（$C_{20}H_{23}NO_4 \cdot HCl$）计，不得少 0.34%。

【炮制作用与临床应用】黄柏，味苦，性寒，归肾、膀胱经。具有清热燥湿、泻火除蒸、解毒疗疮的功能。黄柏生品苦燥，性寒而沉，泻火解毒和燥湿作用较强。黄柏常与黄连等配伍，用于疮疡疔毒等症，如黄连解毒汤（《外台秘要》）；或与白头翁等配伍，用于热毒痢疾等症，如白头翁汤（《伤寒杂病论》）。

盐炙可缓和苦燥之性，增强滋阴降火、退虚热的作用。盐黄柏常与熟地等配伍，用于阴虚火旺、潮热盗汗、耳鸣遗精等症，如大补阴丸。

酒炙后可降低苦寒之性，免伤脾阳，并借酒升腾之力，引药上行，清上焦之热。酒黄柏常与牛黄等配伍，用于目赤、口舌生疮、咽喉肿痛等症，如牛黄上清丸。

黄柏炭清湿热之中兼具涩性。黄柏炭常与地榆等配伍，用于湿热阻于大肠，大便下血等症；或与黄芩等配伍，用于冲任夹热，崩中漏下等症，如固经丸（《医学入门》）。

【炮制研究】黄柏炮制时，随着温度的增加，其总生物碱、小檗碱、黄柏碱含量降低，并生成新的化学成分小檗红碱；小檗碱含量的高低顺序为：盐黄柏＞黄柏丝＞黄柏炭，黄柏碱含量分别为：盐黄柏＝黄柏丝＞黄柏炭。

盐黄柏对金黄色葡萄球菌及白喉杆菌的抑制作用均优于黄柏丝。盐黄柏抗氧化作用明显低于黄柏丝，黄柏炭则不具备抗氧化作用。盐黄柏通过调节 cAMP – AVP 改善甲亢模型大鼠甲状腺及肾上腺皮质功能的程度优于黄柏丝。

【贮存】置通风干燥处，防潮。

车前子

【处方用名】车前子、盐车前子、炒车前仁。

【来源】本品为车前科植物车前 *Plantago asiatica* L. 或平车前 *Plantago depressa* Willd. 的干燥成熟种子。

【采收加工】夏、秋二季种子成熟时采收果穗，晒干，搓出种子，除去杂质。

【历史沿革】宋代有酒浸、微炒、焙、酒蒸等法；明代有米泔水浸蒸法；清代有青盐水炒法。现行有盐炙、炒制等。《中国药典》（2020 年版）载有车前子、盐车前子。

【炮制方法】

1. 车前子 取原药材，除去杂质。

2. 炒车前子 取净车前子，置炒制容器内，用文火加热，炒至略有爆裂声时，并有香气逸出时，取出，放凉。

3. 盐车前子 取净车前子，置炒制容器内，用文火加热，炒至略有爆裂声时，喷洒盐水，炒干，取出，放凉。每 100kg 净车前子，用食盐 2kg。

【成品性状】

1. 车前子 呈椭圆形，不规则长圆形或三角状长圆形，略扁，长约 2mm，宽约 1mm。表面黄棕色至黑褐色，有细皱纹，一面有灰白色凹点状种脐。质硬。气微，味淡。

2. 炒车前子 形如车前子，呈黑褐色。有香气。

3. 盐车前子 形如车前子，表面黑褐色。气微香，味微咸。

【质量要求】

1. 车前子 水分不得过 12.0%，总灰分不得过 6.0%，酸不溶性灰分不得过 2.0%，膨胀度应不低于 4.0；含京尼平苷酸（$C_{16}H_{22}O_{10}$）不得少于 0.50%，含毛蕊花糖苷（$C_{29}H_{36}O_{15}$）不得少于 0.40%。

2. 盐车前子 水分不得过 10.0%，总灰分不得过 9.0%，酸不溶性灰分不得过 3.0%，膨胀度应不低于 3.0；含京尼平苷酸（$C_{16}H_{22}O_{10}$）不得少于 0.40%，含毛蕊花糖苷（$C_{29}H_{36}O_{15}$）不得少于 0.30%。

【炮制作用与临床应用】车前子味甘，性寒。归肝、肾、肺、小肠经。具有清热利尿通淋、渗湿止泻、明目、祛痰的功能。车前子生品长于利水通淋，清肺化痰，清肝明目，常与泽泻等配伍，用于水湿内阻，肢体浮肿，小便不利等症，如决流汤（《石室密录》）；或与菊花等配伍，用于眼中生翳，羞明多眵等症，如车前子散（《神视瑶函》）。

炒车前子寒性稍减，并能提高煎出效果，作用与生品相似，长于渗湿止泻、祛痰止咳。炒车前子常与猪苓等配伍，用于脾失健运，大便溏泻，小便不利等症，如车前子散（《杨氏家藏方》）。

盐车前子泻热利尿而不伤阴，能益肝明目。常与茯苓等配伍，用于湿热下注，小便赤黄短涩，尿道灼热刺痛等症，如分清五淋丸。

【炮制研究】车前子中京尼平苷酸和毛蕊花糖苷在清炒后含量明显下降，盐炙后含量较生品均显著升高，而多糖的含量在炒制和盐炙后均低于生品。

车前子清炒品、酒炙品和盐炙品对小鼠腹泻具有一定抑制作用，抑制作用强弱顺序为清炒品＞酒炙品＞盐炙品，生品则会加重小鼠的腹泻。车前子生品和盐炙品均能显著提高大鼠尿量，且盐炙品对大鼠尿液电解质的影响较生品高。

【贮存】置通风干燥处，防潮。

泽 泻

【处方用名】泽泻、炒泽泻、盐泽泻。

【来源】本品为泽泻科植物东方泽泻 *Alisma orientale*（Sam.）Juzep. 或泽泻 *Alisma plantago – aquatica* Linn. 的干燥块茎。

【采收加工】冬季茎叶开始枯萎时采挖，洗净，干燥，除去须根及粗皮。

【历史沿革】南北朝刘宋时代有酒浸法；宋代有酒浸焙、酒浸蒸焙、微炒法；明代有煨制、米泔制法。现行主要有盐炙、麸炒等。《中国药典》（2020 年版）载有泽泻、盐泽泻。

【炮制方法】

1. 泽泻 取原药材，除去杂质，大小分开，稍浸，洗净，润透，切厚片，干燥。

2. 盐泽泻 取净泽泻片，用盐水拌匀，闷润，待盐水被吸尽后，置炒制容器内，用文火加热，炒至微黄色，取出，放凉。每 100kg 净泽泻片，用食盐 2kg。

3. 麸炒泽泻 先将炒制容器烧热，均匀撒入定量的麦麸，用中火加热，待冒浓烟时投入净泽泻片，不断翻动，炒至药物呈黄色时，取出，筛去麸皮，放凉。每 100kg 净泽泻片，用麦麸 10kg。

【成品性状】

1. 泽泻 呈圆形或椭圆形厚片，外表皮黄白色或淡黄棕色，可见细小突起的须根痕，切面黄白色至淡黄色，粉性，有多数细孔。气微，味微苦。

2. 盐泽泻 形如泽泻片，表面淡黄棕色或黄褐色，偶见焦斑。味微咸。

3. 麸炒泽泻 形如泽泻片，表面黄色，偶有焦斑。微有焦香气。

【质量要求】

1. 泽泻 水分不得过 12.0%，总灰分不得过 5.0%；醇溶性浸出物不得少于 10.0%；含 23 - 乙酰泽泻醇 B（$C_{32}H_{50}O_5$）和 23 - 乙酰泽泻醇 C（$C_{32}H_{48}O_6$）的总量不得少于 0.10%。

2. 盐泽泻 水分不得过 13.0%，总灰分不得过 6.0%；醇溶性浸出物不得少于 9.0%；其余同泽泻。

【炮制作用与临床应用】泽泻，味甘、淡，性寒。归肾、膀胱经。具有利水渗湿、泄热、化浊降脂的功能。泽泻生品长于利水泄热。常与茯苓等配伍，用于湿热内阻，小便不利等症，如五苓散（《伤寒杂病论》）。

盐炙后能引药下行，并能增强泄热作用，利尿而不伤阴。常与陈皮配伍，用于湿热壅滞膀胱，小便不利，淋浊等症，如四苓散（《瘟疫论》）。

麸炒后寒性缓和，长于渗湿和脾，降浊以升清。常与神曲等配伍，用于脾虚泄泻夹有寒者，如泄泻方（《类证治裁》）；或与白术配伍，用于水饮中停，头目眩晕等症，如泽泻汤（《金匮要略方论》）。

【炮制研究】泽泻经盐炙后三萜成分含量显著下降，下降程度与温度具有相关性。

泽泻生品及其炮制品均有显著抑制各时间点的足肿胀度的作用，抑制作用强弱顺序为盐制泽泻＞麸炒泽泻＞生泽泻。生泽泻和麸泽泻对大鼠离体十二指肠收缩振幅及相对张力都有增强的作用，麸泽泻对胃泌素和 Na^+,K^+ - ATP 酶含量的提升显著高于生泽泻。

【贮存】置干燥处，防蛀。

杜　仲

【处方用名】杜仲、盐杜仲。

【来源】本品为杜仲科植物杜仲 *Eucommia ulmoides* Oliv. 的干燥树皮。

【采收加工】4～6月剥取，刮去粗皮，堆置"发汗"至内皮呈紫褐色，晒干。

【历史沿革】南北朝刘宋时代有酥蜜炙法；唐代有去皮炙法；宋代有炙微黄、蜜炙、炒令黑、姜炒断丝、盐酒拌炒断丝、盐水炒等法。元、明时代有油制、醋炙等法。清代有童便制、面炒去丝。现行有炒炭、煅炭、砂炒、盐制等。《中国药典》（2020年版）载有杜仲、盐杜仲。

【炮制方法】

1. 杜仲　取原药材，刮去残留粗皮，洗净，润透，切块或丝，干燥。

2. 盐杜仲　取净杜仲块或丝，加盐水拌匀，闷润，待盐水被吸尽后，置炒制容器内，用中火炒至断丝、表面焦黑色，取出，放凉。每100kg净杜仲块或丝，用食盐2kg。

【成品性状】

1. 杜仲　呈小方块或丝状。外表面淡棕色或灰褐色，有明显的皱纹。内表面暗紫色，光滑。断面有细密、银白色、富弹性的橡胶丝相连。气微、味稍苦。

2. 盐杜仲　形如杜仲块或丝，表面黑褐色，内表面褐色，折断时胶丝弹性较差。味微咸。

【质量要求】

1. 杜仲　醇溶性浸出物不得少于11.0%；含松脂醇二葡糖苷（$C_{32}H_{42}O_{16}$）不得少于0.10%。

2. 盐杜仲　水分不得过13.0%，总灰分不得过10.0%；醇溶性浸出物不得少于12.0%；其余同杜仲。

【炮制作用与临床应用】杜仲，味甘，性温。归肝、肾经。具有补肝肾、强筋骨、安胎的功能。杜仲生品性温偏燥，长于益肝补肾。常与生白术配伍，用于腰痛而重等症，如新定白术汤（《医学从众录》）。

临床以制用为主。盐炙后可直达下焦，温而不燥，能增强补肝肾的作用，同时炒后杜仲胶被破坏，有利于成分的溶出。常与肉苁蓉等配伍，用于肾虚腰痛，下肢软弱无力等症，如金刚丸（《张氏医通》）；或与续断配伍，用于孕妇体弱，子宫虚寒，胎漏胎堕等症，如杜仲丸（《证治准绳》）。

【炮制研究】杜仲盐炙后总黄酮有所下降，而氨基酸和多糖的含有量明显上升。

生杜仲、砂烫杜仲、炒杜仲对空怀期母兔离体子宫平滑肌张力均具有增强作用，且砂烫杜仲最为明显。盐杜仲可增加去卵巢大鼠体内雌二醇含量，降低体内BGP及尿HOP含量，增强去卵巢大鼠腰椎骨密度及提高胫骨抗弯曲力。生杜仲和盐杜仲均可提高小鼠非特异性免疫功能及抗疲劳能力，且醇煎液更显著。

【贮存】置通风干燥处。

巴戟天

【处方用名】巴戟天、巴戟肉、巴戟、盐巴戟、制巴戟。

【来源】本品为茜草科植物巴戟天 *Morinda officinalis* How 的干燥根。

【采收加工】全年均可采挖，洗净，除去须根，晒至六七成干，轻轻捶扁，晒干。

【历史沿革】晋代载去心；南北朝有枸杞、酒和菊花依次炮制；宋代有酒煮、糯米炒、酒浸焙、面炒等法；明、清有油制、火炮、盐水煮、甘草汁煮等法。现行有盐炙、盐水拌蒸、甘草水制、酒炙等。《中国药典》（2020年版）载有巴戟天、巴戟肉、盐巴戟天、制巴戟天。

【炮制方法】

1. 巴戟天　取原药材，除去杂质。

2. 巴戟肉 取净巴戟天，大小分档，置适宜的蒸制容器内，用蒸汽加热至规定程度，趁热除去木心，切段，干燥。

3. 盐巴戟天 取净巴戟天，用盐水拌匀，置蒸制容器内蒸透，趁热除去木心，切段，干燥。每100kg净巴戟天，用食盐2kg。

4. 制巴戟天 取甘草，捣碎，加水煎汤，去渣，加入净巴戟天拌匀，置煮制容器内，用文火煮至药透汤尽，取出，趁热抽去木心，切段，干燥。每100kg净巴戟天，用甘草6kg，煎汤约50kg。

5. 酒巴戟天 取净巴戟肉，加入定量黄酒拌匀，稍闷润，待酒被吸尽后，置炒制容器内，用文火加热，炒干，取出，放凉。每100kg净巴戟肉，用黄酒12kg。

【成品性状】

1. 巴戟天 呈扁圆柱形，略弯曲，长短不等。表面灰黄色或暗灰色，具纵纹和横裂纹，质韧，断面皮部厚，紫色或淡紫色，易与木部剥离，木部坚硬，黄棕色或黄白色。气微，味甘而微涩。

2. 巴戟肉 呈扁圆柱形短段或不规则块。表面灰黄色或暗灰色，具纵纹和横裂纹。切面皮部厚，紫色或淡紫色，中空。气微，味甘而微涩。

3. 盐巴戟天 呈扁圆柱形短段或不规则块。表面灰黄色或暗灰色，具纵纹和横裂纹。切面皮部厚，紫色或淡紫色，中空。气微，味甘、咸而微涩。

4. 制巴戟天 呈扁圆柱形短段或不规则块。表面灰黄色或暗灰色，具纵纹和横裂纹。切面皮部厚，紫色或淡紫色，中空。气微，味甘、咸而微涩。

5. 酒巴戟天 形如巴戟肉，较巴戟肉颜色加深。略具酒气。

【质量要求】

1. 巴戟天 水分不得过15.0%，总灰分不得过6.0%；水溶性浸出物不得少于50.0%；含耐斯糖（$C_{24}H_{42}O_{21}$）不得少于2.0%。

2. 巴戟肉 水分不得过15.0%，总灰分不得过6.0%；水溶性浸出物不得少于50.0%；含耐斯糖（$C_{24}H_{42}O_{21}$）不得少于2.0%。

3. 盐巴戟天 总灰分不得过8.0%；其余同巴戟天。

4. 制巴戟天 水分不得过15.0%，总灰分不得过6.0%；水溶性浸出物不得少于50.0%；含耐斯糖（$C_{24}H_{42}O_{21}$）不得少于2.0%。

【炮制作用与临床应用】巴戟天，味甘、辛，性微温，归肾、肝经。具有补肾阳、强筋骨、祛风湿的功能。巴戟天生品味辛而温，以祛风除湿力胜。常与羌活等配伍，用于风冷腰痛，行步困难等症，如巴戟丸（《太平圣惠方》）。

盐炙后专于入肾，温而不燥，补肾助阳作用缓和，多服久服无伤阴之弊。常与海狗肾等配伍，用于阳痿早泄、腰膝酸软无力等症，如海狗肾丸（《中医补益大成》）。

甘草制后增强补益作用，偏于补肾助阳，强筋骨。常与杜仲等配伍，用于肾气虚损、腰脚疼痛、身重无力等症，如无比山药丸（《中药成药制剂手册》）。

酒炙增强温肾壮阳，强筋骨，祛风湿作用。常与川断等配伍，用于腰膝疼痛、软弱无力、肌肉萎缩等症，如金刚丸（《素问病机气宜保命集》）。

【炮制研究】巴戟天炮制后，水晶兰苷、去乙酰基车叶草苷酸及车叶草苷酸的含量均下降，车叶草苷含量增加。与生品相比较，巴戟肉、盐巴戟天、制巴戟天和酒巴戟天中单糖含量均上升。

在改善大鼠甲状腺功能低下、免疫低下小鼠的免疫功能、肾阳虚不育大鼠的症状、老年痴呆小鼠学习记忆能力，盐巴戟的作用均强于生巴戟天。

【贮存】置通风干燥处，防霉、防蛀。

韭菜子

【处方用名】韭菜子、盐韭菜子。

【来源】本品为百合科植物韭菜 *Allium tuberosum* Rottl. ex Spreng. 的干燥成熟种子。

【采收加工】秋季果实成熟时采收果序，晒干，搓出种子，除去杂质。

【历史沿革】唐代有酒浸、熬法；宋代有酒浸微炒、炒、醋煮炒香、汤浸等法。明代有酒浸焙法；清代有酒煮、蒸熟炒等法。现行有炒、盐炙等。《中国药典》（2020 年版）载有韭菜子、盐韭菜子。

【炮制方法】

1. 韭菜子　取原药材，除去杂质。

2. 盐韭菜子　取净韭菜子，加盐水拌匀，闷透，待盐水被吸尽后，置炒制容器内，以文火加热，炒至微干，鼓起，有香气逸出时，取出，放凉。每 100kg 净韭菜子，用食盐 2kg。

【成品性状】

1. 韭菜子　呈半圆形或半卵圆形，略扁，表面黑色，质硬。气特异，味微辛。

2. 盐韭菜子　形如韭菜子，气特异而微香，味微咸、微辛。

【炮制作用与临床应用】韭菜子味辛、甘，性温，归肝、肾经。具有温补肝肾、壮阳固精的功能。韭菜子生品辛温散寒，其性偏燥。常与胡芦巴等配伍，用于肾阳虚兼寒湿的腰膝冷痛等症。

盐制可引药入肾，增强补肾固涩作用。常与五味子等配伍，用于肾虚遗精滑泄等症；或与益智仁等配伍，用于肾虚所致的尿频、遗尿等症。

【炮制研究】盐韭菜子提升氢化可的松所致肾虚模型的大鼠促肾上腺皮质激素含量的作用高于生韭菜子。

【贮存】置干燥处。

菟丝子

【处方用名】菟丝子、炒菟丝子、盐菟丝子、酒菟丝饼。

【来源】本品为旋花科植物南方菟丝子 *Cuscuta australis* R. Br. 或菟丝子 *Cuscuta chinensis* Lam. 的干燥成熟种子。

【采收加工】秋季果实成熟时采收植株，晒干，打下种子，除去杂质。

【历史沿革】晋代有酒渍服；南北朝有苦酒、黄精汁浸法；唐代有酒浸法；宋代有盐炒、酒蒸、酒浸炒作饼或酒浸炒等法；明、清有酒煮、炒法、酒煨作饼等法。现行有清炒、盐水炒、制饼等法。《中国药典》（2020 年版）载有菟丝子、盐菟丝子。

【炮制方法】

1. 菟丝子　取原药材，除去杂质，洗净，干燥。

2. 盐菟丝子　取净菟丝子，加盐水拌匀，闷透，待盐水被吸尽后，置炒制容器内，用文火加热，炒至微鼓起，爆裂声减弱，并有香气逸出时，取出，放凉。每 100kg 净菟丝子用食盐 2kg。

【成品性状】

1. 菟丝子　呈类圆球形，表面灰棕色至棕褐色，质坚实。气微，味淡。

2. 盐菟丝子　形如菟丝子，表面棕黄色，裂开。略有香气，味微咸。

【质量要求】

1. 菟丝子　水分不得过 10.0%，总灰分不得过 10.0%，酸不溶性灰分不得过 4.0%；含金丝桃苷（$C_{21}H_{20}O_{12}$）不得少于 0.10%。

2. 盐菟丝子　水分不得过 10.0%，总灰分不得过 10.0%，酸不溶性灰分不得过 4.0%；含金丝桃苷（$C_{21}H_{20}O_{12}$）不得少于 0.10%。

【炮制作用与临床应用】 菟丝子，味辛、甘，性平。归肝、肾、脾经。具有补益肝肾、固精缩尿、安胎、明目、止泻的功能。菟丝子生品以养肝明目力胜。菟丝子偏温，补阳胜于补阴。常与熟地黄等配伍，用于肝肾不足，视力减退，目暗不明等症，如驻景丸（《备急千金要方》）。

盐制后不温不寒，平补阴阳，并能引药入肾，增强补肾固涩作用。常与芡实等配伍，用于肾虚精关不固，梦遗滑精，腰酸腿软，如金锁固精丸（《医方集解》）。炒菟丝子其功用与生品相似，但炒后可提高煎出效果或便于粉碎。

【炮制研究】 黄酮类、有机酸类成分为菟丝子的主要有效成分，黄酮类成分主要有金丝桃苷、紫云英苷、槲皮苷、异鼠李素等。有机酸类成分主要有绿原酸、3,4-二咖啡酰奎宁酸等。盐炙前后差异成分分析结果表明，黄酮苷类成分下降，而苷元类成分上升。这是由于菟丝子经炮制后，C环结构不稳定糖基断裂，黄酮苷类成分加热水解为苷元类化合物。其中紫云英苷经炮制加工后生成山奈酚，有研究报道，山奈酚可通过调节炎症介质来改善流产，并且可以维持卵泡存活，刺激卵泡发育以发挥安胎的作用。对所有黄酮类成分进行总体分析发现，盐炙后黄酮类成分总体是上升的，这是由于炮制加热使其溶出率增加。菟丝子总黄酮可通过调节 Th_1/Th_2 平衡改善大鼠的流产现象；菟丝子总黄酮可促进人早孕绒毛组织人绒毛膜促性腺激素分泌，提示菟丝子有改善生殖功能障碍的作用。绿原酸经炮制加热后分解为咖啡酸和奎宁酸，妊娠期合并血小板减少对胎儿造成了很大的风险，据报道咖啡酸可通过促进血小板的生成稳定妊娠期间胎儿的正常发育而发挥安胎作用。

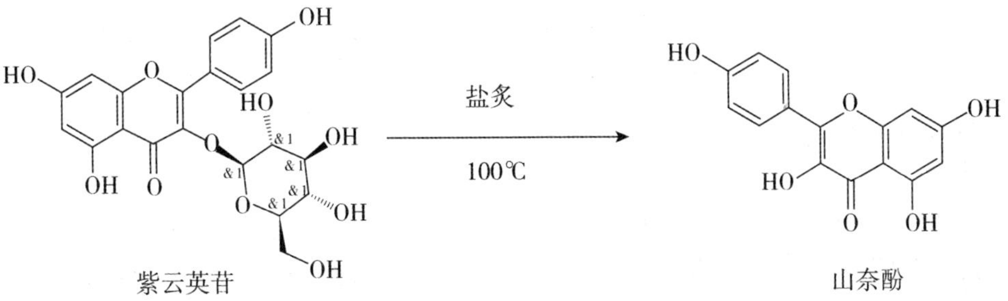

图 9-1 紫云英苷成分转化图

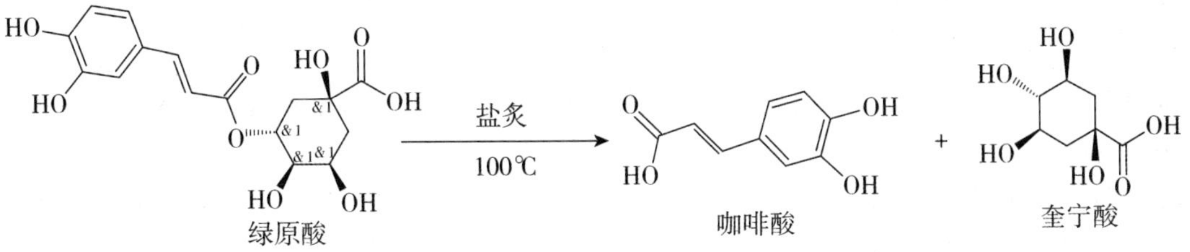

图 9-2 绿原酸成分转化图

药理研究表明，盐炙后菟丝子的补肾、安胎、改善生殖功能障碍作用和改善肾阳虚作用优于生品。

（1）补肾作用 羟基脲诱导的肾阳虚大鼠模型在服用含盐菟丝子的补肾安胎合剂后其肾脏系数、超氧化物歧化酶浓度显著升高；模型组肾脏发生了不同程度的损伤，如肾小管上皮细胞呈水样变性、肾小球基质增生等，服用生、盐菟丝子后肾脏形态结构均有改善。

（2）安胎作用 菟丝子盐炙后主入肾经，可通过补肾益精达到安胎的目的。羟基脲和米非司酮联合诱导的肾虚流产模型大鼠在服用盐菟丝子后其胚胎丢失率显著低于模型组，且各种孕期激素水平在服用生、盐菟丝子后均显著高于模型组，且盐菟丝子优于生菟丝子。血清代谢组学表明，盐菟丝子和生菟丝子治疗组的代谢图谱均可恢复到与对照组更相似的趋势，且盐菟丝子组的代谢图谱最接近于对照组。

（3）改善生殖功能障碍作用 给予肾阳虚大鼠生、盐菟丝子后，其子宫指数、雌二醇、促卵泡激素水平较模型组显著升高，盐菟丝子组较生菟丝子组升高更明显，对肾阳虚大鼠的生殖功能低下有改善作用。粪便代谢组学结果表明，肾阳虚大鼠花生四烯酸浓度显著升高，而高浓度的花生四烯酸会诱导体内的氧化应激从而引发卵细胞的凋亡，进而雌激素和促卵泡激素分泌下降，最终导致生殖缺陷。盐菟丝子可显著下调花生四烯酸水平，逆转肾阳虚大鼠体内的雌激素、促卵泡激素、雌二醇等水平，改善性腺功能。通过比较盐菟丝子和酒菟丝子灌胃肾阳虚大鼠的器官系数、肾功能指标和精液生化特性，表明盐菟丝子改善生殖功能的作用更明显。

（4）改善肾阳虚作用 生、盐菟丝子通过增加肾阳虚大鼠生殖器官指数，改善性激素（雌二醇、孕酮、睾酮）水平，恢复性活力来治疗肾阳虚综合征。粪便代谢组学表明，从代谢产物的整体趋势来看，盐菟丝子补肾安胎合剂组比生菟丝子补肾安胎合剂组更接近对照组。菟丝子盐炙前后均可以通过恢复性激素水平，提高免疫功能和抗氧化作用改善肾阳虚症，但是菟丝子盐炙后在提高睾丸、附睾的睾酮水平、内脏重量和抗氧化作用方面更好。

【贮存】贮干燥容器内，密闭，置通风干燥处。防霉、防潮。

沙苑子

【处方用名】沙苑子、沙苑蒺藜、盐沙苑子。

【来源】本品为豆科植物扁茎黄芪 *Astragalus complanatus* R. Br. 的干燥成熟种子。

【采收加工】秋末冬初果实成熟尚未开裂时采割植株，晒干，打下种子，除去杂质，晒干。

【历史沿革】元代有炒法；明代有微焙、微炒、酒浆拌蒸、酥炙等法；清代有酒蒸、酒洗炒、盐水炒、炒等法。现行有盐炙、炒等。《中国药典》（2020年版）载有沙苑子、盐沙苑子。

【炮制方法】

1. 沙苑子 取原药材，除去杂质，洗净，干燥。

2. 盐沙苑子 取净沙苑子，加盐水拌匀，闷透，待盐水被吸尽后，置炒制容器内，以文火加热，炒干，取出，放凉。每100kg净沙苑子，用食盐2kg。

【成品性状】

1. 沙苑子 呈肾形而稍扁，表面光滑，褐绿色或灰褐色，质坚硬，不易破碎。气微，味淡，嚼之有豆腥味。

2. 盐沙苑子 形如沙苑子，表面鼓起，深褐绿色或深灰褐色。气微，味微咸，嚼之有豆腥味。

【质量要求】

1. 沙苑子 水分不得过13.0%，总灰分不得过5.0%，酸不溶性灰分不得过2.0%，含沙苑子苷（$C_{28}H_{32}O_{16}$）不得少于0.060%。

2. 盐沙苑子 水分不得过10.0%，总灰分不得过6.0%；含沙苑子苷不得少于0.050%；其余同沙苑子。

【炮制作用与临床应用】沙苑子，味甘，性温，归肝、肾经。具有补肾助阳、固精缩尿、养肝明目的功能。沙苑子生品温而不燥，补肾助阳作用和缓，以养肝明目力强。常与菊花等配伍，用于肝肾虚衰，视物昏暗等症，如补肝散（《外台秘要》）。

盐沙苑子药性更为平和，能平补阴阳，并可增强补肾固精、缩尿的作用。常与芡实等配伍，用于梦遗滑精、腰酸腿软等症，如金锁固精丸（《医方集解》）或与山茱萸等配伍，用于肾气不足，小便频数或遗尿等症。

【炮制研究】盐炙后，沙苑子中部分黄酮苷如杨梅素–3–O–β–D葡萄糖苷、毛蕊异黄酮葡萄糖苷、沙苑子苷 B 和沙苑子苷 A 含量降低，同时部分黄酮苷元如毛蕊异黄酮、芒柄花素和鼠李柠檬素含量升高。

盐沙苑子抑制肾阳虚小鼠体重的降低并抑制小鼠性器官系数萎缩的作用强于生沙苑子。

【贮存】置通风干燥处。

小茴香

【处方用名】小茴香、茴香、盐小茴香。

【来源】本品为伞形科植物茴香 *Foeniculum vulgare* Mill. 的干燥成熟果实。

【采收加工】秋季果实初熟时采割植株，晒干，打下果实，除去杂质。

【历史沿革】宋代有酒炒、炒法、焙、盐炒、黑牵牛制等法；清代有炒炭、麸炒等法。现行有炒、盐炙等。《中国药典》（2020 年版）载有小茴香、盐小茴香。

【炮制方法】

1. 小茴香 取原药材，除去杂质及残梗，筛去灰屑。

2. 盐茴香 取净小茴香，加盐水拌匀，闷透，待盐水被吸尽后，置炒制容器内，以文火加热，炒至微黄色，有香气逸出时，取出，放凉。每 100kg 净小茴香，用食盐 2kg。

【成品性状】

1. 小茴香 分果呈长椭圆形，背部有 5 条纵棱，表面黄绿色或淡黄色，有特异香气，味微甜、辛。

2. 盐小茴香 形如小茴香，微鼓起，色泽加深，偶有焦斑。香气浓，味微咸。

【质量要求】小茴香，水分不得过 8.0%，总灰分不得过 10.0%；含挥发油不得少于 1.5%（ml/g）；含反式茴香脑（$C_{10}H_{12}O$）不得少于 1.4%。

盐小茴香，水分不得过 6.0%，总灰分不得过 12.0%；含反式茴香脑（$C_{10}H_{12}O$）不得少于 1.3%。

【炮制作用与临床应用】小茴香，味辛，性温。归肝、肾、脾、胃经。具有散寒止痛、理气和胃的功能。小茴香生品辛散理气作用偏胜。常与厚朴等配伍，用于脾胃虚冷、胸膈痞闷、脐腹疼痛等症，如厚朴煎丸（《易简方》）。

盐炙后辛散作用稍缓，专行下焦，长于温肾祛寒，疗疝止痛。常与吴茱萸等配伍，用于寒疝腹痛，如导气汤（《医方简义》）；或与附子等配伍，用于睾丸偏坠，经寒腹痛等症，如附子茴香散（《和汉药考》）。

【贮存】置阴凉干燥处。

橘 核

【处方用名】橘核、盐橘核。

【来源】本品为芸香科植物橘 *Citrus reticulata* Blanco 及其栽培变种的干燥成熟种子。

【采收加工】果实成熟后，收集，洗净，晒干。

【历史沿革】宋代有炒法；清代有盐拌炒、酒焙、盐酒炒等法。现行有炒黄、盐炙等。《中国药典》（2020 年版）载有橘核、盐橘核。

【炮制方法】

1. 橘核 取原药材，除去杂质，洗净，干燥。用时捣碎。

2. 盐橘核 取净橘核，用盐水拌匀，闷润，待盐水被吸尽后，置炒制容器内，用文火加热，炒至微黄色并有香气逸出时，取出，放凉。用时捣碎，每 100kg 净橘核用食盐 2kg。

【成品性状】

1. 橘核　本品略呈卵形，表面淡黄白色或淡灰白色，光滑。外种皮薄而韧，内种皮菲薄，淡棕色，子叶 2 黄绿色，有油性。气微，味苦。

2. 盐橘核　形如橘核，色微黄，多有裂纹。子叶淡黄色或黄绿色，少淡绿色。气微，味微咸、苦。

【炮制作用与临床应用】橘核，味苦，性平。归肝、肾经。具有理气、散结、止痛的功能。橘核生品理气散结作用较强，用橘核研细末，以 25% 乙醇调匀，敷于患处，用于急性乳腺炎（《中药大辞典》）。

盐制能引药下行入肾经，增强疗疝止痛的功效。常与小茴香等配伍，用于寒疝、睾丸肿痛等症，如茴香橘核丸。

【贮存】置通风干燥处，防霉，防蛀。

荔枝核

【处方用名】荔枝核、盐荔枝核。

【来源】本品为无患子科植物荔枝 *Litchi chinensis* Sonn. 的干燥成熟种子。

【采收加工】夏季采摘成熟果实，除去果皮及肉质假种皮，洗净，晒干。

【历史沿革】宋代有慢火烧存性、火炮法；元代有炒法；明代有炒黄、煨焦等法；清代有焙法、煨熟、盐水浸炒等法。现行有盐炙等。《中国药典》（2020 年版）载有荔枝核、盐荔枝核。

【炮制方法】

1. 荔枝核　取原药材，除去杂质，洗净，干燥。用时捣碎。

2. 盐荔枝核　取净荔枝核，捣碎，加盐水拌匀，闷润，待盐水被吸尽后，置炒制容器内，用文火加热，炒干，取出，放凉。每 100kg 净荔枝核，用食盐 2kg。

【成品性状】

1. 荔枝核　呈长圆形或卵圆形，略扁，表面红棕色至紫棕色，平滑，有光泽，略有凹陷及细波纹，一端有类圆形黄棕色的种脐，质硬。气微，味微甘、苦、涩。

2. 盐荔枝核　形如荔枝核，为碎块状，无光泽，色泽略深。味微咸。

【炮制作用与临床应用】荔枝核，味甘、微苦，性温，归肝、肾经。具有行气散结、祛寒止痛的功能。荔枝核生品偏于治肝气郁滞，胃脘疼痛。常与木香等配伍，用于寒凝气滞所致的脘腹疼痛及疝气胀痛等症，如十香丸（《实用中成药》）。

盐制品和生品作用相似，盐制后专用于疗疝止痛。常与橘核等配伍，用于寒滞肝脉引起的小肠疝气、睾丸肿痛发凉等症，如疝气内消丸（《中药成药制剂手册》）。

【贮存】置干燥处，防蛀。

胡芦巴

【处方用名】胡芦巴、炒胡芦巴、盐胡芦巴。

【来源】本品为豆科植物胡芦巴 *Trigonella foenum - graecum* L. 的干燥成熟种子。

【采收加工】夏季果实成熟时采割植株，晒干，打下种子，除去杂质。

【炮制沿革】宋代有微炒、酒浸炒；元代有盐炒黄；明、清有酒浸蒸、酒浸焙等法。现行有炒黄、盐炙等。《中国药典》（2020 年版）载有胡芦巴、盐胡芦巴。

【炮制方法】

1. 胡芦巴　取原药材，除去杂质，洗净，干燥。

2. 炒胡芦巴　取净胡芦巴，置炒制容器内，用文火加热，炒至有爆裂声，香气逸出时，取出，放凉。

3. 盐胡芦巴 取净胡芦巴，加盐水拌匀，闷润，待盐水被吸尽后，置炒制容器内，用文火加热，炒至鼓起，微具焦斑，有香气溢出时，取出，放凉。每100kg净胡芦巴，用食盐2kg。

【成品性状】

1. 胡芦巴 呈斜方形或矩形，表面黄绿色或黄棕色，质坚硬，不易破碎。气香，味微苦。

2. 炒胡芦巴 形如胡芦巴，微鼓起，有裂纹，表面黄棕色。气香。

3. 盐胡芦巴 形如胡芦巴，表面黄棕色至棕色，偶见焦斑。略具香气，味微咸。

【质量要求】

1. 胡芦巴 水分不得过15.0%，总灰分不得过5.0%，酸不溶性灰分不得过1.0%；醇溶性浸出物不得少于18.0%；含胡芦巴碱（$C_7H_7NO_2$）不得少于0.45%。

2. 盐胡芦巴 水分不得过11.0%，总灰分不得过7.5%，其余同胡芦巴。

【炮制作用与临床应用】胡芦巴，味苦，性温。归肾经。具有温肾助阳、祛寒止痛的功能。胡芦巴生品长于散寒逐湿。常与木瓜等配伍，用于一切寒湿脚气、腿膝疼痛、行走无力等症，如胡芦巴丸（《杨氏家藏方》）。

炒胡芦巴苦燥之性稍缓，温肾作用略胜于生品。常与炮附子等配伍，用于肾脏虚冷、腹胁胀满等症。

盐炙可引药入肾，温补肾阳力胜。常与阳起石等配伍，用于肾阳不足、阳痿滑精、腰脚酸软等症，如强阳保肾丸。

【贮存】置干燥处。

补骨脂

【处方用名】补骨脂、盐补骨脂。

【来源】本品为豆科植物补骨脂 *Psoralea corylifolia* L. 的干燥成熟果实。

【采收加工】秋季果实成熟时采收果序，晒干，搓出果实，除去杂质。

【历史沿革】南北朝有酒浸蒸法；宋代有炒、盐炒、酒浸炒等法；明代有泽泻制、盐、酒、芝麻同制等法；清代有麸炒、面炒等法。现行有盐炙等。《中国药典》（2020年版）载有补骨脂、盐补骨脂。

【炮制方法】

1. 补骨脂 取原药材，除去杂质。

2. 盐补骨脂 取净补骨脂，加盐水拌匀，闷润，待盐水被吸尽后，置炒制容器内，用文火加热，炒至微鼓起，并有香气逸出时，取出，放凉。每100kg净补骨脂，用盐2kg。

【成品性状】

1. 补骨脂 呈肾形，略扁，表面黑色、黑褐色或灰褐色。质硬，果皮薄，与种子不易分离，种子1枚，子叶2，黄白色，有油性。气香，味辛、微苦。

2. 盐补骨脂 形如补骨脂，表面黑色或黑褐色，微鼓起。气微香，味微咸。

【质量要求】

1. 补骨脂 水分不得过9.0%，总灰分不得过8.0%，酸不溶性灰分不得过2.0%；含补骨脂素（$C_{11}H_6O_3$）和异补骨脂素（$C_{11}H_6O_3$）的总量不得少于0.70%。

2. 盐补骨脂 水分不得过7.5%，总灰分不得过8.5%；其余同补骨脂。

【炮制作用与临床应用】补骨脂味辛、苦，性温。归肾、脾经。具有温肾助阳、纳气平喘、温脾止泻的功能。补骨脂生品长于补脾肾，止泻痢。常与肉豆蔻等配伍，用于脾肾阳虚，五更泄泻，或久泻不愈，食少神疲等症，如四神丸（《证治准绳》）。

盐炙能缓和辛窜温燥之性，并可引药入肾，增强补肾纳气的作用。常与狗肾等配伍，用于肾气虚弱，腰腿酸痛，命门火衰，阳痿不举等症，如三肾丸（《中药成药制剂手册》）。

【贮存】置干燥处。

益智仁

【处方用名】益智、益智仁、盐益智仁。

【来源】本品为姜科植物益智 *Alpinia oxyphylla* Miq. 的干燥成熟果实。

【采收加工】夏、秋间果实由绿变红时采收，晒干或低温干燥。

【历史沿革】唐代有去壳炒法；宋代有炒、取仁盐炒用等法；明代有米泔制、姜汁炒、酒炒、炒黑为末等法；清代有煨法。现行有炒、盐制等。

【炮制方法】

1. 益智仁　取原药材，除去杂质及外壳。用时捣碎。

2. 盐益智仁　取净益智仁，加盐水拌匀，闷润，待盐水被吸尽后，置炒制容器内，用文火加热，炒至颜色加深，近干时，取出，放凉。用时捣碎。每100kg净益智仁，用食盐2kg。

【成品性状】

1. 益智仁　为不规则扁圆形的种子或种子团残瓣。种子略有钝棱，表面灰黄色至灰褐色，具细皱纹，外被淡棕色膜质的假种皮，质硬，胚乳白色。有特异香气，味辛、微苦。

2. 盐益智仁　形如益智仁。表面棕褐色至黑褐色，略有咸味。

【质量要求】

1. 益智仁　水分不得过13.0%，含挥发油不得少于1.0%（ml/g）。

2. 盐益智仁　水分不得过13.0%，总灰分不得过8.5%，酸不溶性灰分不得过1.5%。

【炮制作用与临床应用】益智仁，味辛，性温。归脾、肾经。具有暖肾固精缩尿、温脾止泻摄唾的功能。益智仁生品辛温而燥，主归脾经，以温脾止泻、收摄涎唾力胜。常与干姜配伍，用于寒湿壅脾，冷气腹痛，饮食不进等症，如益智仁火煮散（《普济方》）。

盐炙后辛燥之性减弱，专行下焦，长于固精，缩尿。常与山药等配伍，用于肾阳不足，小便频繁或遗尿等症，如缩泉丸（《妇人大全良方》）。

【炮制研究】对比益智仁盐炙前后指纹图谱，发现盐炙品出现2个新色谱峰，有7个峰相对含量发生变化。

益智仁盐炙后降低缩尿作用的起效剂量，延长首次排尿时间；盐炙前后对腺嘌呤所致肾阳虚多尿模型下丘脑－垂体－肾上腺皮质轴有上调作用而调节体液平衡，也通过调节膀胱β肾上腺素能受体及胆碱能神经受体 mRNA 和蛋白表达增强缩尿作用，且盐炙后作用明显增强。

【贮存】置阴凉干燥处。

砂　仁

【处方用名】砂仁、阳春砂、缩砂仁、盐砂仁。

【来源】本品为姜科植物阳春砂 *Amomum villosum* Lour.、绿壳砂 *Amomum villosum* Lour. var. *xanthioides* T. L. Wu et Senjen 或海南砂 *Amomum longiligulare* T. L. Wu 的干燥成熟果实。

【采收加工】夏、秋二季果实成熟时采收，晒干或低温干燥。

【历史沿革】宋代有去皮、炒、火煅存性、焙法；明代有煨、酒炒等法；清代有姜汁拌、盐水浸后炒、萝卜汁浸透后焙等法。并有"安胎，带壳炒熟研用，阴虚者，宜盐水浸透炒黑用"。现行有盐炙等。《中国药典》（2020年版）载有砂仁。

【炮制方法】

1. 砂仁 取原药材，除去杂质。用时捣碎。

2. 盐砂仁 取净砂仁，加盐水拌匀，闷润，待盐水被吸尽后，置炒制容器内，用文火加热，炒干，取出，放凉。每100kg净砂仁，用食盐2kg。

【成品性状】

1. 砂仁 阳春砂和绿壳砂呈椭圆形或卵圆形，有不明显的三棱，表面棕褐色，密生刺状突起，果皮薄而软，种子为不规则的多面体，表面棕红色或暗褐色。质硬。气芳香浓烈，味辛凉、微苦。海南砂呈长椭圆形或卵圆形，有明显三棱，表面被片状、分枝软刺，果皮厚而硬，种子团较小。气味稍淡。

2. 盐砂仁 形如砂仁，表面颜色加深，辛香气略减，味微咸。

【质量要求】砂仁，水分不得过13.0%，含挥发油不得少于1.0%（ml/g）。

【炮制作用与临床应用】砂仁，味辛，性温。归脾、胃、肾经。具有化湿开胃、温脾止泻、理气安胎的功能。砂仁生品辛香，长于化湿行气，醒脾和胃。常与苍术等配伍，用于脾虚伤食，脘腹胀痛，恶心吐酸等症如香砂平胃散（《医宗金鉴》）。

盐砂仁辛温之性略减，温而不燥，降气安胎作用增强，并能引药下行、温肾缩尿。常与半夏等配伍，用于妊娠气机不畅，胃失和降，恶心呕吐，胎动不安等症；或与覆盆子等配伍，用于肾气不固所致的尿频、遗尿等症。

【炮制研究】砂仁炮制品中挥发油含量次序为生品＞炒黄品＞土炒品＞麸炒品＞炒炭品＞炒焦品。经炮制后砂仁中的樟脑、龙脑及乙酸龙脑酯含量依次为：砂仁＞姜砂仁＞盐砂仁＞炒砂仁。

砂仁提取物通过激活NRF2/HO－1通路显示出显著的抗氧化作用，经盐制、姜制后抗氧化能力增强。

【贮存】置阴凉干燥处。

八角茴香

【处方用名】八角茴香、大茴香、大八角、盐八角茴香。

【来源】本品为木科植物八角茴香 *Illicium verum* Hook. f. 的干燥成熟果实。

【采收加工】秋、冬二季果实由绿变黄时采摘，置沸水中略烫后干燥或直接干燥。

【历史沿革】宋代有炒、酒浸炒法；明代有炒黄、盐炒、盐酒炒、盐汤浸炒等法；清代有炒、盐水炒法。现行有盐炙等。《中国药典》（2020年版）载有八角茴香。

【炮制方法】

1. 八角茴香 取原药材，除去杂质，筛去灰屑。用时捣碎。

2. 盐八角茴香 取净八角茴香，加盐水拌匀，闷润，待盐水被吸尽后，置炒制容器内，用文火加热，炒干，取出，放凉。用时捣碎。每100kg净八角茴香，用食盐2kg。

【成品性状】

1. 八角茴香 为聚合果，多由8个蓇葖果组成，放射状排列于中轴上，外表面红棕色，内表面淡棕色，平滑，有光泽，质硬而脆。气芳香，味辛、甜。

2. 盐八角茴香 形如八角茴香，颜色加深，略带咸味。

【质量要求】八角茴香 含挥发油不得少于4.0%（ml/g），含反式茴香脑（$C_{10}H_{12}O$）不得少于4.0%。

【炮制作用与临床应用】八角茴香味辛，性温。归肝、肾、脾、胃经。具有温阳散寒、理气止痛的功能。八角茴香生品偏于温散寒邪，理气止痛。常与人参等配伍，用于中气虚弱、呕吐、腹痛或腹泻等症。

盐炙后能引药下行，长于温暖肝肾，理气止痛。常与锁阳等配伍，治疗肾虚滑精，腰膝酸软等症，如锁阳固经丸（《北京市中药成方选集》）。

【贮存】置阴凉干燥处。

>>> 知识链接 •---

盐也能治病

中国古代关于食用盐的记载，可以追溯到夏代、周代，人们已经把咸味作为"五味"之一，并用于医治疾病。在古代，自然而生的盐被称为"卤"，而经过人力加工过的盐，才称之为"盐"，按产地主要分为海盐、井盐、池盐、土盐以及岩盐，海盐的加工当是食用盐制作的最早发现，古籍中记载炎帝时的诸侯宿沙氏首创用海水煮制海盐，可视为中国海盐业的开端。

盐不仅是生活必需品，中医还深入地研究了它的性味归经和药用价值。除了餐桌上，还在病床前帮助患者，而且很多都能很快获得疗效。清代医家陈士铎写的《本草新编》，对盐有较全面的总结：盐有五色之异，惟青盐尤佳。味咸，气寒，无毒。堪洗下部匿疮，能吐中焦痰癖，苏心腹卒痛，塞齿缝来红，驱蚰蜒毒伤，杀鬼蛊邪疰。少用，接药入肾；过多，动咳伤金。走血损筋，黑肤失色。水肿宜忌，咳嗽须禁矣。青盐益气，去气蛊，明目，却目疼，止吐血，坚筋骨，尤胜各盐。尤能益人，以咸走肾也。

---•

第四节　姜炙法 📱 微课3

将净选或切制后的中药，加入定量姜汁拌炒的方法称为姜炙法。

生姜性温，能温中止呕，化痰止咳。故姜炙法多用于具有祛痰止咳、降逆止呕类的中药。

（一）炮制目的

（1）减少副作用，增强疗效　如厚朴。

（2）抑制寒性，增强和胃止呕作用　如黄连、竹茹。

（二）操作方法

将净制或切制后的中药与定量姜汁拌匀，闷润至姜汁被吸尽，置炒制容器内，用文火炒至一定程度，取出，晾凉。或待姜汁被吸尽后，进行干燥。

生姜的用量一般为每100kg药物，用生姜10kg；若用干姜，其用量为生姜的三分之一。

（三）姜汁的制备方法

1. 榨汁　取生姜，洗净，切碎，捣烂，加适量水，压榨取汁，残渣再加水共捣，反复2~3次，合并姜汁，备用。

2. 煮汁　取净生姜片（干姜片），置煮制容器内，加适量水煎煮，过滤，残渣再加水煎煮，再过滤，合并两次滤液，适当浓缩，备用。

（四）注意事项

（1）制备姜汁时，水的用量不宜过多，一般最后所得姜汁与生姜比例为1∶1。

（2）药物与姜汁拌匀后，需充分闷润，待姜汁完全被吸尽后再文火炒干。

厚　朴

【处方用名】厚朴、川厚朴、姜厚朴。

【来源】本品为木兰科植物厚朴 *Magnolia officinalis* Rehd. et Wils. 或凹叶厚朴 *Magnolia officinalis* Rehd. et Wils. *Var. biloba* Rehd. et Wils. 的干燥干皮、根皮及枝皮。

【采收加工】4~6月剥取，根皮和枝皮直接阴干；干皮置沸水中微煮后，堆置阴湿处，"发汗"至内表面变紫褐色或棕褐色时，蒸软，取出，卷成筒状，干燥。

【历史沿革】汉代有去皮炙法；唐代有姜汁炙；宋代有生姜枣制、糯米粥制等方法；明代有炒、盐炒、煮制、醋炙、酥炙、酒浸炒、"姜汁浸后炒干，醇醋淬透，再炒"等方法；清代有醋炒法。并有"不以姜制，则棘人喉舌"的用法。现行有姜炙等。《中国药典》（2020年版）载有厚朴、姜厚朴。

【炮制方法】

1. 厚朴 刮去粗皮，洗净，润透，切丝，干燥。

2. 姜厚朴 取厚朴丝，加姜汁拌匀，置炒制容器内，用文火炒至姜汁被吸尽，取出，晾干。每100kg净厚朴，用生姜10kg。

【成品性状】

1. 厚朴 呈弯曲的丝条状或单、双卷筒状。外表面灰褐色，有时可见椭圆形皮孔或纵皱纹。内表面紫棕色或深紫褐色，较平滑，具细密纵纹，划之显油痕。切面颗粒性，有油性，有的可见小亮星。气香，味辛辣、微苦。

2. 姜厚朴 形如厚朴丝，表面灰褐色，偶见焦斑。略有姜辣气。

【质量要求】

1. 厚朴 水分不得过10.0%，总灰分不得过5.0%，酸不溶性灰分不得过3.0%；含厚朴酚（$C_{18}H_{18}O_2$）与和厚朴酚（$C_{18}H_{18}O_2$）的总量不得少于2.0%。

2. 姜厚朴 含厚朴酚（$C_{18}H_{18}O_2$）与和厚朴酚（$C_{18}H_{18}O_2$）的总量不得少于1.6%，其余同厚朴。

【炮制作用与临床应用】厚朴，味苦、辛，性温。归脾、胃、肺、大肠经。具有燥湿消痰、下气除满的功能。厚朴生品对咽喉有刺激性，故临床一般不用生品。

姜炙后可缓和刺激性，并增强宽中和胃的作用，姜厚朴常与苍术等配伍，用于湿困脾胃之脘腹胀满、呕恶吞酸、倦怠便溏等症，如平胃散（《太平惠民和剂局方》）；或与苏子等配伍，治疗痰饮阻肺，肺气不降，咳喘胸闷，如苏子降气汤（《太平惠民和剂局方》）。

【炮制研究】厚朴姜炙后厚朴酚与和厚朴酚含量均升高，辅料姜汁的加入可使厚朴酚含量有所增加。

厚朴水提液对小鼠的半数致死量、最大耐受量、家兔眼刺激实验与豚鼠皮肤刺激实验的结果表明，厚朴没有毒性，但具有一定刺激性，姜炙后可缓和其刺激性。厚朴姜炙后抗幽门结扎型溃疡、抗应激性溃疡、抑制金黄色葡萄球菌等作用较生品优。厚朴"发汗"后改善大鼠胃动力障碍和抗溃疡作用强于未"发汗"厚朴。

【贮存】置通风干燥处。

竹 茹

【处方用名】竹茹、淡竹茹、姜竹茹。

【来源】本品为禾本科植物青秆竹 *Bambusa tuldoides* Munro、大头典竹 *Sinocalamus beecheyanus* (Munro) McClure var. *pubescens* P. F. Li 或淡竹 *Phyllostachys nigra* (Lodd.) Munro var. *henonis* (Mitf.) Stapf ex Rendle 的茎秆的干燥中间层。

【采收加工】全年均可采制，取新鲜茎，除去外皮，将稍带绿色的中间层刮成丝条，或削成薄片，捆扎成束，阴干。前者称"散竹茹"，后者称"齐竹茹"。

【历史沿革】宋代有炒令焦、微炒的方法；清代有醋浸的方法。现行主要有姜炙等。《中国药典》（2020年版）载有竹茹、姜竹茹。

【炮制方法】

1. 竹茹 除去杂质，切段或揉成小团。

2. 姜竹茹 取净竹茹，加姜汁拌匀，置炒制容器内，用文火炒至黄色，取出，晾干。每100kg净竹茹，用生姜 10kg。

【成品性状】

1. 竹茹　为卷曲成团的不规则丝条或呈长条形薄片状。宽窄厚薄不等，浅绿色、黄绿色或黄白色。纤维性，体轻松，质柔韧，有弹性。气微，味淡。

2. 姜竹茹　形如竹茹，表面黄色。微有姜香气。

【质量要求】

1. 竹茹　水分不得过 7.0%；水溶性浸出物不得少于 4.0%。

2. 姜竹茹　水分不得过 7.0%；水溶性浸出物不得少于 4.0%。

【炮制作用与临床应用】竹茹，味甘，性微寒。归肺、胃、心、胆经。具有清热化痰、除烦止呕的功能。竹茹生品以清热化痰作用为主。常与黄芩等配伍，用于肺热咳嗽；或与枳实等配伍，用于痰火上扰的胸闷痰多，烦躁不眠，如温胆汤（《三因极一病证方论》）。

姜炙后寒性减弱，和胃止呕之功增强，尤其适用于妊娠恶阻。常与橘皮等药配伍，用于胃热呕吐、呃逆等症，如橘皮竹茹汤（《金匮要略》）。

【炮制研究】姜炙后的竹茹中黄酮含量增加，多糖含量略有降低，微量元素含量增加的有 22 种，减少的有 10 种。

【贮存】置干燥处，防霉，防蛀。

草　果

【处方用名】草果、草果仁、姜草果仁。

【来源】本品为姜科植物草果 *Amomum tsao - ko* Crevost et Lemaire 的干燥成熟果实。

【采收加工】秋季果实成熟时采收，除去杂质，晒干或低温干燥。

【历史沿革】宋代有面裹煨、火炮炒、去壳炒等方法；明代有炒存性、茴香制的方法；清代有煨、醋煮、姜制等法。现行主要有姜炙等。《中国药典》（2020 年版）载有草果仁、姜草果仁。

【炮制方法】

1. 草果仁　取草果，置炒制容器内，文火炒至焦黄色并微鼓起，去壳，取仁。用时捣碎。

2. 姜草果仁　取净草果仁，加姜汁拌匀，置炒制容器内，用文火炒干，取出，晾干。用时捣碎。每 100kg 草果仁，用生姜 10kg。

【成品性状】

1. 草果仁　呈圆锥状多面体；表面棕色至红棕色，有的可见外被残留灰白色膜质的假种皮。有特异香气，味辛、微苦。

2. 姜草果仁　形如草果仁，棕褐色，偶见焦斑。有特异香气，味辛辣、微苦。

【质量要求】

1. 草果仁　水分不得过 10.0%，总灰分不得过 6.0%；种子团含挥发油不得少于 1.0%（ml/g）。

2. 姜草果仁　种子团含挥发油不得少于 0.7%（ml/g），其余同草果仁。

【炮制作用与临床应用】草果，味辛，性温。归脾、胃经。具有燥湿温中、除痰截疟的功能。草果仁辛香燥烈，燥湿散寒作用较强。常与常山等配伍，治疗寒湿偏盛之疟疾，如草果饮（《慈幼新书》）。

姜炙后燥烈之性缓和，温脾止呕之力增强。常与厚朴等配伍，用于寒湿阻滞脾胃、脘腹胀满、疼痛及呕吐腹泻等症，如草果饮（《证治准绳》）。

【炮制研究】草果经炮制后，挥发油含量降低，挥发油含量依次为：草果仁＞姜炙草果仁＞清炒草果，草果＞姜炙草果。姜炙草果仁、清炒草果较生品浸出物含量有明显提高，说明草果炮制后有利于水溶性成分的煎出。

草果生品、炒草果和姜草果均可拮抗由醋酸引起的小鼠腹痛，在离体肠管活动中，均有拮抗肾上腺素引起的回肠运动抑制和乙酰胆碱引起的回肠痉挛的作用，其中姜草果作用增强最显著。

【贮存】置阴凉干燥处。

>>> **知识链接** ◦ ---

春姜花月夜，姜炙糯米酒

姜炙糯米酒是一道传统饮食，制作简单，味道独特。它有着很多的作用和功效，被广泛应用于日常生活和民间药膳。制法是在传统的糯米酒炙煮工艺前，按制备好的生姜片按姜酒重量1：20～1：40的比例，加入糯米酒酒液中，然后炙煮，使酒液温度达到80～90℃后，文火维持4～8小时，再将炙煮后的酒液澄清3～5天后，勾兑贮存。

姜炙糯米酒有助于暖胃。姜是一种温性食材，具有温暖脾胃的功效。在糯米酒中加入适量的姜汁能够促进胃部血液循环，增强胃肠道的消化功能，缓解胃部不适。尤其在寒冷的冬季，喝一杯温热的姜炙糯米酒可以使体内的气血流通，温暖全身，缓解寒冷带来的不适感。姜炙糯米酒有助于促进血液循环。姜中含有姜酚和姜辣素等活性成分，具有良好的血液循环促进作用。这些活性成分能够扩张血管，增加血液的流动性，促进微循环的畅通，改善局部的血液供应。姜炙糯米酒对于缓解胃肠道不适症状有很好的效果。姜中的姜辣素具有抗炎和抗菌作用，能够减轻胃肠道的炎症反应，改善胃肠道的消化功能。姜炙糯米酒还有很好的抗氧化作用。长期用姜炙糯米酒可以保护细胞的正常功能，延缓衰老过程，预防与抗击慢性疾病。

PPT

◎ 第五节 蜜炙法 📱微课4

将净选或切制后的中药，加入定量的炼蜜共同拌炒的方法称为蜜炙法。现行的蜜炙法与古代文献中的蜜水拌炒法近似。古代的蜜炙法是将药物涂蜜后，用微火炙干。蜜炙法所用蜂蜜需先加热炼制。蜂蜜生用性偏凉，能清热解毒；熟用性偏温，以补脾气、润肺燥之力胜。故蜜炙法多用于润肺止咳、补脾益气类的中药。

（一）蜜炙的目的

（1）改变药性，增强补益作用　如甘草、黄芪、党参等。

（2）增强润肺止咳作用　如紫菀、枇杷叶、桑白皮、款冬花、百部、百合等。

（3）缓和药性　如麻黄。

（4）矫味和消除副作用　如马兜铃、百部、白前等。

（二）操作方法

1. 先拌蜜后炒　取定量的炼蜜，加适量沸水稀释后，与药物拌匀，闷润，使蜜逐渐渗入药物组织内部，置炒制容器内，用文火炒至颜色加深，基本不粘手时，取出摊晾，凉后密闭储存。一般药物都用此法炮制。

2. 先炒药后加蜜　先将药物置炒制容器内，用文火炒至颜色加深时，加入一定量的炼蜜，迅速翻炒，使蜜与药物拌匀，炒至不粘手时，取出摊晾，凉后密闭储存。此法适宜于质地致密，蜜不易被吸收的药物。先炒药使其失去部分水分，质地略变酥脆，则蜜较易被吸收。如百合、槐角等。

炼蜜的用量视药物的性质而定。一般质地疏松、纤维多的药物用蜜量宜大，通常用量为每100kg药物，用炼蜜25kg。质地坚实，黏性较强，油分较重的药物用蜜量宜小，如每100kg药物，麻黄、枇杷叶、金樱子用炼蜜20kg，瓜蒌、桂枝用炼蜜15kg，百部蜜炙用炼蜜12.5kg，百合用炼蜜5kg。

（三）炼蜜的制备方法

将蜂蜜加热至徐徐沸腾后，改用文火，保持微沸，除去泡沫及浮蜡，然后通过筛网或纱布，滤除死蜂、杂质，滤液置锅中继续加热，温度达到116~118℃，满锅出现浅黄色有光泽的均匀细气泡，用手捻有黏性，当两手指分开时无白丝出现，迅速出锅。含水量宜控制在10%~13%。

（四）注意事项

（1）炼蜜时，火力不宜过大，以免溢出锅外或焦化。

（2）炼蜜不可过老，含水量在10%~13%为宜。否则黏性太强，不易与药物拌匀。

（3）炼蜜过于浓稠，可加适量开水稀释，约为蜜量的1/3~1/2，以蜜液能与药物拌匀，且无剩余为宜。加水可使蜜液黏稠度降低，易与药物拌匀，易于吸收。水少则润不均匀，水多则不易炒干，易发霉变质。

（4）药物拌蜜后宜闷润4~5小时，使蜜液逐渐渗入到饮片内部。

（5）炒制时，火力宜小，因为长时间闷润，使药材质地变软，炒制时火力大，易致外焦内软。炒炙的时间可稍长，尽量将水分除去，避免药物发霉。

（6）蜜炙药物须凉后密闭储存，以免吸潮发黏或发酵变质。

>>> 知识链接 o---

基于来源的蜂蜜分类法

蜜蜂酿造蜂蜜时，它所采集的"加工原料"的来源，主要是蜜源地花蜜，但在蜜源缺少时，蜜蜂也会采集甘露或蜜露，因此我们把蜂蜜分为天然蜜和甘露蜜。天然蜜就是蜜蜂采集花蜜酿造而成的，它们来源于植物的花内蜜腺或在外蜜腺，通常我们所说的蜂蜜就是天然蜜，又因来源于不同的蜜源植物，又分为某一植物花期为主体的各种单花蜜，如桔花蜜、椴树蜜、荔枝蜜、刺槐蜜、紫云英蜜、油菜蜜、枣花蜜、野桂花蜜、龙眼蜜、野菊花蜜、狼牙蜜等。蜜蜂虽然在某一个时期只从一种植物上采集花蜜，但是，大多数蜂蜜中常常含有几种类型植物的花粉或花蜜，例：南方荔枝花末期接着有龙眼花，油菜花末期接着有紫云英开花，所以龙眼蜜里必含有荔枝蜜成分，紫云英流蜜初期必有少量油菜蜜成分。一般情况下，蜂蜜是以一种或几种主要来源的花名来命名的。一般地说，某单花蜜就是该蜜源植物的花粉比例占绝对优势，例如在东北的椴树蜜中，椴树花粉应占绝对优势，蜜色白润。但也有许多植物同时开花而取到的蜜，因它有两种以上的花粉混杂在一起，一般称为杂花蜜，或"百花"蜜。甘露蜜是蜜蜂从植物的叶或茎上采集蜜露或昆虫代谢物（即甘露）所酿制的蜜，蚜虫吸取了植物的汁液经过消化系统的作用，吸取了其中的蛋白质和糖分，然后把多余的糖分和水分排泄出来洒在植物枝叶上，蜜蜂就以它为原料酿造成甘露蜜。

--●

甘 草

【处方用名】甘草、粉甘草、炙甘草、蜜甘草。

【来源】本品为豆科植物甘草 *Glycyrrhiza uralensis* Fisch. 、胀果甘草 *Glycyrrhiza inflata* Bat. 或光果甘草 *Glycyrrhiza glabra* L. 的干燥根和根茎。

【采收加工】春、秋二季采挖，除去须根，晒干。

【历史沿革】汉代多用炙法；南北朝刘宋时代有"火炮令内外赤黄"法及酒酥制的方法；宋代有炒、酒浸、醋制、猪胆汁制、盐制、油制、蜜炒、煨等炮制方法；明代有酥制、姜汁炒、酒炒等方法；

清代有粳米拌炒和乌药汁炒等法。并有"生用大泻热火，炙之则温能补上焦下焦元气"的用法。现行主要用蜜炙的方法。《中国药典》（2020 年版）载有甘草、炙甘草。

【炮制方法】

1. 甘草　除去杂质，洗净，润透，切厚片。干燥。

2. 炙甘草　取炼蜜，加适量沸水稀释，淋入甘草片内拌匀，闷透，置炒制容器内，文火加热，炒至黄色至深黄色，不粘手时取出，晾凉。每 100kg 甘草片，用炼蜜 25kg。

【成品性状】

1. 甘草　本品呈类圆形或椭圆形的厚片。外表皮红棕色或灰棕色，具纵皱纹。切面略显纤维性，中心黄白色，有明显放射状纹理及形成层环。质坚实，具粉性。气微，味甜而特殊。

2. 炙甘草　呈类圆形或椭圆形切片，外表皮红棕色或灰棕色，微有光泽。切面黄色至至深黄色，形成层环明显，射线放射状。略有黏性。具焦香气，味甜。

【质量要求】

1. 甘草　水分不得过 12.0%，总灰分不得过 5.0%；含甘草苷（$C_{21}H_{22}O_9$）不得少于 0.45%，甘草酸（$C_{42}H_{62}O_{16}$）不得少于 1.8%。

2. 炙甘草　水分不得过 10.0%，总灰分不得过 5.0%；含甘草苷（$C_{21}H_{22}O_9$）不得少于 0.50%，甘草酸（$C_{42}H_{62}O_{16}$）不得少于 1.0%。

【炮制作用与临床应用】甘草，味甘，性平。归心、肺、脾、胃经。具有补脾益气、清热解毒、祛痰止咳、缓急止痛、调和诸药的功能。甘草生品长于清热解毒、化痰止咳。常与金银花等配伍，用于疮痈肿痛，如四妙勇安汤（《增广验方新编》）；或与麻黄等配伍，可治疗肺热咳嗽，如麻杏石甘汤（《伤寒杂病论》）。

蜜炙后，补脾和胃、益气复脉作用增强。常与人参等配伍，用于脾胃虚弱之证，如四君子汤（《太平惠民和剂局方》）；可与生地等配合应用，用于心血不足、心阳不振之证。如炙甘草汤（《伤寒杂病论》）。

【炮制研究】甘草蜜炙后甘草酸含量减少了 20% 左右，而甘草苷的含量无变化。但样品计重时若扣除加蜜量，则生甘草与炙甘草的甘草酸含量无明显变化。

蜜炙甘草相较于生甘草、清炒甘草能明显增强小鼠免疫器官指数、半数溶血值、溶血空斑数、脾淋巴细胞增值率等免疫功能学评价指标。与生甘草组小鼠相比，蜜炙甘草组能明显增强除胸腺指数的各项评价指标，但对胸腺指数无明显影响。甘草炙后免疫功能改善作用强于生品。而镇咳及祛痰作用有所降低。炙甘草对抗多种心律失常的作用显著强于生甘草。甘草蜜炙后止痛作用增强，但不是甘草和蜂蜜的叠加作用，而是炮制后发生了某些变化，使作用明显加强。基于免疫因子和肠道菌群分析确定脾虚大鼠模型，以生、炙甘草进行干预，结果炙甘草对 IL-2、IL-4、IL-6 免疫因子的调节作用比等剂量的生甘草更为显著，并且炙甘草高剂量组对肠道菌群丰富度的恢复趋势更为明显。

【贮存】置通风干燥处，防蛀。

黄　芪

【处方用名】黄芪、炙黄芪、蜜黄芪。

【来源】本品为豆科植物蒙古黄芪 *Astragalus membranaceus*（Fisch.）Bge. var. *mongholicus*（Bge.）Hsiao 或膜荚黄芪 *Astragalus membranaceus*（Fisch.）Bge. 的干燥根。

【采收加工】春、秋二季采挖，除去须根及根头，晒干。

【历史沿革】汉代有去芦法；南北朝刘宋时代有蒸法；宋代有蜜炙、盐汤浸焙、炒、酒煮、蜜炒、蜜蒸、盐炙等方法；元代有盐蜜水炙；明代有酒拌炒、姜汁炙、米泔拌炒等方法；清代有人乳制和九制黄芪等法。现行有蜜炙法。《中国药典》（2020 年版）载有黄芪、炙黄芪。

【炮制方法】

1. 黄芪 除去杂质，大小分开，洗净，润透，切厚片，干燥。

2. 炙黄芪 取炼蜜，加适量沸水稀释，淋入黄芪片内拌匀，闷透，置炒制容器内，文火加热，炒至不粘手，取出晾凉。每100kg黄芪片，用炼蜜25kg。

【成品性状】

1. 黄芪 呈类圆形或椭圆形的厚片，外表皮黄白色或淡棕褐色，可见纵皱纹或纵沟。切面皮部黄白色，木部淡黄色，有放射状纹理及裂隙，有的中心偶有枯朽状，黑褐色或呈空洞。气微，味微甜，嚼之有豆腥味。

2. 炙黄芪 形如黄芪片，外表皮淡棕黄色或淡棕褐色，略有光泽，有蜜香气，味甜，略带黏性，嚼之微有豆腥味。

【质量要求】

1. 黄芪 水分不得过10.0%，总灰分不得过5.0%；水溶性浸出物不得少于17.0%；含黄芪甲苷（$C_{41}H_{68}O_{14}$）不得少于0.080%，含毛蕊异黄酮葡萄糖苷（$C_{22}H_{22}O_{10}$）不得少于0.020%。

2. 炙黄芪 水分不得过10.0%，总灰分不得过4.0%；含黄芪甲苷 $C_{41}H_{68}O_{14}$）不得少于0.060%，含毛蕊异黄酮葡萄糖苷（$C_{22}H_{22}O_{10}$）不得少于0.020%。

【炮制作用与临床应用】黄芪味甘，性微温。归肺、脾经。具有补气升阳、固表止汗、利水消肿、生津养血、行滞通痹、托毒排脓、敛疮生肌的功能。黄芪生品擅固表止汗、利水消肿、托疮排脓。常与牡蛎等配伍，用于表虚自汗，如牡蛎散（《太平惠民和剂局方》），或与防风等配伍。治疗表虚易感风寒，如玉屏风散（《丹溪心法》）。

蜜炙后益气补中作用增强。常与党参等配伍，用于补气健脾，如补气运脾汤（《统旨方》），或与人参等配伍。用于中气下陷等证，如补中益气汤（《内外伤辨惑论》）。

【炮制研究】不同炮制方法对黄芪中糖类及黄酮类成分的影响。酒黄芪、蜜黄芪、盐黄芪、米黄芪、炒黄芪的炮制方法对黄芪的糖类和黄酮类成分影响较大，酒黄芪炮制方式能够最大限度地保留黄芪的黄酮类成分；炒黄芪炮制方法能够最大限度地保留黄芪的糖类成分。对黄芪蜜炙前后黄芪皂苷Ⅰ、黄芪皂苷Ⅲ和黄芪甲苷含量影响进行研究，结果表明蜜炙黄芪较生品黄芪皂苷Ⅰ、黄芪皂苷Ⅲ含量升高，而黄芪甲苷含量较生品降低，该实验结果表明蜜炙对黄芪皂苷类成分含量具有一定影响。

黄芪具有溶栓、抑制兴奋性毒性、降低 Ca^{2+} 超载、清除自由基扩展微血管、促进新生血管形成等广泛的药理作用。炙黄芪可预防性地减轻阿霉素对肾脏的损伤，改善肾功能，降低蛋白尿。断奶小羊羔饮食黄芪多糖，能够提高其免疫力和促进生长。

【贮存】置通风干燥处，防潮，防蛀。

紫 菀

【处方用名】紫菀、炙紫菀、蜜紫菀。

【来源】本品为菊科植物紫菀 *Aster tataricus* L. f. 的干燥根及根茎。

【采收加工】春、秋二季采挖，除去有节的根茎（习称"母根"）和泥沙，编成辫状晒干，或直接晒干。

【历史沿革】南北朝刘宋时代有蜜浸焙干法；唐代有炙法；宋代有炒、焙等方法；明代有醋炒、童便姜汁制、酒洗、蜜水炒等方法；清代有蜜蒸和单蒸等法。现行主要有蜜炙法。《中国药典》（2020年版）载有紫菀、蜜紫菀。

【炮制方法】

1. 紫菀 除去杂质，洗净，稍润，切厚片或段，干燥。

2. 蜜紫菀 取炼蜜，加适量沸水稀释，淋入紫菀片内拌匀，闷润，文火加热，炒至不粘时，取出晾凉。每100kg 紫菀片，用炼蜜 25kg。

【成品性状】

1. 紫菀 呈不规则的厚片或段，根外表皮紫红色或灰红色，有纵皱纹，切面淡棕色，中心具棕黄色的木心。气微香，味甜、微苦。

2. 蜜紫菀 形如紫菀片（段），表面棕褐色或紫棕色。有蜜香气。味甜。

【质量要求】

1. 紫菀 水分不得过 15.0%；水溶性浸出物不得少于 45.0%；含紫菀酮（$C_{30}H_{50}O$）不得少于 0.15%。

2. 蜜紫菀 水分不得过 16.0%；含紫菀酮（$C_{30}H_{50}O$）不得少于 0.10%。

【炮制作用与临床应用】紫菀，味辛，苦，性温，归肺经。具有润肺下气、消痰止咳的功能。紫菀生品降气化痰之力较强。常与白前等配伍，用于风邪犯肺，如止嗽散（《医学心悟》）；或与射干等配伍，用于痰饮郁结，气逆喘证，如射干麻黄汤（《金匮要略》）。

蜜炙后润肺止咳作用增强，适于肺虚久咳。常与贝母等配伍，用于小儿咳嗽，如紫菀散（《太平圣惠方》）；或与生地等配伍，用于产后气阴两亏，咳喘吐血，如紫菀汤（《医略六书》）。

【贮存】置阴凉干燥处，防潮。

百 部

【处方用名】百部、百部根、炙百部、蜜百部。

【来源】本品为百部科植物直立百部 *Stemona sessilifolia*（Miq.）Miq.、蔓生百部 *Stemona japonica*（Bl.）Miq. 或对叶百部 *Stemona tuberosa* Lour. 的干燥块根。

【采收加工】春、秋二季采挖，除去须根，洗净，置沸水中略烫或蒸至无白心，取出，晒干。

【历史沿革】南北朝刘宋时代有酒浸焙干法；唐代有熬法；宋代有炒、炙、焙等方法；明代有酒浸炒和酒洗炒等方法；清代有蒸焙和蒸后炒等法。现行主要有蜜炙等。《中国药典》（2020 年版）载有百部、蜜百部。

【炮制方法】

1. 百部 除去杂质，洗净，润透，切厚片，干燥。

2. 蜜百部 取炼蜜，加适量沸水稀释，淋入百部片内拌匀，闷透，文火加热，炒至不粘手时，取出晾凉。每100kg 百部，用炼蜜 12.5kg。

【成品性状】

1. 百部 呈不规则厚片或不规则条形斜片；表面灰白色、棕黄色，有深纵皱纹，切面灰白色、淡黄棕色或黄白色，角质样；皮部较厚、中柱扁缩。质韧软。气微、味甘、苦。

2. 蜜百部 形同百部片，表面棕黄色或褐棕色、略带焦斑。稍有黏性，味甜。

【质量要求】

1. 百部 水分不得过 12.0%。

2. 蜜百部 水分不得过 12.0%。

【炮制作用与临床应用】百部，味甘、苦，性微温。归肺经。具有润肺下气止咳、杀虫灭虱的功能。百部生品长于止咳化痰、灭虱杀虫。常与葛根等配伍，用于肺热咳嗽，如百部散（《太平圣惠方》）；或与白鲜皮等配伍，用于湿热凝聚而致的牛皮癣，如百部膏（《外科十法》）。

蜜炙后可缓和对胃的刺激性，并增强润肺止咳作用。与川贝母、阿胶等合用，用于阴虚咳嗽、痰中带血，如月华丸（《医学心悟》）。

【贮存】 置通风干燥处，防潮。

白　前

【处方用名】 白前、白前根、炙白前、蜜白前。

【来源】 本品为萝藦科植物柳叶白前 *Cynanchum stauntonii* （Decne.） Schltr. ex Lévl. 或芫花叶白前 *Cynanchum glaucescens* （Decne.） Hand.-Mazz. 的干燥根茎及根。

【采收加工】 秋季采挖，洗净，晒干。

【历史沿革】 南北朝刘宋时代有甘草汁浸后焙干法；清代有饭上蒸后再炒的方法。现行主要有蜜炙等方法。《中国药典》（2020 年版）载有白前、蜜白前。

【炮制方法】

1. 白前 除去杂质，洗净，润透，切段，干燥。

2. 蜜白前 取炼蜜，加适量沸水稀释，淋入白前段内拌匀，闷透，文火加热，炒至不粘手时，取出晾凉。每 100kg 白前段，用炼蜜 25kg。

【成品性状】

1. 白前 柳叶白前呈细圆柱形的段，表面黄白色或黄棕色，节明显。质脆，断面中空。有时节处簇生纤细的根或根痕。气微，味微甜。芫花叶白前根茎呈细圆柱形的段，表面灰绿色或灰黄色。质较硬。

2. 蜜白前 根茎呈细圆柱形的段，表面深黄色至黄棕色，节明显。断面中空。有时节处簇生纤细的根或根痕。略有黏性，味甜。

【质量要求】

1. 白前 水分不得过 12.0%。

2. 蜜白前 水分不得过 12.0%。

【炮制作用与临床应用】 白前味辛、苦，性微温。归肺经。具有降气、消痰、止咳的功能。白前生品长于解表理肺、降气祛痰。常与紫菀等配伍，用于痰多壅肺、久咳上气，如白前汤（《外台秘要》）。

蜜炙后能缓和对胃的刺激性，偏于润肺降气，增强止咳作用。常与炙甘草等配伍，用于骨蒸肺痿，心中烦渴，痰嗽不止，如白前散（《太平圣惠方》）。

【贮存】 置通风干燥处。

升　麻

【处方用名】 升麻、蜜升麻。

【来源】 本品为毛茛科植物大三叶升麻 *Cimicifuga heracleifolia* Kom.、兴安升麻 *Cimicifuga dahurica* （Turcz.） Maxim. 或升麻 *Cimicifuga foetida* L. 的干燥根茎。

【采收加工】 秋季采挖，除去泥沙，晒至须根干时，燎去或除去须根，晒干。

【历史沿革】 晋代有炙法、蜜煎；南北朝刘宋时代有黄精汁制；宋代有"入瓶子内固济，留一孔，烧令烟绝，取出研细"的方法；明代有炒、焙、蜜炒、酒炒、盐水炒、醋拌炒等方法；清代有土炒、蒸制、姜汁拌炒等法。现行主要有蜜炙等。《中国药典》（2020 年版）载有升麻。

【炮制方法】

1. 升麻 除去杂质，略泡，洗净，润透，切厚片，干燥。

2. 蜜升麻 取炼蜜，加适量沸水稀释，淋入升麻片内拌匀，闷透，文火加热，炒至不粘手时，取出晾凉。每 100kg 升麻片，用炼蜜 25kg。

【成品性状】

1. 升麻　为不规则的厚片。外表面黑褐色或棕褐色，粗糙不平，有的可见须根痕或坚硬的细须根残留，切面黄绿色或淡黄白色，具有网状或放射状纹理。体轻，质硬，纤维性。气微，味微苦而涩。

2. 蜜升麻　形如升麻片，表面黑棕色或棕褐色，味甜而微苦。

【质量要求】升麻，水分不得过 11.0%，总灰分不得过 6.5%，酸不溶性灰分不得过 1.0%；醇溶性浸出物不得少于 17.0%。

【炮制作用与临床应用】升麻，味辛、微甘，性微寒。归肺、脾、胃、大肠经。具有发表透疹、清热解毒、升举阳气的功能。升麻生品性升散，发表透疹、清热解毒之力强。常与葛根等配伍，用于麻疹透发不畅，如升麻葛根汤（《太平惠民和剂局方》）；或与黄芩等配伍，治热毒上攻，痄腮丹毒，如普济消毒饮（《东垣试效方》）。

蜜炙后长于升举阳气。常与柴胡等配伍，用于气虚下陷，久泻脱肛、子宫下垂等症，如补中益气汤（《内外伤辨惑论》）。

【贮存】置通风干燥处。

白 薇

【处方用名】白薇、蜜白薇、炙白薇。

【来源】本品为萝藦科植物白薇 *Cynanchum atratum* Bge. 或蔓生白薇 *Cynanchum versicolor* Bge. 的干燥根及根茎。

【采收加工】春、秋二季采挖，洗净，干燥。

【历史沿革】南北朝刘宋时代有糯米泔浸一宿再蒸的方法；宋代有炒、焙等方法；清代有"酒洗，糯米泔浸，蒸晒用"和酒洗等方法。现行主要有蜜炙等。《中国药典》（2020 年版）载有白薇。

【炮制方法】

1. 白薇　除去杂质，洗净，润透，切段、干燥。

2. 蜜白薇　取炼蜜，加适量沸水稀释，淋入白薇段内拌匀，闷透，文火加热，炒至不粘手时，取出晾凉。每 100kg 白薇段，用炼蜜 25kg。

【成品性状】

1. 白薇　呈不规则的段。根茎不规则形，可见圆形凹陷的茎痕，结节处残存多数簇生的根。根细，表面棕黄色。切面皮部类白色或黄白色，木部较皮部窄小，黄色。质脆。气微，味微苦。

2. 蜜白薇　形如白薇段，表面深黄色，微有光泽，略带黏性，味微甜。

【质量要求】白薇　水分不得过 11.0%，总灰分不得过 13.0%，酸不溶性灰分不得过 4.0%；醇溶性浸出物不得少于 19.0%。

【炮制作用与临床应用】白薇，味苦、咸。性寒。归胃、肝、肾经。具有清热凉血、利尿通淋、解毒疗疮的功能。白薇生品长于凉血、通淋、解毒疗疮。常与青蒿等配伍，用于热入血室、长热不退、夜多谵语，如青蒿鳖甲汤（《重订通俗伤寒论》）；或与车前子等配伍，用于热淋、血淋。

蜜炙后长于退虚热。常与当归等配伍，用于后血虚，低热不退，如白薇汤（《全书指迷方》）。

【贮存】置通风干燥处。

前 胡

【处方用名】前胡、蜜前胡。

【来源】本品为伞形科植物白花前胡 *Peucedanum praeruptorum* Dunn 的干燥根。

【采收加工】冬季至次春茎叶枯萎或未抽花茎时采挖，除去须根，洗净，晒干或低温干燥。

【历史沿革】首见于南北朝刘宋时期《雷公炮炙论》，曰："用甜竹沥浸令润，于日中晒干用之"等。现行有蜜炙等。《中国药典》（2020 年版）载有前胡和蜜前胡。

【炮制方法】

1. 前胡　除去杂质，洗净，润透，切薄片，晒干。

2. 蜜前胡　取炼蜜，加适量沸水稀释，淋入前胡片内拌匀，闷润，文火加热，炒至不粘手时，取出晾凉。每 100kg 前胡，用炼蜜 25kg。

【成品性状】

1. 前胡　呈类圆形或不规则形的薄片，外表皮黑褐色或灰黄色，有时可见残留的纤维状叶鞘残基。切面黄白色至淡黄色，皮部散有多数棕黄色油点，可见一棕色环纹及放射状纹理。气芳香，味微苦、辛。

2. 蜜前胡　形如前胡片，表面黄褐色，略具光泽，滋润。味微甜。

【质量要求】

1. 前胡　水分不得过 12.0%，总灰分不得过 6.0%；醇溶性浸出物不得少于 20.0%；含白花前胡甲素（$C_{21}H_{22}O_7$）不得少于 0.90%，含白花前胡乙素（$C_{24}H_{26}O_7$）不得少于 0.24%。

2. 蜜前胡　水分不得过 13.0%，其余同前胡。

【炮制作用与临床应用】前胡，味苦、辛，性微寒。归肺经。具有降气化痰、散风清热的功能。常与薄荷等配伍，增强发散风热、宣肺止咳的功效，用于外感风热、咳嗽有痰。

蜜炙后长于润肺降气化痰。常与桔梗等配伍，用于肺气不降、痰稠喘满、咯痰不爽等症，如止嗽化痰丸。

【贮存】置阴凉干燥处。防霉。防蛀。

百　合

【处方用名】百合、蜜百合、炙百合。

【来源】本品为百合科植物卷丹 *Lilium lancifolium* Thunb.、百合 *Lilium brownii* F. E. Brown var. *viridulum* Baker 或细叶百合 *Lilium pumilum* DC. 的干燥肉质鳞叶。

【采收加工】秋季采挖，洗净，剥取鳞叶，置沸水中略烫，干燥。

【历史沿革】汉代有炙法；唐代有"熬令黄色，捣筛为散"的方法；宋代有炒、蜜拌蒸法、蒸法等方法；明代有酒拌蒸的方法；清代有蜜合蒸法。现行主要蜜炙等。《中国药典》（2020 年版）载有百合、蜜百合。

【炮制方法】

1. 百合　除去杂质。

2. 蜜百合　取炼蜜，加适量沸水稀释，淋入百合内拌匀，闷透，文火加热，炒至不粘手时，取出晾凉。每 100kg 百合，用炼蜜 5kg。

【成品性状】

1. 百合　呈长椭圆形。表面黄白色至淡棕黄色，有的微带紫色，有数条纵直平行的白色维管束。顶端稍尖，基部较宽，边缘薄，微波状，略向内弯曲。质硬而脆，断面较平坦，角质样。气微，味微苦。

2. 蜜百合　形如百合，表面棕黄色，偶见黄焦斑，略带黏性，味甜。

【质量要求】

1. 百合　水分不得过 13.0%，总灰分不得过 5.0%；水溶性浸出物不得少于 18.0%；含百合多糖以无水葡萄糖（$C_6H_{12}O_6$）计，不得少于 21.0%。

2. 蜜百合 水分同百合。

【炮制作用与临床应用】百合味甘，性寒。归心、肺经。具有养阴润肺、清心安神的功效。百合生品清心安神力胜。常与知母等配伍，用于热病后余热未清，虚烦惊悸，失眠多梦等，如百合知母汤（《金匮要略方论》）、百合地黄汤（《金匮要略方论》）。

蜜炙后长于润肺止咳。常与麦冬等配伍，用于咳嗽气喘、痰中带血等症，如百合固金汤（《慎斋遗书》）。

【炮制研究】蜜炙后百合多糖含量为生品的 1.8 倍。百合及蜜百合豆甾醇含量差异不大，但经水煎煮后，蜜百合中豆甾醇的溶出度增加，水提液中含量约为生百合的 24 倍。豆甾醇具有较好的抗炎及止咳作用，提示豆甾醇是百合蜜炙后止咳作用增强的物质基础之一。

用浓氨水喷雾法和 SO_2 刺激法对小鼠进行止咳实验，结果百合具有润肺止咳的作用，蜜炙后止咳效果更好。百合和蜂蜜的止咳作用不存在效应叠加。

【贮存】置通风干燥处。

桂 枝

【处方用名】桂枝、蜜桂枝、桂尖。

【来源】本品为樟科植物肉桂 *Cinnamomum cassia* Presl 的干燥嫩枝。

【采收加工】春、夏二季采收，除去叶，晒干，或切片晒干。

【历史沿革】清代有焙、甘草汁制、蜜炙等。现行有蜜炙等。《中国药典》（2020 年版）载有桂枝。

【炮制方法】

1. 桂枝 除去杂质，洗净，润透，切厚片，干燥。

2. 蜜桂枝 取炼蜜，加适量沸水稀释，淋入桂枝片内拌匀，闷润，文火加热，炒至老黄色、不粘手时，取出晾凉。每 100kg 桂枝片，用炼蜜 15kg。

【成品性状】

1. 桂枝 呈类圆形或椭圆形的厚片，表面红棕色至棕色，有时可见点状皮孔或纵棱线，切面皮部红棕色，木部黄白色或浅黄棕色，髓部类圆形或略呈方形，有特异香气，味甜、微辛。

2. 蜜桂枝 形如桂枝片，表面老黄色，微有光泽，略带黏性，香气减弱，味甜微辛。

【质量要求】桂枝，水分不得过 12.0%，总灰分不得过 3.0%；醇溶性浸出物不得少于 6.0%；含桂皮醛（C_9H_8O）不得少于 1.0%。

【炮制作用与临床应用】桂枝，味辛、甘，性温。归心、肺、膀胱经。具有发汗解肌、温通经脉、助阳化气、平冲降气的功能。桂枝生品辛散温通作用较强，长于发汗解表、温通经脉。常与麻黄等配伍，用于风寒表证，身不出汗，如麻黄汤（《伤寒杂病论》）；或与芍药等配伍，用于营卫不合，有汗出或无汗，如桂枝汤（《伤寒杂病论》）。

蜜炙后辛散作用减弱，长于温中补虚、散寒止痛。常与当归等配伍，治疗产后虚羸不足，腹中隐痛不已，或小腹拘急挛痛引腰背，不能饮食者。如当归建中汤（《千金翼方》）。

【贮存】置阴凉干燥处。

麻 黄

【处方用名】麻黄、麻黄绒、蜜麻黄、炙麻黄、蜜麻黄绒、炙麻黄绒。

【来源】本品为麻黄科植物草麻黄 *Ephedra sinica* Stapf、中麻黄 *Ephedra intermedia* Schrenk et C. A. Mey. 或木贼麻黄 *Ephedra equisetina* Bge. 的干燥草质茎。

【采收加工】秋季采割绿色的草质茎，晒干。

【历史沿革】汉代有"去节汤泡"法；南北朝刘宋时代有沸汤煮法；宋代有酒熬成膏、去根节炒、蜜炒等方法；元代有炒黄法；明代有姜汁浸、略烧存性、滚醋汤泡、蜜酒拌炒焦、炒黑等方法；清代有"去根节，蜜酒煮黑"的方法。并有"凡用麻黄去节，先滚醋汤略浸，片时捞起，以备后用，庶免太发。如冬月严寒，腠理致密，当生用"。现行有蜜炙、制绒等。《中国药典》（2020 年版）载有麻黄、蜜麻黄。

【炮制方法】

1. 麻黄　除去木质茎、残根及杂质，切段。

2. 蜜麻黄　取炼蜜，加适量沸水稀释，淋入麻黄段内拌匀，闷透，文火加热，炒至不粘手时，取出晾凉。每 100kg 麻黄段，用炼蜜 20kg。

3. 麻黄绒　取麻黄段，碾绒，筛去粉末。

4. 蜜麻黄绒　取炼蜜，加适量沸水稀释，淋入麻黄绒中拌匀，闷透，文火加热，炒至深黄色、不粘手时，取出晾凉。每 100kg 麻黄绒，用 20kg 炼蜜。

【成品性状】

1. 麻黄　呈圆柱形的段，表面淡黄绿色至黄绿色，粗糙，有细纵脊线，节上有细小鳞叶，切面中心显红黄色。气微香，味涩、微苦。

2. 蜜麻黄　形如麻黄段，表面深黄色，微有光泽，略具黏性。有蜜香气，味甜。

3. 麻黄绒　为松散的绒团状，黄绿色，体轻。

4. 蜜麻黄绒　为粘结的绒团状，深黄色，略带黏性，味微甜。

【质量要求】

1. 麻黄　水分不得过 9.0%，总灰分不得过 9.0%；含盐酸麻黄碱（$C_{10}H_{15}NO \cdot HCl$）和盐酸伪麻黄碱（$C_{10}H_{15}NO \cdot HCl$）的总量不得少于 0.80%。

2. 蜜麻黄　总灰分不得过 8.0%，其余同麻黄。

【炮制作用与临床应用】麻黄味辛、微苦，性温。归肺、膀胱经。具有发汗散寒、宣肺平喘、利水消肿的功能。麻黄生品辛散作用较强，长于发汗解表、利水消肿。常与桂枝等配伍，用于外感风寒所引起的发热恶寒、无汗等症，如麻黄汤（《伤寒杂病论》）；或与白术等配伍，用于水肿而伴有表证者，如越婢加术汤（《金匮要略方论》）。

蜜麻黄辛散作用减弱，偏于温润，长于宣肺止咳平喘。常与杏仁等配伍，用于寒邪咳喘，如三拗汤（《太平惠民和剂局方》）；或与石膏等配伍，治疗肺热咳喘，如麻杏石甘汤（《伤寒杂病论》）。

麻黄绒发汗作用缓和。适用于老人、幼儿及虚人风寒感冒，用法与麻黄相似。

蜜麻黄绒作用更为缓和。适用于表证已解而喘咳未愈的老人、幼儿及体虚者，用法与蜜麻黄相似。

【炮制研究】蜜炙后麻黄总生物碱含量减少，且挥发性成分含量变化较大，其中异桉叶素、对-聚伞花素、D-柠檬烯、桉叶素、τ-萜品烯等含量显著升高，苯甲醛、四甲基吡嗪、对乙烯基茴香醚、1-α-松油醇、τ-松油醇等含量均降低，因此麻黄蜜炙后辛散发汗力减弱，润肺平喘作用增强。麻黄制绒后较生麻黄挥发油含量降低 20%，炙麻黄绒较麻黄绒挥发油含量降低 52%，生物碱则损失较少。与生品麻黄相比，麻黄蜜炙、酒炙、醋炙、炒炭炮制品中生物碱类成分均有所下降，以酒制和炒炭炮制品下降最多，黄酮、烯烃和有机酸类成分经蜜炙后含量上升，而在其他炮制品中含量下降。麻黄蜜炙后盐酸麻黄碱和盐酸伪麻黄碱含量均有不同程度的下降。其原因是：炼蜜的黏稠度及比重较大，影响了麻黄碱和伪麻黄碱的溶出，盐酸麻黄碱是仲胺衍生物，具有挥发性，而炮制过程均要加热处理，高温使盐酸麻黄碱挥发。

麻黄生品发汗作用最强，发汗作用的主要有效部位是挥发油和醇提部位；蜜炙麻黄的平喘作用最强，平喘的主要有效部位是生物碱和挥发油。炮制对发汗作用的影响主要在于挥发油类的变化，对平喘作用的影响主要在于生物碱和挥发油的变化。蜜炙麻黄的发汗、平喘有效部位为挥发油与生物碱，相较于生麻黄和清炒的麻黄，蜜麻黄平喘功效最明显。蜜麻黄各提取部位的平喘功效强弱依次为：生物碱 > 挥发油 > 醇提部位 > 水提部位。

【贮存】置通风干燥处。防潮。

桑白皮

【处方用名】桑白皮、桑根白皮、蜜桑白皮、炙桑白皮。

【来源】本品为桑科植物桑 *Morus alba* L. 的干燥根皮。

【采收加工】秋末叶落时至次春发芽前采挖根部，刮去黄棕色粗皮，纵向剖开，剥取根皮，晒干。

【历史沿革】汉代有烧灰存性法；南北朝刘宋时代有焙制的方法；唐代有"炙令黄黑"；宋代有微炙、炒、蜜炒后沸浸、蜜炙等方法；明代有麸炒、酒炒等方法。现行有蜜炙等。《中国药典》（2020 年版）载有桑白皮、蜜桑白皮。

【炮制方法】

1. 桑白皮　洗净，稍润，切丝，干燥。

2. 蜜桑白皮　取炼蜜，加适量沸水稀释，淋入桑白皮丝内拌匀，闷透，文火加热，炒至深黄色、不粘手时，取出晾凉。每 100kg 桑白皮丝，用炼蜜 25kg。

【成品性状】

1. 桑白皮　呈丝条状，外表面白色或淡黄白色，有的残留橙黄色或棕黄色鳞片状粗皮；内表面黄白色或灰黄色，有细纵纹。体轻，质韧，纤维性强。气微，味微甘。

2. 蜜桑白皮　呈不规则的丝条状。表面深黄色或棕黄色，略具光泽，滋润，纤维性强，易纵向撕裂。气微，味甜。

【质量要求】

1. 桑白皮　水分不得过 10.0%。

2. 蜜桑白皮　水分不得过 10.0%。

【炮制作用与临床应用】桑白皮，味甘，性寒。归肺经。具有泻肺平喘、利水消肿的功能。桑白皮生品泻肺行水能力较强。常与地骨皮等配伍，用于喘咳而兼身热者，如桑白皮汤（《医钞类编》）；或与筷苍等配伍，用于面目浮肿、小便不利，如五皮散（《华氏中藏经》）。

蜜炙后寒泻之性缓和。偏于润肺止咳。常与人参等配伍，治疗肺脏虚寒，咳嗽上气，如补肺汤（《三因极一病证方论》）。

【炮制研究】桑白皮蜜炙后东莨菪内酯质量分数略有增加。

蜜炙后的桑白皮利尿作用减弱，而镇咳作用增强。显示生桑白皮长于利尿，而蜜炙后止咳平喘作用加强。不去除粗皮的桑白皮和去除粗皮的桑白皮具有同等强度的利尿作用。蜜炙桑白皮能减少小鼠 2 分钟内咳嗽次数，增加气管酚红排泌量。蜜炙桑白皮与生品桑白皮相比，作用有一定差异，蜜炙后止咳化痰作用显著加强。

【贮存】置通风干燥处，防潮，防蛀。

枇杷叶

【处方用名】枇杷叶、蜜枇杷叶、炙枇杷叶。

【来源】本品为蔷薇科植物枇杷 *Eriobotrya japonica*（Thunb.）Lindl. 的干燥叶。

【采收加工】全年均可采收，晒至七、八成干时，扎成小把，再晒干。

【历史沿革】晋代有拭去毛炙；南北朝刘宋时代用甘草汤洗后拭干再酥制；唐代有蜜炙法；宋代有枣汁炙、姜汁炙等方法。现行有蜜炙等。《中国药典》（2020 年版）载有枇杷叶、蜜枇杷叶。

【炮制方法】

1. 枇杷叶　除去绒毛，用水喷润，切丝，干燥。

2. 蜜枇杷叶　取炼蜜，加适量沸水稀释，淋入枇杷叶丝内拌匀，闷透，置炒制容器内，文火加热，炒至不粘手时，取出晾凉。每 100kg 枇杷叶丝，用炼蜜 20kg。

【成品性状】

1. 枇杷叶　呈丝条状，上表面灰绿色、黄棕色或红棕色，较光滑；下表面可见绒毛，主脉突出。革质而脆。气微，味微苦。

2. 蜜枇杷叶　形如枇杷叶丝，表面黄棕色或红棕色，微显光泽，略带黏性。具蜜香气，味微甜。

【质量要求】

1. 枇杷叶　水分不得过 10.0%，总灰分不得过 7.0%；醇溶性浸出物不得少于 16.0%；含齐墩果酸（$C_{30}H_{48}O_3$）和熊果酸（$C_{30}H_{48}O_3$）的总量不得少于 0.70%。

2. 蜜枇杷叶　水分、总灰分、含量测定同枇杷叶。

【炮制作用与临床应用】枇杷叶味苦，性微寒。归肺、胃经。具有清肺止咳、降逆止呕的功能。枇杷叶生品长于清肺止咳、降逆止呕。常与桑白皮等配伍，用于肺热咳嗽、气逆喘息等症，如枇杷清肺饮（《外科大成》）。

蜜炙后长于润肺止咳。常与桑叶等配伍，用于肺虚久咳，如清肺救燥汤（《医门法律》）；或与梨、莲子等配伍，用于肺阴虚久咳，如枇杷膏（《增广验方新编》）。

【炮制研究】蜜炙、姜炙枇杷叶中熊果酸含量均高于生品。绒毛所含化学成分与枇杷叶基本相同，但皂苷的含量明显低于叶。绒毛中不含有能致咳或产生其他副作用的特异化学成分，且在煎煮过程中，绒毛并不易脱落，因此，枇杷叶作为制膏原料可以不刷毛，只需加强过滤即可。若作细粉原料及汤剂配方，则仍需刷净绒毛，以免直接刺激咽喉而引起咳嗽。

【贮存】置干燥处。

桑　叶

【处方用名】桑叶、霜桑叶、蜜桑叶、冬桑叶。

【来源】本品为桑科植物桑 *Morus alba* L. 的干燥叶。

【采收加工】初霜后采收，除去杂质，晒干。

【历史沿革】唐代有烧灰淋汁；宋代有微炒的方法；明代有烧存性、蒸熟、焙、蜜炙、九蒸九晒、酒拌蒸等方法；清代有蜜水拌蒸、芝麻研碎拌蒸等法。现行有蜜炙等。《中国药典》（2020 年版）载有桑叶。

【炮制方法】

1. 桑叶　除去杂质，搓碎，去柄，筛去灰屑。

2. 蜜桑叶　取炼蜜，加适量沸水稀释，淋入净桑叶内拌匀，闷透，文火加热，炒至表面深黄色、不粘手时，取出晾凉。每 100kg 净桑叶，用炼蜜 25kg。

【成品性状】

1. 桑叶　为不规则的破碎叶片。叶片边缘可见锯齿或钝锯齿，有的有不规则分裂。质脆。气微，味淡、微苦涩。

2. 蜜桑叶　形如桑叶，表面暗黄色，微有光泽，略带黏性，微甜。

【炮制作用与临床应用】桑叶味甘、苦，性寒。归肺、肝经。具有疏散风热、清肺润燥、清肝明目的功能。桑叶生品长于疏散风热、清肝明目。常与菊花等配伍，用于外感风热，温病初起，如桑菊饮（《温病条辨》）；或与决明子等配伍，治疗肝火上炎引起的目赤肿痛；或与女贞子等配伍，用于肝阴不足，眼目昏花，如桑麻丸（《饲鹤亭集方》）。

蜜炙后性偏润，增强润肺止咳作用。常与贝母等配伍，用于治疗咳嗽痰少、鼻咽干燥等，如桑杏饮（《温病条辨》）。

【贮存】置干燥处。

款冬花

【处方用名】款冬花、冬花、蜜款冬花、蜜冬花、炙款冬花、炙冬花。

【来源】本品为菊科植物款冬 *Tussilago farfara* L. 的干燥花蕾。

【采收加工】12 月或地冻前当花尚未出土时采挖，除去花梗及泥沙，阴干。

【历史沿革】南北朝刘宋时代有甘草水浸后再用款冬花叶制；宋代有炒法和焙法；明代有甘草水浸和蜜水炒等方法。现行有蜜炙等。《中国药典》（2020 年版）载有款冬花、蜜款冬花。

【炮制方法】

1. 款冬花 除去杂质及残梗。

2. 蜜款冬花 取炼蜜，加适量沸水稀释，淋入净款冬花内拌匀，闷润，置炒制容器内，文火加热，炒至微黄色、不粘手时，取出晾凉。每 100kg 净款冬花，用炼蜜 25kg。

【成品性状】

1. 款冬花 呈长圆棒状，单生或 2 个～3 个基部连生。上端较粗，下端渐细或带有短梗，外面被有多数鱼鳞状苞片。苞片外表面紫红色或淡红色，内表面密被白色絮状茸毛。体轻，撕开后可见白色茸毛。气香，味微苦而辛。

2. 蜜款冬花 形如款冬花，表面棕黄色或棕褐色，稍带黏性。具蜜香气，味微甜。

【质量要求】

1. 款冬花 醇溶性浸出物不得少于 20.0%；含款冬酮（$C_{23}H_{34}O_5$）不得少于 0.070%。

2. 蜜款冬花 醇溶性浸出物不得少于 22.0%；含量测定同款冬花。

【炮制作用与临床应用】款冬花味辛、微苦。性温。归肺经。具有润肺下气、止咳化痰的功能。款冬花生品长于散寒止咳。常与紫菀等配伍，用于寒邪伤肺，如紫菀散（《太平圣惠方》）；或与麻黄等配伍，治外感风寒，痰饮郁结，气逆喘咳，如射干麻黄汤（《金匮要略方论》）。

蜜炙后药性温润。润肺止咳作用增强。常与百合等配伍，治疗喘咳日久痰中带血，如百花膏（《重订严氏济生方》）；或与贝母等配伍，用于阴虚燥咳，如太平丸（《十药神书》）。

【贮存】置干燥处，防潮，防蛀。

旋覆花

【处方用名】旋覆花、蜜旋覆花、炙旋覆花。

【来源】本品为菊科植物旋覆花 *Inula japonica* Thunb. 或欧亚旋覆花 *Inula britannica* L. 的干燥头状花序。

【采收加工】夏、秋二季花开放时采收，除去杂质，阴干或晒干。

【历史沿革】南北朝刘宋时代有蒸法；宋代有炒法；明代有焙法。现行有蜜炙等。《中国药典》（2020 年版）载有旋覆花、蜜旋覆花。

【炮制方法】

1. 旋覆花 除去梗、叶及杂质。

2. 蜜旋覆花 取炼蜜，加适量沸水稀释，淋入净旋覆花内拌匀，闷透，置炒制容器内，文火加热，炒至不粘手时，取出晾凉。每100kg净旋覆花，用炼蜜25kg。

【成品性状】

1. 旋覆花 呈扁球形或类球形。总苞由多数苞片组成，呈覆瓦状排列，苞片披针形或条形，灰黄色；舌状花1列，黄色，常脱落；管状花多数，棕黄色；子房顶端有多数白色冠毛。有的可见椭圆形小瘦果。体轻，易散碎。气微，味微苦。

2. 蜜旋覆花 形如旋覆花，深黄色。手捻稍粘手。具蜜香气，味甜。

【质量要求】蜜旋覆花 醇溶性浸出物不得少于16.0%。

【炮制作用与临床应用】旋覆花，味苦、辛、咸，性微温，归肺、脾、胃、大肠经。具有降气、消痰、行水、止呕的功能。旋覆花生品辛苦之味较强，降气止呕化痰的作用强。常与代赭石等配伍，用于脾胃虚寒，呕吐等症，如旋覆代赭汤（《伤寒杂病论》）。

蜜炙后降逆止呕作用弱于生品，长于润肺止咳、降气平喘。常与桑白皮等配伍，用于咳嗽痰喘，如鸡鸣丸（《中朝方》）。

【贮存】置干燥处。防潮。

马兜铃

【处方用名】马兜铃、蜜马兜铃、炙马兜铃、兜铃、炙兜铃。

【来源】本品为马兜铃科植物北马兜铃 *Aristolochia coontorta* Bge. 或马兜铃 *Aristolochia de – bilis* Sieb. Et Zucc. 的干燥成熟果实。

【采收加工】秋季果实由绿变黄时采收，干燥。

【历史沿革】南北朝刘宋时代有隔膜令净法；宋代有炒、焙、酥炙等炮制方法；清代有炮法。现行有蜜炙等。《中国药典》（2015年版）载有马兜铃、蜜马兜铃。

【炮制方法】

1. 马兜铃 除去杂质，筛去灰屑。

2. 蜜马兜铃 取炼蜜，加适量沸水稀释，淋入搓碎的马兜铃内拌匀，闷润，文火加热，炒至不粘手时，取出晾凉。每100kg净马兜铃，用炼蜜25kg。

【成品性状】

1. 马兜铃 呈卵圆形，表面黄绿色、灰绿色或棕褐色，有纵棱线12条，种子扁平而薄，钝三角形或扇形。气特异，味微苦。

2. 蜜马兜铃 形如马兜铃碎片，表面深黄色，种子多黏附在果皮上，皮脆，略有光泽，味苦而微甜。

【炮制作用与临床应用】马兜铃，味苦，性微寒。归肺、大肠经。具有清肺降气、止咳平喘、清肠消痔的功能。常与黄芩等配伍，用于肺热咳嗽、痰壅气促等，如马兜铃散（《圣济总录》）；或配地榆等煎汤熏洗患处，用于肠热痔血。

蜜炙后能缓和苦寒之性，增强润肺止咳的功效，并可减少副作用。常与阿胶等配伍，用治肺虚久咳、喘促少痰，如补肺阿胶汤（《小儿药证直诀》）。

【炮制研究】马兜铃蜜炙后，马兜铃酸类物质降低，并且有新的物质生成。木兰碱含量显著降低，仅为生品的16%。马兜铃蜜炙后挥发油中化合物由118个减少至42个，其中共有成分25个，新化合物17个。共有的25个成分中，有19个成分的质量分数是显著增加的，另6个成分的质量分数下降。

【贮存】置干燥处。

瓜 蒌

【处方用名】瓜蒌、全瓜蒌、蜜瓜蒌。

【来源】本品为葫芦科植物栝楼 *Trichosanthes kirilowii* Maxim. 或双边栝楼 *Trichosanthes rosthornii* Harms 的干燥成熟果实。

【采收加工】秋季果实成熟时，连果梗剪下，置通风处阴干。

【历史沿革】宋代有炒、焙、烧存性、蛤粉炒、蒸等炮制方法；明代有以白面作饼焙干捣末、同蛤粉或明矾捣和干燥研制成霜、加煅蛤蜊蚬壳捣和制饼、纸包煨等方法；清代有煅炭存性、明矾制等方法。现行有蜜炙等。《中国药典》（2020 年版）载有瓜蒌。

【炮制方法】

1. 瓜蒌　压扁，切丝或切块。

2. 蜜瓜蒌　取炼蜜，加适量沸水稀释，淋入净瓜蒌丝或块内拌匀，闷透，文火加热，炒至不粘手时，取出晾凉。每 100kg 瓜蒌丝或块，用炼蜜 15kg。

【成品性状】

1. 瓜蒌　呈不规则的丝或块状。外表面橙红色或橙黄色，皱缩或较光滑；内表面黄白色，有红黄色丝络，果瓤橙黄色，与多数种子粘结成团。具焦糖气，味微酸、甜。

2. 蜜瓜蒌　形如瓜蒌，呈棕黄色，带黏性，味甜。

【质量要求】瓜蒌，水分不得过 16.0%，总灰分不得过 7.0%；水溶性浸出物不得少于 31.0%。

【炮制作用与临床应用】瓜蒌味甘、微苦，性寒。归肺、胃、大肠经。具有清热涤痰、宽胸散结、润燥滑肠的功能。瓜蒌生品清热涤痰、宽胸散结作用强。常与陈皮等配伍，用于痰稠色黄，咯之不爽，胸膈痞闷，甚则气急呕恶，如清气化痰丸（《医方考》）；或与薤白等配伍，用于胸痹不得卧，心痛彻背者，如栝楼薤白半夏汤（《金匮要略方论》）。

蜜炙后润燥作用增强。常与贝母等配伍，用于咳嗽呛急，咯痰不爽，咽喉干燥哽痛，苔白而干，如贝母瓜蒌散（《医学心悟》）。

【贮存】置阴凉干燥处。防霉。防蛀。

瓜蒌皮

【处方用名】瓜蒌皮、蜜瓜蒌皮、炒瓜蒌皮、炙瓜蒌皮。

【来源】本品为葫芦科植物栝楼 *Trichosanthes kirilowii* Maxim. 或双边栝楼 *Trichosanthes rosthornii* Harms 的干燥成熟果皮。

【采收加工】秋季采摘成熟果实，剖开，除去果瓤及种子，阴干。

【历史沿革】古方多以全瓜蒌入药，近代才把瓜蒌皮单独药用。现行有蜜炙和清炒等。《中国药典》（2020 年版）载有瓜蒌皮。

【炮制方法】

1. 瓜蒌皮　洗净，稍晾，切丝，晒干。

2. 蜜瓜蒌皮　取炼蜜，加适量沸水稀释，淋入瓜蒌皮内拌匀，闷润，文火加热，炒至黄棕色、不粘手时，取出晾干。每 100kg 瓜蒌皮。用炼蜜 25kg。

【成品性状】

1. 瓜蒌皮　呈丝条状，边缘向内卷曲。外表面橙红色或橙黄色，皱缩，有的有残存果梗；内表面黄白色。质较脆易折断。具焦糖气，味淡、微酸。

2. 蜜瓜蒌皮　形如瓜蒌皮丝，黄棕色，有光泽，略带黏性，味甜。

【炮制作用与临床应用】瓜蒌皮,味甘,性寒。归肺、胃经。具有清热化痰、利气宽胸的功能。瓜蒌皮生品清热化痰作用强。清热化痰作用强,多用于肺热咳嗽。

蜜炙后润燥作用强。润燥作用强,常用于肺燥伤阴、久咳少痰、咯痰不爽。

【贮存】置阴凉干燥处。防霉。防蛀。

金樱子

【处方用名】金樱子、金樱子肉、蜜金樱子。

【来源】本品为蔷薇科植物金樱子 *Rosa laevigata* Michx. 的干燥成熟果实。

【采收加工】10~11月果实成熟变红时采收,干燥,除去毛刺。

【历史沿革】明代有酒浸、酒洗、焙、蒸、炒等方法。并有"内多毛及子,必去之净,才能补肾涩精,其腹中之子,偏能滑精,煎膏不去子,全无(功)效也"。现行有蜜炙等。《中国药典》(2020年版)载有金樱子肉。

【炮制方法】

1. 金樱子肉 取净金樱子,略浸,润透,纵切两瓣,除去毛、核,干燥。

2. 蜜金樱子 取炼蜜,加适量沸水稀释,淋入金樱子内拌匀,闷透,文火加热,炒至表面红棕色、不粘手时,取出晾干。每100kg金樱子,用炼蜜20kg。

【成品性状】

1. 金樱子肉 呈倒卵形纵剖瓣,表面红黄色或红棕色,有突起的棕色小点。顶端有花萼残基,下部渐尖。花托壁内面淡黄色,残存淡黄色绒毛。气微,味甘、微涩。

2. 蜜金樱子 形如金樱子肉,表面暗棕色,有蜜的焦香气,味甜。

【质量要求】金樱子肉 水分不得过16.0%,含金樱子多糖以无水葡萄糖($C_6H_{12}O_6$)计,不得少于25.0%。

【炮制作用与临床应用】金樱子味酸、甘、涩,性平。归肾、膀胱、大肠经。具有固精缩尿、固崩止带、涩肠止泻的功能。金樱子生品固涩止脱作用强。可单独熬膏服,用于肾虚滑精、遗精,也可与芡实相配,制成丸药,用于遗精、小便频数、妇女带下等,如水陆二仙丹(《洪氏集验方》)。

蜜炙后偏于补中涩肠。可单用熬膏服,或与白术等配伍,用于脾虚久泻。

【贮存】置通风干燥处。防蛀。

槐 角

【处方用名】槐角,蜜槐角。

【来源】本品为豆科植物槐 *Sophora japonica* L. 的干燥成熟果实。

【采收加工】冬季采收,除去杂质,干燥。

【历史沿革】宋代有微炒、炒令香;元代有去枝梗;明代有文武火麸炒黄色;清代有炒炭法,蒸槐角("拣去单子、五子,研碎,蒸用")。现行有蜜炙的炮制方法。《中国药典》(2020年版)载有槐角、蜜槐角。

【炮制方法】

1. 槐角 除去杂质。

2. 蜜槐角 取炼蜜,加适量沸水稀释,淋入净槐角内拌匀,闷透,文火炒至外皮光亮、不粘手时,取出晾干。每100kg槐角,用炼蜜5kg。

【成品性状】

1. 槐角 呈连珠状,表面黄绿色或黄褐色,皱缩而粗糙,背缝线一侧呈黄色。质柔润,干燥皱缩,易在收缩处折断，断面黄绿色，有黏性。种子1~6粒，肾形，表面光滑，棕黑色，一侧有灰白色圆形种脐；质坚硬，子叶2，黄绿色。果肉气微，味苦，种子嚼之有豆腥气。

2. 蜜槐角 形如槐角，表面稍隆起呈黄棕色至黑褐色，有光泽，略有黏性。具蜜香气。味微甜、苦。

【质量要求】

1. 槐角 含槐角苷（$C_{21}H_{20}O_{10}$）不得少于4.0%。

2. 蜜槐角 含槐角苷（$C_{21}H_{20}O_{10}$）不得少于3.0%。

【炮制作用与临床应用】槐角，味苦，性寒。归肝、大肠经。具有清热泻火、凉血止血的功能。槐角生品清热泻火、凉血止血力胜，多用于肠热便血、痔肿出血、肝热头痛、眩晕目赤。常与地黄等配伍，用于吐血、咯血、呕血、鼻衄、崩漏等各种出血证；或与菊花等配伍，用于目赤肿痛，如明目槐子丸（《太平圣惠方》）。

蜜槐角苦寒之性减弱。清热凉血之力不及生品。兼能润肠。尤宜于便血、痔血兼有便秘者。常与地榆等配伍，用于便血，痔血兼有便秘，如地榆槐角丸（《临床用药须知》2010年版）。

第六节 油炙法

将净选或切制后的中药，与一定量的食用油脂共同加热处理的方法称为油炙法，又称酥炙法。油炙辅料包括植物油和动物脂（习称动物油）。常用的有麻油、羊脂油，菜油、酥油亦有应用。

（一）油炙的目的

1. 增强疗效 如淫羊藿。

2. 利于粉碎 如三七、蛤蚧等。

（二）油炙的操作方法

1. 油炒 将羊脂切碎，置锅内加热，炼油去渣，取药物与羊脂油拌匀，用文火炒至油被吸尽，药物表面呈油亮时取出，摊开晾凉。

2. 油炸 取植物油，倒入锅内加热，至沸腾时，倾入药物，用文火炸至一定程度，取出，沥去油，粉碎。

3. 油脂涂酥烘烤 将动物类中药锯成短节，放炉火上烤热，用酥油或麻油涂布，加热烘烤，待酥油透入骨内后，再涂再烤，反复操作，直至酥脆，晾凉，粉碎。

（三）注意事项

药物油炸温度不宜过高，否则易将药物炸焦，导致药效降低或失效。

>>> 知识链接 ○---

从油炙药材法到制作黑膏药

油炙法是药材炮制的一项传统方法，药材通过油炙达到了增强疗效、利于粉碎的目的。那么油炸法如何运用到黑膏药的制作呢？炼制膏药，需有麻油浸药→烈火前煎沸→文火久熬→药枯过滤→药油滴水成珠→下黄丹→加香药或贵重药或胶体性药物→去火毒→涂布冷却→烘化贴用等程序，每一步都至为关键。先将油料加热，倒入药料，文火再炸，并不断搅动，使药物受热均匀，直炸至制膏所要的程度为止（如变黄，炸焦黄，炸枯黑等）。去渣滤净，即为膏油。再把黄丹放在干净的铁锅或铜锅中，文火炒至丹中水气尽，松散为度。然后把药油放入锅内，武火煮开改文火，炼至竹筷点油滴入凉水上，成珠不散。油丹比例一般按照每500g油用铅丹195g计算，有火上下单和离火下单两种情况。膏成后，用冷水喷洒于膏药锅内，倾入器中，以水浸三日去火毒。将方中的贵重细药，如冰片、麝香等研细面，加入已熔化的膏药内搅拌。最后把尚未冷却的膏药，用竹筷团起，随纸布大小，以竹筷点纸布之中心作顺时针摊一周，则为膏药已成。

淫羊藿

【处方用名】淫羊藿、仙灵脾、炙淫羊藿、羊藿、炙羊藿。

【来源】本品为小檗科植物淫羊藿 *Epimedium brevicornu* Maxim.、箭叶淫羊藿 *Epimedium sagittatum*（Sieb. et Zucc.）Maxim.、柔毛淫羊藿 *Epimedium pubescens* Maxim. 或朝鲜淫羊藿 *Epimedium koreanum* Nakai 的干燥叶。

【采收加工】夏、秋季茎叶茂盛时采收，晒干或阴干。

【历史沿革】南北朝刘宋时代有羊脂炙法；宋代有蒸、酒煮、酒浸、鹅脂炙、蜜水炙等炮制方法；明代有醋炒、米泔水浸等方法；清代有酒焙、酒拌蒸等法。现行有羊脂油炙的炮制方法。《中国药典》（2020年版）载有淫羊藿、炙淫羊藿。

【炮制方法】

1. 淫羊藿　除去杂质，摘取叶片，喷淋清水，稍润，切丝，干燥。

2. 炙淫羊藿　取羊脂油加热熔化，加入淫羊藿丝拌匀，用文火炒至均匀有光泽，取出，放凉。每100kg淫羊藿，用羊脂油（炼油）20kg。

【成品性状】

1. 淫羊藿　呈丝片状，上表面绿色、黄绿色或浅黄色，下表面灰绿色，网脉明显，中脉及细脉凸出，边缘具黄色刺毛状细锯齿。近革质，气微，味微苦。

2. 炙淫羊藿　形如淫羊藿丝。表面浅黄色显油亮光泽。微有羊脂油气。

【质量要求】

1. 淫羊藿　水分不得过12.0%，总灰分不得过8.0%；叶片含总黄酮以淫羊藿苷（$C_{33}H_{40}O_{15}$）计，不得少于5.0%，叶片含朝藿定A（$C_{39}H_{50}O_{20}$）、朝藿定B（$C_{38}H_{48}O_{19}$）、朝藿定C（$C_{39}H_{50}O_{19}$）和淫羊藿苷（$C_{33}H_{40}O_{15}$）的总量，朝鲜淫羊藿不得少于0.50%；淫羊藿、柔毛淫羊藿、箭叶淫羊藿均不得少于1.5%。

2. 炙淫羊藿　水分不得过8.0%，总灰分不得过8.0%；叶片含总黄酮以淫羊藿苷（$C_{33}H_{40}O_{15}$）计，不得少于5.0%，叶片含朝藿定A（$C_{39}H_{50}O_{20}$）、朝藿定B（$C_{38}H_{48}O_{19}$）、朝藿定C（$C_{39}H_{50}O_{19}$）和淫羊藿苷（$C_{33}H_{40}O_{15}$）的总量，朝鲜淫羊藿不得少于0.40%；淫羊藿、柔毛淫羊藿、箭叶淫羊藿均不得少于1.2%。

【炮制作用与临床应用】淫羊藿味辛、甘，性温。归肝、肾经。具有补肾阳、强筋骨、祛风湿的功能。淫羊藿生品以祛风湿、强筋骨作用为主。常与威灵仙等配伍，用于风湿痹痛偏于寒湿者，以及治疗四肢麻木不仁或筋骨拘挛等，如仙灵脾煎（《太平圣惠方》）。

炙后温肾壮阳的作用增强。常与仙茅等配伍，用于阳痿遗泄，如三肾丸（《全国中药成药处方集》）。

【炮制研究】淫羊藿羊脂炙品中总黄酮含量较生品降低。炙淫羊藿的炮制工艺条件和黄酮类成分的比例关系决定了炙淫羊藿炮制过程中黄酮类成分的变化趋势。在炮制过程中多糖苷黄酮类成分向次级糖苷黄酮类成分转变，次级糖苷向更低级糖苷转变，例如，与朝藿定A母核相同而糖基取代多的黄酮苷，会脱去糖基转化为朝藿定A，同时朝藿定A在受热炮制过程中也会脱去糖基转化为其他产物。不同品种不同批次的淫羊藿饮片中的各级糖苷类黄酮类成分比例不同，故炙淫羊藿在炮制过程中朝藿定 A、朝藿定 B、朝藿定 C、淫羊藿苷、宝藿苷 I 的含量呈现出不同的变化趋势。在炮制过程中，加热可以使淫羊藿主要活性黄酮的含量发生变化，产生更多易于吸收的生物活性黄酮（如淫羊藿苷、宝藿苷 I），易于吸收的黄酮成分增加可转化为血药浓度的增加进而表现为生物利用度的提高。而羊脂油可以促使淫羊藿黄酮在体内形成自组装胶束，增加活性黄酮的溶解度，提高活性黄酮的吸收，从而达到增效的目的。

淫羊藿油炙后，能促进有效成分淫羊藿苷的吸收，生物利用度提高，辅料羊脂油进一步促进其体内吸收。淫羊藿生品无提高性功能作用，而油炙品作用明显，温肾壮阳增强，羊脂油炼制温度 120℃与加入量 30% 的制淫羊藿增强效果最佳。其作用机制可能与改善肾阳虚证大鼠下丘脑 – 垂体 – 肾上腺 – 胸腺轴病理改变和功能抑制状态有关。对于物质能量代谢而言，生淫羊藿倾向于抑制机体物质能量代谢，炙淫羊藿倾向于促进机体物质代谢。作用机制与糖的有氧氧化途径相关酶表达情况以及糖原合成与分解途径相关酶表达有关。

【贮存】 置通风干燥处。

蛤 蚧

【处方用名】 蛤蚧、酒蛤蚧、酥蛤蚧。

【来源】 本品为壁虎科动物蛤蚧 *Gekko gecko* Linnaeus 的干燥体。

【采收加工】 全年均可捕捉，除去内脏，拭净，用竹片撑开，使全体扁平顺直，低温干燥。

【历史沿革】 南北朝刘宋时代有酒浸焙法；宋代有酥炙、醋炙、炙香、蜜炙、酒浸、煅存性等炮制方法。现行主要有酒制、油酥炙等。《中国药典》（2020 年版）载有蛤蚧、酒蛤蚧。

【炮制方法】

1. 蛤蚧 除去鳞片及头足，切成小块。

2. 酒蛤蚧 取蛤蚧块，用黄酒浸润后，烘干。每 100kg 蛤蚧块，用黄酒 20kg。

3. 油酥蛤蚧 取蛤蚧，涂以麻油，用无烟火烤至颜色稍黄，质脆，除去鳞片及头足，切成小块。

【成品性状】

1. 蛤蚧 呈不规则的片状小块。表面灰黑色或银灰色，有棕黄色的斑点及鳞甲脱落的痕迹，切面黄白色或灰黄色。脊椎骨和肋骨突起。气腥，味微咸。

2. 酒蛤蚧 形如蛤蚧块，微有酒香气。味微咸。

3. 油酥蛤蚧 形如蛤蚧块，色稍黄，质较脆，具香酥气。

【质量要求】

1. 蛤蚧 醇溶性浸出物不得少于 8.0%。

2. 酒蛤蚧 醇溶性浸出物不得少于 8.0%。

【炮制作用与临床应用】 蛤蚧，味咸，性平。归肺、肾经。具有补肺益肾、纳气定喘、助阳益精的功能。蛤蚧生品和酥制品功用相同，酥制后易粉碎，腥气减少。常与人参等配伍，用于虚劳咳嗽、肾虚气喘、肺虚咳喘等症，如人参蛤蚧散（《卫生宝鉴》）。

酒炙后增强补肾壮阳的作用。常与补骨脂等配伍，用于肾阳不足、精血亏虚的阳痿，如养真丹（《御药院方》）。亦可单味用浸酒服。

【炮制研究】 蛤蚧所含丰富的 Zn、Fe、Mg、Ca 等元素均与中医"肾"关系密切。蛤蚧尾 Zn、Fe 含量最高，蛤蚧身 Mg 含量高，头部 Ca 含量高，蛤蚧头、身（体）、尾 3 个部位所含化学成分差异并不显著。

对肾虚证模型的影响结果表明，尾部利用价值优于体部和头部，正好验证了"尾全无损者为佳"的传统观念。

【贮存】用木箱严密封装，常用花椒拌存，置阴凉干燥处，防蛀。

三 七

【处方用名】三七、田七、三七粉、熟三七。

【来源】本品为五加科植物三七 *Panax notoginseng*（Burk.）F. H. Chen 的干燥根和根茎。

【采收加工】秋季花开前采挖，洗净，分开主根、支根及根茎。干燥。支根习称"筋条"，根茎习称"剪口"。

【历史沿革】明代有为末的方法；清代有研、焙等法。现行主要有碾粉、油炸等。《中国药典》（2020 年版）载有三七粉。

【炮制方法】

1. 三七粉 取三七，洗净，干燥，碾成细粉。

2. 熟三七 取三七，打碎，分开大小块，用食油炸至表面棕黄色，取出，沥去油，研细粉。或取三七，洗净，蒸透，取出，及时切片，干燥。

【成品性状】

1. 三七粉 灰黄色粉末，气微，味苦回甜。

2. 熟三七 浅黄色粉末，略有油气，味微苦。熟三七片为类圆形薄片，表面棕黄色，角质，气微，味苦回甜。

【质量要求】三七粉 水分不得过 14.0%，总灰分不得过 6.0%、酸不溶性灰分不得过 3.0%；醇溶性浸出物不得少于 16.0%；含人参皂苷 Rg_1（$C_{42}H_{72}O_{14}$）、人参皂苷 Rb_1（$C_{54}H_{92}O_{23}$）及三七皂苷 R_1（$C_{47}H_{80}O_{18}$）的总量不得少于 5.0%。

【炮制作用与临床应用】三七，味甘、微苦，性温。归肝、胃经。具有散瘀止血、消肿定痛的功能。三七生品止血化瘀、消肿定痛之力偏胜。单独用于咳血、吐血、衄血、尿血、便血等各种出血症，如兼有瘀滞现象者，尤为适合。也可配合花蕊石、血余炭研粉吞服，如化血丹（《医学衷中参西录》）；或与当归等配伍，用于瘀滞疼痛及伤痛，如活血止痛汤（《伤科大成》）。

熟三七止血化瘀作用减弱，偏于补虚强壮。常与人参等配伍，用于身体虚弱、头晕眼花、面色苍白、四肢无力等症，如参茸三七补血片。

【炮制研究】三七蒸制后，三七皂苷 R_1 和人参皂苷 Rg_1、Rb_1、Rd、Rc、R_2、Rb_3 和 Re 量降低，但人参皂苷 Rh_1、Rg_2、$20R-Rg_2$、Rg_3 和 Rh_2 量增加。蒸制显著影响人参皂苷 Rg_3 的转化，同样蒸制 2 小时，温度为 120℃时人参皂苷 Rg_3（抗肿瘤化合物）的含量是温度为 100℃时的 5.23 倍；温度在 120℃下。蒸制 4 小时人参皂苷 Rg_3 的含量是蒸制 1 小时的 3.22 倍。止血成分田七氨酸量随蒸制时间延长而降低。随着蒸制温度升高、蒸制时间延长，熟三七中总皂苷含量呈现先升高后逐渐降低的趋势，因此合适的蒸制工艺尤为重要。蒸制后皂苷含量增加的有三七皂苷 R_2、R_{10}、人参皂苷 Re、Rg_2，降低的有三七皂苷 R_1、R_2，人参皂苷 R_2、Rb_1、Rb_2、Rb_3、Rg_1、Rc、Rd、Re 和丙二酰人参皂苷 Rg_1、Rd、Re 等。三七经过蒸制后，多糖含量较生品有所增加。不同工艺蒸制的熟三七中可溶性糖含量，在 110℃条件下，随着蒸制时间增加，可溶性糖含量先增加后下降，蒸制 6 小时，可溶性糖含量达到最大，之后含量有所降低。

蒸三七提取物有显著抑制人结肠直肠癌细胞 SW-480 增殖的活性。与人参皂苷 Rg_1、Rb_1 相比，人参皂苷 Rg_3 具有显著抑制肿瘤细胞增殖作用。三七及蒸制、油炒制品均具有增强小鼠体力、改善记忆能力及提高耐缺氧能力的作用；生品与炮制品之间在各作用上存在一定的差异，在益智方面，油炒制三七的作用较其他品种明显。熟三七具有更强的抗血小板聚集、抗凝血作用，显著的造血功能，且蒸制时间越长，效果越明显。三七皂苷 R_1 和人参皂苷 Rd 能够改善人体血液循环，阻滞凝血时间。三七总皂苷、人参皂苷 Rb$_1$、人参皂苷 Rg$_1$ 和三七皂苷 R$_1$ 均具有心肌保护作用。生三七的止血活血和抗菌消炎作用强于熟三七，而熟三七在抗抑郁、改善记忆力和增强体力方面均比生三七强。

【贮存】置阴凉干燥处。防蛀。

答案解析

目标检测

一、单项选择题（在每小题的 5 个备选答案中，选出 1 个正确答案）

1. 下列炮制品中属于"从制"的是（　）
   A. 酒炙黄连　　　　　　B. 姜炙黄连　　　　　　C. 吴茱萸炙黄连
   D. 黄连炙吴茱萸　　　　E. 胆汁炙黄连

2. 黄连炮制品中，能抑制其苦寒之性，使其寒而不滞，清气分湿热，散肝胆郁火的是（　）
   A. 姜黄连　　　　　　　B. 酒黄连　　　　　　　C. 黄连
   D. 黄连炭　　　　　　　E. 萸黄连

3. 需要用醋炙法炮制降低毒性的药物组是（　）
   A. 柴胡、麻黄　　　　　B. 甘遂、商陆　　　　　C. 芫花、藤黄
   D. 天南星、半夏　　　　E. 蟾酥、雄黄

4. 下列哪类中药不是盐炙法的适用范围（　）
   A. 泻相火类　　　　　　B. 补肾固精类　　　　　C. 利尿类
   D. 疗疝类　　　　　　　E. 疏肝解郁类

5. 黄芪蜜炙后，增强的作用是（　）
   A. 补中益气　　　　　　B. 利水消肿　　　　　　C. 生津养血
   D. 止咳化痰　　　　　　E. 敛疮生肌

6. 炙淫羊藿用的油脂是（　）
   A. 麻油　　　　　　　　B. 羊脂油　　　　　　　C. 菜油
   D. 酥油　　　　　　　　E. 猪油

二、多项选择题（在每小题的 5 个备选答案中，选出 2~5 个正确答案）

1. 适用于酒炙法炮制的药物（　）
   A. 性味苦寒的药　　　　B. 祛风通络药　　　　　C. 止血止泻药
   D. 活血散瘀药　　　　　E. 动物类中药

2. 酒炙法的炮制目的主要有（　）
   A. 改变药性，引药上行
   B. 增强活血通络作用
   C. 矫臭矫味
   D. 引药下行，增强滋阴降火、疗疝止痛的作用
   E. 引药入肝，增强活血散瘀、疏肝解郁的作用

3. 醋炙法的炮制目的主要有（　）
   A. 改变药性，引药上行
   B. 引药入肝，增强活血止痛作用
   C. 矫臭矫味

D. 降低毒性

E. 引药下行，增强滋阴降火、疗疝止痛的作用

三、配伍选择题（每组分别对应一组备选项，备选项可重复选用，也可不选用。每题只有1个最佳答案）

A. 泻下作用稍缓，善清上焦血分热毒

B. 泻下作用缓和，增强活血祛瘀作用

C. 泻下作用缓和，用于老年大便秘结

D. 泻下作用减弱，以消积化瘀为主

E. 泻下作用极微，并有止血作用

1. 酒大黄的炮制作用是（　　）

2. 醋大黄的炮制作用是（　　）

3. 熟大黄的炮制作用是（　　）

4. 清宁片的炮制作用是（　　）

5. 大黄炭的炮制作用是（　　）

四、简答题

马钱子炮制减毒的炮制机制是什么？

书网融合……

| 思政导航 | 本章小结 | 微课1 | 微课2 |

微课3　　　　微课4　　　　题库　　　盐菟丝子产业化生

第十章 煅 法

将净选后的中药，置适宜的耐火容器内，高温加热至规定程度的方法，称为煅法，主要适用于矿物类中药，质地坚硬的贝壳类、化石类中药以及质地疏松、炒炭易灰化、需要制炭的中药。

煅法起源较早，《五十二病方》中就有用燔法处理矿物药、动物药和少量植物药的记载。《黄帝内经》记载的13个药方中，就有3个药方使用煅法，如生铁落饮、小金丹、左角发酒等。《神农本草经》对禹余粮、涅石要求"炼"，贝子则有"烧用之良"的记载。《金匮玉函经》提出："药物有须烧炼炮炙，生熟有定。"魏晋南北朝时开始推行炼丹术，唐代炼丹术盛行。历经元、明、清，有些煅法至今仍在沿用。

目前饮片企业生产中使用各种型号和规格的煅药锅和煅药炉，可以自动控制加热温度和时间。主要有煅药炉、煅药锅及闷煅炉。由于药物性质与炮制要求不同，煅药温度范围大致在200~1000℃之间，根据煅药温度将煅药设备分为中温和高温两种。其中，中温煅药设备（图10-1）的工作温度为600℃以下，高温煅药设备的工作温度为600~1000℃。

煅法的操作根据所煅中药的性质、目的、加辅料与否，分为明煅法、煅淬法和闷煅法。

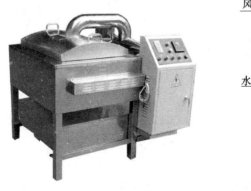
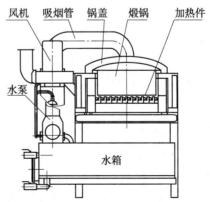

图 10 - 1 煅药锅实物图及分解图

微课 – 明煅法　　PPT

第一节　明煅法

将净选后的中药，置适宜的耐火容器内，不隔绝空气，进行高温加热的操作过程，称为明煅法。

（一）炮制目的

1. 使药物质地酥脆，易于粉碎和煎出有效成分　如：牡蛎、石决明等。

2. 除去结晶水，增强收敛作用　如：白矾、石膏、硼砂等。

3. 缓和药性　如：寒水石、石决明等。

（二）操作方法

1. 敞锅煅　取净药材，砸成小块或碾碎，直接放入煅药锅内，武火加热至一定程度，取出，放凉。适用于含结晶水的矿物药。

2. 炉膛煅　取净药材，置于不同煅药炉的炉膛内，直接或置适宜容器内于炉火上煅至红透或酥脆易碎，取出，放凉。适用于质地坚硬的矿物药。现多用不同规格的煅药炉，如平炉和反射炉。煅后易碎或煅时爆裂的药物需装入适宜容器内煅制。

（三）注意事项

（1）将药物大小分档，以免煅制时生熟不均。

（2）煅制时应一次性煅透，中途不得停火，不要搅拌，以免出现夹生现象。

（3）控制适宜的煅制温度和时间。

（4）有些药物在煅烧时产生爆溅，可在容器上加盖（不密闭）。含有结晶水的盐类药材，不要求煅红，但需使结晶水蒸发至尽，或全部形成蜂窝状的块状固体。

白　矾

微课 – 白矾

【处方用名】白矾、明矾、枯矾、煅白矾。

【来源】本品为硫酸盐类矿物明矾石经加工提炼制成，主含含水硫酸铝钾 $[KAl(SO_4)_2 \cdot 12H_2O]$。

【采收加工】采得后，打碎，加水溶解，收集溶液，蒸发浓缩，放冷后即析出结晶。

【历史沿革】汉代有烧、炼法；南北朝刘宋时期有多种药汁制的方法；唐、宋有烧枯、研成粉等方法；明、清以后多用煅法。并有"白矾生用解毒，煅用生肌"（《炮炙大法》）。现行有明煅法。《中国药典》（2020 年版）载有白矾、枯矾。

【炮制方法】

1. 白矾　取原药材，除去杂质，砸成碎块或碾成粉末。

2. 枯矾　取净白矾碎块或粗粉，置煅药锅内，用武火加热至熔化，继续煅至膨胀松泡呈白色蜂窝状固体，完全干枯，取出，放凉，碾成粉末。

煅制白矾时应一次性煅透，中途不得停火，不要搅拌。否则搅拌后堵塞了水分挥发的通路，易形成凉后的"僵块"。

【成品性状】

1. 白矾　为不规则的块状或粒状。无色或淡黄白色，透明或半透明。表面略平滑或凹凸不平，具细密纵棱，有玻璃样光泽。质硬而脆。气微，味酸、微甘而极涩。

2. 枯矾　为不规则的块状、颗粒或粉末。白色或淡黄白色，无玻璃样光泽。不规则的块状表面粗糙，凹凸不平或呈蜂窝状。体轻，质疏松而脆，手捻易碎，有颗粒感。气微，味微甘而极涩。

【质量要求】白矾，以总氮（N）计铵盐含量不得过 0.3%，铜盐滤液不得显蓝色，锌盐不得发生浑浊，铁盐检查 1 小时内不得显蓝色；含重金属不得过 20mg/kg；含水硫酸铝钾不得少于 99.0%。

【炮制作用与临床应用】白矾，味酸、涩，性寒，归肺、脾、肝、大肠经。外用具有解毒杀虫、燥湿止痒；内服具有止血止泻、祛除风痰的功能。白矾常与水银等配伍，用于湿疹，聤耳流脓等症，常制成散剂、洗剂使用，如黄升丹。

枯矾酸寒之性降低，涌吐作用减弱，增强收湿敛疮、止血化腐的作用。枯矾常与冰片等配伍，用于湿疹湿疮，聤耳流脓等症，如耳炎药膏；或单独应用，用于炎性外痔、肛裂及各种内痔出血，如治痔灵栓。

【炮制研究】白矾主要化学成分含水硫酸铝钾。研究表明，白矾煅制时 50℃ 开始失重，在 120℃ 失去大量结晶水，在 260℃ 左右脱水基本完成，300℃ 开始分解，但在 300 ~ 600℃ 之间分解缓慢，至 750℃ 时无水硫酸铝钾脱硫过程大量发生，产生硫酸钾、三氧化二铝及三氧化硫。白矾经煅制后不仅失去结晶水，晶型结构也发生了变化，生白矾为立方晶型，枯矾为六方晶型。

药理实验证实，白矾煅制成枯矾，可增强吸水干燥、收敛、防腐及抑菌的作用。尤其是 180 ~ 260℃ 的炮制品，其抑菌作用好且对黏膜的刺激作用小，故煅制温度应控制在 180 ~ 260℃ 之间。白矾具有抗菌、抗炎、止泻等药理作用，内服过量能刺激胃黏膜而引起反射性呕吐，至肠不吸收，适量抑制肠黏膜分泌而引起止泻作用。外用稀溶液能起消炎收敛防腐作用，浓溶液侵蚀肌肉引起溃烂。制成枯矾后形成难溶性铝盐，抗菌、抗炎及止血作用增强，内服后可与黏膜蛋白络合，形成保护膜覆盖于溃疡面上，有利于黏膜再生，还可抑制黏膜分泌和吸附肠异物。外用能和蛋白质反应生成难溶于水的物质而沉淀，减少疮面的渗出物而起生肌保护作用。

用铁锅煅制白矾时，易产生红色的三氧化二铁，因白矾是强酸弱碱的盐类，显微酸性，能与铁反应，所以紧贴锅底的白矾是红褐色，产品铁盐含量会超出限度，以惰性耐火材料的容器煅制为好。目前市场上部分白矾生产厂家采用合成的含水硫酸铝铵代替矿物药白矾，以降低生产成本，应用过程中应加强铵盐的限量检查。

【贮存】置干燥处。

硼 砂

【处方用名】硼砂、月石、煅硼砂。

【来源】本品为硼酸盐类矿物硼砂经精制而成的结晶，主含含水四硼酸钠 $[Na_2B_4O_7 \cdot 10H_2O]$。

【采收加工】全年可采，采得矿砂溶于沸水中，滤过，放冷，收取结晶，晾干。

【历史沿革】宋代有细研、醋熬、火飞研粉等炮制方法；明代增加了焙烧干、竹沥萝卜汁制等炮制方法；清代增加了甘草煮后炒的方法。现行有明煅、炒制法。《中国药典》（2020 年版）载有硼砂。

【炮制方法】

1. 硼砂 取原药材，除去杂质，砸成碎块或碾成粉末。

2. 煅硼砂 取净硼砂碎块或粗粉，置煅药锅内，用武火加热，煅至鼓起小泡成雪白酥松块状，取出，放凉，碾成粉末。或置锅内，用武火加热，炒至鼓起小泡成雪白酥松块状，取出，放凉，碾成粉末。

【成品性状】

1. 硼砂 本品为无色半透明的结晶或白色结晶性粉末；无臭；有风化性；水溶液显碱性反应。

2. 煅硼砂 为粉末状，白色，不透明，无光泽。体轻，质地酥松。气无，味咸、微苦。

【质量要求】硼砂，碱度 pH 应为 9.0 ~ 9.6。溶液的澄清度与颜色、氯化物、硫酸盐、碳酸盐与碳酸氢盐、钙盐、镁盐、铁盐、铵盐、砷盐应符合规定。重金属不得过百万分之十。

【炮制作用与临床应用】硼砂，味甘、咸，性凉，归肺、胃经。具有清热消痰，解毒防腐的功能。本品多生用、外用。入清热剂中宜用生品，外用性凉，可清热、消肿、防腐。常与硝石等配伍，用于喉痹、口舌生疮等症，如齿痛冰硼散。

煅硼砂具有燥湿收敛作用，能吸收局部渗出物，同时有利于粉碎，避免对黏膜的刺激。常与珍珠等配伍，多用作喉科散剂，用于咽喉口舌肿痛、糜烂等症，如珠黄吹喉散。

【炮制研究】硼砂煅制时，在53℃开始失去结晶水而发生第 1 次失重，随后在 115℃左右开始发生第 2 次失重，升温至212℃之后，失重现象逐渐减缓，在达到750℃后，硼砂完全脱水。在煅制过程中还引起了硼砂的成分组成和晶型结构改变，原晶体 $Na_2B_4O_7 \cdot 10H_2O$ 逐渐失去结晶水而变为 $Na_2B_4O_7 \cdot 5H_2O$，最终失去所有结晶水，由晶体状态转变为非晶体状态，这种结构的改变可能源于三价或四价硼原子的振动影响。在无定形硼酸钠结构中，存在稳定的—OH 基团，并与钠阳离子强键结合。

【贮存】密封保存。

石 膏

【处方用名】石膏、煅石膏。

【来源】本品为硫酸盐类矿物硬石膏族石膏，主含含水硫酸钙（$CaSO_4 \cdot 2H_2O$）。

【采收加工】采挖后，除去泥沙及杂石。

【历史沿革】汉代有碎法，南北朝增加了水飞法及甘草制法；唐代有研法、煅法；宋代有炒法、火煅醋淬法、烧法；明、清有炮法、糖拌炒法并沿用研、飞、煅、烧等炮制方法。现行有明煅法。《中国药典》（2020 年版）载有生石膏、煅石膏。

【炮制方法】

1. 生石膏 取原药材，打碎，除去杂石，粉碎成粗粉。

2. 煅石膏 取净石膏碎块或粗粉，置耐火容器内，用武火加热，煅至红透，煅至质地酥松，取出，放凉，碾成粉末碎。

【成品性状】

1. 生石膏 为纤维状的集合体，呈长块状、板块状或不规则块状。白色、灰白色或淡黄色，有的半透明。体重，质软，纵断面具绢丝样光泽。气微，味淡。

2. 煅石膏 为白色的粉末或酥松块状物，表面透出微红色的光泽，不透明。体较轻，质软，易碎，捏之成粉。气微，味淡。

【质量要求】

1. 生石膏 含重金属不得过 10mg/kg；含砷量不得过 2mg/kg；含含水硫酸钙（$CaSO_4 \cdot 2H_2O$）不得少于 95.0%。

2. 煅石膏 含重金属不得过 10mg/kg；含硫酸钙（$CaSO_4$）不得少于 92.0%。

【炮制作用与临床应用】石膏，味甘、辛，性大寒。归肺、胃经。具有清热泻火、除烦止渴的功能。生石膏清热泻火，除烦止渴力胜。常与知母等配伍，用于外感热病、高热烦渴、汗多、脉洪大等，如白虎汤（《伤寒杂病论》）；或与麻黄等配伍，用于热壅于肺，咳嗽气喘，痰黄而稠等症，如麻杏石甘汤（《伤寒杂病论》）。

煅石膏，缓和了大寒之性，免伤脾阳，清热泻火作用减弱，增加了收湿、生肌、敛疮、止血的功能。常与红粉等配伍，用于热毒壅盛所致疮痈溃后脓毒未尽，溃流脓血，疮口不敛等症，如九一散。

【炮制研究】石膏自80℃开始失重，升温至200℃时基本失重完全，升温至350℃晶型结构发生改变。研究发现，石膏的失水过程是分两步完成的，第一步的反应温度区间是 80~220℃，先失去3/2 个结晶水；第二步的反应区间是 145~190℃，失去剩余的1/2 个结晶水。石膏在煅制过程中，随着温度的升高，晶体发生断层、裂解，直至完全松散呈疏松状，同时结晶样光泽也逐渐失去，纤维状束虽不断减少但仍依稀可见。石膏是矿物晶体集合体，具有强的 X 线衍射现象，但晶型结构的改变使生、煅石膏具有完全不同的粉晶 X 线衍指纹图谱。采用电感耦合等离子体 – 质谱联用法研究生、煅石膏元素含量，发现生、煅石膏中 Ca、Na、Mg、Zn 含量均较高；煅制后 Ca、Mg、Zn、Na 元素溶出量增长，Al、Se 元素溶出量减少。石膏煅制后失去结晶水，使硫酸钙含量剧增，质地疏松表面产生孔洞，导致 Mg^{2+}、Zn^{2+}、Na^+、Ca^{2+} 等离子溶出增加，尤其是 Ca^{2+}，作为凝血因子参与整个凝血过程。这些变化与煅石膏的止血作用可能具有一定的相关性。

石膏内服经胃酸作用，一部分变为可溶性钙盐，至肠吸收入血能增加血清钙离子浓度，可抑制神经应激能力，减轻血管渗透性，故能清热泻火、除烦止渴。生石膏具有很好的解热抗炎作用，作用机制可能与下调下丘脑前列腺素 E_2 的含量有关。煅石膏能促进大鼠伤口成纤维细胞和毛细血管的形成，加快肉芽组织增生，从而促进皮肤创口的愈合，石膏煅制后药效发生改变，具有生肌作用。

【贮存】置干燥处。

>>> **知识链接** o--

从清燥救肺汤浅析煅石膏内服之法

清燥救肺汤出自清初喻昌的《医门法律》，为治疗温燥伤肺重症的主要方剂。该方组成中用煅石膏二钱五分，与诸药相合煎汤内服。对此历来各家论述不一。《方剂学》教材中仅以肺为娇脏，清肺不可过于寒凉来解释用煅石膏而非生石膏的目的。另有《方剂学》中则仅言临床一般使用生石膏代替石膏，而未做深解。而《中国药典》均将石膏、煅石膏分设，并明确后者仅适于外用。至此煅石膏内服似成禁忌，而临床中使用清燥救肺汤也以生石膏代替煅石膏。然观石膏应用之沿革，煅石膏内服之法自古有之。石膏火煅之后，不免收涩之性，此煅石膏内服之弊。故本方石膏二钱五分，用量较轻，又与冬桑叶、枇杷叶相合散中寓收，既无敛邪之忧，又无凝痰之弊，更能敛降肺气，以防干咳气喘而致肺气耗散。故药虽有利弊，合于方中则量其长短，皆为所用。可见本方中用煅石膏而非生石膏，其意颇深。由此可见目前临床以生石膏代替煅石膏内服恐有悖于本方原旨，但古代内服之煅石膏的炮制要求与现代炮制并不相同，可能是现在石膏内服之法难以应用于临床的重要原因。

--o

皂 矾（绿矾）

微课 – 皂矾

【处方用名】皂矾、煅皂矾、醋皂矾、矾红、绿矾、绛矾、红矾。

【来源】本品为硫酸铁盐类矿物水绿矾的矿石，主含含水硫酸亚铁（$FeSO_4 \cdot 7H_2O$）。

【采收加工】采得后，除去杂石。

【历史沿革】宋代有火煅醋淬、炼、盐与硫黄制、煅的方法；明代增加了姜制、炒制、醋煮等方法；清代沿用煅、醋淬等方法。现行有煅枯、醋制等方法。《中国药典》（2020 年版）载有皂矾、煅皂矾。

【炮制方法】

1. 皂矾 取原药材，除去杂质，打碎。

2. 煅皂矾 取净皂矾，置耐火容器内，用武火加热，煅至红透，取出。放凉，碾成粉末。

3. 醋皂矾 取净皂矾块，置耐火容器内，加入醋，盖好，置炉火上武火加热，待皂矾溶解后搅拌均匀，继续煅至汁尽，全部呈绛色为度，取出，放凉，碾成粉末。

【成品性状】

1. 皂矾 为不规则块状，淡绿色或黄绿色，半透明，具光泽，表面不平坦。质硬脆，断面具玻璃样光泽。有铁锈气，味先涩后微甜。

2. 煅皂矾 为粉末状，绛红色，不透明，光泽消失。无臭，味涩。

3. 醋皂矾 为粉末状，绛红色或红棕色，不透明，光泽消失。质地酥松。无臭，味涩，有醋气。

【质量要求】皂矾，铁盐应符合规定；含含水硫酸亚铁（$FeSO_4 \cdot 7H_2O$）不得少于85.0%。

【炮制作用与临床应用】皂矾，味酸，性凉。归肝、脾经。具有解毒燥湿、杀虫补血的功能。皂矾一般不内服，多作外用洗涂剂，偏于燥湿止痒杀虫。常与雄黄等配伍，用于湿疹、疥癣等症，如研末吹口，治喉疮毒盛（《万氏家抄方》）。

煅皂矾，内服多煅用，煅后失水变枯，不溶于水，降低了致吐的副作用，增强了燥湿止痒的作用。常与花椒等配伍，用于疥疮，头癣等症。

醋皂矾，不但降低了致吐的副作用，以利于内服，并增强了入肝补血、解毒杀虫的功能。常与甘遂等配伍，用于黄肿胀满、血虚萎黄、疳积久痢等症，如膁症丸。

【炮制研究】皂矾生品及炮制品中的铁主要以$FeSO_4$形式存在，同时含少量Fe^{3+}，皂矾经酸性溶液浸泡后，其中部分Fe^{3+}形成了有机化合物，而且Fe^{2+}/Fe^{3+}比值及铁离子的离子性均较生品显著提高。

【贮存】置阴凉干燥处，防潮，防尘。

微课－寒水石

寒水石

【处方用名】寒水石、煅寒水石。

【来源】本品为硫酸盐类矿物红石膏或碳酸盐类矿物方解石。前者多用于北方，称北寒水石；后者多用于南方，称南寒水石。

【采收加工】全年均可采挖，采得后，去净泥沙杂质。

【历史沿革】南北朝有生姜汁煮的方法；宋代增加了烧法、煅法、淬法、水飞等方法；明清以后沿用宋代的炮制方法。现行有明煅法。

【炮制方法】

1. 寒水石 取原药材，除去杂质，洗净，砸成碎块或碾成粉末。

2. 煅寒水石 取净寒水石碎块或粗粉，置耐火容器内，用武火煅至红透，取出，放凉，碾成粉末。

【成品性状】

1. 寒水石 北寒水石为不规则块状或粉末，粉红色，半透明，光泽明显。体重，质松，易碎。无臭无味。南寒水石为不规则块状或粉末，无色或黄白色，透明或半透明，有玻璃样光泽。体重，质松，易碎。气微，味淡。

2. 煅寒水石 煅北寒水石为粉末状，黄白色，不透明，光泽消失。质地酥松。煅南寒水石为粉末状，白色或黄白色，不透明。体轻，质松。

【炮制作用与临床应用】寒水石味辛、咸，性大寒。归肺、胃经。具有清热泻火、除烦止渴的功能。生品清热泻火、除烦止渴力强。常与石膏等配伍，用于热入气分，高热烦躁，口渴欲饮等症，如三石散（《温病条辨》）。

煅寒水石，降低了大寒之性，消除了伐脾阳的副作用，缓和了清热泻火的功能，增加了收敛固涩的作用，同时，煅后质地酥松，易于粉碎及煎出有效成分。常与乳香等配伍，用于风热火眼，水火烫伤，诸疮肿毒等症，如飞龙夺命丸。

【炮制研究】以方解石为基原的寒水石，其主要成分为碳酸钙，在加热条件下分解，释放出二氧化碳气体，生成氧化钙，因此方解石煅后主要成分为氧化钙，在临床上具有钙剂的全部活性。

【贮存】置干燥容器内，置干燥处，防尘。

花蕊石

微课 – 花蕊石

【处方用名】花蕊石、煅花蕊石。

【来源】本品为变质岩类岩石蛇纹大理岩，主含碳酸钙（$CaCO_3$）。

【采收加工】采挖后，除去杂石及泥沙。

【历史沿革】宋代有火烧、煅研的方法；元、明增加了醋酸、童便煅、醋煅、水飞等炮制方法；清代增加了硫磺煅。现行有明煅法。《中国药典》（2020 年版）载有花蕊石、煅花蕊石。

【炮制方法】

1. 花蕊石　取原药材，除去杂质，洗净，干燥，砸成碎块。

2. 煅花蕊石　取净花蕊石碎块或粗粉，置耐火容器内，用武火加热，煅至红透，取出，放凉，碾成粉末。

【成品性状】

1. 花蕊石　为粒状和致密块状的集合体，呈不规则的块状，具棱角，而不锋利。白色或浅灰白色，其中夹有点状或条状的蛇纹石，呈浅绿色或淡黄色，习称"彩晕"，对光观察有闪星状光泽。体重，质硬，不易破碎。气微，味淡。

2. 煅花蕊石　为粉末状，类白色或灰白色，无光泽。质地酥松。

【质量要求】（煅）花蕊石，含碳酸钙（$CaCO_3$）不得少于 40.0%。

【炮制作用与临床应用】花蕊石味酸、涩，性平。归肝经。具有化瘀止血的功能。生花蕊石质地坚硬，很难粉碎。

煅花蕊石，质地松脆，易于粉碎，且能缓和酸涩之性，消除伤脾伐胃的副作用，有利于内服，故一般均煅用。可单独应用，用于吐血、衄血及二便下血，如花蕊石止血散；或与黄柏等研末涂敷，用于恶疮穿溃及痈疽溃烂，脓不干者，如花蕊石散（《普济方》）。

【炮制研究】花蕊石经煅制后矿质结构改变，晶质结构破坏，蛇纹石晶质向镁橄榄石过渡，难溶的 $CaCO_3$ 分解为易溶于水的 CaO。花蕊石生、煅品中 Ca、Mg、Al、Fe 元素含量均较高，以 Ca 元素含量最高；生品经高温煅制后，Ca、Mg、Al、Fe 元素含量均有一定程度的升高，而 Cu、Zn、Pb 等重有害金属元素含量显著下降。说明经炮制除使药物质地疏松，便于粉碎，利于有效元素的溶出，还可以降低毒性。

矿质结构变化使与药效相关的无机元素发生以下变化：①具有止血作用的 Ca 元素溶出量明显增加；②具有促进血红细胞和血红素形成作用的 Fe 元素含量明显增加；③与 Ca 代谢密切相关的 Mg 元素溶出量保持适度，可起到止血化瘀的作用；④具有毒性（损伤血管壁，血细胞减少）的 As 元素溶出量明显降低。这一结论证实了煅制可使花蕊石增效减毒的说法。花蕊石通过缩短凝血时间和出血时间，减少出血量，增加外周血小板数目来达到止血作用。但炮制前后止血作用无显著差异，故其炮制作用可能主要还在于花蕊石煅后易于粉碎。

【贮存】置干燥处。

钟乳石

微课 – 钟乳石

【处方用名】钟乳、石钟乳、钟乳石、煅钟乳石。

【来源】本品为碳酸盐类矿物方解石族方解石，主含碳酸钙（$CaCO_3$）。

【采收加工】采挖后，除去杂石。

【历史沿革】汉代有炼研成粉的方法；南北朝有多种药汁制法；唐代有酒制法；宋代增加了银器煮、醋制、蒸制、煅研法等方法；明代有药汤煮炼的方法；清代又增加了焙研、水飞等方法。现行有明煅法。《中国药典》（2020 年版）载有钟乳石、煅钟乳石。

【炮制方法】

1. 钟乳石 取原药材，除去杂质，洗净，砸成小块，干燥，砸成碎块或碾成粉末。

2. 煅钟乳石 取净钟乳石块，置耐火容器内，武火煅至红透，取出，放凉，碾成粉末。

【成品性状】

1. 钟乳石 为钟乳状集合体，略呈圆锥形或圆柱形。表面白色、灰白色或棕黄色，粗糙，凹凸不平。体重，质硬，断面较平整，白色至浅灰白色，对光观察具闪星状的亮光，近中心常有一圆孔，圆孔周围有多数浅橙黄色同心环层。体重，质硬。气微，味微咸。

2. 煅钟乳石 为粉末状，灰白色，无光泽，质地酥松。

【质量要求】钟乳石，含碳酸钙（$CaCO_3$）不得少于 95.0%。

【炮制作用】钟乳石，味甘，性温。归肺、肾、胃经。具有温肺、助阳、平喘、制酸、通乳的功能。常与防风等配伍，用于肺虚壅满，寒痰喘咳，阳虚冷喘等症，如钟乳丸（《中医方剂大辞典》）。

煅钟乳石，易于粉碎和煎出有效成分，温肾补虚作用增强，也可用于消肿毒。常与白石脂等配伍，用于元气虚寒，大便溏泄等症，如玉华白丹（《中医方剂大辞典》）；或与牛黄等配伍，用于梅毒、口鼻腐烂等症，如十宝丹（《北京市中药成方选集》）。

【炮制研究】通过电感耦合等离子体质谱分析可知，钟乳石经炮制后，其所含元素的数目和比例均发生了改变。煅钟乳石样品中无机元素的种类及含量均有所减少，其中的 Cu、Mn 两种元素基本消失，K、Na、Si 三种元素的含量有不同程度地下降，说明钟乳石经炮制后，其所含元素的数目和比例均发生了改变。

【贮存】置干燥处。

云母石

微课 – 云母石

【处方用名】云母、云母石、银精石、煅云母石、煅银精石。

【来源】本品为单斜晶系硅酸盐类矿物白云母的矿石，主含钾、铝的铝硅酸盐 $\left[KAl_2(AlSi_3O_{10})(OH)_2\right]$。

【采收加工】采收集后，除去杂质。

【历史沿革】汉代有烧的记载；南北朝有甘草、地黄汁制；唐代有烧之令赤的方法；宋代有盐制、煅制等方法；明、清增加了火煅红、醋淬、水飞的方法。现行有明煅、醋淬法。

【炮制方法】

1. 云母石 取原药材，除去杂质，洗净，干燥，砸成碎块。

2. 煅云母石 取净云母石，置耐火容器内，武火煅至红透，取出，放凉，碾成粉末。

3. 醋云母石 取净云母石，置耐火容器内，武火煅至红透，取出，投入醋液中浸淬，取出，干燥，碾成粉末。每 100kg 云母石，用醋 20kg。

【成品性状】

1. 云母 为不规则片状，无色或呈白色，略带浅黄棕色、淡绿色或淡灰色，具玻璃样光泽，质韧，可层层剥离，薄片光滑透明，具弹性。具土腥气，无味。

2. 煅云母石 为灰白色或灰棕色粉末，易破碎，无光泽。略有焦土气，无味。

3. 醋云母石 为粉末状。质松易碎。略具醋气。

【炮制作用与临床应用】云母石，味甘，性平。归肺、心、肝经。具有纳气、安神镇惊、敛疮、止血、泄湿、除疟的功能。云母石一般不生用。经火煅或醋淬后，质地酥脆，易于粉碎和煎出有效成分。煅、醋云母石：常与白矾等配伍，用于虚喘眩晕，惊悸癫痫等症（《千金翼方》）；或与龙骨等配伍，用于疟疾多寒，如蜀漆散（《金匮要略方论》）。

【贮存】置干燥处。

鹅管石

微课－鹅管石

【处方用名】鹅管石、煅鹅管石。

【来源】本品为树珊瑚科动物栎珊瑚 *Balanophyllia* sp. 或笛珊瑚 *Sysingora* sp. 的石灰质骨骼，主含碳酸钙（$CaCO_3$）。

【采收加工】采得后，除去杂石，洗净，晒干。

【历史沿革】宋代有火煅酒淬的炮制方法；明、清有火煅细研及火煅醋淬的方法。现行有明煅法。

【炮制方法】

1. 鹅管石 取原药材，除去杂质，洗净，干燥，砸成碎块或碾成粉末。

2. 煅鹅管石 取净鹅管石碎块或粗粉，置耐火容器内，用武火加热，煅至灰白色，取出，放凉，碾成粉末。

【成品性状】

1. 鹅管石 为不规则的块状或粉末，乳白色或白色，具玻璃样或瓷状光泽，具纵直细纹。质坚硬而脆。无臭，味微咸。

2. 煅鹅管石 为粉末状，灰白色，质地酥松。

【炮制作用与临床应用】鹅管石，味甘，性温。归肺、肾、肝经。具有温肺、壮阳、通乳的功能。鹅管石擅于温肺化痰，通乳。常与杏仁等配伍，用于肺虚咳嗽气喘，痰白量多等。如鹅管石汤（《中药大辞典》）。

煅鹅管石，易于粉碎，以温肺、壮阳力强。常与雄黄等配伍，用于肾不纳气，气喘抬肩，呼多吸少等症，如八仙丹（《中医方剂大辞典》）。

【贮存】置干燥处。

龙 齿

微课－龙齿

【处方用名】龙齿、生龙齿、青龙齿、煅龙齿。

【来源】本品为古代哺乳动物如三趾马、犀类、鹿类、牛类、象类等的牙齿化石。

【采收加工】采挖后，除去泥沙，敲去牙床。

【历史沿革】唐代有炙法、研法；宋代增加了煅法、水飞、醋煮、黑豆蒸等方法；明、清以后又增加了酥炙及煅赤醋淬等炮制方法。现行有明煅法。

【炮制方法】

1. 龙齿 取原药材，除去泥土及杂质，洗净，砸成碎块。

2. 煅龙齿 取净龙齿小块，置耐火容器内，加盖，用武火加热，煅至灰白色，质地酥松，取出，放凉，碾成粉末。

【成品性状】

1. 龙齿 为不规则的碎块，表面青灰色、暗棕色（青龙齿）或黄白色（白龙齿），有的可见具光泽的釉质层。质坚硬，断面粗糙，具吸舌性。气微，味淡。

2. 煅龙齿 呈灰白色或白色粉末，质地酥松，无光泽。

【炮制作用与临床应用】龙齿，味甘、涩，性凉。归心、肝经。具有镇惊安神、解热除烦的功能。龙齿镇惊安神作用较强，除烦退热，入清热剂中宜生用。常与远志等配伍，用于心火亢盛，惊痫癫狂等症，如龙齿散（《小儿卫生总微论方》）。

煅后味涩，寒凉之性缓和，收敛之性增强，作用偏于安神定志。常与酸枣仁等配伍，用于心虚神失安宁，失眠多梦或兼心悸健忘等症，如救逆汤（《温病条辨》）。

【炮制研究】龙齿中含有易热解的矿物质成分，在 700℃附近的失重速率最大为 0.9%/min，750℃附近失重过程结束。龙齿具有磷灰石结构的结构特点，SiO_4^{4-} 取代了部分 PO_3^{4-} 以 $Ca_{10}(PO_4)_{6-x}(SiO_4)_x(OH)_{2-x}$ 的形式存在。在煅制过程 Ca、P、O、C、Si 等 5 种元素的相对含量有明显的变化，高温下 $CaCO_3$ 发生分解反应，与 SiO_2 反应生成新物质 Ca_2SiO_4，同时，随着煅制温度升高，单质 Si 的结晶度提高，而 Si 为重要的血清化学元素，是龙齿的重要活性成分。以上研究结果，明确了龙齿的煅制温度宜控制在 750～800℃。通过比较龙齿炮制前后钙盐含量发现，炮制品普遍比生品钙盐含量高，随炮制温度的升高，钙盐含量也有所升高，但炮制温度不能过高，防止灰化失去存性。煅制的目的是使部分钙盐受热分解成钙的氧化物，增强收敛、制酸和固涩作用，同时煅后使药物酥松，利于粉碎，易于有效成分的煎出。

【贮存】置干燥处。

龙 骨

微课–龙骨

【处方用名】龙骨、生龙骨、煅龙骨。

【来源】本品为古代哺乳动物三趾马、犀类、鹿类、牛类、象类等的骨骼化石或象类门齿的化石，前者习称"龙骨"，后者习称"五花龙骨"。

【采收加工】采挖后，除去泥沙及杂质。

【历史沿革】晋代有捣碎法；宋代增加了烧赤、煅红、研、酒煮、醋煮、黑豆煮、炒等方法；明代又增加了酒蒸、火煅红、醋淬水飞等炮制方法；清代增加了火煅童便浸等炮制方法。现行有明煅法。

【炮制方法】

1. 龙骨 取原药材，除去杂质及灰屑，洗净泥土，干燥，砸成碎块。

2. 煅龙骨 取净龙骨小块，置耐火容器内，用武火加热至红透，质地松脆，取出，放凉，碾碎。

【成品性状】

1. 龙骨 为不规则的碎块，表面类白色、灰白色、黄白色或浅淡棕色。质硬脆，具吸湿性，有粘舌感。气微，味淡。五花龙骨表面，夹有蓝灰色及红花纹。质硬，较酥脆，易成片状剥落。

2. 煅龙骨 为不规则块状，呈灰白色或灰绿色。具吸湿性，质酥。

【炮制作用与临床应用】龙骨味甘、涩，性平。归心、肝经。具有镇静安神、平肝潜阳、收敛固涩的功能。生龙骨镇惊潜阳作用较强。常与酸枣仁等配伍，用于气血不足，神志不安，心悸失眠等症，如救逆汤（《温病条辨》）。

煅后增强收敛固涩、生肌的作用。常与干姜等配伍，用于脏腑虚冷，大肠虚滑，久泻不愈等症，如龙骨汤（《医心方》）；或与牛黄等配伍，用于疮疡溃后疮口不敛等症，如八宝丹（《疡医大全》）。

【炮制研究】龙骨经煅制，Mg 含量上升，其他元素含量均有不同程度下降，生龙骨 Mn 的含量高于煅制品。龙骨与不同温度下的煅制样品比较，相对较稳定，热失量仅为 2.3%，在 750℃附近失重基本结束。龙骨具有磷灰石结构的结构特点，主要存在 Ca、P、O、C、Si 等 5 种元素，不同煅制温度样品中，在实验条件下未见有新相的生成，煅制过程主要是易挥发物质的分解。

龙骨主要含碳酸钙和磷酸钙，尚含铁、钾、钠、氯、铝、镁、锌、铜、锰等，具有促进血液凝固、降低血管壁通透性、抑制骨骼肌兴奋、抗惊厥、镇静催眠作用。龙骨煅后入药始于宋代，煅制能增强其收敛、涩精、生肌的功能，且便于粉碎，使有效成分易于煎出。

【贮存】置干燥处。

牡 蛎

微课－牡蛎

【处方用名】牡蛎、生牡蛎、煅牡蛎。

【来源】本品为牡蛎科动物长牡蛎 *Ostrea gigas* Thunberg、大连湾牡蛎 *Ostrea talienwhanensis* Crosse 或近江牡蛎 *O. rivularis* Gould 的贝壳。

【采收加工】全年均可捕捞，去肉，洗净，晒干。

【历史沿革】汉代有熬法；南北朝有盐水煮、煅赤及研粉的方法；宋代增加了捣粉及米泔水浸、炒黄、火煨通赤、水飞、童便煅、醋煅等炮制方法；明、清沿用宋代的方法。现行有明煅法。《中国药典》（2020 年版）载有牡蛎、煅牡蛎。

【炮制方法】

1. 牡蛎 取原药材，洗净，干燥，碾碎。

2. 煅牡蛎 取净牡蛎，置耐火容器内，用武火煅至酥脆，取出，放凉，碾成粉末。

【成品性状】

1. 牡蛎 为不规则的碎块。白色。质硬，断面层状。气微，味微咸。

2. 煅牡蛎 为不规则的碎块或粗粉。灰白色。质酥脆，断面层状。

【质量要求】

1. 牡蛎 酸不溶性灰分不得过 2.0%；铅不得过 5mg/kg，镉不得过 0.3mg/kg，砷不得过 2mg/kg，汞不得过 0.2mg/kg，铜不得过 20mg/kg；含碳酸钙（$CaCO_3$）不得少于 94.0%。

2. 煅牡蛎 含量测定同牡蛎。

【炮制作用与临床应用】牡蛎，味咸，性微寒。归肝、胆、肾经。具有重镇安神、潜阳补阴、软坚散结的功能。常与赭石等配伍，用于肝阳上亢、头目眩晕等症，如镇肝熄风汤（《中医方剂大辞典》）；或与乳香等配伍，用于瘰疬痰核、癥瘕痞块等症，如乳康片。

煅牡蛎，质地酥脆，易于粉碎，利于有效成分的溶出，增强了收敛固涩的作用。常与芡实等配伍，用于肾阴不足、遗精滑泄等症，如金锁固精丸；或与枯矾研为细末涂之，用于疮疡溃烂、久不收口等症，如牡蛎散（《证治准绳》）。

【炮制研究】运用电感耦合等离子体发射光谱法测定不同温度、不同时间煅制牡蛎中 $CaCO_3$ 的含量，500℃以上会导致 $CaCO_3$ 几乎完全分解成 CaO，表明牡蛎应在 500℃以下煅制，使煅牡蛎既能保持生牡蛎的某些特点，又具有煅牡蛎的性质，且便于粉碎、煎煮，温度过高会导致煅制牡蛎失去了药用意义，同时还会导致给药时对胃黏膜等产生刺激。研究结果表明，煅制牡蛎时，应以 300℃ 左右为宜，煅制时间 3～4 小时，这样有利于形成孔道结构，保证较大的比表面积和较高的 $CaCO_3$ 含量，有利于煎煮和药效的发挥。

牡蛎生品有降低肝阳上亢型高血压大鼠血压及改善大鼠一般症状的作用，其作用机制可能与下调血浆去甲肾上腺素、肾上腺素、血管紧张素Ⅱ、醛固酮含量，上调血浆一氧化氮水平有关，其煅品无明显降压作用。

【贮存】置干燥处。

石决明

微课－石决明

【处方用名】石决明、煅石决明。

【来源】本品为鲍科动物杂色鲍 *Haliotis diversicolor* Reeve、皱纹盘鲍 *H. discus hannai* Ino、羊鲍 *H. ovina* Gmelin、澳洲鲍 *H. ruber*（Leach）、耳鲍 *H. asinine* Linnaeus 或白鲍 *H. laevigata*（Donovan）的贝壳。

【采收加工】夏、秋二季捕捞，去肉，洗净，干燥。

【历史沿革】南北朝有盐制、药汁制法；唐代有煅、面裹煨的方法；宋代增加了烧制、蜜炙的方法；明、清增加了盐炒、盐煅、火煅童便淬、醋煅、水飞的炮制方法。现行有明煅等方法。《中国药典》（2020 年版）载有石决明、煅石决明。

【炮制方法】

1. 石决明　取原药材，除去杂质，洗净，干燥，碾碎。

2. 煅石决明　取净石决明块或粗粉，置耐火容器内，用武火加热，煅至灰白色或青灰色易碎时，取出，放凉，碾成粉末。

【成品性状】

1. 石决明　为不规则的碎块。，灰白色，有珍珠样彩色光泽。质坚硬。气微，味微咸。

2. 煅石决明　为不规则的碎块或粗粉。灰白色无光泽，质酥脆。断面呈层状。

【质量要求】

1. 石决明　含碳酸钙（$CaCO_3$）不得少于 93.0%。

2. 煅石决明　含碳酸钙（$CaCO_3$）不得少于 95.0%。

【炮制作用与临床应用】石决明，味咸，性寒。归肝经。具有平肝潜阳、清肝明目的功能。生石决明偏于平肝潜阳。常与蒺藜等配伍，用于阴虚肝阳上亢，头目眩晕，目赤翳障等症，如黄连羊肝片。

煅石决明，咸寒之性降低，平肝潜阳的功能缓和，增强了固涩收敛、明目的作用。常与龙骨等配伍，用于外伤出血，金疮久不敛口等症，如珍珠散；或与菊花等配伍，用于眼生翳膜，青盲雀目等症，如还睛散（《审视瑶函》）。

【炮制研究】石决明生品中有文石和方解石两种晶型碳酸钙，300℃时碳酸钙的晶型基本不变。750℃文石转化为方解石，并有 CaO 的峰出现。850℃时碳酸钙基本转化为 CaO。在 300℃、30 分钟的煅制条件下水浸出物含量为生品的 3.62 倍。水溶性钙与有机物在 300℃时含量显著增加，可见石决明煅制 250～350℃之间进行工艺条件优选为宜。与方解石比较，文石具有致密的结构，中等相对密度，较强的韧性，较高的硬度和溶解度，而且人体内的矿物质呈现出文石和球文石的晶体结构相，可见，在人体内，应用文石更有意义，文石型钙质更容易被人体吸收利用，对于降低因钙失衡引起的高血压、痉挛等症状有重要意义。

石决明水煎液对改善肝阳上亢型高血压大鼠一般症状（易激惹程度、眼结合膜充血程度、面部温度、饮水量等）及降压作用等均具有一定的治疗作用，这与中医"介类潜阳"理论基本吻合。但其煅品水煎液较生品水煎液无明显降低肝阳上亢型高血压大鼠血压及改善大鼠一般症状的作用，这与生石决明用于平肝潜阳，煅石决明用于收敛固涩、制酸止痛等的中药药性理论相吻合。

【贮存】置干燥处。

瓦楞子

微课 – 瓦楞子

【处方用名】瓦楞子、煅瓦楞子。

【来源】本品为蚶科动物毛蚶 *Arca subcrenata* Lischke、泥蚶 *A. granosa* Linnaeus 或魁蚶 *A. inflata* Reeve 的贝壳。

【采收加工】秋、冬至次年春捕捞，洗净，置沸水中略煮，去肉，干燥。

【历史沿革】唐代有烧壳醋淬的方法；宋代有细研、炙等方法；元代有煅、醋煮的制法；明、清沿用火煅醋淬法。现行有明煅法。《中国药典》（2020 年版）载有瓦楞子、煅瓦楞子。

【炮制方法】

1. 瓦楞子　取原药材，洗净，干燥，碾碎。

2. 煅瓦楞子　取净瓦楞子，置耐火容器内，武火加热，煅至酥脆，取出，放凉，碾成粉末。

【成品性状】

1. 瓦楞子　为不规则碎块或粉末。类白色、灰白色至灰黄色。较大碎块外表可见放射状肋线，有的可见棕褐色茸毛。气微，味淡。

2. 煅瓦楞子　形如瓦楞子，灰白色至深灰色。质酥脆。气微，味淡。

【质量要求】

1. 瓦楞子　含碳酸钙（$CaCO_3$）不得少于93.0%。

2. 煅瓦楞子　含碳酸钙（$CaCO_3$）不得少于95.0%。

【炮制作用与临床应用】瓦楞子，味咸，性平。归肺、胃、肝经。具有消痰化瘀、软坚散结、制酸止痛的功能。瓦楞子生品偏于消痰化瘀，软坚散结。常海藻等配伍，用于颈项瘰疬、痰核等症，如含化丸（《证治准绳》）；或与三棱等配伍，用于血瘀内阻，癥瘕痞块，如瓦楞子丸（《万氏家抄方》）。

煅瓦楞子，制酸止痛力强，且煅后质地酥脆，便于粉碎。常与蒲公英等配伍，用于肝胃气滞、胃脘疼痛、呕恶泛酸等症，如和胃片。

【炮制研究】生瓦楞子中主要含有易热解的文石型碳酸钙、有机质以及 Na_2O、Fe_2O_3、Al_2O_3、SiO_2、K_2O 等杂质，微观形貌呈粒状、致密集合体。经600℃煅制和醋淬后，瓦楞子中杂质和有机质发生分解，$CaCO_3$晶体由文石型转化为方解石；经800℃煅制后，瓦楞子中杂质、有机质及 $CaCO_3$ 发生分解，形成 CaO，并通过醋淬工艺形成了 $Ca(OH)_2$ 晶体，微观形貌由粒状、致密集合体转变为疏松结构。经600℃高温煅制和醋萃后，瓦楞子中 Ca 相对含量变化较小；经800℃高温煅制和醋萃后，瓦楞子中 Ca 相对含量明显提高。可见，800℃煅制条件对瓦楞子中 Ca 含量有明显的富集。瓦楞子经煅制后可降低或消除砷毒性，且随着炮制时间的延长，其所含的砷含量逐渐降低，但煅制时间过长可能会损失有效成分，影响疗效，以煅制1小时比较适宜。

以溃疡指数、胃液 pH 值、大鼠血清超氧化物歧化酶、丙二醛、血管内皮生长因子和 Ca^{2+} 含量、大鼠胃组织一氧化氮和前列腺素 E_2 含量为评价指标，对瓦楞子及不同炮制品改善无水乙醇烧灼法致大鼠急性胃溃疡的作用进行研究。研究结果显示，瓦楞子及不同炮制品的疗效依次为：硫糖铝组 > 瓦楞子750℃煅品组 > 煅淬品组 > 生品组 > 850℃煅品组；1000℃煅品组 > 碳酸钙：氧化钙（1:1）组、碳酸钙组、氧化钙组。研究结果表明瓦楞子煅后，其制酸止痛疗效依次为：煅后碳酸钙部分分解 > 煅后碳酸钙完全分解、碳酸钙不分解，这与古代文献记载"治胃溃疡，取瓦楞子末（煅透研细）"是一致的。

【贮存】置干燥处。

蛤　壳

【处方用名】蛤壳、海蛤壳、煅蛤壳。

【来源】本品为帘蛤科动物文蛤 *Meretrix meretrix* Linnaeus 或青蛤 *Cyclina sinensis* Gmelin 的贝壳。

【采收加工】夏、秋二季捕捞，去肉，洗净，晒干。

【历史沿革】汉代有杵为散的记载；唐代有研炼的方法；宋代增加了烧通赤细研、煅制等炮制方法；明代又增加了醋淬、醋煮、炒法等方法；清代增加了火煨、醋炒、水飞等炮制方法。现行有明煅法。《中国药典》（2020年版）载有蛤壳、煅蛤壳。

【炮制方法】

1. 蛤壳　取原药材，洗净，碾碎，干燥。

2. 煅蛤壳　取净蛤壳，置耐火容器内，煅至酥脆，取出，放凉，碾成粉末。

【成品性状】

1. 蛤壳　为不规则碎片。碎片外面黄褐色或棕红色，可见同心生长纹。内面白色。质坚硬。断面有层纹。气微，味淡。

2. 煅蛤壳　为不规则碎片或粗粉。灰白色，碎片外面有时可见同心生长纹。质酥脆。断面有层纹。

【质量要求】

1. 蛤壳　酸不溶性灰分不得过 2.0%；铅不得过 5mg/kg，镉不得过 0.3mg/kg，砷不得过 2mg/kg，汞不得过 0.2mg/kg，铜不得过 20mg/kg。

2. 煅蛤壳　含碳酸钙（$CaCO_3$）不得少于 95.0%。

【炮制作用与临床应用】蛤壳味苦、咸，性寒。归肺、胃、肾经。具有清热化痰、软坚散结、制酸止痛的功能。外用收湿敛疮。常海藻等配伍，用于气郁痰结，瘰疬痰核，日久不愈等症，如消瘿丸。

煅蛤壳，质酥脆，易于粉碎，化痰制酸作用增强。常与石膏等配伍，用于湿疹疡伤，疮口溃破，久不收口等症，如青蛤散。

【炮制作用】煅制温度达 250℃时，蛤壳产生明显的似毛发焦糊的特殊气味，并伴有爆裂声，外表面颜色发生变化，继续升温则慢慢消失。700~800℃煅品水煎液中 Ca^{2+} 溶出显著提高，分别是生品的 9.3、20、22 倍，水煎液呈强碱性。此时，样品性状符合"灰白色，质酥脆，味涩"的传统性状要求。

【贮存】置干燥处。

珍珠母

微课－珍珠母

【处方用名】珍珠母、珠母、明珠母、煅珍珠母。

【来源】本品为蚌科动物三角帆蚌 *Hyriopsis cumingii*（Lea）、褶纹冠蚌 *Cristaria plicata*（Leach）或珍珠贝科动物马氏珍珠贝 *Pteria martensii*（Dunker）的贝壳。

【采收加工】全年均可捕捞，去肉，洗净，干燥。

【历史沿革】宋代有水磨、研粉等炮制方法；明、清有研细用的方法。现行有明煅法。《中国药典》（2020 年版）载有珍珠母、煅珍珠母。

【炮制方法】

1. 珍珠母　取原药材，除去杂质，打碎。

2. 煅珍珠母　取净珍珠母，置耐火容器内，用武火加热，煅至酥脆，取出，放凉，碾成粉末。

【成品性状】

1. 珍珠母　为不规则的块状或粉末，黄玉白色或银灰白色，有光彩，习称"珠光"。质坚硬。气微腥，味淡。

2. 煅珍珠母　为粉末状，青灰色，"珠光"少见或消失。质松酥脆，易碎。

【质量要求】珍珠母，酸不溶性灰分不得过 4.0%。

【炮制作用与临床应用】珍珠母，味咸，性寒。归肝、心经。具有平肝潜阳、安神定惊、明目退翳的功能。珍珠母生品偏重于平肝潜阳、安神定惊。常与龙胆等配伍，用于肝阳上亢，头痛眩晕，烦躁失眠等症，如降压丸；或与青箱子等配伍，用于肝虚目昏，目赤羞明等症。

煅珍珠母，质地酥脆，易于粉碎，有利于成分的溶出，偏于收涩制酸。常与青黛等研末调敷，用于湿疮溃疡，瘙痒不堪等症，如湿疹散。

【炮制研究】珍珠母经煅酥和煅透后，随着温度的升高，有机质被破坏，总氮含量降低，有机质的含量减少。因此，珍珠母炮制的目的一方面是使组织疏松，有效成分易于溶出；另一方面是去除腥味，使有效成分易于利用。采用高效液相色谱－电喷雾串联质谱技术对珍珠母炮制前后的寡肽类化合物进行结构分析，解析了珍珠母生品中 4 个寡肽化合物的结构，分别为 Op-1（COOH—Lys—Ala—NH_2）、Op-2（COOH—Asn—Val—NH_2）、Op-3（COOHAsn—Val—Ala—NH_2）和 Op-4（COOH—Asn—Val—Ala—Ala—NH_2），在炮制品中不含 Op-1。

珍珠母生品和炮制品均具有一定的抗氧化活性，但珍珠母炮制品的抗氧化能力明显强于生品，是生品抗氧化能力的 7 倍。珍珠母的生品、烘烤品和超微粉品均能减少小鼠自主活动的次数，延长小鼠睡眠的时间，能够增加小鼠脑干内 5 – 羟色胺浓度，其中超微粉作用最强，推测珍珠母的镇静、催眠作用与增加小鼠脑干内 5 – HT 浓度有关。

【贮存】置干燥处，防尘。

禹余粮

微课 – 禹余粮

【处方用名】禹余粮、煅禹余粮、醋禹余粮。

【来源】本品为氢氧化物类矿物褐铁矿，主含碱式氧化铁 [FeO(OH)]。

【采收加工】采挖后，除去杂石。

【历史沿革】汉代有炼、烧法；南北朝增加了黑豆、黄精煮制法；唐宋有细研、火烧令赤、醋淬、酒淬、水飞等方法；明、清以后一直研细生用或火煅醋淬的方法。现行有明煅、煅后醋淬等。《中国药典》（2020 年版）载有禹余粮、煅禹余粮。

【炮制方法】

1. 禹余粮 取原药材，除去杂质，洗净泥土，干燥即得。

2. 煅禹余粮 取净禹余粮，砸成碎块，置耐火容器内，用武火煅至红透，取出，放凉，碾成粉末。

3. 醋禹余粮 取净禹余粮块，置耐火容器内用武火加热，煅至红透，取出，立即投入醋中淬制，反复多次煅淬，取出，干燥，碾成粉末。每 100kg 禹余粮，用醋 30kg。

【成品性状】

1. 禹余粮 为块状集合体，呈不规则的斜方块状。表面红棕色、灰棕色或浅棕色，多凹凸不平或附有黄色粉末。断面多显深棕色与淡棕色或浅黄色相间的层纹，各层硬度不同，质松部分指甲可划动。体重，质硬。气微，味淡，嚼之无砂粒感。

2. 煅禹余粮 为不规则碎块或粉末。块状者表面黄棕色、红棕色至黑褐色，粗糙，无光泽。断面红褐色、棕褐色至黑褐色，凹凸不平，体重，质脆。粉末状者呈黄棕色至棕褐色。气微，味淡。

3. 醋禹余粮 为粉末状，黄褐色或褐色。具醋气。

【炮制作用与临床应用】禹余粮味甘、涩，微寒。归胃、大肠经。具有涩肠止泻、收敛止血的功能。生品与煅制品作用基本相同。常与与煨诃子等配伍，用于肠胃虚寒、滑泄不禁等症，如禹余粮丸（《医方类聚》）。

煅禹余粮，质地脆松，便于粉碎，易于煎出有效成分，并能增强收敛作用。常与赤石脂等配伍，用于脾肾虚弱，带脉不举，白带绵下等症，如秘验带下丸（《中医方剂大辞典》）。

醋禹余粮，收敛止血益血作用增强。常与朱砂等配伍，用于崩漏，吐血等症，如震灵丸（《中药部颁标准》）。

【贮存】置干燥处。

阳起石

微课 – 阳起石

【处方用名】阳起石、煅阳起石、酒阳起石。

【来源】本品为硅酸盐类矿物角闪石族透闪石，主含 [Ca$_2$Mg$_5$(Si$_4$O$_{11}$)$_2$(OH)$_2$]。

【采收加工】采得后，去净泥土、杂石。

【历史沿革】唐代有酒渍的炮制方法；宋代有火煅研、醋淬的方法；明代以后沿用火煅酒淬法；清代有驴鞭汁制。现行有明煅法、煅制酒淬等方法。

【炮制方法】

1. **阳起石** 取原药材，除去杂质，洗净，干燥，砸成碎块。

2. **煅阳起石** 取净阳起石块，置耐火容器内，用武火加热，煅至红透，取出，放凉，碾成粉末。

3. **酒阳起石** 取净阳起石块，置耐火容器内，用武火加热，煅至红透后，倒入黄酒中淬，如此反复煅淬至药物酥脆、酒尽为度，取出，干燥，碾成粉末。每100kg阳起石，用黄酒20kg。

【成品性状】

1. **阳起石** 为不规则碎块状，灰白色、暗灰色或浅绿色，多夹有浅黄棕色条纹或花纹，有丝样光泽。体重，味淡。

2. **煅阳起石** 为粉末状，青灰色，无光泽，质地松脆。

3. **酒阳起石** 为粉末状，灰黄色，无光泽，质地松脆。略具酒气。

【炮制作用与临床应用】阳起石，味咸，性温，归肾经。具有温肾壮阳的功能。临床均煅用。煅阳起石，煅后质地酥脆，易于粉碎，便于煎出有效成分。常与锁阳等配伍，用于下焦虚寒、腰膝酸软、遗精、崩漏等症，如锁阳补肾胶囊；或与远志等配伍，用于肾虚劳损、腰膝酸疼、小便滑数等症，如阳起石丸（《圣济总录》）。

酒阳起石，可进一步使其质地酥脆，利于粉碎，便于煎出有效成分，并可增强温肾壮阳的作用。

【炮制研究】阳起石的物质组成主要为硅酸钙，以氧化物的形式存在，如 SiO_2、CaO、MgO、FeO、H_2O 等。煅制过程中阳起石中的 SiO_2 逐渐分解与样品中所含的金属离子发生氧化反应，使得 CaO、MgO、FeO 等氧化物含量增加，同时，生品中的 FeO 部分转化为 Fe_2O_3 及 Fe_3O_4。

阳起石能改善大鼠肾阳虚症状，提高动物促黄体生成素、促卵泡生长激素和雌二醇的分泌水平，同时也不同程度地上调动物卵巢中促黄体素受体、促卵泡素受体的基因表达水平和子宫组织中雌激素受体基因的表达水平。

【贮存】置干燥处。

礞 石

微课－礞石

【处方用名】礞石、青礞石、金礞石、煅礞石、煅青礞石、煅金礞石、硝煅礞石、硝煅青礞石、硝煅金礞石。

【来源】本品为变质岩类黑云母片岩或绿泥石化云母碳酸盐片岩（青礞石）和变质岩类蛭石片岩或水黑云母片岩（金礞石）。

【采收加工】采挖后，除去泥沙和杂石。

【历史沿革】宋代有研细为粉、炭火烧法；元代有硝煅的方法；明、清增加了生姜汁淬、藜芦汁淬等方法。金礞石首见于清《目经大成》，始载于现代文献《药材学》，而古代本草并无金礞石记载。现行有明煅、硝煅水飞等方法。《中国药典》（2020年版）载有青礞石、煅青礞石、金礞石和煅金礞石。

【炮制方法】

1. **礞石** 取原药材，除去杂石，砸成小块。

2. **煅礞石** 取净礞石，置耐火容器内，用武火加热，煅至红透，取出，放凉，碾成粉末。

3. **硝煅礞石** 取净礞石，加等量的火硝混匀，置耐火容器中，加盖，武火加热，煅至烟尽，取出，放凉，水飞成细粉。

【成品性状】

1. **礞石** 青礞石呈鳞片状、不规则碎块状或颗粒，无明显棱角。褐黑色、绿褐色或灰绿色，具玻璃样光泽。碎块断面呈较明显层片状。质软，易碎，气微，味淡。

金礞石为鳞片状集合体。呈不规则块状或碎片，无明显棱角。棕黄色或黄褐色，带有金黄色或银白色光泽。质脆，用手捻之，易碎成金黄色闪光小片。具滑腻感。气微，味淡。

2. 煅礞石 煅青礞石呈不规则碎块状或鳞片状粉末，无明显棱角。黄绿色至青黄色，鳞片状粉末光泽性更强。碎块断面呈较明显层片状。质松软，易碎，气微，味淡。

煅金礞石呈不规则块状碎块状颗粒或鳞片状粉末。表面无明显棱角，棕黄色至金黄色，具金黄色光泽。碎块断面可见层纹。具滑腻感。质脆，易碎。气微，味淡。

3. 硝煅礞石 为粉末状，硝煅青礞石为褐色。硝煅金礞石为金黄色，质地酥松。稍有火硝味。

【炮制作用与临床应用】礞石，味甘、咸，性平。归肺、心、肝经。具有坠痰下气、平肝镇惊的功能。礞石一般不生用。

煅礞石，质地酥松，便于粉碎，易于煎出有效成分。常与大黄等配伍，用于顽痰、老痰交结的实热老痰，如礞石滚痰丸（《景岳全书》）；与蛇含石等配伍，用于小儿哮喘、手足搐搦，如瓜子锭。

硝煅后增强下气坠痰功效，能逐陈积伏匿之疾。常与黄芩等配伍，用于顽痰胶结、咳逆喘急、癫痫发狂等症，如礞石利痰丸。

【炮制研究】用傅里叶变换红外光谱仪分析金礞石炮制前后的变化发现，金礞石炮制后，部分八面体结构羟基脱失，八面体结构遭到破坏，使得其阳离子具有了可交换性；蛭石层间结构中自由水及部分结合水脱失，层间阳离子的可交换性降低；部分四面体结构被破坏，导致四面头片结构的有序性有所降低，可见金礞石的炮制原理主要在于破坏其矿物结构并改变其中各主要金属离子的可交换性，进而改善其药性药效。金礞石炮制后层间自由水及部分结合水的脱失使得层间可交换性阳离子与结构层作用力增强，可交换性降低；部分结构羟基的脱失破坏了相应的八面体结构，其中的八面体阳离子因而具有可交换性；金礞石炮制后结构边缘及缺陷位置增多，在交换液的作用下易破键水解释放出大量的四面体及八面体阳离子。炮制对于缓和金礞石药性，提高金礞石药材整体质量，缩小产地差异对其药效的影响，增加用药的安全性、有效性具有重要意义。青礞石中的主要元素有 Si、Fe、Mg、Al、Ca、K、Na 等，还含有 18 种伴生元素，经煅制后，各元素含量均降低，重金属和有害元素也呈降低趋势。

【贮存】置干燥处。

赤石脂

【处方用名】赤石脂、煅赤石脂、醋赤石脂。

【来源】本品为硅酸盐类矿物多水高岭石族多水高岭石，主含四水硅酸铝 $[Al_4(Si_4O_{10})(OH)_8 \cdot 4H_2O]$。

【采收加工】采挖后，除去杂石。

【历史沿革】汉代有碎法；南北朝有研粉水飞的炮制方法；宋代有烧赤投醋中、烧灰和煅等方法；明代有火煅醋淬法；清代沿用煅、研粉水飞等炮制方法。现行有明煅、火煅醋淬等。《中国药典》（2020 年版）载有赤石脂、煅赤石脂。

【炮制方法】

1. 赤石脂 取原药材，除净杂质，捣碎或研粉。

2. 煅赤石脂 取净赤石脂细粉，用醋调匀，搓条，切段，干燥，置耐火容器内，用武火加热，煅至红透，取出，放凉，碾成粉末。每 100kg 赤石脂，用米醋 40kg。

【成品性状】

1. 赤石脂 为块状集合体，呈不规则的块状。粉红色、红色至紫红色，或有红白相间的花纹，质软，易碎，断面有蜡样光泽。吸水性强，具黏土气。味淡，嚼之无沙粒感。

2. 煅赤石脂 为圆柱形段状，深红色或红褐色细粉。吸水性强，略有醋酸气。

【炮制作用与临床应用】赤石脂，味甘、酸、涩，性温，归大肠、胃经。具有涩肠、止血、生肌敛疮的功能。常与人参等配伍，用于久泻久痢，大便出血等症，如赤石脂丸（《圣济总录》）。

煅赤石脂，质地酥松，便于粉碎，易于煎出有效成分，醋淬借醋收涩祛瘀，增强止痢止血的作用。常与乌贼骨等配伍，用于妇女崩漏、淋漓不止等症，如赤石脂散（《圣济总录》）；或与炉甘石研末外敷，用于疮疡溃烂久不愈。

【炮制研究】赤石脂为硅酸盐类多水高岭石族矿石多水高岭石与氧化物类赤铁矿或含氢氧化物类褐铁矿共同组成的细分散多矿物集合体，主要成分为赤铁矿（Fe_2O_3）、褐铁矿（$FeO \cdot OH$）、二氧化硅（SiO_2）和三氧化二铝（Al_2O_3）。炮制后赤石脂的 Al_2O_3 含量增加，用醋与否以及用醋量、煅制时间对赤石脂的 Al_2O_3 含量和结构没有显著影响。

赤石脂煅后由碱性转变为弱酸性，可以有效地酸化创面，降低创面的 pH 值，促进创面愈合，但是抑菌活性降低。

【贮存】置干燥处，防潮。

微课－海浮石

海浮石

【处方用名】海浮石、煅海浮石。

【来源】本品为胞孔科动物脊灰苔虫 *Costazia aculeata* Canu et Bassler 及瘤分胞苔虫 *Cellporina costazii* (Audouin) 等的干燥骨骼。

【采收加工】春、秋二季收集，洗净，干燥。

【历史沿革】金元时代有醋制法，明代有煅法；清代有炒黑等方法，现行有明煅法。

【炮制方法】

1. 海浮石　取原药材，除去杂质，洗净，干燥，砸成小块。

2. 煅海浮石　取净海浮石，置适宜容器内，用武火煅至红透，取出，放凉，碾成粉末。

【成品性状】

1. 海浮石　为海绵或珊瑚样的不规则块状，表面灰白或灰黄色，有众多细孔。体轻，质硬脆，入水不沉，气微腥，味微咸。

2. 煅海浮石　呈粉状，灰白色，质酥脆。气微，味淡。

【炮制作用与临床应用】海浮石味咸，性寒。归肺、肾经。具有清热化痰、软坚通淋的功能。生用可清肺化痰。常与蛤壳等配伍，用于肺热咳嗽痰多，如治咳嗽痰多的海蛤散。

煅后质地酥脆，易于煎出有效成分，以软坚散结力强。常与昆布等配伍，用于肝郁结引起的项部瘿瘤，瘰疬结核等症，如消瘿顺气散。

【贮存】置干燥处。

微课－紫贝齿

紫贝齿

【处方用名】紫贝齿，紫贝齿。

【来源】本品为宝贝科动物阿文绶贝 *Mauritia arabica*（L.）、山猫眼宝贝 *Cypraea lynx*（L.）、虎斑宝贝 *Cypraea tigris*（L.）等的贝壳。

【历史沿革】汉代有烧用；南北朝有苦酒与蜜同制法；唐宋有烧法；明代有火煅水淬的方法。现行有明煅法。

【炮制方法】

1. 紫贝齿　取原药材，除去杂质，洗净，晒干，砸成小块。

2. 煅紫贝齿　取洗净的紫贝齿，置适宜容器中，用无烟武火煅至红透，取出放凉，碾成粉末。

【成品性状】

1. 紫贝齿　为不规则块状，壳面平滑，有美丽的光泽。紫色、棕色或褐色，有多数暗紫棕色与白色交错的斑纹或圆形小点。质坚硬，气无，味淡。

2. 煅紫贝齿 为粉末状，灰白色，质地酥松。

【炮制作用与临床应用】紫贝齿，味咸，性平，归肝经。具有平肝潜阳、镇惊安神、清肝明目的功能。生品质地坚硬，常与黄芪等配伍，用于发背溃后、脓心不尽等症，如贝齿散（《太平圣惠方》）。

煅紫贝齿质地酥脆，易于煎出有效成分。常与珍珠等配伍，合研如粉，点眼，用于目风热赤翳障，如贝齿散（《圣济总录》）；或与龙骨等配伍，用于肝阳上扰、心阳躁动、惊悸心烦等症。

【贮存】置干燥处。

第二节 煅淬法

微课－煅淬法　　PPT

将中药按明煅法煅烧至红透后，立即投入规定的液体辅料中骤然冷却的方法称煅淬。煅后趁热投入液体中的操作程序称为"淬"，所用的液体辅料称为"淬液"。常用的淬液有醋、黄酒、药汁等，按临床需要而选用。煅淬法适用于质地坚硬，经过高温煅制仍不能酥脆的矿物药以及临床上因特殊需要而必须煅淬的中药。

某些矿物药由于质地较均一，膨胀系数相同或相似，受热时晶格间未能形成足以裂解的缝隙，冷却后仍保持原形，相互间引力发生变化小或未发生变化。若在受热后立即投入淬液中迅速冷却，则表面晶格迅速缩小，内部晶格仍处在原状态，从而产生裂隙，淬液浸入裂隙继续冷却，产生新的裂隙，反复煅淬使内外晶格胀缩产生差异而导致药物酥脆。煅淬法主要是针对质地坚硬的矿石类中药，炮制过程应控制加热与辅料加入方式，操作需反复进行。

（一）炮制目的

1. 使药物质地酥脆，易于粉碎，利于有效成分煎出 如代赭石、磁石等。

2. 增强疗效 如自然铜。

3. 清除杂质，洁净药物 如炉甘石。

（二）操作方法

取净药材，大小分档，按明煅法煅烧至红透时，取出，立即投入规定的液体辅料中浸泡，使之酥脆，可反复进行 2~3 次至完全酥脆，取出，干燥，打碎或研粉。

（三）注意事项

（1）质地坚硬的矿物药煅淬时要反复进行，使淬液全部吸尽、药物完全酥脆为度。

（2）控制好煅制温度和时间，避免生熟不均。

（3）所用的淬液种类和用量，应根据药物的性质和煅淬目的要求而定。

自然铜

微课－自然铜

【处方用名】自然铜、煅自然铜。

【来源】本品为硫化物类矿物黄铁矿族黄铁矿，主含二硫化铁（FeS_2）。

【采收加工】采挖后，除去杂石。

【历史沿革】南北朝刘宋时代有甘草、醋制的方法；唐代有煅法、火煅醋淬法；宋代增加了酒磨、醋炒，干研等方法；元代有煨、水飞法；明代增加了煅后童便浸醋淬、火煅水淬法；清代有火煅醋淬、研细水飞法。并有"宜火煅醋淬末，研绝细，水飞。治跌损接骨续筋"。现行有火煅醋淬的炮制方法。《中国药典》（2020 年版）载有自然铜、煅自然铜。

【炮制方法】

1. 自然铜　取原药材，除去杂质，洗净，干燥。用时砸碎。

2. 煅自然铜　取净自然铜，置耐火容器内，用武火加热，煅至红透立即取出，投入醋中淬制，待冷后取出，反复煅烧醋淬至黑褐色，外表脆裂，光泽消失，质地酥脆，取出，摊开放凉，干燥后碾成粗粉。每100kg自然铜，用醋30kg。

【成品性状】

1. 自然铜　晶形多为立方体，集合体呈致密块状。表面亮淡黄色，有金属光泽；有的黄棕色或棕褐色，无金属光泽。具条纹，条痕绿黑色或棕红色。体重，质坚硬或稍脆，易砸碎，断面黄白色，有金属光泽；或断面棕褐色，可见银白色亮星。

2. 煅自然铜　为小立方体或不规则的碎粒或粉末状，呈棕褐色至黑褐色或灰黑色，无金属光泽。质酥脆。略有醋酸气。

【质量要求】

1. 自然铜　含铁（Fe）应为40.0%~55.0%。

2. 煅自然铜　含铁（Fe）不得少于40.0%。

【炮制作用与临床应用】自然铜，味辛，性平，归肝经。具有散瘀止痛、续筋接骨的功能。生品多外用。常与细辛等配伍，用于头风疼痛，如自然铜散（《杨氏家藏方》）；或与草乌等配伍，用于风寒湿痹所致的肩臂腰腿疼痛、肢体麻木等，如东方活血膏。

煅自然铜，质地酥脆，便于粉碎，利于煎出有效成分，可增强散瘀止痛的作用。临床多煅用。常与乳香等配伍，用于跌扑筋骨折伤，如自然铜散（《张氏医通》）；或与甜瓜子等配伍，用于跌打损伤的接骨丸（《中药部颁标准》）。

【炮制研究】自然铜主要成分为二硫化铁（FeS_2）。自然铜经煅制后FeS_2含量降低，并产生了新成分Fe_2O_3和Fe_7S_8，在富氧条件下也可能生成铁的氧化物。自然铜煅制时，在500℃以下几乎不分解，在600℃时煅3小时则完全分解。煅自然铜的铁含量高于自然铜，可能是因为自然铜经煅后其主要成分FeS_2受热分解，硫元素损失或转化为其他形式而铁元素并没有损失，故铁的含量相对增加。另一方面FeS_2被氧化成含铁量更高的氧化物如Fe_2O_3，铁含量由在FeS_2中46.55%升高至在Fe_2O_3中的69.94%。自然铜的物相变化规律为，自然铜生品中物相为FeS_2，在煅制温度为400℃时，自然铜由物相FeS_2被氧化为以Fe_2O_3为主伴随分解成少量Fe_7S_8；煅制温度高于500℃，FeS_2则首先主要转化为Fe_7S_8，再逐渐被氧化为Fe_2O_3和Fe_3O_4。通过对生、煅自然铜水煎液中镁、钙、铬、锰、铁、钴、镍、铜、锌、铅等10种元素的含量进行比较发现，煅自然铜煎液中铁元素含量较生自然铜中剧增，除铅以外的其他元素均有不同程度的增加。该研究揭示了煅自然铜接骨作用可能和微量元素含量变化有一定的相关性。

自然铜煅品促进骨折愈合疗效显著优于生品，且主要作用于骨折中期，其作用机制可能是通过促进成骨细胞合成、分泌碱性磷酸酶，增加血磷含量，促进钙盐沉积，增加微量元素的吸收、增强骨密度，从而促进骨折的愈合。自然铜生品及煅淬品含药血清均能促进成骨细胞增殖，在某些时间点自然铜煅淬品含药血清对成骨细胞的促增殖作用强于生品含药血清。

【贮存】置干燥处。

赭　石

微课–赭石

【处方用名】赭石、代赭石、生赭石、煅赭石。

【来源】本品为氧化物类矿物刚玉族赤铁矿，主含三氧化二铁（Fe_2O_3）。

【采收加工】采挖后，除去杂石。

【历史沿革】汉代有碎法；南北朝刘宋时代有煮法，水飞法；宋代增加了火煅醋淬、水飞、烧制、煅的方法；明、清有煨赤，并沿用了研法、煅淬法、水飞的炮制方法。现行有火煅醋淬的炮制方法。《中国药典》（2020 年版）载有赭石、煅赭石。

【炮制方法】

1. 赭石　取原药材，除去杂质，砸碎。

2. 煅赭石　取净赭石，砸成碎块，置耐火容器内用武火加热，煅至红透，立即倒入醋中淬制，如此反复煅淬至质地松脆，淬液吸尽为度，干燥，碾成粗粉。每 100kg 代赭石，用醋 30kg。

【成品性状】

1. 赭石　为鲕状、豆状、肾状集合体，多呈不规则的扁平块状。暗棕红色或灰黑色，条痕樱红色或红棕色，有的有金属光泽。一面多有圆形的突起，习称"钉头"另一面与突起相对应处有同样大小的凹窝。体重，质硬，砸碎后断面显层叠状。气微，味淡。

2. 煅赭石　为粉末状，暗褐色或紫褐色，光泽消失。质地酥脆。略带醋气。

【质量要求】赭石，含铁（Fe）不得少于 45.0%。

【炮制作用与临床应用】赭石，味苦，性寒，归心、肝经。具有平肝潜阳、降逆、止血的功能。生品常与龙骨等配伍，用于肝阳上亢所致的头痛眩晕或耳鸣等症，如镇肝熄风汤（《医学衷中参西录》）；或与旋覆花等配伍，用于胃气上逆，呃逆等症，如旋覆代赭汤（《伤寒杂病论》）。

煅赭石，质地松脆，易于粉碎和煎出有效成分，降低了苦寒之性，缓和重镇降逆作用，增强了平肝止血作用。常与禹余粮等配伍，用于崩漏日久，头晕眼花等症，如震灵丹（《世医得效方》）；或与五倍子等配伍，用于下血不止或吐血、衄血、尿血等症，如固荣丹（《中医方剂大辞典》）。

【炮制研究】赭石生品经液氮真空冷冻干燥、喷金制片后无明显的晶型结构，煅赭石经同法处理后，有菊花状结晶。赭石生品中主要含有 C、O、Cl、Si、Fe、Cu 元素，有些部位含有 K 元素；赭石经煅淬后菊花状部位主要含有 C、O、Na、Mg、P、Cl、Si、K、Fe、Cu 等元素，非菊花状部位除上述元素外尚含有 Al、Zn、Ca 等元素。对生、煅赭石水煎液中 Mg、Al、Cr、Mn、Fe、Co、Ni、Cu、Zn、As、Ca 等 11 种元素的含量进行比较，结果显示赭石炮制后 As 元素的含量大大降低，其它 10 种被测元素的含量均有不同程度的增加，Fe 元素含量剧增，这说明赭石炮制后平肝止血作用的增强与所含的铁及微量元素的煎出量增加有一定的相关性。

生、煅赭石均能提高动物的入睡率发挥助眠作用，且煅赭石能拮抗戊四氮致惊作用。生、煅赭石还能显著降低角叉菜胶引发的足肿胀度，缩短止血、凝血时间，说明二者均具有抗炎、止凝血作用，且生赭石优于煅赭石。

【贮存】置干燥处。

磁　石

【处方用名】磁石、灵磁石、煅磁石。

【来源】本品为氧化物类矿物尖晶石族磁铁矿，主含四氧化三铁（Fe_3O_4）。

【采收加工】采挖后，除去杂石。

【历史沿革】南北朝有药汁煮、研细、水飞的方法；唐、宋有烧、醋淬、酒淬等方法；明、清以后沿用上述方法。现行有火煅醋淬的炮制方法。《中国药典》（2020 年版）载有磁石、煅磁石。

【炮制方法】

1. 磁石　取原药材，除去杂质，砸碎。

2. 煅磁石　取净磁石块，置耐火容器内，用武火煅至红透，趁热倒入醋内淬制，冷却后取出，反复煅淬至松脆，取出干燥，碾成粉末。每 100kg 磁石，用醋 30kg。

【成品性状】

1. **磁石** 为不规则的碎块。灰黑色或褐色，条痕黑色，具金属光泽。质坚硬。具磁性。有土腥气，味淡。

2. **煅磁石** 为不规则的碎块或颗粒。表面黑色。质硬而酥。无磁性。有醋香气。

【质量要求】

1. **磁石** 含铁（Fe）不得少于 50.0%。

2. **煅磁石** 含铁（Fe）不得少于 45.0%。

【炮制作用与临床应用】磁石，味咸，性寒，入肝、心、肾经。具有平肝潜阳、聪耳明目、镇惊安神、纳气平喘的功能。磁石偏于平肝潜阳，镇惊安神。常与赭石等配伍，用于肝阳上亢、头目眩晕等症，如脑立清丸。

煅磁石，聪耳明目，补肾纳气力强，缓和了重镇安神的功能，并且质地酥脆。常与熟地黄等配伍，用于肝肾阴虚、耳鸣耳聋等症，如耳聋左慈丸；或与朱砂等配伍，用于心肾阴虚，心阳偏亢，视物昏花等症，如磁朱丸。

【炮制研究】磁石炮制后 Fe 的溶出量升高，Ca、Mg、K、Na、Mn、Ni、Cu、Zn 的溶出量升高，Co、As、Pb 的溶出量降低。磁石经过炮制，有效元素的溶出量增加，可以增强磁石的药效，有害元素如 Co、As、Pb 等元素的含量和溶出量降低，可以降低磁石的毒性。采用的 XRD 图谱对磁石生品与炮制品的晶格间距与相对强度进行分析，发现生、煅磁石均包含有 Fe_3O_4 和 SiO_2，磁石的煅制品和生品相比增加了 Fe_3O_4 的物相，磁石在炮制前后峰的数目和强度发生了一定变化。

生磁石与煅磁石均能缩短小鼠的入睡时间且煅磁石的镇静催眠效果高于生磁石。在抗惊厥方面，煅磁石能够延长注射士的宁小鼠的惊厥潜伏时间，且作用强于生磁石。在镇痛方面，生磁石和煅磁石均能抑制醋酸引起的小鼠的扭体反应且煅磁石的作用效果优于生磁石。

【贮存】置干燥处。

紫石英

【处方用名】紫石英、煅紫石英

【来源】本品为氟化物类矿物萤石族萤石，主含氟化钙（CaF_2）。

【采收加工】采挖后，除去杂石。

【历史沿革】唐代有研、醋淬的炮制方法；宋代有火煅醋淬水飞、煅制、葵菜煮的方法；明代有煨制法，清以后多沿用火煅醋淬法。现行有火煅醋淬法。《中国药典》（2020 年版）载有紫石英、煅紫石英。

【炮制方法】

1. **紫石英** 取原药材，除去杂质，洗净，干燥，砸成碎块。

2. **煅紫石英** 取净紫石英块，置耐火容器内，加盖，用武火加热，煅至红透，立即倒入醋中淬制，取出，再煅淬一次，冷却后取出，干燥，碾成粉末。每 100kg 紫石英，用醋 30kg。

注意事项：淬制时药物冷却后迅速取出，不宜长期浸泡，否则时间过长药物颜色转白，影响质量。

【成品性状】

1. **紫石英** 本品为不规则碎块。紫色或绿色，半透明至透明，有玻璃样光泽。气微，味淡。

2. **煅紫石英** 本品为不规则碎块或粉末。表面黄白色、棕色或紫色，无光泽。质酥脆。有醋香气，味淡。

【质量要求】

1. **紫石英** 含氟化钙（CaF_2）不得少于 85.0%。

2. 煅紫石英 含氟化钙（CaF$_2$）不得少于80.0%。

【炮制作用与临床应用】紫石英，味甘，性温。归肾、心、肺经。具有温肾暖宫、镇心安神、温肺平喘的功能。生紫石英偏于镇心安神。常与寒水石等配伍，用于癫痫抽搐，如止痫散。

煅紫石英，质地松脆，便于粉碎，易于煎出有效成分，温肺降逆、散寒暖宫力强。常与紫菀等配伍，用于肺气不足，寒邪内阻，咳嗽气促等症。或与香附等配伍，用于宫冷不孕者（《青囊秘方》）。

【炮制研究】紫石英经煅或醋淬后，沿一定方向裂成小块，变得酥脆，用手捏即可变成粗颗粒，这就是紫石英经炮制后易于粉碎的原因。通过对紫石英不同炮制品 CaF$_2$ 含量及各样品水煎液中 Ca 含量比较，煅醋淬品和煅醋淬水飞品的含量明显高于生品和煅制品，说明煅醋淬有利于紫石英主成分 CaF$_2$ 的保留，有利于 Ca 的溶出。经煅淬后，紫石英中所含铅、镉、砷、汞、铜等有害元素的含量均有不同程度的降低。

【贮存】置干燥处。

炉甘石

微课 – 炉甘石

【处方用名】炉甘石、煅炉甘石、制炉甘石。

【来源】本品为碳酸盐类方解石族菱锌矿，主含碳酸锌（ZnCO$_3$）。

【采收加工】采挖后，洗净，晒干，除去杂石。

【历史沿革】唐代有火煅、黄连水淬的方法；宋代有火煅童便淬、黄连汁童便淬的方法；明、清以后有三黄汤制、童便黄连龙胆草当归制等炮制方法；清代尚有黄连黄柏黄芩甘菊薄荷童便制、黄连归身木贼羌活麻黄制、火煅醋淬等方法。并有"火煅醋淬五次，治下疳阴疮"；"用三黄煎水而煅炼，善疗目疾"。现行有煅淬、黄连汤及三黄汤制等。《中国药典》（2020年版）载有炉甘石、煅炉甘石。

【炮制方法】

1. 炉甘石 取原药材，除去杂质，打碎。

2. 煅炉甘石 取净炉甘石块，置耐火容器内，用武火加热，煅至红透，取出，立即倒入水中浸淬，搅拌，倾取上层水中混悬液，残渣继续煅淬 3~4 次，至不能混悬为度，合并，混悬液，静置，待澄清后倾去上层清水，残渣再按水飞法水飞成细粉，晒干。

3. 制炉甘石

（1）黄连汤制炉甘石 取黄连加水煎汤 2~3 次，滤过去渣，合并药汁浓缩，加入煅炉甘石细粉中拌匀，吸尽后，干燥。每 100kg 炉甘石，用黄连 12.5kg。

（2）三黄汤制炉甘石 取黄连、黄柏、黄芩，加水煮汤 2~3 次，至苦味淡薄，过滤去渣，加入煅炉甘石细粉中拌匀，吸尽后，干燥。每 100kg 炉甘石，用黄连、黄柏、黄芩各 12.5kg。

注意事项：本品多作眼科外用药，临床要求用极细药粉，大多煅淬后还需水飞制取，制炉甘石应选用水飞后的细粉。

【成品性状】

1. 炉甘石 为块状集合体，呈不规则的块状。灰白色或淡红色，表面粉性，无光泽，凹凸不平，多孔，似蜂窝状。体轻，易碎。气微，味微涩。

2. 煅炉甘石 呈白色、淡黄色或粉红色的粉末。体轻，质松软而细腻光滑。气微，味微涩。

3. 制炉甘石 为细粉状，黄色或深黄色。质轻松、细腻。味苦。

【质量要求】

1. 炉甘石 含氧化锌（ZnO）不得少于40.0%。

2. 煅炉甘石 含氧化锌（ZnO）不得少于56.0%。

【炮制作用与临床应用】炉甘石，味甘，性平。归肝、脾经。具有解毒明目退翳、收湿止痒敛疮的功能。炉甘石不生用，也不作内服，多作外用。煅炉甘石，质地纯洁细腻，适宜于眼科及外敷用，消除了由于颗粒较粗而造成的对局部黏膜的刺激性。常与黄连等配伍，用于外障，风眼烂炫等症，如炉甘石散（《证治准绳》）；或与石膏等配伍，用于疮疡溃烂，腐肉将尽，疮口不收等症，如生肌八宝散。

制炉甘石，可增强清热明目、敛疮收湿的功能。常与珍珠等配伍，用于目赤肿痛，眼缘赤烂，溃疡不敛，脓水淋漓等症，如八宝眼药、鹅毛管眼药。

【炮制研究】炉甘石主要含 $ZnCO_3$，经炮制后主要物相从单斜晶系的 $Zn_5(CO_3)_2(OH)_6$ 转化成六方晶系的 ZnO。当温度低于250℃时，以 $Zn_5(CO_3)_2(OH)_6$ 为主要成分的炉甘石热量无明显变化，当温度达到约250℃时，炉甘石开始放热，当温度高于315℃时，炉甘石的热量基本不发生变化，当温度高于400℃时，其成分不发生变化。炉甘石抑菌活性主要取决于氧化锌的含量和粒径大小，与碳酸锌无关。氧化锌含量越高、粒径越小，抑菌活性越强。次炉甘石（生品）中的锌元素以主矿物水锌矿 $[Zn_5(CO_3)_2(OH)_6]$ 和杂质矿物异极矿 $[Zn_4(OH)_2(H_2O)(Si_2O_7)]$ 为主要赋存形态，炉甘石煅烧后水锌矿晶格中的 Zn 和 Pb 分别生成了 ZnO 和 PbO。Zn 元素在炉甘石煅制品中主要以氧化锌 ZnO 形式存在，少部分以杂质矿物硅酸锌 Zn_2SiO_4 形式存在，呈较连续状态分布。Pb 元素在炉甘石煅制品中主要以 PbO 的形式存在，呈星点状分布，与 Zn 元素的分布未呈现相关性，说明 Pb 在炉甘石煅制品中是以独立矿物形式存在的。煅烧破坏了水锌矿的晶格结构，在改变锌、铅化合物形态的同时，更改变了锌、铅的分布特征，打破了炉甘石中锌、铅的共生状态，使水飞减除铅元素成为可能。

氧化锌内服不吸收，外敷于黏膜疮疡面有收敛吸湿消炎作用。内吸收还可参与维生素 A 还原酶的构成，因而可治疗暗适应能力下降等症。通过对比炉甘石炮制前后对大鼠湿疹的治疗作用，发现炉甘石可显著改善湿疹大鼠皮肤损伤；降低白细胞介素-1β、肿瘤坏死因子-α 表达水平，升高白细胞介素-10 表达水平，且炮制品优于生品。炉甘石、煅炉甘石均能促进大鼠伤口成纤维细胞和毛细血管的形成，加快肉芽组织增生，从而加速皮肤创口的愈合，煅炉甘石生肌作用更强。

【贮存】置干燥处。

>>> 知识链接 •--

好用的皮肤药——炉甘石洗剂

炉甘石洗剂是最常见的皮肤外用药之一。其成分较为单一、安全性高、价格低廉，被世界卫生组织列入儿童基本用药目录，推荐为婴幼儿优先使用的安全药物。特别是近年来，炉甘石洗剂更被网友们封为"万能皮肤药"。然而，炉甘石洗剂绝非"万能"。搞不清这些要点，只会把"神药"变"坏药"！炉甘石洗剂也应该对症治疗。如荨麻疹、湿疹、蚊虫叮咬、汗渍浸润、压疮、小儿尿布皮炎、新生儿臀红等，炉甘石具有消炎、散热、吸湿、止痒、收敛和保护作用；真菌性皮炎，诸如足癣、体癣等，涂抹炉甘石洗剂，可抑杀真菌；当皮肤出现轻度晒伤，轻度烧伤、烫伤，表面发红或是出现脱屑的情况时，可涂抹炉甘石来进行皮肤修复，但在涂抹之前，要记得先进行冰敷。

蛇含石

微课 – 蛇含石

【处方用名】蛇含石、煅蛇含石、醋蛇含石。

【来源】本品为对硫化物类矿物黄铁矿（或白铁矿）结核、褐铁矿结核，黄铁矿主含二硫化铁（FeS_2），褐铁矿主含含水三氧化二铁（$2Fe_2O_3·3H_2O$）。

【采收加工】采挖后，除去泥沙杂质。

【历史沿革】唐代有火煅醋淬的方法；宋代有甘草制、醋制、酒制、煅制的方法；明、清有胆汁制、童便制、火煅童便淬等炮制方法。现行有明煅、煅淬等。

【炮制方法】

1. 蛇含石 取原药材，除去杂质，洗净，干燥，捣碎。

2. 煅蛇含石 取净蛇含石，置适宜容器中，用武火煅至红透，取出，放凉，碾碎。

3. 醋蛇含石 取净蛇含石，置适宜容器中，用武火煅烧至红透，趁热醋淬，取出，干燥，碾碎。每100kg蛇含石，用醋20kg。

【成品性状】

1. 蛇含石 为不规则碎块，表面黑紫色或褐黄色，断面黄白色或浅铜黄色有金属光泽。质重而硬。气微，味淡。

2. 煅蛇含石 为粉末状，红黑色（褐铁矿）或带红的铁青色（黄铁矿或白铁矿）质酥易碎。无光泽。

3. 醋蛇含石 为粉末状，微具酸气，味微酸。

【炮制作用与临床应用】蛇含石，味甘，性寒。归心包、肝经。具有安神、镇惊、止血定痛的功能。蛇含石性坚硬，历代多煅用。常与牛黄等配伍，用于小儿惊风，抽搐昏迷等症，如小儿回春丹（《全国中药成药处方集》）。

蛇含石经煅、醋淬后质地酥脆，易于煎出有效成分。常与天麻等配伍，用于小儿哮喘，手足搐搦，如瓜子锭；或与三棱莪术等配伍，用于癥瘕积聚，腹胀虫积，如积块丸（《证治准绳》）。

【炮制研究】不同产地的蛇含石、煅蛇含石元素含量虽存在着一定程度的差异，但Fe、Mn、Na、K、Cu、Zn、Ca、Mg元素为其共有的主要成分，其中Fe含量均最高，煅蛇含石中Pb、Cd、Hg等有害元素含量均较蛇含石呈现大幅降低。

【贮存】置干燥处。

微课 – 焖煅法　　　　PPT

◈ 第三节　焖煅法

中药在高温缺氧条件下煅烧成炭的方法称焖煅法，又称密闭煅法、扣锅煅法、暗煅法、煅炭法，适用于煅制质地疏松，炒炭易灰化和较难成炭的中药以及某些中成药在制备过程中需要制炭的中药。

（一）炮制目的

1. 改变药物性能，产生新的疗效 如血余炭、棕榈炭，生品一般不入药，煅炭后能产生止血作用。

2. 增强或产生止血作用 荷叶煅成炭后，增强止血作用。丝瓜络煅成炭后，产生止血作用。

3. 降低毒性和刺激性 如干漆。

（二）操作方法

将净药物置于锅内，上盖一较小的锅，两锅结合处用盐泥封严，扣锅上压一重物（防止锅内气体膨胀而冲开扣锅），扣锅底部贴一白纸条，或放几粒大米，用武火加热，煅至白纸或大米呈深黄色，药物全部炭化为度。亦有在两锅盐泥封闭处留一小孔，用筷子塞住，时时观察小孔处的烟雾，当有白烟至黄烟转呈青烟减少时，降低火力，煅至基本无烟时，离火，待完全冷却后，取出药物。或滴水于盖锅底部，若立即沸腾，即为煅制程度适中。

（三）注意事项

（1）煅烧过程中，由于药物受热炭化，有大量气体及浓烟从锅缝中喷出，应随时用湿泥堵封，以防空气进入，使药物灰化。

（2）煅锅内药料不宜放得过多、过紧，以免煅制不透，影响煅炭质量。

（3）药材煅透后应放置冷却再开锅，以免药材遇空气后燃烧灰化。

（4）判断药物是否煅透，可用观察扣锅底部米或纸变为深黄色或滴水即沸的方法来判断。

血余炭

【处方用名】血余炭。

【来源】本品为人发制成的炭化物。

【历史沿革】汉代以前有燔发、烧灰；唐代有炙等炮制方法；宋代有烧灰存性的记载；明代有闷煅法，此法一直沿用至今。并有"用皂角水洗净，入罐内烧存性，止血"。《中国药典》（2020 年版）载有血余炭。

【炮制方法】血余炭，取头发，除去杂质，反复用稀碱水洗去油垢，清水漂净，晒干，装于锅内，上扣一个口径较小的锅，两锅结合处用盐泥封固，上压重物，扣锅底部贴一白纸条，或放几粒大米，用武火加热，煅至白纸或大米呈深黄色为度，离火，放冷后取出，剁成小块。

【成品性状】血余炭，为不规则块状，乌黑光亮，有多数细孔。体轻，质脆。用火烧之有焦发气，味苦。

【质量要求】血余炭，酸不溶性灰分不得过 10.0%。

【炮制作用与临床应用】血余炭，味苦，性平。归肝、胃经。具有收敛止血、化瘀、利尿的功能。生品不入药，制炭后使用，可单味研末与鲜藕节内服，也可与白茅根等配伍，用于血虚有瘀的吐血、衄血、咯血等症，如三奇散（《太平圣惠方》）；或与滑石等配伍，用于身目发黄，小便不利，少腹满急等症，如猪膏发煎（《金匮要略方论》）。

【炮制研究】血余炭主要成分包括胱氨酸、水、脂肪、黑色素、灰分等，灰分中有钠、钾、钙、铁、铜、锌等30 多种元素。血余炭中的钙、铁离子后，其凝血时间延长，说明血余炭的止血作用可能与其所含的碳素、鞣质、钙离子及微量元素离子有关。经进一步实验证实血余炭止血药效成分为其纳米类成分，此外血余炭纳米类成分还具有多种药理活性。

现代研究表明血余炭有凝血止血、抗菌抗炎、促创面愈合、血管栓塞、促毛发生长等作用。人发煅成血余炭后，临床和药理实验皆证明确有较好的止血作用，血余炭的水和乙醇煎出液能显著缩短小鼠和大鼠的出血时间，醇煎出液还能缩短大鼠的凝血时间，而人发的水和乙醇煎出液则无效；从血余炭中提得的粗结晶止血作用更强，血余炭的粗结晶具有内源性系统止血功能，其止血原理与血浆中环核苷酸的含量降低有关。

【贮存】置干燥处。

棕　榈

【处方用名】棕板、棕榈炭、陈棕炭、棕板炭。

【来源】本品为棕榈科植物棕榈 *Trachycarpus fortunei*（*Hook. f.*）H. Wendl. 的干燥叶柄。

【采收加工】采棕时割取旧叶柄下延部分和鞘片，除去纤维状的棕毛，晒干。

【历史沿革】唐代有烧灰，宋代有煅炭法，明代有炒炭法。现行有闷煅法、炒炭的炮制方法。《中国药典》（2020 年版）载有棕榈、棕榈炭。

【炮制方法】

1. 棕榈 取原药材，除去杂质，洗净，干燥，筛去灰屑。

2. 棕榈炭

（1）煅炭 取净棕榈段，置锅内，上扣一口径较小的锅，两锅结合处用盐泥封固，上压重物，并贴一块白纸条或放大米数粒，用武火加热，煅至白纸或大米呈深黄色时，离火，待锅凉后，取出。

（2）炒炭 取净棕榈段，置热锅内，用武火炒至表面黑褐色、内部焦褐色时，喷淋清水少许，灭尽火星，取出，摊凉。

【成品性状】

1. 棕榈 为长条板状，一端较窄而厚，另端较宽而稍薄，大小不等。表面红棕色，粗糙，有纵直皱纹；一面有明显的凸出纤维，纤维的两侧着生多数棕色茸毛。质硬而韧，不易折断，断面纤维性。气微，味淡。

2. 棕榈炭 为不规则块状，大小不一。表面黑褐色至黑色，有光泽，有纵直条纹，触之有黑色炭粉。内部焦黄色，纤维性。略具焦香气，味苦涩。

【炮制作用与临床应用】棕榈炭，味苦、涩，性平。归肺、肝、大肠经。具有收敛止血的功能。生品不入药，制炭后使用，常与大蓟炭等配伍，用于血热妄行导致的吐血、衄血、呕血，如十灰散（《十药神书》）；与乌梅、干姜等配伍，用于妇女崩漏。

【炮制研究】采用高效液相色谱法在生棕榈中检出 19 个成分，在棕榈炭中检出 26 个成分，其中羟基苯甲酸、原儿茶酸、原儿茶醛、d-儿茶素、没食子酸等为其主要药效成分。制炭后，对羟基苯甲酸、d-儿茶素含量显著增加，总鞣质含量下降，浸出物含量降低，一系列微量元素和钙元素升高。

动物实验表明，棕榈炭能缩短出血时间和凝血时间。凝血试验表明，新棕皮炭或新棕板炭均无作用，陈棕炭、陈棕皮炭则有明显作用，尤其是取自多年的破旧陈棕则作用更为明显，用药以陈久者为宜。临床研究表明，棕榈制炭后对鼻衄和崩漏疗效显著。

棕榈经制炭后，所含化学成分的组成和含量发生了复杂的变化，总鞣质含量有所下降。动物实验表明，棕榈炭能缩短出血时间和凝血时间。由凝血试验结果可知，不论新棕皮炭或新棕板炭均无作用，陈棕炭、陈棕皮炭则有明显作用，尤其是取自多年的破旧陈棕则作用更为明显。说明古人"年久败棕入药尤妙"的经验是有道理的，用药以陈旧为宜。

【贮存】置干燥处。

>>> 知识链接

棕榈陈用

棕榈经制炭后，所含化学成分的组成和含量发生了复杂的变化，总鞣质含量有所下降。动物实验表明，棕榈炭能缩短出血时间和凝血时间。由凝血试验结果可知，不论新棕皮炭或新棕板炭均无作用，陈棕炭、陈棕皮炭则有明显作用，尤其是取自多年的破旧陈棕则作用更为明显。说明古人"年久败棕入药尤妙"的经验是有道理的，用药以陈旧为宜。

荷 叶

【处方用名】荷叶、荷叶炭。

【来源】本品为睡莲科植物莲 *Nelumbo nucifera* Gaertn. 的干燥叶。

【采收加工】夏、秋二季采收，晒至七八成干时，除去叶柄，折成半圆形或折扇形，干燥。

【历史沿革】唐代有炙、炒令黄等方法；宋代有烧、熬、煅等炮制方法；明、清以炒、煅为主，并有"活血生用，止血炒焦用"的用法。现行有闷煅法。《中国药典》（2020 年版）载有荷叶、荷叶炭。

【炮制方法】

1. 荷叶 取原药材，除去杂质及叶柄，喷水，稍润，切丝，干燥。

2. 荷叶炭 取净荷叶，折叠后平放锅中，上扣一口径较小的锅，两锅结合处用盐泥封固，上压重物，并贴一块白纸条或放大米数粒，用武火加热，煅至白纸或大米呈深黄色时，离火，待锅凉后，取出。

【成品性状】

1. 荷叶　为不规则的丝状。上表面深绿色或黄绿色，较粗糙；下表面淡灰棕色，较光滑，叶脉明显突起。质脆，易破碎。稍有清香气，味微苦。

2. 荷叶炭　为不规则的片状，表面棕褐色或黑褐色。气焦香，味涩。

【质量要求】

1. 荷叶　水分不得过 15.0%；总灰分不得过 12.0%；醇溶性浸出物不得少于 10.0%；含荷叶碱（$C_{19}H_{21}NO_2$）不得少于 0.10%。

2. 荷叶炭　检查、浸出物同荷叶，含荷叶碱（$C_{19}H_{21}NO_2$）不得少于 0.070%。

【炮制作用与临床应用】荷叶，味苦，性平，归肝、脾、胃经，具有清暑化湿、升发清阳、凉血止血的功能，常与金银花等配伍，用于暑温汗后，余邪不解，头目昏涨等症，如清络饮（《温病条辨》）；或与知母等配伍，用于咯血、衄血、尿血等症，如荷叶丸。

荷叶煅炭后收涩化瘀止血力胜，常与大蓟炭等配伍，用于吐血，咯血，便血等症，如十灰散（《十药神书》）。

【炮制研究】荷叶经煅炭和炒炭后，荷叶碱及金丝桃苷含量较生品降低，槲皮素含量显著升高。

经研究表明，荷叶生品有较好的止血作用，制炭后止血、凝血作用显著增强。研究发现，黄酮类成分为荷叶炭止血活性物质，其中槲皮素的作用强于金丝桃苷和异槲皮苷；且收敛涩血能力的增强为炒炭后鞣质的相对含量增加所致。荷叶炭止血机制是与影响动物内源性、外源性凝血系统及纤溶系统作用有关。

【贮存】置干燥处。

干　漆

【处方用名】干漆、煅干漆、干漆炭。

【来源】本品为漆树科植物漆树 *Toxicodendron vernicifluum*（Stokes）F. A. Barkl. 的树脂经加工后的干燥品。

【采收加工】收集盛漆器具底留下的漆渣，干燥。

【历史沿革】晋代有"熬烟绝"；唐代有烧灰；宋代增加了重汤煮、酒炒、醋炒；明代有煅法、炒黄法；清代有炒炭法。现行有烧枯、炒炭、煅炭等。《中国药典》（2020 年版）载有干漆、干漆炭。

【炮制方法】

1. 干漆　取原药材，除去杂质，砸成小块，洗净，晒干。

2. 干漆炭

（1）煅炭　取净干漆块，置煅锅内，上扣一口径较小的锅，两锅结合处用盐泥封固，上压重物，并贴一块白纸条或放大米数粒，用武火加热，煅至白纸或大米呈深黄色时，离火，待锅凉后，取出，剁成小块或碾碎。

（2）炒炭　取干漆，砸成小块，置热锅内，用武火炒至焦枯黑烟尽，取出，放凉。

（3）烧枯　取干漆，置火上烧枯。

3. 炒干漆　取净干漆块，置热锅内，中火炒至焦枯黑烟尽，取出，放凉。

【成品性状】

1. 干漆　为不规则块状，黑褐色或棕褐色，表面粗糙，有蜂窝状细小孔洞或呈颗粒状，质坚硬，不易折断，断面不平坦，具特殊臭气。

2. 干漆炭　形如干漆，表面棕褐色至黑色，粗糙，呈蜂窝状或颗粒状。质松脆，断面有空隙。微具特殊臭气。

3. 炒干漆　为大小不一的颗粒状，焦黑色，质松脆，气微，味淡。

【质量要求】干漆，水分不得过 7.0%；总灰分不得过 8.0%；酸不溶性灰分不得过 5.0%；醇溶性浸出物不得少于 1.2%。

【炮制作用与临床应用】干漆，味辛，性温，有毒。归肝、脾经。具有破瘀通经、消积杀虫的功能。生干漆辛温有毒，伤营血，损脾胃，不宜生用。

煅或炒干漆毒性和刺激性降低，常与人参等配伍，用于产后瘀血攻心、癥瘕、血痹等症，如化癥回生丹（《万病回春》）；或与雷丸等配伍，用于虫积腹痛、腹胀、虫积蛊毒等症。

【炮制研究】干漆含漆酚 50%~60%，最高达 80%，可导致过敏性皮炎，生漆中尚含一种漆敏内酯，可使人产生过敏性皮炎，漆酚与漆敏内酯为漆中具有毒性的物质，经煅制后，干漆中二甲苯类和甲基苯甲醛类物质等毒性成分含量降低，可免除刺激性和毒性，缩短出血和凝血时间。

【贮存】密闭保存，防火。

蜂　房

【处方用名】蜂房、露蜂房、煅蜂房。

【来源】本品为胡蜂科昆虫果马蜂 *Polistes olivaceous*（DeGeer）、日本长脚胡蜂 *Polistes japonicas* Saussure 或异腹胡蜂 *Parapolybia varia* Fabricus 的巢。

【采收加工】秋、冬二季采收，晒干，或略蒸，除去死蜂死蛹，晒干。

【历史沿革】汉代有"熬""炙"；刘宋时代有蒸制法；唐代有烧灰、微炒；宋代有微炒、蜜制、煅法，明代有炒焦、炒黑；清代有煅法、焙法、酒炒法。现行有闷煅、炒炭等。《中国药典》（2020 年版）载有蜂房。

【炮制方法】

1. 蜂房　取原药材，除去杂质，切块。筛去碎屑。

2. 煅蜂房　取净蜂房块，置煅锅内，上扣一口径较小的锅，两锅结合处用盐泥封固，上压重物，并贴一块白纸条或放大米数粒，用武火加热，煅至白纸或大米呈深黄色时，离火，待锅凉后，取出。用时掰碎、研细入药。

【成品性状】

1. 蜂房　为不规则的扁块状，表面灰白色或灰褐色，腹面有多数整齐的六角形房孔。体轻，质韧，略有弹性。气微，味辛淡。

2. 煅蜂房　为不规则的块状，大小不一，黑褐色。质轻，无臭，味涩。

【质量要求】蜂房，水分不得过 12.0%；总灰分不得过 10.0%；酸不溶性灰分不得过 5.0%；每 1000g 含黄曲霉毒素 B_1 不得过 5μg，含黄曲霉毒素 G_2、黄曲霉毒素 G_1、黄曲霉毒素 B_2 和黄曲霉毒素 B_1 的总量不得过 10μg。

【炮制作用与临床应用】蜂房，味甘，性平。归胃经，具有攻毒杀虫、祛风止痛的功能。蜂房常与蛇蜕等配伍，外洗，用于风邪客于皮肤，瘙痒不已；或与蜈蚣等配伍，用于热毒壅盛，恶痈肿毒等症；或与百草霜同捣外敷，用于风邪侵扰肌肤，肢体酸痛。

煅蜂房常与地榆炭等配伍，研末掺之，用于湿热蕴结，痔瘘出血；或与蛇蜕等配伍，用于瘰疬生于头，脓水不止，疼痛难忍等症，如蜂房膏（《太平圣惠方》）。

【炮制研究】蜂房含蜂蜡、树脂及蜂房油。炮制后可降低毒性成分蜂房油的含量。

蜂房具有抗炎、抗菌、抗癌活性。蜂房中的醇、醚及丙酮等成分有促血固凝的作用，可增强心脏活力，并能发挥利尿作用。

【贮存】置通风干燥处，防压，防蛀。

丝瓜络

【处方用名】丝瓜络、炒丝瓜络、丝瓜络炭。

【来源】本品为葫芦科植物丝瓜 *Luffa cylindrica*（*L.*）Roem. 的干燥成熟果实的维管束。

【采收加工】夏、秋二季果实成熟、果皮变黄、内部干枯时采摘，除去外皮和果肉，洗净，晒干，除去种子。

【历史沿革】宋代有煅法；明代有烧灰；清代有焙法、烧酒洗法。现行有炒黄、炒炭、闷煅法等。《中国药典》（2020 年版）载有丝瓜络。

【炮制方法】

1. 丝瓜络　取原药材，除去杂质及残留种子、外皮，压扁，切成段。筛去碎屑。

2. 丝瓜络炭

（1）炒炭　取净丝瓜络段，置锅内，用武火加热，炒至表面焦黑色，内部焦褐色，喷淋清水，灭尽火星，取出，晾干。

（2）煅炭　取净丝瓜络段，置煅锅内，上扣一口径较小的锅，两锅结合处用盐泥封固，上压重物，并贴一块白纸条或放大米数粒，用武火加热，煅至白纸或大米呈深黄色时，离火，待锅凉后，取出。

【成品性状】

1. 丝瓜络　为丝状维管束交织而成的网状小段，表面黄白色。体轻，质韧，有弹性，不能折断。横切面可见子房 3 室，呈空洞状。气微，味淡。

2. 丝瓜络炭　为网状段，表面焦黑色，内部焦褐色。

【质量要求】丝瓜络　水分不得过 9.5%；总灰分不得过 2.5%。

【炮制作用与临床应用】丝瓜络，味甘，性平。归肺、胃、肝经。具有祛风、通络、活血、下乳的功能。丝瓜络常与防己等配伍，用于风湿郁久化热，或体内阳气偏盛，肌肉、关节疼痛等症，如桑尖汤（《中药临床应用》）或与瓜蒌、当归等配伍，用于产后乳汁不行，或两胁胀痛等症，如通经活络汤（《中医妇科治疗学》）。

丝瓜络炭常与槐花等配伍，用于风热灼伤肠络，血下鲜红如溅，或与阿胶等配伍，用于崩中漏下，大量下血等症。

【炮制研究】丝瓜络主要成分为木聚糖、纤维素、甘露聚糖、半乳聚糖。

药理实验表明，炒丝瓜络与丝瓜络炭组小鼠的子宫平滑肌收缩力与收缩频率均有提高，与正常对照组相比差异有统计学意义，丝瓜络炮制后可通过调节血管舒缩因子以防止子宫内膜过度舒张，从而发挥止血作用。

【贮存】置干燥处。

目标检测

答案解析

一、单项选择题（在每小题的 5 个备选答案中，选出 1 个正确答案)

1. 关于煅法的相关描述，不正确的是（　　）

　A. 适用于矿物类和质地坚硬的药物

B. 分为明煅法、煅淬法及闷煅法

C. 应大小分档

D. 中途可以停火，但需煅透

E. 煅制的温度和时间应适度

2. 炉甘石的炮制方法为（　　）

A. 蒸法　　　　　　　B. 闷煅法　　　　　　C. 明煅法

D. 煅淬水飞法　　　　E. 水飞法

3. 宜用扣锅煅法炮制的药材是（　　）

A. 龙骨　　　　　　　B. 干漆　　　　　　　C. 石决明

D. 磁石　　　　　　　E. 炉甘石

二、多项选择题（在每小题的 5 个备选答案中，选出 2～5 个正确答案）

1. 煅淬的目的是（　　）

A. 使药物质地酥脆　　B. 增强疗效　　　　　C. 洁净药物

D. 利于贮存　　　　　E. 降低毒性

2. 煅淬时应注意事项（　　）

A. 煅淬时要反复进行　　B. 一次性煅至红透　　C. 药物要打碎

D. 药物要煅至酥脆　　　E. 辅料要吸尽

3. 明煅法的炮制目的有（　　）

A. 使药物质地酥脆　　B. 增强收敛作用　　　C. 缓和药性

D. 制备炭药　　　　　E. 降低毒性

4. 煅制明矾时应该注意（　　）

A. 使用铁锅煅制，增强疗效　　　　　B. 最佳温度为200℃左右

C. 最佳温度为400℃左右　　　　　　D. 使用惰性材料容器煅制

E. 武火长时间煅制

5. 煅石膏的作用是（　　）

A. 清热泻火　　　　　B. 收湿生肌　　　　　C. 除烦止渴

D. 敛疮止血　　　　　E. 凉血止血

三、配伍选择题（每组分别对应一组备选项，备选项可重复选用，也可不选用。每题只有 1 个
　　最佳答案）

A. 降低了致吐的副作用，增强了燥湿止痒的作用

B. 降低了大寒之性，缓和了清热泻火的功能，增加了收敛固涩的作用

C. 易于粉碎和煎出有效成分，温肾补虚作用增

D. 易于粉碎，以温肺、壮阳力强

E. 寒凉之性缓和，收敛之性增强，作用偏于安神定志

1. 煅钟乳石的主要作用是（　　）

2. 煅皂矾的主要作用是（　　）

3. 煅鹅管石的主要作用是（　　）

4. 煅寒水石的主要作用是（　　）

5. 煅龙齿的主要作用是（　　）

四、问答题

白矾煅制后得到枯矾，其酸寒之性降低，涌吐作用减弱，增强了收涩敛疮、止血化腐作用。简述白矾煅制的注意事项，并说明为什么煅制温度应控制在 180～260℃？

书网融合……

思政导航　　　　本章小结　　　　题库

第十一章 蒸煮焯法

蒸、煮、焯法为一类"水火共制"法，在炮制过程中既需用清水或液体辅料，又需用火加热。某些中药虽用固体辅料，但操作时仍需用水来进行蒸煮。

蒸法是利用水蒸气加热炮制的方法。不加辅料蒸制的时间一般较短，其主要目的是软化药材，便于切制，或使中药便于保存。加辅料蒸制的时间相对较长，目的在于改变中药性味，产生新的功能，扩大临床适用范围，亦可增强疗效。

煮法是利用水、辅料或药汁的温度加热中药，其主要目的都是为了降低毒性或消除副作用。

焯法是将中药在沸水中短时间浸煮的方法，主要在于破坏一些药物中的酶，同时也有利于除去非药用部位，或分离不同的药用部位。

目前用于蒸、煮、焯法的设备主要有蒸煮罐及蒸药箱等。

第一节 蒸 法

PPT

将净选或切制后的中药加辅料或不加辅料装入蒸制容器内，隔水加热至一定程度的方法，称为"蒸法"。其中不加辅料者为"清蒸"，加辅料者为"加辅料蒸"。直接利用流通蒸汽蒸者称为"直接蒸法"。中药在密闭条件下隔水蒸者称"间接蒸法"；加辅料在密闭条件下隔水蒸制又称为"炖法"。

（一）蒸制的目的

1. **改变药物性能，扩大药用范围** 如地黄、何首乌等。

2. **增强疗效** 如山茱萸，女贞子等。

3. **缓和药性** 如大黄等。

4. **减少副作用** 如大黄、黄精等。

5. **保存药效利于贮存** 如桑螵蛸、黄芩等。

6. **便于软化切制** 如木瓜、天麻等。

（二）蒸制的操作方法

蒸法根据中药的性质和要求不同分为清蒸、加辅料蒸和炖三种炮制方法。

1. 清蒸法 取净药材，大小分档，置适宜的蒸制容器内，用蒸汽加热，蒸至规定程度，放凉，取出，晾至六成干，切片或段，干燥。

2. 加辅料蒸法 取净药材，大小分档，加入液体辅料拌匀、润透后，置适宜的蒸制容器内，用蒸汽加热至规定程度，取出，稍晾，拌回蒸液（剩余的液体辅料），再晾至六成干，切片或段，干燥。

3. 炖法 取净药材，大小分档，加入液体辅料拌匀、润透后，置适宜的蒸制容器内，密闭，隔水或用蒸汽加热，炖透，或炖至辅料完全被吸尽时，放凉，取出，晾至六成干，切片或段，干燥。

（三）注意事项

须用液体辅料拌蒸的中药应待辅料被吸尽后再蒸制。蒸制时一般先用武火加热待"圆汽"（即水蒸气充满整个蒸制容器并从锅盖周围大量溢出）后改为文火，保持锅内有足够的蒸汽即可。但在非密闭容器中酒蒸时，从开始到结束要一直用文火蒸制，防止酒很快挥发，达不到酒蒸的目的。蒸制时要注意火候，若时间太短则达不到蒸制的目的；若蒸制得过久则影响药效，有的药物可能"上水"，致使水分过多，难于干燥。须长时间蒸制的中药，应不断添加开水，以免蒸汽中断，特别注意不要将水蒸煮干，影响中药质量。需日夜连续蒸制者，应有专人值班以保安全。加辅料蒸制完毕后，若容器内有剩余的液体辅料（蒸液），应拌入中药后再进行干燥。

何首乌

【处方用名】何首乌、首乌、生首乌、制首乌。

【来源】本品为蓼科植物何首乌 *Polygonum multiflorum* Thunb. 的干燥块根。

【采收加工】秋、冬二季叶枯萎时采挖，削去两端。洗净，个大的切成块，干燥。

【历史沿革】唐代有黑豆蒸、黑豆酒煮、醋煮、水煮熟等炮制方法；宋代增加了单蒸、米泔浸后九蒸九曝、麸炒、酒炒等炮制方法，并加用生姜、甘草、牛膝等作为炮制辅料。所用制药工具提出"忌铁器"的要求；明清以后又增加了乳拌蒸法。现行有黑豆汁蒸。《中国药典》（2020年版）收载何首乌和制何首乌。

【炮制方法】

1. 何首乌 取原药材，除去杂质，洗净，稍浸，润透，切厚片或块，干燥。

2. 制何首乌 取何首乌片或块，用黑豆汁拌匀，润透，置非铁质蒸制容器内，密闭，炖至汁液吸尽，药物呈棕褐色；或用清蒸法，或黑豆汁拌匀后，蒸至药物内外均呈棕褐色，取出，干燥，或晒至半干，切片，干燥。每100kg何首乌片（块）用黑豆汁10kg。

黑豆汁制法：取黑豆10kg，加水适量，煮约4小时，熬汁约15kg；黑豆渣再加水煮3小时，熬汁约10kg，合并，得黑豆汁约25kg。

【成品性状】

1. 何首乌 呈不规则的厚片或块，外表皮红棕色或红褐色，皱缩不平，有浅沟，并有横长皮孔样凸起及细根痕。切面浅黄棕色或浅红棕色，质坚实，显粉性；横切面有的皮部可见云锦状花纹，中央木部较大，有的呈木心。气微，味微苦而甘涩。

2. 制何首乌 呈不规则皱缩状的块片，片厚约1cm。表面黑褐色或棕褐色，凹凸不平。质坚硬，断面角质样，棕褐色或黑色，气微，味微甘而苦涩。

【质量要求】

1. 何首乌　水分不得过 10.0%；总灰分不得过 5.0%；含 2,3,5,4′ – 四羟基二苯乙烯–2 – O –β – D – 葡萄糖苷($C_{20}H_{22}O_9$)不得少于 1.0%；含结合蒽醌以大黄素($C_{15}H_{10}O_5$)和大黄素甲醚($C_{16}H_{12}O_5$)的总量计，不得少于 0.10%。

2. 制何首乌　水分不得过 12.0%；总灰分不得过 9.0%；醇溶性浸出物不得少于 5.0%；含 2,3,5,4′ – 四羟基二苯乙烯 – 2 – O – β – D – 葡萄糖苷($C_{20}H_{22}O_9$)不得少于 0.70%；含结合蒽醌以大黄素($C_{15}H_{10}O_5$)和大黄素甲醚($C_{16}H_{12}O_5$)的总量计，不得少于 0.10%。

【炮制作用与临床应用】何首乌，味苦、甘、涩，性微温。归肝、心、肾经。生首乌苦泄性平兼发散，具有解毒消肿、润肠通便、截疟的功能。常与防风等配伍，用于遍身疮肿痒痛，项生瘰疬，咽喉不利等症，如何首乌丸（《太平圣惠方》）；或与肉苁蓉等配伍，具有润肠通便的作用。用于年老体弱之人的精血亏虚，肠燥便秘等症。

制何首乌味转甘厚而性转温，增强了补肝肾、益精血、乌须发、强筋骨的作用。同时消除了何首乌滑肠致泻的副作用，使慢性患者长期服用而不造成腹泻。常与当归等配伍，用于精血亏虚，腰虚酸软，肢体麻木，头晕眼花，须发早白及肾虚无子等症，如七宝美髯丹（《医方集解》）；或单用于高脂血症。

【炮制研究】何首乌炮制时间对二苯乙烯苷有明显影响，生品中二苯乙烯苷含量最高，其含量随着炮制时间增加而逐步减少，但在最佳炮制时间内，二苯乙烯苷含量下降不多，应避免炮制时间过长引起药效成分损失。何首乌生品对小鼠有泻下作用，炮制后泻下作用减弱，主要原因是结合蒽醌含量随着蒸制时间延长而减少，游离蒽醌含量则逐渐增加。何首乌中二蒽酮类成分均表现一定强度的细胞毒性和斑马鱼毒性，提示二蒽酮类成分是何首乌产生肝毒性的组分之一。经过 24 小时清蒸后，何首乌中 6 个二蒽酮类成分的含量下降幅度均超过 80%。

何首乌蒸制过程中，外表颜色加深，磷脂类和糖类成分的含量增加，从而使制何首乌补益作用更加突出。制何首乌具有增加小鼠免疫器官重量和白细胞总数、提高腹腔巨噬细胞吞噬能力、能降低循环免疫复合物含量等作用，并具有对抗强的松龙免疫抑制剂的作用，但与炮制时间有密切关系，而生首乌无此作用。制何首乌温水浸液能使切除肾上腺饥饿小鼠的肝糖原升高。制何首乌水煎液还能明显提高小鼠全血及脑组织超氧化物歧化酶的活性，加速体内脂质过氧化物的清除，减少自由基对组织细胞的损害。何首乌生品、清蒸品和黑豆制品通过改善小鼠学习记忆能力、提高机体抗氧化防御体系的机能、增强小鼠脑组织抗氧化能力、增强中枢胆碱能神经系统功能和抑制 Aβ 对小鼠海马神经细胞损伤等方面发挥抗阿尔兹海默病作用，但长期使用何首乌生品可延缓小鼠体重的增长，并对肝脏、肾脏有明显损害。何首乌抗阿尔茨海默病作用顺序为：黑豆制品 > 清蒸品 > 生品。

【贮存】置干燥处，防蛀。

黄　芩

【处方用名】黄芩、酒黄芩、黄芩炭。

【来源】本品为唇形科植物黄芩 *Scutellaria baicalensis* Georgi 的干燥根。

【采收加工】春、秋二季采挖，除去须根及泥沙，晒后撞去粗皮，晒干。

【历史沿革】唐代有去黑心、炒、酒洗、酒炒等方法；宋代有剉、炒令香、去芦、剉碎、微炒、炒焦、煅存性、焙干、米醋浸炙七次、陈壁土炒等炮制方法；元代有去烂心、去黑皮、炒炭、酒浸焙、姜汁炒等方法；明代又增加了醋浸、煮软切片、炒紫黑、酒浸猪胆汁炒、童便炒、米泔浸炙七次、酒浸蒸曝等制法；清代有皂角子仁、侧柏水煮及吴茱萸制等方法，并有"寻常生用，或水炒去寒性亦可，上行酒浸切炒，下行便浸炒，除肝胆火猪胆汁拌炒，更有用吴萸制芩者，欲其入肝散滞火也"。现行有蒸、煮、酒炙和炒炭等。《中国药典》(2020 年版) 收载黄芩、酒黄芩。

【炮制方法】

1. 黄芩 取原药材,除去杂质,洗净,大小分档,置蒸制容器内,隔水加热,蒸至"圆汽"后半小时,候质地软化,取出,趁热切薄片,干燥。或将净黄芩置沸水中煮 10 分钟,取出,闷约 8 ~ 12 小时,至内外湿度一致时,切薄片,干燥(注意避免暴晒)。

2. 酒黄芩 取黄芩片,加黄酒拌匀,稍闷,待酒被吸尽后,用文火炒至药物表面微干,具有辅料的固有香气,取出,晾凉。每 100kg 黄芩片用黄酒 10kg。

3. 黄芩炭 取黄芩片,用武火炒至药物表面焦黑色,内部棕褐色,微喷水灭尽火星,取出,摊开晾凉。

【成品性状】

1. 黄芩片 为类圆形或不规则形薄片,外表皮黄棕色或棕褐色,切面黄棕色或黄绿色,具放射状纹理,中心部分多呈枯朽状的棕色圆心,周边棕黄色或深黄色,质硬而脆。气微,味苦。

2. 酒黄芩 形如黄芩片,略带焦斑,微有酒香气。

3. 黄芩炭 形如黄芩片,表面焦黑色,内部棕褐色。质脆、略带焦斑、味苦。

【质量要求】

1. 黄芩片 水分不得过 12.0%;总灰分不得过 6.0%;醇溶性浸出物不得少于 40.0%;含黄芩苷 ($C_{21}H_{18}O_{11}$) 不得少于 8.0%。

2. 酒黄芩 含黄芩苷 ($C_{21}H_{18}O_{11}$) 同黄芩片。

【炮制作用与临床应用】黄芩,味苦,性寒。归肺、胆、脾、大肠、小肠经。具有清热燥湿、泻火解毒、止血、安胎的功能。生黄芩清热泻火解毒力强。常与茵陈等配伍,用于湿热阻于肝胆而致的身黄、眼黄、尿黄等症,如必效散(《仁斋直指方》);或与黄连等配伍,用于痈肿疮毒,三焦热盛,壮热烦躁,如黄连解毒汤(《外台秘要》)。

酒黄芩入血分,并可借酒升腾之力,用于上焦肺热及四肢肌表之湿热;同时因酒性大热,可缓解黄芩的苦寒之性,以免伤害脾阳,导致腹泻。常与大黄等配伍,用于肺热咳嗽之症,如黄芩泻肺汤(《张氏医通》)。

黄芩炭以清热止血为主。常与荷叶等配伍,用于血热妄行之吐血、衄血、崩中漏下及血痢等症,如荷叶丸。

【炮制研究】黄芩主含多种黄酮类化合物,其中黄芩苷、黄芩素、汉黄芩苷、汉黄芩素是其主要有效成分。蒸或沸水煮黄芩的目的是灭活酶,防止苷类成分分解,以保存药效,又能使药物软化,便于切片。黄芩在软化过程中,如用冷水处理,易变绿色,是由于黄芩中所含的酶在一定温度和湿度下,可酶解黄芩中的黄芩苷和汉黄芩苷,产生葡萄糖醛酸和两种苷元,即黄芩素和汉黄芩素。其中黄芩素是一种邻位三羟基 (5,6,7—OH) 黄酮,本身不稳定,容易被氧化成醌类物质而变绿,使疗效降低。黄芩苷的水解与酶的活性有关,以冷水浸,酶的活性较强。而蒸或煮可破坏酶,使其活性消失,有利于黄芩苷的保存。黄芩经过蒸或沸水煮,既可杀酶保苷,又可使药物软化,便于切片,保证饮片质量和原有色泽。实验发现,三种水制黄芩中黄芩苷的含量,以水蒸品含量最高,水煮品含量次高,而水浸品含量较低。炮制过程中温度和时间对总黄酮、黄芩苷含量的影响很大。生黄芩、酒黄芩、炒黄芩、黄芩炭中黄芩苷的含量依次降低,加热时间越长、温度越高,损失越多,其中黄芩炭中黄芩苷保存很少。生黄芩中黄芩苷和总黄酮含量最高,黄芩炭中最低;黄芩炭中黄芩素含量最高,生黄芩中最低。生黄芩经酒炙后黄芩苷和汉黄芩苷含量降低,黄芩素和汉黄芩素含量升高,抗氧化作用增加。

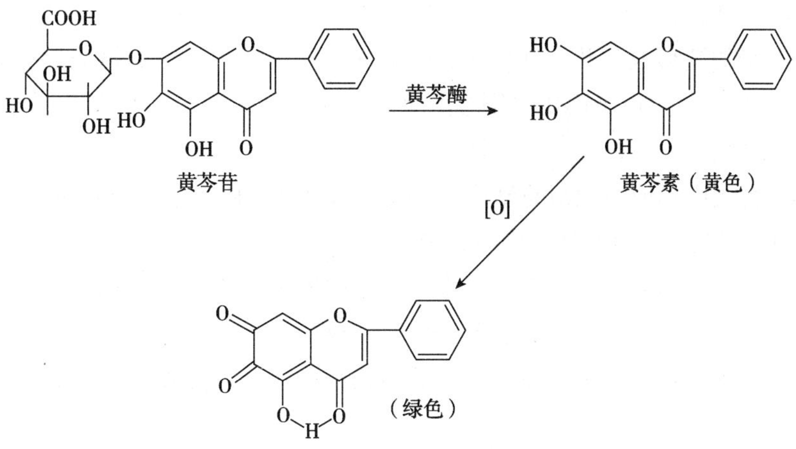

图 11 - 1　黄芩苷水解过程

黄芩中的黄芩苷和与汉黄芩苷均有解热、利胆、利尿、降压、镇静、抗菌作用。生黄芩的抗炎作用明显强于炙品，而黄芩酒炙能增强其免疫吞噬能力。酒黄芩在改善急性肺损伤小鼠免疫脏器损伤、肺组织损伤及体内炎性因子水平失衡等方面的作用优于生黄芩，与炮制理论一致。黄芩、酒黄芩、黄芩炭三种炮制品治疗溃疡性结肠炎均具有显著疗效，以黄芩药效为优，黄芩炭作用最差。

【贮存】贮通风干燥处，防潮。酒黄芩密闭，贮于阴凉干燥处。

地　黄

【处方用名】鲜地黄、生地黄、熟地黄、生地炭、熟地炭

【来源】本品为玄参科植物地黄 *Rehmannia glutinosa* Libosch. 的新鲜或干燥块根。

【采收加工】秋季采挖，除去芦头、须根及泥沙，鲜用；或将地黄缓缓烘焙至约八成干。前者习称"鲜地黄"，后者习称"生地黄"。

【历史沿革】汉代有蒸后取汁法；南北朝有蒸焙、渍酒良的记载；隋唐时期有酒拌蒸、熬、蒸曝九遍、酒浸焙、酒蒸焙、酒蒸炒、酒炒等方法；宋代有炒炭、醋炒、生姜同炒、九蒸等法。在酒制地黄的质量上提出了"光黑如漆味甘如饴糖"的要求。并指出"干地黄不言生干及蒸干，方家所用二物别，蒸干即温补，生干则平宣，当依此用之"；明代有盐煨浸炒、砂仁及酒拌蒸、姜汁炒、砂仁、茯苓、酒煮七次、酒炖等方法。认为"盖地黄性泥，得砂仁之香而窜，合和五脏冲和之气，归宿丹田故也"；清代有青盐制、童便制、蛤粉炒、红花炒、人乳、粉山药拌蒸法等。并有"鲜用则寒，干用则凉，上升酒炒，痰膈姜汁炒，入肾青盐炒，阴火咳嗽童便拌炒"的阐述。现行有清蒸、酒蒸、炒炭、煅炭等。《中国药典》（2020 年版）收载鲜地黄、生地黄和熟地黄。

【炮制方法】

1. 鲜地黄　取鲜药材，除去杂质，洗净，用时切厚片或绞汁。

2. 生地黄　取干药材，除去杂质，洗净，闷润，切厚片。

3. 熟地黄

（1）取净生地黄，加黄酒拌匀，置蒸制容器内，密闭，隔水蒸至酒吸尽，药物显乌黑色光泽，味转甜，取出，晒至外皮黏液稍干，切厚片，干燥。

每 100kg 生地黄，用黄酒 30 ~ 50kg。

（2）取净生地黄，置蒸制容器内，蒸至黑润，取出，晒至八成干，切厚片或块，干燥。

4. 生地炭　取生地黄片，武火炒至焦黑色，发泡，鼓起时，取出放凉。或用闷煅法煅炭。

5. 熟地炭　熟地黄片，武火炒至焦褐色，取出放凉。或用闷煅法煅炭。

【成品性状】

1. 鲜地黄 本品呈纺锤形或条状，外皮薄，表面浅红黄色，具弯曲的纵皱纹、芽痕、横长皮孔样突起及不规则瘢痕。肉质，易断，断面皮部淡黄白色，可见橘红色油点，木部黄白色，导管呈放射状排列。气微，味微甜、微苦。

2. 生地黄 本品呈类圆形或不规则的厚片。外表皮棕黑色或棕灰色，极皱缩，具不规则的横曲纹。切面棕黑色或乌黑色，有光泽，具黏性，气微，味微甜。

3. 熟地黄 本品为不规则的块片、碎块、大小、厚薄不一。表面乌黑色，有光泽，黏性大。质柔软而带韧性，不易折断，断面乌黑色，有光泽，气微，味甜。

4. 生地炭 本品形如生地黄，表面焦黑色，质轻松膨胀，外皮焦脆，中心部呈棕黑色并蜂窝状裂隙。有焦苦味。

5. 熟地炭 本品形如熟地黄，表面焦黑色，有光泽，较生地炭色深。

【质量要求】

1. 生地黄 水分不得过 15.0%；总灰分不得过 8.0%；酸不溶性灰分不得过 3.0%；水溶性浸出物不得少于 65.0%；含梓醇（$C_{15}H_{22}O_{10}$）不得少于 0.20%；含地黄苷 D（$C_{27}H_{42}O_{20}$）不得少于 0.10%。

2. 熟地黄 水分、总灰分、酸不溶性灰分、水溶性浸出物同生地黄；含地黄苷 D（$C_{27}H_{42}O_{20}$）不得少于 0.050%。

【炮制作用与临床应用】鲜地黄，味甘、苦，性寒。归心、肝、肾经。具有清热生津、凉血、止血的功能。常与麦冬等配伍，用于热入包心、血虚生烦等症，如五汁一枝煎（《伤寒杂病论》）。

生地黄味甘，性寒。归心、肝、肾经。为清热凉血之品，具有清热凉血、养阴生津的功能。常与水牛角等配伍，用于热入血分、身热发斑、神昏谵语等症，如犀角地黄汤（《备急千金要方》）；或与侧柏叶等配伍，用于血热妄行之吐血、衄血等症，如四生丸（《校注妇人良方》）。

熟地黄药性由寒转温，味由苦转甜，功能由清转补。熟地黄质厚味浓，滋腻碍脾，酒制主补阴血，且可借酒力行散，起到行药势、通血脉的作用。熟地黄味甘，性微温。归肝、肾经。具有补血滋阴、益精填髓的功能。常与山茱萸等配伍，用于肾虚梦遗、腰膝酸软等症，如六味地黄丸（《药证本草》）；或与五味子等配伍，用于精血亏虚、须发早白等症，如地黄饮子（《黄帝素问宣明论方》）。

生地炭入血分，凉血止血。常与白芍等配伍，用于产后血崩，如四物加地榆汤（《医略六书》）。

熟地炭以补血止血为主。常与白术等配伍，用于妇人血崩，或虚损性出血，如补气止崩汤（《揣摩有得集》）。

【炮制研究】地黄主含环烯醚萜、单萜及其苷类化合物，还含有苯乙醇苷类、糖类、氨基酸、有机酸及无机元素等成分。地黄经清蒸或酒炖后，梓醇、地黄苷 A、益母草苷、毛蕊花糖苷、松果菊苷、肉苁蓉苷 A 含量均降低，异毛蕊花糖苷含量升高，地黄苷 D 含量有升有降，没有显著性差异。进一步研究结果显示，两种熟地黄均含有寡糖水苏糖、甘露三糖和蜜二糖，但酒炖地黄中水苏糖含量显著高于蒸制地黄；两种熟地黄均含有游离单糖葡萄糖、果糖、鼠李糖、甘露糖、半乳糖和阿拉伯糖，但酒炖地黄中葡萄糖、鼠李糖和甘露糖含量均显著低于蒸制地黄，而半乳糖含量显著高于蒸制地黄。与蒸制地黄相比，酒炖地黄中梓醇、益母草苷和地黄苷 D 含量较高，密力特苷和 5 - 羟甲基糠醛含量较低。梓醇具有降血糖、利尿和缓泻作用。梓醇在鲜地黄含量最高，生地黄次之，熟地黄含量最低。在熟地黄中，酒蒸品的梓醇含量高于清蒸品。随着地黄蒸制次数的增加，梓醇的减少与 5 - 羟甲基糠醛的增加呈现对应趋势，即梓醇的减少幅度越大，5 - 羟甲基糠醛的增加幅度越大。生地黄经长时间加热蒸熟后，部分多糖和多聚糖可水解转化为单糖。单糖含量，熟地黄比生地黄高 2 倍以上。单糖类物质在体内易于吸收，有利于更好地发挥其作用。研究表明熟地黄经过炮制后神经肌肉的抗衰老能力明显增强，经分析与多糖的变化相关。另有研究认为，生地黄经加热蒸制后一部分多糖和低聚糖水解成还原糖，随着蒸制时间的增加，还原糖含量也增加。炮制成熟地黄后还原糖含量增加 3 倍左右。研究表明，常压蒸制 24 小时的熟地黄还原糖含量最高。地黄炮制前后总糖含量无明显差别，但熟地黄中水苏糖、棉子糖较生地黄明显降低，果糖含量增加。进一步研究地黄炮制加工过程中糖类成分的变化，结果发现，在鲜地黄的烘焙过程中，水苏糖发生了分解，生成了棉子糖和半乳糖。在炮制熟地黄时，蒸制水苏糖（包括棉子糖）发生了脱果糖反应，从而使果糖的含量增加，生成了甘露三糖。

熟地黄通过调节免疫器官和血清中的造血生长因子和免疫分子，增强血虚大鼠的免疫功能和促进造血功能。生地黄可提高血虚大鼠外周血常规中白细胞计数、血小板计数和血清中甲状腺过氧化物酶抗原、免疫球蛋白 G、免疫球蛋白 M 水平，改善萎缩的淋巴结、脾脏和胸腺，具有调节血虚大鼠免疫的作用，但作用强度明显低于熟地黄。熟地黄补血、调节机体免疫功能作用明显优于生地黄，验证了地黄酒蒸后增强滋阴补血作用的传统炮制理论。熟地黄具有降血糖的药理作用，通过刺激胰岛素的分泌，使血糖降低。熟地黄提取物能抑制糖原合成酶激酶 -3β 信号通路活化并且缓解足细胞上皮间充质转化过程，以此实现对糖尿病肾脏疾病大鼠的保护，其中单体地黄苷 D 具有降糖作用。比较生地黄、生地炭、熟地黄、熟地炭的止血作用，结果表明，地黄炒炭前后均有止血作用，四种饮片的止血效果无显著性差异。

【贮存】鲜地黄埋在砂土中，防冻。其他制品置通风干燥处，防霉，防蛀。

黄　精

【处方用名】黄精、酒黄精、蒸黄精。

【来源】本品为百合科植物滇黄精 *Polygonatum kingianum* Coll. et Hemsl.、黄精 *Polygonatum sibiricum* Red. 或多花黄精 *Polygonatum cyrtonema* Hua 的干燥根茎。按形状不同习称"大黄精""鸡头黄精""姜形黄精"。

【采收加工】春、秋二季采挖，除去须根，洗净，置沸水中略烫或蒸至透心，干燥。

【历史沿革】隋唐时期有蒸法、九蒸九曝法，并有"蒸之，若生则刺人咽喉，曝使干，不尔朽坏"的论述；宋代有和蔓荆子水蒸、取汁酒熬等法；明代增加了黑豆煮、水煮晒干复蒸晒、酒蒸等方法。现行有黑豆制、酒蒸和清蒸等。《中国药典》（2020 年版）收载黄精和酒黄精。

【炮制方法】

1. 黄精　取原药材，除去杂质，洗净，略润，切厚片，干燥。

2. 酒黄精　取净黄精，加黄酒拌匀，置蒸制容器内，蒸透。或密闭，隔水炖至酒被吸尽，色泽黑润，口尝无麻味时，取出，稍晾，切厚片，干燥。每 100kg 黄精，用黄酒 20kg。

3. 蒸黄精　取净黄精，置蒸制容器内，反复蒸至内外呈滋润黑色，切厚片，干燥。

【成品性状】

1. 黄精　本品呈不规则的厚片，外表皮淡黄色至黄棕色。切面略成角质样，淡黄色至黄棕色，可见多数淡黄色筋脉小点。质稍硬而韧。气微，味甜，嚼之有黏性。

2. 酒黄精　本品呈不规则的厚片。表面棕褐色至黑色，有光泽，中心棕色至浅褐色，可见筋脉小点。质较柔软。味甜，微有酒香气。

3. 蒸黄精　本品形如黄精，表面棕黑色，有光泽，质柔软，味甜。

【质量要求】

1. 黄精　水分不得过 15.0%；总灰分不得过 4.0%；醇溶性浸出物不得少于 45.0%；含黄精多糖以无水葡萄糖（$C_6H_{12}O_6$）计，不得少于 7.0%。

2. 酒黄精　水分、总灰分、醇溶性浸出物同黄精。

【炮制作用与临床应用】黄精，味甘，性平。归脾、肺、肾经。具有补气养阴、健脾、润肺、益肾的功能。生黄精具麻味，刺人咽喉。

蒸后补脾润肺益肾的功能增强，并可除去麻味，以免刺激咽喉。常与苁蓉等配伍，用于肾虚精亏、头晕足软等症。如枸杞丸（《奇效良方》）。酒黄精能助其药势，使之滋而不腻，更好地发挥补益作用。常与海马等配伍，具有补益肾精的作用。用于肾虚阳痿，梦遗滑精等症，如海马保肾丸（《北京市中药成方选集》）。

【炮制研究】黄精主要含有糖类、皂苷、黄酮、生物碱、木脂素类等成分。黄精经过蒸制后，多糖、人参皂苷 Rb$_1$ 的含量降低，薯蓣皂苷含量无明显变化；水浸出物和醇浸出物增加，总糖量略有减少，多糖下降，还原糖则增加 82% 以上，游离氨基酸由 4 个增加到 10 个。有研究报道清蒸和酒炖的黄精中均检测出 5 - 羟甲基糠醛，并且其含量与蒸制时间有密切关系，在 30 小时内其含量基本稳定，但受热 30 小时以后含量急剧上升，继续加热则含量下降。

酒黄精具有降低血糖、胆固醇、三酰甘油、低密度脂蛋白、升高高密度脂蛋白作用。酒黄精的降低血糖、胆固醇、三酰甘油作用与黑豆制黄精相当，而降低低密度脂蛋白、升高高密度脂蛋白作用弱于黑豆制黄精。不同剂量的酒黄精对 2 型糖尿病大鼠进行干预，结果中剂量降糖降脂效果最佳，高剂量反而会起到反作用。黄精蒸制后可增加 α - 糖苷酶抑制作用；黄精酒制后具有显著的增强免疫作用，而生黄精组的小鼠状态不佳，甚至死亡。进一步研究显示，熟黄精可以显著提高环磷酰胺损伤小鼠的外周血白细胞、红细胞、血红蛋白、血小板含量及脾脏指数，而生黄精没有明显改善作用。黄精多糖能够以剂量依赖的方式在环磷酰胺处理后的小鼠中显著逆转血清白介素 - 10 的增加以及血清白介素 - 2、白介素 - 8 和肿瘤坏死因子 α 下降至正常范围，从而发挥增强免疫作用。黄精粗多糖还可通过增强巨噬细胞的细胞活性，从而增强非特异性免疫功能。黄精蒸制后抗氧化活性增强。酒制黄精的 DPPH 自由基清除率、氧化损伤的人脐静脉内皮细胞存活率均高于生黄精。酒黄精抗氧化活性随着炮制时间的延长、给药浓度的增大而增强。降低副作用，黄精炮制后，刺激性消失。将生黄精及清蒸品、酒蒸品的水提醇沉液按 450g/kg（相当于原生药）的剂量给小鼠灌服，结果生品组小鼠全部死亡，而炮制组小鼠均无死亡，且活动正常。与生黄精相比，九蒸九制熟黄精可显著降低溶血率，减少刺激性。九蒸九制熟黄精甲醇提取物对一氧化氮的抑制作用显著强于生黄精，可以有效降低生黄精的炎症刺激性。

【贮存】置通风干燥处防霉防蛀

肉苁蓉

【处方用名】肉苁蓉、酒苁蓉。

【来源】本品为列当科植物肉苁蓉 *Cistanche deserticola* Y. C. Ma 或管花肉苁蓉 *Cistanche tubulosa* (Schrenk) Wight 的干燥带鳞叶的肉质茎。

【采收加工】春季苗刚出土时或秋季冻土之前采挖，除去茎尖，切段，晒干。

【历史沿革】宋代有酒浸炙干、酒浸焙、酒浸煎、酒洗、水煮、酒煮、酒蒸等炮制方法；明代出现了酒拌炒、酥炒法；清代新增了"泡淡"法，在酒蒸时强调"以甑蒸之"并"忌铁器"。现行有酒炖或酒蒸等。《中国药典》（2020 年版）收载肉苁蓉片、酒苁蓉。

【炮制方法】

1. 肉苁蓉片　取原药材，除去杂质，洗净，浸泡，润浸后切厚片，干燥。有盐质者，先将盐分漂净后再切厚片，干燥。

2. 酒苁蓉　取净肉苁蓉片，加黄酒拌匀，置蒸制容器内，隔水蒸或密闭隔水炖，至酒被吸尽，表面呈黑色，取出，干燥。每 100kg 肉苁蓉片，用黄酒 30kg。

【成品性状】

1. 肉苁蓉片　呈不规则形的厚片。表面棕褐色或灰棕色，有的可见肉质鳞叶。切面有淡棕色或棕黄色点状维管束，排列成波状环纹（肉苁蓉片），或切面散生点状维管束（管花肉苁蓉片）。气微，味甜、微苦。

2. 酒苁蓉 形如肉苁蓉片，表面黑棕色，切面点状维管束排列成波状环纹（酒苁蓉），切面散生点状维管束（酒管花肉苁蓉）。质柔润，略有酒香气，味甜、微苦。

【质量要求】

1. 肉苁蓉片 水分不得过10.0%；总灰分不得过8.0%；醇溶性浸出物不得少于35.0%（肉苁蓉）或25.0%（管花肉苁蓉）；含松果菊苷（$C_{35}H_{46}O_{20}$）和毛蕊花糖苷（$C_{29}H_{36}O_{15}$）的总量不得少于0.30%（肉苁蓉片）或1.5%（管花肉苁蓉片）。

2. 酒肉苁蓉 水分不得过10.0%；总灰分不得过8.0%；醇溶性浸出物不得少于35.0%（肉苁蓉）或25.0%（管花肉苁蓉）；含松果菊苷（$C_{35}H_{46}O_{20}$）和毛蕊花糖苷（$C_{29}H_{36}O_{15}$）的总量不得少于0.30%（肉苁蓉片）或1.5%（管花肉苁蓉片）。

【炮制作用与临床应用】肉苁蓉，味甘、咸，性温。归肾、大肠经。具有补肾阳、益精血、润肠通便的功能。肉苁蓉片补肾止浊、滑肠通便力强。常与沉香等配伍，用于肠燥便秘、白浊等症，如润肠丸（《世医得效方》）。

酒苁蓉补肾助阳之力增强。常与牛膝等配伍，用于肾虚骨弱、腰膝冷痛等症，如滋阴大补丸（《丹溪心法》）。

【炮制研究】肉苁蓉主要含有苯乙醇苷、环烯醚萜、木脂素、多糖、生物碱等类成分。其中苯乙醇苷类成分主要有松果菊苷和毛蕊花糖苷等。药材整体干燥较趁鲜切片后干燥苯乙醇苷类成分（松果菊苷、毛蕊花糖苷、肉苁蓉苷A、异毛蕊花糖苷、2′-乙酰基毛蕊花糖苷、管花苷A）和多糖总量高，其中干燥前经蒸制处理的样品总量最高，可见产地药材蒸制加工后有利于保存有效成分。干燥方式对肉苁蓉中苯乙醇苷类成分含量影响较大。肉苁蓉植物体内含有酶能酶解苯乙醇苷，若干燥温度低、时间长，苯乙醇苷在干燥过程中被酶解，含量大大降低。以90～100℃干燥和日光曝晒的速度最快，总苷、松果菊苷和麦角甾苷的含量较高；70～80℃和自然晾干法中总苷、松果菊苷和麦角甾苷的含量较低，说明快速干燥方法有利于苯乙醇苷类成分的保存。随酒蒸时间延长，肉苁蓉中松果菊苷、毛蕊花糖苷、肉苁蓉苷A、2′-乙酰基毛蕊花糖苷的含量逐渐降低，以毛蕊花糖苷和2′-乙酰基毛蕊花糖苷含量下降幅度最大，而异毛蕊花糖苷含量显著上升。肉苁蓉苯乙醇苷类成分在酒蒸过程中发生明显变化，以毛蕊花糖苷转化为异毛蕊花糖苷最显著。

【贮存】置通风干燥处，防蛀。

人 参

【处方用名】人参、生晒参、红参。

【来源】本品为五加科植物人参 *Panax ginseng* C. A. Mey. 的干燥根和根茎。

【采收加工】多于秋季采挖，洗净，晒干或烘干，称"生晒参"；蒸制后，干燥称"红参"。

【历史沿革】隋唐时期有去四边芦头并黑者、细锉、切法；宋代有烧炭、焙、微炒、去芦、蒸、黄泥裹煨等方法；元代有蜜炙法；明代有盐炒、湿纸裹煨、酒浸、人乳拌烘、人乳浸蒸等方法；清代已有类似今天生晒参加工的"人参采来，有人沸汤略沸即取出，焙干"和类似红参加工的"掘人参之人，一日所得，至晚便蒸，次早，日中晒，晒干后有大有小，有红有白"的明确记述。现行有蒸切、润切等。《中国药典》（2020年版）收载人参片（生晒参）和红参片。

【炮制方法】

1. 人参片 取原药材，润透，切薄片，干燥；或用时粉碎、捣碎。

2. 红参片 取红参原药材，润透，切薄片，干燥；或蒸软或稍浸后烤软，切薄片，干燥；或用时粉碎、捣碎。

【成品性状】

1. 人参片 本品呈圆形或类圆形薄片，外表皮灰黄色。切面淡黄白色或类白色，显粉性，形成层环纹棕黄色，皮部有黄棕色的点状树脂道及放射性裂隙。体轻，质脆。香气特异，味微苦、甘。

2. 红参片 本品呈类圆形或椭圆形薄片，外表皮红棕色，半透明。切面平坦，角质样。质硬而脆。气微香而特异，味甘、微苦。

【质量要求】

1. 人参片 水分不得过 12.0%，总灰分不得过 5.0%；含人参皂苷 Rg_1（$C_{42}H_{72}O_{14}$）和人参皂苷 Re（$C_{48}H_{82}O_{18}$）的总量不得少于 0.27%，人参皂苷 Rb_1（$C_{54}H_{92}O_{23}$）不得少于 0.18%。

2. 红参 水分不得过 12.0%；含人参皂苷 Rg_1（$C_{42}H_{72}O_{14}$）和人参皂苷 Re（$C_{48}H_{82}O_{18}$）的总量不得少于 0.22%，人参皂苷 Rb_1（$C_{54}H_{92}O_{23}$）不得少于 0.18%。

【炮制作用与临床应用】人参，味甘、微苦，性微温。归脾、肺、心、肾经。具有大补元气、复脉固脱、补脾益肺、生津养血、安神益智的功能。常与麦冬等配伍，用于体虚欲脱、肢冷脉微、津伤口渴、惊悸失眠等症，如生脉饮（《内外伤辨惑论》）。或与人参等配伍，用于脾虚食少，形体消瘦等症，如参苓白术散（《太平惠民和剂局方》）。红参味甘、微苦，性温。归脾、肺、心肾经。具有大补元气、复脉固脱、益气摄血的功能。常与附子等配伍，用于气虚欲脱，汗出肢冷等症，如参附汤（《校注妇人良方》）。

【炮制研究】人参皂苷是人参的主要有效成分，可被人参中含有的酶水解，生成皂苷元后，药效发生变化。35℃左右酶的活性最强，70℃以上加热可变性失活。人参经蒸制成红参，可破坏水解酶，防止人参皂苷的水解。蒸制后，其性由平转温，故《中国药典》将红参单列。生晒参和红参在化学成分的种类和数量上都有所不同，如生晒参除含人参皂苷 Ro、Rb_1、Rb_2、Rc、Rd、Re、Rf、Rg_1 和 Rg_2 外，还含特有的天然原形皂苷类即丙二酸单酰基–人参皂苷 Rb_1、Rb_2、Rc 和 Rd。在人参加工制成红参的过程中，各种皂苷类成分发生不同程度的降解反应。丙二酸单酰人参皂苷的降解存在两种形式：酯键水解产生丙二酸和相应的人参皂苷；脱羧产生相应的糖乙酰化人参皂苷。但在红参加工过程中，丙二酸单酰人参皂苷没有完全降解。在红参中，糖乙酰化人参皂苷 aRb_1、aRc、aRd 和 aRe 的相对含量均高于生晒人参。由于丙二酸单酰人参皂苷降解产生相应的人参皂苷，所以在红参中人参皂苷 Rb_1、Rc、Rb_2、Rb_3、Re 以及 Rd 等的相对含量高于在生晒人参中的相对含量。达玛烷型人参皂苷在加工过程中的糖链降解反应主要发生在 20 位的糖苷键的水解。20 位异构化 Rg_2 和 Rg_3 可能是加工过程中产生的红参特异成分。红参中齐墩果酸型人参皂苷的相对水平显著降低。在加工红参时，人参中的淀粉经过蒸制和烘烤而糊化，转变为白糊精，最后变为红糊精，使人参颜色变红。人参经蒸制干燥后，质地坚硬，角质透明，既隔绝空气又隔绝水，对人参皂苷具有机械保护作用。鲜人参在蒸制烘干等炮制过程中有部分多糖水解，转化成为低聚糖或单糖，因而生晒参中多糖含量高于红参。精氨酸双糖苷是在红参的加工过程中生成的，具有增强免疫、扩血管及抑制小肠麦芽糖活性等生理作用。田七素是人参产生副作用的成分，经测定，田七素在生晒参中的含量为 0.49%，在红参中为 0.26%，因而红参更安全。人参传统炮制要求去芦，认为参芦有涌吐作用。研究表明，人参根和人参芦有效成分相近，但在人参皂苷、挥发油、无机元素的含量方面，人参芦比人参高。目前的实验研究和临床实践均证明人参芦无催吐作用。但参芦总皂苷有较强的溶血作用，不能供静脉注射使用，故供制剂使用时，宜去芦。

麦芽酚是红参的特有成分之一，有显著的抗氧化作用，能起到抗衰老的效果，其中精氨酸双糖苷，在不同的人参加工品种，红参中的精氨酸双糖苷含量最高，具有增强免疫功能，扩张血管，抑制小肠麦芽糖酶的活性。红参比生晒参有更强的抗肝毒活性，而在降压、抗疲劳和促进小鼠体重增长方面生晒参强于红参。生晒参、红参及黑参（九蒸九晒）对运动性疲劳气虚均有治疗作用，且生晒参治疗作用稍优于红参及黑参。

【贮存】置阴凉干燥处，密闭，防蛀。

天 麻

【处方用名】天麻

【来源】本品为兰科植物天麻 *Gastrodia elata* Bl. 的干燥块茎。

【采收加工】立冬后至次年清明前采挖，立即洗净，蒸透，敞开低温干燥。

【历史沿革】唐代有炒存性、酒浸等法；宋代有去芦、微炒、炙令通黄色、炮、面裹炮、湿纸裹煨、面裹煨、热灰中煨熟、煮、酒浸炙、浆水煮切片等炮制方法；明代出现了火煨、麸炒黄、火煅、焙、酒煮法；清代增加了有饭上蒸、姜制等方法。现行有蒸切或润切等。《中国药典》（2020 年版）收载天麻。

【炮制方法】取原药材，除去杂质及黑色泛油者，洗净，润透或蒸软，切薄片，干燥。

【成品性状】天麻呈不规则的薄片，外表皮淡黄色至淡黄棕色，有时可见点状排成的横环纹。切面黄白色至淡棕色。角质样，半透明。气微，味甘。

【质量要求】水分不得过 12.0%；总灰分不得过 4.5%；醇溶性浸出物不得少于 15.0%；含天麻素（$C_{13}H_{18}O_7$）和对羟基苯甲醇（$C_7H_8O_2$）的总量不得少于 0.25%。

【炮制作用与临床应用】天麻，味甘，性平。归肝经。具有息风止痉、平抑肝阳、祛风通络的功能。常与全蝎等配伍，用于头痛眩晕、手足不遂、肢体麻木、风湿痹痛等症，如天麻丸（《圣济总录》）；或与钩藤等配伍，用于肝阴不足，肝阳上亢之头痛、眩晕等症，如天麻钩藤饮。

天麻蒸制主要是为了便于软化切片，同时可破坏酶，保存苷类成分。

【炮制研究】鲜天麻直接晒干和烘干，天麻素（即天麻苷）含量明显降低，而天麻苷元的含量相应增加。蒸制后干燥，天麻素含量明显增加而苷元的含量减少。表明天麻中天麻素在一定条件下会酶解。加热可灭活天麻素的分解酶，保护天麻素不被分解。天麻素及其苷元虽有相同的药理作用，但因苷元易氧化损失，因此天麻加工时加热处理，对保证药材、饮片质量具有重要意义。

【贮存】置通风干燥处，防蛀。

五味子

【处方用名】五味子、醋五味子、酒五味子、蜜五味子。

【来源】本品为木兰科植物五味子 *Shisandra chinensis* (Turcz.) Baill. 的干燥成熟果实，习称"北五味子"。

【采收加工】秋季果实成熟时采摘，晒干或蒸后晒干，除去果梗及杂质。

【历史沿革】汉代有打碎法；唐代以后多沿用此法；隋唐时期有蜜蒸、炒等法；宋代有去梗、酒浸等法；元代有炮法；明代有糯米炒、焙、麸炒等方法。又有"入补药熟用，入咳药生用"的论述；清代还有酒拌蒸、盐水拌蒸、盐水浸炒、蒸、蜜酒拌蒸等方法。现行有醋蒸、酒蒸、蜜炙等。《中国药典》（2020 年版）收载五味子和醋五味子。

【炮制方法】

1. 五味子　除去杂质，用时捣碎。

2. 醋五味子　取净五味子，加醋拌匀，稍闷，置蒸制容器内，蒸至醋被吸尽，表面黑色，取出，干燥。每 100kg 净五味子，用醋 15kg。

3. 酒五味子　取净五味子，加酒拌匀，稍闷，置蒸制容器内，蒸至酒被吸尽，表面转黑色，取出，干燥。每 100kg 净五味子，用黄酒 20kg。

4. 蜜五味子　取炼蜜用适量沸水稀释后，加入净五味子，拌匀，闷透，置锅内用文火加热，炒至不粘手时，取出，放凉。每 100kg 净五味子，用熟蜜 10kg。

【成品性状】

1. 五味子　呈不规则的球形或扁球形。表面红色、紫红色或暗红色，皱缩，显油润；有的表面呈黑红色或出现"白霜"。果肉柔软，种子 1～2 个，肾形，表面棕黄色，有光泽，种皮薄而脆。果肉气微，味酸；种子破碎后有香气，味辛、微苦。

2. 醋五味子　形如五味子，表面乌黑色，油润，稍有光泽，有醋香气。

3. 酒五味子　形如五味子，表面棕黑色或黑褐色，油润，稍有光泽，有酒香气。

4. 蜜五味子　形如五味子，色泽加深，稍有光泽，味酸，兼有甘味。

【质量要求】

1. 五味子　杂质不得过 1%；水分不得过 16.0%；总灰分不得过 7.0%；含五味子醇甲（$C_{24}H_{32}O_7$）不得少于 0.40%。

2. 醋五味子　醇溶性浸出物不得少于 28.0%；水分、总灰分、含量测定同五味子。

【炮制作用与临床应用】五味子，味酸、甘，性温，归肺、心、肾经。具有收敛固涩、益气生津、补肾宁心的功能。五味子生品以敛肺止咳止汗为主。常与甘草等配伍，用于肺经感寒，咳嗽不已等症，如五味细辛汤（《鸡峰普济方》）。或与人参等配伍，用于气阴两伤，自汗口渴等症，如生脉散（《内外伤辨惑论》）。

醋五味子酸涩收敛之性增强，涩精止泻、保肝作用增强。常与肉豆蔻等配伍，用于遗精、泄泻，脾肾虚寒，五更泄泻等症，如四神丸。

酒五味子益肾固精作用增强。常与山药等配伍，用于肾虚骨软、遗精尿频等症，如麦味地黄丸（《寿世保元》）。

蜜五味子补益肺肾作用增强。常与枇杷叶等配伍，用于阴虚燥热，久咳，如久嗽噙化丸（《先醒斋医学广笔记》）。

【炮制研究】五味子主要含有木脂素、挥发油、萜类、皂苷、多糖等类成分，其中木脂素为最主要的活性成分。炒五味子、酒蒸、醋蒸五味子中具保肝作用的木脂素类成分煎出量均较生品提高，说明古人认为五味子"入补药熟用"具有一定道理。醋五味子中有机酸的煎出量较生品显著提高，这与醋制增强其收敛作用的传统理论相符合。

五味子生品及其炮制品均具有明显的保肝护肝作用，对不同原因导致的小鼠肝损伤均有较好的保护作用，其中醋五味子作用最强。醋蒸、酒蒸、蜜炙及生五味子乙醇提取物均可降低糖尿病大鼠血糖、血脂水平，有明显抗氧化应激作用，而醋蒸五味子乙醇提取物作用更好。五味子醋蒸后，免疫功能保护和涩肠止泻的作用增强，但止咳与解痉的作用略弱。五味子炮制后止咳作用明显减弱，主要是因为挥发油中所含的萜类止咳成分在炮制后质和量都发生了变化，与"入嗽药生用"的古代认识相吻合。酒五味子对肾阳虚模型大鼠、肾精亏虚模型大鼠的治疗作用，以及对受损肾细胞、小鼠巨噬细胞的修复作用均优于生五味子、醋五味子，具有明显的补益作用，"入补药熟用"宜选用酒五味子。镇静实验表明，五味子炮制品能明显延长戊巴比妥钠致小鼠睡眠时间，其中酒五味子效果明显。

【贮存】置通风干燥处，防霉。

山茱萸

【处方用名】山茱萸、山萸肉、酒山萸肉。

【来源】本品为山茱萸科植物山茱萸 *Cornus oficinalis* Sieb. et Zucc. 的干燥成熟果肉。

【采收加工】秋末冬初果皮变红时采收果实，用文火烘或置沸水中略烫后，及时除去果核，干燥。

【历史沿革】隋唐时期有"凡使山茱萸，以酒润，去核取皮……其核能滑精，不可用"的记载；唐代多打碎用；宋代有酒浸、麸炒、炒、炮等法。认为"缓火熬之方用，能壮元气，秘精，核能滑精"；元代有微烧、酒浸蒸等法；明代有"酒浸良久，取肉去核"、蒸、酒制、慢火炒等炮制方法；清代又有酒洗、羊油炙、盐炒、酒蒸等方法。现行有去核、酒蒸或酒炖、清蒸、醋制等。《中国药典》（2020 年版）收载山萸肉和酒萸肉。

【炮制方法】

1. 山萸肉　取原药材，洗净，除去杂质和残留果核。

2. 酒萸肉　取山萸肉，用黄酒拌匀，置蒸制容器内，隔水蒸或密闭隔水炖至酒被吸尽，药物变黑润，取出，干燥。

每 100kg 山萸肉，用黄酒 20kg。

3. 蒸山茱萸　取山萸肉，置笼屉或适宜的蒸制容器内，先用武火，待"圆汽"改用文火，蒸至外皮呈紫黑色，熄火后闷过夜，取出，干燥。

【成品性状】

1. 山萸肉　呈不规则的片状或囊状，表面紫红色至紫黑色，皱缩，有光泽。质柔软。气微，味酸、涩、微苦。

2. 酒萸肉　形如山萸肉，表面紫黑色或黑色，质滋润柔软。微有酒香气。

3. 蒸山茱萸　形如山萸肉，表面紫黑色，质滋润柔软。

【质量要求】

1. 山萸肉　杂质（果核、果梗）不得过 3%；水分不得过 16.0%；总灰分不得 6.0%；水溶性浸出物不得少于 50.0%；含莫诺苷（$C_{17}H_{26}O_{11}$）和马钱苷（$C_{17}H_{26}O_{10}$）的总量不得少于 1.2%。

2. 酒萸肉　含莫诺苷（$C_{17}H_{26}O_{11}$）和马钱苷（$C_{17}H_{26}O_{10}$）的总量不得少于 0.70%。水分、总灰分、水溶性浸出物同山萸肉。

【炮制作用与临床应用】山茱萸，味酸、涩，性微温。归肝、肾经。具有补益肝肾、涩精固脱的功能。山茱萸生品敛阴止汗力强。常与龙骨等配伍，用于大病瘥后，阴虚盗汗，虚汗淋漓，如来复汤（《医学衷中参西录》）；或与防风等配伍，用于肾虚尿多失禁等症，如山茱萸散（《太平圣惠方》）。

酒萸肉借酒力温通，助药势，降低其酸性，滋补作用强于清蒸品。常与熟地等配伍，用于肾虚遗精等症，如六味地黄丸（《宋代小儿药证直诀》）。

蒸山茱萸补肾涩精、固精缩尿力胜。

【炮制研究】山茱萸主要含有环烯醚萜类、鞣质、黄酮、三萜、多糖、挥发油等类成分。蒸制时间对没食子酸、5-羟甲基糠醛、马钱苷、山茱萸新苷的含量均有显著影响，莫诺苷和獐牙菜苷较为稳定，与蒸制时间无明显的相关性。山茱萸炮制后 5-羟甲基糠醛含量增加 2.5 倍，没食子酸含量增加 2.2 倍，总有机酸、熊果酸与齐墩果酸含量增加，马钱苷和莫诺苷含量降低，总黄酮含量降低一半，总皂苷、总鞣质、总多糖含量明显降低。

山茱萸生品和酒制品多糖均能明显提高免疫低下小鼠的非特异性免疫功能、体液免疫功能和细胞免疫功能，且酒制品多糖疗效显著优于生品多糖。山萸肉酒制前后配伍入六味地黄汤均对绝经后骨质疏松症模型大鼠有较好干预作用，从而可延缓其发生发展，且含酒萸肉汤剂作用优于含山萸肉汤剂。

【贮存】置通风干燥处，防蛀。

女贞子

【处方用名】女贞子、酒女贞子。

【来源】本品为木犀科植物女贞 *Ligustrum lucidum* Ait. 的干燥成熟果实。

【采收加工】冬季果实成熟时采收，除去枝叶，稍蒸或沸水中略烫后，干燥；或直接干燥。

【历史沿革】宋代有"饭上蒸"；明代有用酒、旱莲草及地黄制、酒浸蒸晒、酒拌黑豆蒸九次、酒拌、酒蜜拌蒸曝露七日夜等方法。并有"浸酒去风补血"的论述；清代又增加盐水拌炒、白芥子车前草水浸等炮制方法。现行有酒炖或酒蒸等。《中国药典》（2020年版）收载女贞子和酒女贞子。

【炮制方法】

1. 女贞子 除去杂质，洗净，干燥。

2. 酒女贞子 取净女贞子，用黄酒拌匀，稍闷，置蒸制容器内，用酒炖法炖至酒完全吸尽，或用酒蒸法蒸透，女贞子呈黑润时，取出，干燥。每100kg净女贞子，用黄酒20kg。

【成品性状】

1. 女贞子 呈卵形、椭圆形或肾形。表面黑紫色或灰黑色，皱缩不平基部有果梗痕或具宿萼及短梗。体轻，外果皮薄，中果皮较松软，易剥离，内果皮木质，黄棕色，具纵棱，破开后种子通常为1粒，肾形，紫黑色，油性。气微，味甘、微苦涩。

2. 酒女贞子 形如女贞子，表面黑褐色或灰黑色，常附有白色粉霜。微有酒香气。

【质量要求】

1. 女贞子 杂质不得过3%；水分不得过8.0%；总灰分不得过5.5%；醇溶性浸出物不得少于25.0%；特女贞苷（$C_{31}H_{42}O_{17}$）不得少于0.70%。

2. 酒女贞子 含红景天苷（$C_{14}H_{20}O_7$）不得少于0.20%。水分、总灰分、醇溶性浸出物同女贞子。

【炮制作用与临床应用】女贞子，味甘、苦，性凉。归肝、肾经。具有滋补肝肾、明目乌发的功能。女贞子生品以清肝明目、滋阴润燥为主。用于阴虚胃燥，胃脘胀痛，腹胀，便秘等症，如胃祥宁颗粒；或与墨旱莲、地黄等配伍，用于更年期综合征属肝肾阴虚、心肝火旺证者，如女珍颗粒。

酒女贞子缓和其寒滑之性，增强其滋补肝肾的功效。常与墨旱莲配伍，具有补益肝肾、滋阴止血的功效。用于肝肾阴虚，眩晕耳鸣，腰膝酸痛等症，如二至丸。

【炮制研究】女贞子主含环烯醚萜、三萜、苯乙醇、黄酮和多糖等类化学成分。不同方法炮制女贞子后，红景天苷和酪醇含量均有不同程度的升高，酒炖品明显高于酒蒸品和清蒸品，生品含量最低。原因是女贞子中的环烯醚萜苷类和特女贞苷、女贞苷等均含有红景天苷母核，其性质不稳定，在高温作用下可使其水解，生成次级苷-红景天苷，进一步水解生成红景天苷的苷元酪醇。随蒸制时间的增加，酒女贞子颜色逐渐加深，并伴有白霜，酒蒸6~24小时的样品符合《中国药典》酒女贞子性状标准，蒸制时间超过12小时，酒女贞子的性状不再发生变化；女贞子在酒蒸过程中，特女贞苷、松果菊苷、毛蕊花糖苷含量降低，芦丁含量略有下降，红景天苷和酪醇含量升高。女贞子酒炖后红景天苷、酪醇、齐墩果酸含量升高，而特女贞苷、多糖含量降低，还产生5-羟甲基糠醛。女贞子炮制后多糖含量均有不同程度的降低，提示在炮制过程中多糖可能发生了水解反应。

女贞子蒸制后红景天苷含量较高、活性强，具有保肝、保肾、保护神经系统、保护心血管、抗衰老等作用，与酒女贞子的功效一致，说明红景天苷是酒女贞子的主要药效成分。酒蒸前后女贞子对四氯化碳和酒精诱导的小鼠急性肝损伤均有一定的保护作用，且酒蒸后效果更好。酒蒸品降低谷丙转氨酶的作用最强，且与齐墩果酸含量成正相关关系。女贞子和酒女贞子环烯醚萜苷和苯乙醇组合物均能不同程度改善糖尿病肾病模型大鼠"三多一少"症状，显著降低糖尿病肾病模型大鼠的血糖、24小时尿蛋白、血肌酐、尿素氮、甘油三脂、总胆固醇和低密度脂蛋白含量，显著升高高密度脂蛋白水平，减轻肾组织损伤，且酒女贞子作用效果强于女贞子。

【贮存】置通风干燥处。

木 瓜

【处方用名】木瓜。

【来源】本品为蔷薇科植物贴梗海棠 *Chaenomeles speciosa*（Sweet）Nakai 的干燥近成熟果实。

【采收加工】夏、秋两季果实绿黄时采收，置沸水中烫至外皮灰白色，对半纵剖，晒干。

【历史沿革】隋唐时期有薄切、黄牛乳蒸；宋代有蒸熟、酒浸焙干；明代有酒洗、炒等法；清代有酒炒、姜汁炒等法。现行有蒸切等。《中国药典》（2020 年版）收载木瓜。

【炮制方法】取原药材，除去杂质，洗净，润透或蒸透后，切薄片，干燥。

【成品性状】呈类月牙形薄片。外表紫红色或棕红色，有不规则的深皱纹。切面棕红色。气微清香，味酸。

【质量要求】木瓜饮片水分不得过 15.0%；总灰分不得过 5.0%；酸度 pH 值为 3.0~4.0；醇溶性浸出物不得少于 15.0%；齐墩果酸（$C_{30}H_{48}O_3$）和熊果酸（$C_{30}H_{48}O_3$）不得少于 0.50%。

【炮制作用与临床应用】木瓜味酸，性温。归肝、脾经。具有平肝舒筋、和胃化湿的功能。常与吴茱萸等配伍，用于暑湿吐泻，转筋挛痛，脚气水肿等症，如木瓜汤（《三因极一病证方论》）。

木瓜质地坚硬，水分不易渗入，软化时久泡则损失有效成分。木瓜蒸制后切片较易，其片形美观，容易干燥。

【贮存】置阴凉干燥处，防潮，防蛀。

桑螵蛸

【处方用名】桑螵蛸、盐桑螵蛸。

【来源】本品为螳螂科昆虫大刀螂 *Tenodera sinensis* Saussure、小刀螂 *Statilia maculate*（Thunberg）或巨斧螳螂 *Hierodula patellifera*（Serville）的干燥卵鞘。以上三种分别习称"团螵蛸""长螵蛸"及"黑螵蛸"。

【采收加工】深秋至次春收集，除去杂质，蒸至虫卵死后，干燥。

【历史沿革】汉代载有蒸法；商齐时代有炙法；隋唐时期有沸浆水淘浸、熬干、炒等法，并有"二月三月采蒸之，当火炙，不尔令人泻"的记述；宋代有微炒、炒令黄、麸炒、醋浸炙令焦黄色、酒浸炒、涂酥炙、米泔水煮、火炮、焙燥、酒炙等方法；明代增加了蜜炙、面炒黑、盐水炒等方法，并有"曝干复炙（当中破开炙之），免泄大肠"的记述；清代又增加了烧存性、醋煮等炮制方法。现行有清蒸和盐炙等。《中国药典》（2020 年版）收载桑螵蛸。

【炮制方法】

1. 桑螵蛸 收取原药材，除去杂质，洗净，置蒸制容器内，用武火蒸至"圆汽"后约 1 小时，容器壁有水蒸气凝结成的水珠滴下为度。取出，干燥。用时剪碎。

2. 盐桑螵蛸 取净桑螵蛸，加入盐水拌匀，闷润，置锅内用文火加热，炒至有香气逸出时，取出，放凉。

每 100kg 净桑螵蛸，用食盐 2.5kg。

【成品性状】

1. 桑螵蛸 团螵蛸略呈圆柱形或半圆形，由多层膜状薄片叠成。表面浅黄褐色，上面带状隆起不明显，底面平坦或有凹沟。体轻，质松而韧，横断面可见外层为海绵状，内层为许多放射状排列的小室，室内各有一细小椭圆形卵，深棕色，有光泽。气微腥，味淡或微咸。

长螵蛸略呈长条形。表面灰黄色，上面带状隆起明显，带的两侧各有一条暗棕色浅沟和斜向纹理。质硬而脆。

黑螵蛸略呈平行四边形。表面灰褐色，上面带状隆起明显，两侧有斜向纹理，近尾端微向上翘。质硬而韧。

2. 盐桑螵蛸 本品形如桑螵蛸，色泽加深，略带焦斑，味微咸。

【质量要求】桑螵蛸，水分不得过 15.0%；总灰分不得过 8.0%；酸不溶性灰分不得过 3.0%。

【炮制作用与临床应用】桑螵蛸，味甘、咸，性平。归肝、肾经。具有固精缩尿、补肾助阳的功能。生桑螵蛸令人泄泻，蒸后可消除致泻的副作用，同时经过蒸制又可杀死虫卵，有利于药物贮存。常与远志等配伍，用于遗精滑精、遗尿尿频、小便白浊等症，如桑螵蛸丸（《杨氏家藏方》）。

盐桑螵蛸可引药下行入肾，增强益肾固精、缩尿止遗的作用。常与茯苓等配伍，用于劳伤心肾所致小便频数，或稠如米泔色，如桑螵蛸散（《奇效良方》）。

【贮存】置通风干燥处，防蛀。

>>> 知识链接 ○--

如何理解九蒸九晒

"九蒸九晒"又称"九蒸九曝"，该法特点是将蒸与晒结合，并反复操作。"九蒸九晒"有多种解释，有的恪守蒸晒各九次。也有说九是古人表示"大和多"，未必是蒸晒各九次，即"九蒸九晒"可以理解为多次蒸晒。另外，"三蒸三晒"也是多次蒸晒之意。

九蒸九晒炮制方法最早记载于南北朝时期，梁·陶弘景《本草经集注》载胡麻九蒸九晒炮制法，即"服食家当九蒸、九曝、熬、捣，饵之断谷，长生，充饥"。中药传统"九蒸九晒"的品种较多，有地黄、何首乌、黄精、槐角、黑芝麻、女贞子、胆南星、大黄、豨莶草、了哥王、白术、苍术等。据统计，古代医药文献中记载需蒸晒多次的药物品种有43味，其中需蒸晒九次的有23味。但《中国药典》没有收载"九蒸九晒"的方法及品种，只有少数地方炮规中有收载。目前也仅有少数厂家坚持此法炮制。"九蒸九晒"最具代表性的为"四大九蒸货"，但具体品种又说法各异，大略包括地黄、黄精、何首乌、槐角、大黄、黑芝麻、山萸肉及肉苁蓉等。

PPT

⊗ 第二节 煮 法

将净选后的中药加辅料（甘草汁、豆腐等）或不加辅料放入适宜容器内，加适量清水同煮至规定程度的方法称为煮法。

（一）炮制目的

1. 消除或降低药物的毒副作用　如川乌、草乌、硫黄、藤黄等。

2. 改变药性，增强疗效　如远志等。

（二）操作方法

煮法一般先将待煮中药大小分开，淘洗干净后备用。再将药物放入锅中，用辅料者可同时加入（或稍后加入），加水加热共煮，一般先用武火煮沸后再用文火煮至规定程度。一般要求在100℃条件下较长时间加热。一般煮至无白心，刚透心为度。若用辅料起协同作用，则辅料汁液应被药物吸尽。煮制的操作方法因各药物的性质、辅料来源及炮制要求不同而异，主要有以下3种方法。

1. 清水煮　取药物浸泡至内无干心，置适宜容器内，加水浸没药面，武火煮沸后改用文火，保持微沸．煮至内无白心，取出，切片。如制川乌、制草乌。

2. 液体辅料（药汁或醋等）煮　取药物加适量的液体辅料拌匀，加水没过药面，武火煮沸后改用文火，保持微沸，煮至药透汁尽，取出，切片，干燥。如醋煮莪术，甘草水煮远志。

3. 豆腐煮　将整块豆腐置适宜容器内，另取药物均匀平铺豆腐的表面或放入挖好的豆腐槽中，上用豆腐盖好，加水没过豆腐，煮至规定程度，取出放凉，除去豆腐。如豆腐制藤黄、硫黄。

（三）注意事项

（1）大小分档，分别炮制，以保证质量。

（2）掌握适当的加水量。加水量应根据具体的要求而定。煮的时间长者用水宜多，短者则宜少；若需煮熟、煮透或弃汁、留汁者加水宜多，要求煮干者则宜少。毒剧药清水煮时加水量宜大，要求药透汁不尽，煮后将药捞出，去除母液。加液体辅料煮制时，加水量应控制适宜，要求药透汁尽，加水过多，药透而汁未吸尽，有损药效；加水过少，则药煮不透，影响质量。煮制过程中需添加水时，应加入沸水。

（3）掌握适当的火力。先用武火煮至沸腾，再改用文火，保持微沸，否则水迅速蒸发，不易向药物组织内部渗透。

（4）煮好后出锅，及时晒干或烘干。如需切片，则可闷润至内外湿度一致，先切成饮片，再干燥，如黄芩。或适当晾晒，再切片干燥，如乌头。

（5）有毒药材煮制后的剩余汁液，除另有规定外，一般应弃去。但不得随意倾倒，应妥善处理，防止环境污染，以免人畜误用。

川　乌

【处方用名】生川乌、制川乌。

【来源】本品为毛茛科植物乌头 *Aconitum carmichaelii* Debx. 的干燥母根。

【采收加工】6 月下旬至 8 月上旬采挖，除去子根、须根及泥沙，晒干。

【历史沿革】汉代有燀灰火炮炙、蜜制法；唐代有熬、烧作灰、制炭、火煨、米炒、醋煮等法；宋代有微炒、黑豆煮、酒浸、酒炒、酒煮、盐炒、盐煮炒、油制、蚌粉炒制、牡蛎粉炒制、姜汁浸、炮后童便浸姜炒、米泔浸后麸炒制等方法；元代有土制法；明代有炒后蜜制、炒黄、酒和童便制、酒醋制、盐酒浸、盐姜制、麸炒制、姜炒制、湿纸煨后酒煮、面炒制、蛤粉炒制、米泔浸等方法；清代有面裹煨、草果蒸等炮制方法。现行有煮制、蒸制等。《中国药典》（2020 年版）载有生川乌和制川乌。

【炮制方法】

1. 生川乌　取原药材，除去杂质。用时捣碎。

2. 制川乌　取净川乌，大小个分开，用水浸泡至内无干心，取出，加水煮沸 4～6 小时（或蒸 6～8 小时）至取大个及实心者切开内无白心，口尝微有麻舌感时，取出，晾至六成干，切厚片，干燥。

【成品性状】

1. 生川乌　呈不规则的圆锥形，稍弯曲，顶端常有残茎，中部多向一侧膨大。表面棕褐色或灰棕色，皱缩，有小瘤状侧根及子根脱离后的痕迹。质坚实，断面类白色或浅灰黄色，形成层环纹呈多角形。气微，味辛辣、麻舌。

2. 制川乌　为不规则或长三角形的片。表面黑褐色或黄褐色，有灰棕色形成层环纹。体轻，质脆，断面有光泽。气微，微有麻舌感。

【质量要求】

1. 生川乌　水分不得过 12.0%；总灰分不得过 9.0%；酸不溶性灰分不得过 2.0%；含乌头碱（$C_{34}H_{47}NO_{11}$）、次乌头碱（$C_{33}H_{45}NO_{10}$）和新乌头碱（$C_{33}H_{45}NO_{11}$）的总量应为 0.050%～0.17%。

2. 制川乌　水分不得过 11.0%；含双酯型生物碱以乌头碱（$C_{34}H_{47}NO_{11}$）、次乌头碱（$C_{33}H_{45}NO_{10}$）及新乌头碱（$C_{33}H_{45}NO_{11}$）的总量计，不得过 0.040%；含苯甲酰乌头原碱苯甲酰乌头原碱（$C_{32}H_{45}NO_{10}$）、苯甲酰次乌头原碱（$C_{31}H_{43}NO_{9}$）及苯甲酰新乌头原碱（$C_{31}H_{43}NO_{10}$）的总量应为 0.070%～0.15%。

【炮制作用与临床应用】川乌味辛、苦，性热；有大毒。归心、肝、肾、脾经。具有祛风除湿，温经止痛的功能。生川乌有大毒，多作外用，以温经止痛为主。川乌单用，捣散，醋调涂，如治疗牙痛的乌头散（《太平圣惠方》）。如用醋渍后洗患处治痈肿（《外台秘要》）。

制川乌毒性降低，可供内服，用于风寒湿痹，关节疼痛，心腹冷痛，寒疝作痛及麻醉止痛。制川乌常与五灵脂等配伍，用于风寒湿痹，挛痛不能步履者，如乌术丸（《普济方》）；或与桂枝等配伍，用于寒疝，腹中痛，手足逆冷，如乌头散（《太平圣惠方》）；或与干姜等配伍，用于阴寒固结，心痛彻背，背痛彻心，如乌头赤石脂丸（《金匮要略方论》）。

【炮制研究】川乌的主要成分为生物碱，其中双酯型乌头碱毒性最强，苯甲酰单酯型乌头碱毒性较小，乌头原碱类毒性很弱或几乎无毒性。酯碱型乌头碱毒性比双酯型乌头碱小，但还有相当的毒性。其中双酯型二萜类生物碱如乌头碱、中乌头碱、次乌头碱是川乌中的主要毒性成分。双酯型生物碱性质不稳定，易被水解。其 C_8 位上的乙酰基水解失去一分子醋酸，得到相应的苯甲酰单酯型生物碱苯甲酰乌头胺（乌头次碱）、苯甲酰中乌头胺、苯甲酰次乌头胺，其毒性为双酯型乌头碱的 1/50 ~ 1/500。若继续水解，C_{14} 位上的苯甲酰基失去一分子苯甲酸，得到亲水性氨基醇类乌头原碱乌头胺（乌头原碱）、中乌头胺、次乌头胺。其毒性仅为双酯型乌头碱的 1/2000 ~ 1/4000。在炮制工艺中，加水、加热处理（包括干热法、湿热法），都能促进水解反应，达到降低毒性的目的，如图 11 - 2 所示。故采用浸、泡、漂、蒸、煮炮制可降低乌头毒性。

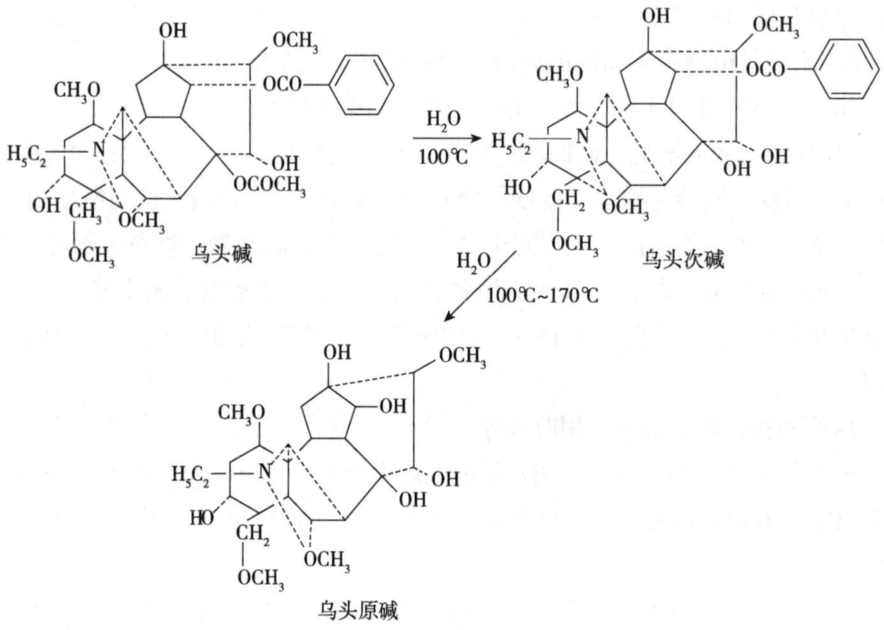

图 11 - 2　乌头碱水解减毒过程

乌头碱型生物碱酯键的数量决定化合物毒性强弱，双酯型毒性最强，在生川乌中含量最高。川乌炮制后由于双酯型乌头碱类成分的水解破坏而使其毒性降低。制川乌的镇痛效果仍然明显，与生川乌大体相近，而毒性则大大降低。乌头毒性的降低只决定于毒性强的双酯型生物碱的水解，与其总生物碱含量无关；乌头药效的强弱亦与双酯型生物碱的水解程度有关。乌头碱具有明显的镇痛作用和表面局部麻醉作用。

【贮存】置通风干燥处，防蛀。

草　乌

【处方用名】生草乌、制草乌。

【来源】本品为毛茛科植物北乌头 *Aconitum kusnezoffii* Reichb. 的干燥块根。

【采收加工】秋季茎叶枯萎时采挖，除去须根和泥沙，干燥。

【历史沿革】唐代有姜汁煮、醋煮、山矾灰汁浸等的炮制方法；宋代有炒焦、炒黑存性、盐水浸、盐水浸后麸炒、盐炒、麸和巴豆炒、火炮、薄荷生姜汁浸、水煮、米泔浸、黑豆煮、盐油炒、酒浸、豆腐煮、油制等方法；元代有煨制法；明代有姜汁浸、醋炒、醋淬、醋浸、醋炙麸炒、粟米炒、姜汁炒、酒淬、米泔浸后炒焦、酒煮等方法；清代增加了绿豆煮、面裹煨熟炒、面炒等。现行有煮法等。《中国药典》（2020年版）载有生草乌和制草乌。

【炮制方法】

1. 生草乌　取原药材，除去杂质，洗净，干燥。

2. 制草乌　取草乌，大小个分开，用水浸泡至内无干心，取出，加水煮至取大个切开内无白心，口尝微有麻舌感时，取出，晾至六成干后切薄片，干燥。

【成品性状】

1. 生草乌　呈不规则长圆锥形，略弯曲。顶端常有残茎和少数不定根残基，有的顶端一侧有一枯萎的芽，一侧有一圆形或扁圆形不定根残基。表面灰褐色或黑棕褐色，皱缩，有纵皱纹、点状须根痕及数个瘤状侧根。质硬，断面灰白色或暗灰色，有裂隙，形成层环纹多角形或类圆形，髓部较大或中空。气微，味辛辣、麻舌。

2. 制草乌　本品呈不规则圆形或近三角形的片。表面黑褐色，有灰白色多角形形成层环和点状维管束，并有空隙，周边皱缩或弯曲。质脆。气微，味微辛辣，稍有麻舌感。

【质量要求】

1. 生草乌　杂质（残茎）不得过5%；水分不得过12.0%；总灰分不得过6.0%；含乌头碱（$C_{34}H_{47}NO_{11}$）、次乌头碱（$C_{33}H_{45}NO_{10}$）和新乌头碱（$C_{33}H_{45}NO_{11}$）的总量应为0.15%～0.75%。

2. 制草乌　水分不得过12.0%；含双酯型生物碱以乌头碱（$C_{34}H_{47}NO_{11}$）、次乌头碱（$C_{33}H_{45}NO_{10}$）及新乌头碱（$C_{33}H_{45}NO_{11}$）的总量计，不得过0.040%；含苯甲酰乌头原碱苯甲酰乌头原碱（$C_{32}H_{45}NO_{10}$）、苯甲酰次乌头原碱（$C_{31}H_{43}NO_9$）及苯甲酰新乌头原碱（$C_{31}H_{43}NO_{10}$）的总量应为0.020%～0.070%。

【炮制作用与临床应用】草乌味辛、苦，性热；有大毒。归心、肝、肾、脾经。具有祛风除湿、温经止痛的功能。生草乌有大毒，内服宜慎，多作外用，以祛寒止痛，消肿为主。生草乌常与半夏等配伍，用于痈疽肿毒，如消肿止痛汤（《疡医大全》）；或与五灵脂等配伍，用于风寒痹痛，如黑神丸（《普济本事方》）。

制草乌毒性降低，可供内服，以祛风除湿，温经止痛力胜。制草乌常与炮天南星等配伍，用于风寒湿痹，肢体疼痛，拘挛，如活络丹（《太平惠民和剂局方》）；或与胆矾等配伍，用于一切风齿疼痛，如草乌头散（《圣济总录》）。

【炮制研究】草乌的主要成分和炮制解毒机制与川乌类似，参看川乌项下。但与川乌相比，草乌中的多酯型生物碱更为丰富。草乌采用高压蒸制或润后加压蒸法炮制，能大幅度地降低其双酯型生物碱的含量，而总生物碱含量下降甚少。煮沸4小时毒性生物碱含量降低最为明显。

草乌与川乌药性相似，但草乌相对川乌而言毒性更为猛烈，且在除痹止痛方面具有更大的优势，在临床上常作为重要的麻醉药物使用。草乌润后加压蒸制品具有毒性低、对心律失常影响小、抑制呼吸作用弱的特点，镇痛效果和抗炎作用均优于药典法。

【贮存】置通风干燥处，防蛀。

附　子 微课1

【处方用名】白附片、黑顺片、炮附片、淡附片。

【来源】本品为毛茛科植物乌头 *Aconitum carmichaelii* Debx. 的子根的加工品。

【采收加工】6月下旬至8月上旬采挖，除去母根、须根及泥沙，习称"泥附子"。或选择个大、均匀的泥附子，洗净，浸入胆巴的水溶液中过夜，再加食盐，继续浸泡，每日取出晒晾，并逐渐延长晒晾时间，直至附子表面出现大量结晶盐粒（盐霜）、体质变硬为止，习称"盐附子"。

【历史沿革】汉代有炮法；晋代有制炭法；南北朝刘宋时代有东流水并黑豆浸法；唐代有蜜涂多、纸裹煨等法；宋代有水浸、姜煮、姜汁淬、醋浸、烧炭存性、盐汤浸炒、姜汁煮、黑豆煮、盐水浸后炮、醋淬、赤小豆煮、生姜米泔浸、姜炒；明代有煮制、蜜水煮、巴豆煮、醋炙、盐泔水煮、盐水炒、盐姜煮、甘草汤炒、麸炒、炒等方法；清代又有甘草煎、蒸等法。现行有蒸制、煮制、砂炒等。《中国药典》（2020年版）载有附片（黑顺片、白附片）、淡附片。

【炮制方法】

1. 黑顺片　取泥附子，按大小分别洗净，浸入胆巴的水溶液中数日，连同浸液煮至透心，捞出，水漂，纵切成厚约0.5cm的片，再用水浸漂，用调色液使附片染成浓茶色，取出，蒸至出现油面、光泽后，烘至半干，再晒干或继续烘干。

2. 白附片　选择大小均匀的泥附子，洗净，浸入胆巴的水溶液中数日，连同浸液煮至透心，捞出，剥去外皮，纵切成厚约0.3cm的片，用水浸漂，取出，蒸透，晒干。

3. 淡附片　取盐附子，用清水浸漂，每日换水2~3次，至盐分漂尽，与甘草、黑豆加水共煮透心，至切开后口尝无麻舌感时，取出，除去甘草、黑豆，切薄片，晒干。每100kg盐附子，用甘草5kg，黑豆10kg。

4. 炮附片　取砂置锅内，用武火炒热，加入净附片，拌炒至鼓起并微变色，取出，筛去砂，放凉。

【成品性状】

1. 黑顺片　为纵切片，上宽下窄。外皮黑褐色，切面暗黄色，油润具光泽，半透明状，并有纵向导管束。质硬而脆，断面角质样。气微，味淡。

2. 白附片　无外皮，黄白色，半透明，厚约0.3cm。

3. 淡附片　纵切片，上宽下窄。外皮褐色。切面褐色，半透明，有纵向导管束。质硬，断面角质样。气微，味淡，口尝无麻舌感。

4. 炮附片　形如黑顺片或白附片，表面鼓起黄棕色，质松脆。气微，味淡。

【质量要求】

1. 黑顺片　水分不得过15.0%；总灰分不得过6.0%；酸不溶性灰分不得过1.0%；含双酯型生物碱以乌头碱（$C_{34}H_{47}NO_{11}$）、次乌头碱（$C_{33}H_{45}NO_{10}$）及新乌头碱（$C_{33}H_{45}NO_{11}$）的总量计，不得过0.020%；含苯甲酰乌头原碱苯甲酰乌头原碱（$C_{32}H_{45}NO_{10}$）、苯甲酰次乌头原碱（$C_{31}H_{43}NO_9$）及苯甲酰新乌头原碱（$C_{31}H_{43}NO_{10}$）的总量，不得少于0.010%。

2. 白附片　同黑顺片。

3. 淡附片　总灰分不得过7.0%；酸不溶性灰分不得过1.0%；；含双酯型生物碱以乌头碱（$C_{34}H_{47}NO_{11}$）、次乌头碱（$C_{33}H_{45}NO_{10}$）及新乌头碱（$C_{33}H_{45}NO_{11}$）的总量计，不得过0.010%；水分、含量测定同黑顺片。

4. 炮附片　水分、总灰分、酸不溶性灰分、含双酯型生物碱同黑顺片。

【炮制作用与临床应用】附子味辛、甘，性大热；有毒。归心、肾、脾经。具有回阳救逆，补火助阳，散寒止痛的功能。生附子有毒，多外用。加工炮制后毒性降低，便于内服。产地加工成盐附子的目的是防止药物腐烂，利于贮存。加工成黑顺片、白附片后毒性降低，可直接入药。附片常与肉桂等配伍，用于微脉，肢厥无脉，如回阳救急汤（《伤寒杂病论》）；或与白花蛇等配伍，用于中风瘫痪，痿痹痰厥，拘挛疼痛，痈疽流注，跌扑损伤，如大活络丸（《兰台轨范》）。

淡附片长于回阳救逆，散寒止痛。淡附片常与炙甘草等配伍，用于亡阳虚脱，肢冷脉微，阴寒水肿，阳虚外感，寒湿痹痛，如甘草附子汤（《伤寒杂病论》）。

炮附片以温肾暖脾，补命门之火力胜。炮附片常与炮姜等配伍，用于虚寒吐泻，下痢清谷、手足不温，如附子理中丸（《太平惠民和剂局方》）；或与泽泻等配伍，用于肾阳虚衰，腰痛脚软，下半身常有冷感，小便不利，水肿，如肾气丸（《金匮要略方论》）；或与鹿茸等配伍，用于阳气虚损，精泄不禁，小便频数，如正阳丸（《圣济总录》）。

【炮制研究】附子的主要成分和炮制解毒机制与川乌类似，可参看川乌项下。附子与草乌、川乌相比，生物碱种类则相对较少，与二者的生物碱种类重合度较低。各种炮制方法和工艺均能使附子中生物碱含量下降。但附子中总生物碱含量的多少不能准确反应其毒性大小，而双酯型生物碱的含量是决定其毒性大小的主要因素。有研究发现，在附子的 3 种炮制品中（胆附子、白附片、黑顺片）总生物碱含量依次为胆附子＞白附片＞黑顺片。胆附子中检测到 3 种双酯型生物碱，而其他炮制品均未检测到，且白附片与黑顺片的单酯型生物碱含量是胆附子的 5 倍~8 倍。对附子生品和炮制品的双酯型生物碱进行研究，双酯型乌头碱的含量依次为，生附子＞黑附片＞淡附子＞白附片＞炮附片。尤其炮附子中双酯型生物碱含量非常低，乌头碱、中乌头碱和次乌头碱均未检出。在加工附子中测得 8 种吡咯型生物碱是生附子中所不含的，可能是在加工过程中生成的。

附子随蒸煮时间的延长，毒性减小，强心作用增强。经过 8 小时、10 小时、12 小时炮制的附子与生附子对照，对离体蛙心有显著的强心作用（$P < 0.05$）。加热可显著降低附子的毒性，而蒸煮 10 小时最好，此时毒性最低，振幅增加率最大。

【贮存】盐附子密闭，置阴凉干燥处。黑附片及白附片置干燥处，防潮。

远 志

【处方用名】远志、炙远志、制远志、远志肉。

【来源】本品为远志科植物远志 *Polygala tenuifolia* Willd. 或卵叶远志 *Polsgala sibirica* L. 的干燥根。

【采收加工】春、秋二季采挖，除去须根和泥沙，晒干或抽取木心晒干。

【历史沿革】南齐时代有去心法；南北朝刘宋时代有甘草汤浸法；宋代增加了甘草煮、生姜汁炒、炒黄、酒蒸、焙等方法；元代有酒浸法；明代有甘草汁浸蒸、姜汁焙、米泔浸、米泔煮、灯心煮、甘草黑豆煮姜汁制、小麦炒等法；清代增加了蜜蒸、炙、甘草汁炒、炒炭等炮制方法。现行有甘草制、蜜炙等。《中国药典》（2020 年版）载有远志和制远志。

【炮制方法】

1. 远志 取抽去木心者，除去杂质，略洗，润透，切段，干燥。

2. 制远志 取甘草，加适量水煎汤，去渣，加入净远志，用文火煮至汤吸尽，取出，干燥。每 100kg 远志段，用甘草 6kg。

3. 蜜远志 取炼蜜，加入少许开水稀释后，淋于制远志段中，闷透，用文火炒至深黄色，略带焦斑，不粘手时，取出，放凉。每 100kg 远志段，用炼蜜 20kg。

【成品性状】

1. 远志 呈圆筒形的段。外表皮灰黄色至灰棕色，有横皱纹。切面棕黄色。气微，味苦、微辛，嚼之有刺喉感。

2. 制远志 形如远志段，表面黄棕色。味微甜。

3. 蜜远志 显棕红色，稍带焦斑，略有黏性，味甜。

【质量要求】

1. 远志 水分不得过 12.0%；总灰分不得过 6.0%；醇溶性浸出物不得少于 30.0%；含细叶远志

皂苷（$C_{36}H_{56}O_{12}$）不得少于 2.0%；远志𠮷酮Ⅲ（$C_{25}H_{28}O_{15}$）不得少于 0.15%，含 3,6′二芥子酰基蔗糖（$C_{36}H_{46}O_{17}$）不得少于 0.50%；本品每 1000g 含黄曲霉毒素 B_1 不得过 5μg，黄曲霉毒素 G_2、黄曲霉毒素 G_1、黄曲霉毒素 B_2 和黄曲霉毒素 B_1 总量不得过 10μg。

2. 制远志 酸不溶性灰分不得过 3.0%，含细叶远志皂苷（$C_{36}H_{56}O_{12}$）不得少于 2.0%；远志𠮷酮Ⅲ（$C_{25}H_{28}O_{15}$）不得少于 0.10%，含 3,6′二芥子酰基蔗糖（$C_{36}H_{46}O_{17}$）不得少于 0.30%。其余同远志。

【炮制作用与临床应用】远志，味苦、辛，性温。归心、肾、肺经。具有安神益智，交通心肾，祛痰，消肿的功能。远志生品有刺激性，"戟人咽喉"，多外用，以解毒消肿为主。用于痈疽肿毒，乳房肿痛。单用远志为末，酒一盏，调末三钱，迟顷，澄清饮之，以滓敷病处，用于痈疽、发背、疮毒、恶候浸大，如远志酒（《三因极一病证方论》）。

甘草水制远志既能缓和其苦燥之性，又能消除刺喉感，以安神益智为主。制远志常与熟地黄等配伍，用于心肾不足，体热盗汗，健忘遗精，如降心丸（《太平惠民和剂局方》）；或与黄芪等配伍，用于心虚烦热、夜卧不宁，如远志汤（《证治准绳》）。

远志蜜炙后能增强化痰止咳的作用，多用于咳嗽，痰多，难咯出者。蜜远志常与杏仁等配伍，用于痰多咳嗽，痰稠难咯等症。

【炮制研究】目前关于远志炮制前后化学成分变化的研究多集中于皂苷类成分和糖脂类成分。有研究表明，通过比较生远志和甘草水炮制后远志的有效成分，发现炮制后远志中的有效成分细叶远志皂苷、远志𠮷酮Ⅲ和 3,6′二芥子酰基蔗糖的含量均显著升高。同时也有学者以远志酸、远志皂苷元含量为考察指标，比较了生远志、制远志与蜜远志中皂苷类成分含量的差异，发现含量由高至低依次为制远志、生远志、蜜远志。炮制研究表明，远志乙醇浸出物的量为蜜远志 > 远志 > 炒远志 > 制远志，而薄层鉴别显示其成分未明显变化。远志皮和远志木心的化学成分种类相同，远志皮皂苷含量为 12.1%，远志心皂苷含量 0.482%，相差 25 倍。

远志生品的毒性较大，蜜远志的毒性较小，其次是甘草制品。总皂苷为远志的大类毒性成分。生远志对胃肠呈现明显的抑制作用，蜜远志对胃肠运动抑制作用小。生远志、甘草制远志均能明显抑制胃排空，而蜜远志各组对小鼠胃排空没有明显影响；生远志与相同给药浓度蜜远志、甘草制远志组比较，对离体肠肌的抑制作用显著增强。全远志、远志皮、远志心在相同剂量下均可以增强催眠作用；抗惊厥作用以全远志最强，远志皮次之，远志心无效。

【贮存】置通风干燥处。

吴茱萸

【处方用名】吴茱萸、制吴茱萸。

【来源】本品为芸香科植物吴茱萸 *Euodia rutaecarpa*（Juss.）Benth.、石虎 *Euodia rutaecarpa*（Juss.）Benth. var. *officinalis*（Dode）Huang 或疏毛吴茱萸 *Euodia rutaecarpa*（Juss.）Benth. Var. *bodinieri*（Dode）Huang 的干燥近成熟果实。

【采收加工】8~11 月果实尚未开裂时，剪下果枝，晒干或低温干燥，除去枝、叶、果梗等杂质。

【历史沿革】汉代有炒法；南北朝刘宋时代有盐制、醋制；唐代有酒制、姜汁制、熬制等法；宋代有炒焦、炒熟、醋制、焙制、煨制、醋浸、酒浸炒、黑豆制、盐制、米醋熬、汤煮、蒸制等炮制方法；元代有盐炒、酒洗焙、汤洗焙等法；明代增加了烫浸炒黄、醋浸炒黄、酒浸炒香熟、火炮、酒醋浸、水浸、黄连炒、牵牛子炒、炒黑、盐水炒、煮制等方法；清代有黄连制、盐汤洗焙干、沸水泡、酒洗、糯米煮制等方法。现行有甘草水制、盐炙等。《中国药典》（2020 年版）载有吴茱萸和制吴茱萸。

【炮制方法】

1. 吴茱萸　取原药材，除去杂质。

2. 制吴茱萸　取甘草捣碎，加适量水，煎汤，去渣，加入净吴茱萸，闷润吸尽后，炒至微干，取出，干燥。每100kg吴茱萸，用甘草6kg。

3. 盐吴茱萸　取净吴茱萸，置于适宜容器内，加入盐水拌匀，置炒制容器内用文火加热，炒至裂开，稍鼓起时，取出放凉。每100kg净吴茱萸，用食盐3kg。

【成品性状】

1. 吴茱萸　本品呈球形或略呈五角状扁球形。表面暗黄绿色至褐色，粗糙，有多数点状突起或凹下的油点。顶端有五角星状的裂隙，基部残留被有黄色茸毛的果梗。质硬而脆。气芳香浓郁，味辛辣而苦。

2. 制吴茱萸　形如吴茱萸，表面棕褐色至暗褐色。

3. 盐吴茱萸　表面色泽加深，香气浓郁，味辛辣而微咸。

【质量要求】

1. 吴茱萸　水分不得过15.0%；总灰分不得过10.0%；醇溶性浸出物不得少于30.0%；含吴茱萸碱（$C_{19}H_{17}N_3O$）和吴茱萸次碱（$C_{18}H_{13}N_3O$）的总量不得少于0.15%，柠檬苦素（$C_{26}H_{30}O_8$）不得少于0.20%。

2. 制吴茱萸　同吴茱萸。

【炮制作用与临床应用】吴茱萸味辛、苦，性热；有小毒。归肝、脾、胃、肾经。具有散寒止痛，降逆止呕，助阳止泻的功能。吴茱萸生品有小毒，多外用，长于祛寒燥湿。吴茱萸煎汤，加酒含漱，用于治风冷牙痛（《食疗本草》）；或加水煎沸，外洗患处，用于阴痒生疮、诸疮（《古今录经方》）。

炮制后的吴茱萸能降低其毒性，缓和燥性，可供内服。用于厥阴头痛，寒疝腹痛，寒湿脚气，经行腹痛，脘腹胀满，呕吐吞酸，五更泄泻。制吴茱萸常与人参等配伍，用于头痛，呕吐涎沫，如吴茱萸汤（《伤寒杂病论》）；或与黄连合用，用于胁肋胀痛，吞酸呕吐，脘痞嗳气，如左金丸（《丹溪心法》）。

盐制吴茱萸宜用于疝气疼痛。盐吴茱萸常与川楝子等配伍，用于小肠疝气、偏多抽痛、睾丸肿大，坚硬不消，如疝气内消丸（《北京市中药成方选集》）。

【炮制研究】吴茱萸及其炮制品总生物碱含量，炒品明显高于烘品及晒品。不同炮制品中吴茱萸碱、吴茱萸次碱的含量差异不大，但变化无明显规律，不同炮制品的吴茱萸内酯的含量差异不大。吴茱萸挥发油总量按生品、醋制品、甘草制品、盐制品依次下降，盐制品挥发油含量下降最多，仅及生品的一半。有研究发现，吴茱萸经甘草汁炮制后除增加甘草酸外，其余5个差异标志物，平均峰面积均呈下降趋势，有报道指出吴茱萸碱、吴茱萸次碱、柠檬苦素对人胚肾细胞有一定的毒性作用，因此吴茱萸炮制后吴茱萸碱等化学成分含量降低，是制吴茱萸炮制后毒性降低的原因之一。

吴茱萸镇痛作用盐制品较强；抗炎作用甘草制品与生品强于其他组；止泻作用各炮制品未见明显差异。毒性实验显示吴茱萸毒性很小，炮制前后无显著差异。

【贮存】置阴凉干燥处。

硫　黄

【处方用名】硫黄、制硫黄。

【来源】本品为自然元素类矿物硫族自然硫、采挖后，加热熔化，除去杂质；或用含硫矿物经加工制得。

【历史沿革】南北朝刘宋时代有龙尾蒿紫背天葵汁等制；唐代有研、烧灰、火炼等方法；宋代有水飞、水银制、甘草制、煅制、酒煮、微炒、萝卜煨等方法；明代增加了烧后酒淬、硝石制、豆腐煮、醋煮、猪肠煮等炮制方法；清代有紫背浮萍煮、寒水石制、莱菔蒸等方法。现行有豆腐制等。《中国药典》（2020 年版）载有硫磺、制硫磺。

【炮制方法】

1. **硫黄** 拣去杂质，敲成碎块。

2. **制硫黄** 取净硫黄块，与豆腐同煮，至豆腐显黑绿色时，取出，漂净，阴干。每 100kg 硫黄，用豆腐 200kg。本品有毒，炮制时用过的豆腐应妥善处理。

【成品性状】

1. **硫黄** 本品呈不规则块状。黄色或略呈绿黄色。表面不平坦，呈脂肪光泽，常有多数小孔。用手握紧置于耳旁，可闻轻微的爆裂声。体轻，质松，易碎，断面常呈针状结晶形。有特异的臭气，味淡。

2. **制硫黄** 呈黄褐色或黄绿色结晶块，断面蜂窝状，臭气不明显。

【质量要求】硫黄，含硫（S）不得少于 98.5%。

【炮制作用与临床应用】硫黄味酸，性温；有毒。归肾、大肠经。外用解毒杀虫疗疮；内服补火助阳通便。硫黄生品有毒，多外用。硫黄常与苦参等配伍，外敷，可用于疥疮湿疹干癣，如一扫光（《全国中药成药处方集》）。或与雄黄等配伍，醋调搽敷患处，用于汗斑面痣，紫白癜风，黑白斑痕，雀斑粉刺，如密陀僧散（《外科正宗》）。

制硫黄毒性降低，可供内服。制硫黄常与附子等配伍，用于肾阳衰弱，下元虚寒，肾不纳气，上气喘促者，如黑锡丹（《太平惠民和剂局方》）。或与半夏等配伍，用于老年虚冷便秘，或寒湿久泻，如半硫丸（《太平惠民和剂局方》）。

【炮制研究】硫黄炮制后砷含量均显著降低，以豆腐炮制品最为显著。硫黄与豆腐只有在铁锅或铜锅中同煮并与锅底接触时才会显黑绿色，黑色粉状物质经 X 衍射分析，硫黄在铁中产生的黑色物质系铁的化合物与硫的混合物，其组分除硫以外，主要是硫化亚铁。硫黄在铜中产生的黑色物质其化学组分除硫外，主要是硫和铜的化合物。

【贮存】置干燥处，防火。

藤 黄

【处方用名】生藤黄、制藤黄。

【来源】本品为藤黄科植物藤黄 *Garcinia hanburyi* Hook. f. 所分泌的胶质树脂。

【采收加工】在开花前于离地约 3m 处将茎干的皮部作螺旋状割伤，伤口内插一竹管，盛受流出的树脂，加热蒸干，用刀刮下。

【历史沿革】清代有荷叶泡煮后山羊血制、水蒸炸等法。现行有荷叶制、豆腐制、山羊血制等。

【炮制方法】

1. **生藤黄** 除去杂质，轧成粗粒或打成小块。

2. **制藤黄** 取大块豆腐，中间挖一长方形槽，将药置槽中，再用豆腐盖严，置锅内加水煮，候藤黄熔化后，取出放凉，待藤黄凝固，除去豆腐即得。或将定量豆腐块中间挖槽，把净藤黄粗末放入槽中，上用豆腐覆盖，放入盘中用蒸笼加热蒸 3~4 小时，候藤黄全部熔化，取出，放凉，除去豆腐，干燥。每 100kg 净藤黄，用豆腐 300kg。

【成品性状】生藤黄呈不规则碎块状、片状或细粉状，表面棕黄色、红黄色或橙棕色，质脆易碎，有光泽，无臭，味辛。制藤黄显黄褐色，表面粗糙，断面显蜡样光泽。

【炮制作用与临床应用】藤黄，味酸、涩，性寒；有大毒。归胃、大肠经。具有消肿排脓、散瘀解毒、杀虫止痒的功能。藤黄生品有大毒，不能内服。外用于痈疽肿毒，顽癣，跌打肿痛等。生藤黄常与雄黄等配伍，用于痈肿，无名肿毒，如一笔消（《祝穆试效方》）；或与大黄等配伍，用于顽癣、瘙痒难忍，如五黄散（《本草纲目拾遗》）。

制藤黄毒性降低，可供内服，并可保证药物的净度。用于跌打损伤，金疮肿毒，肿瘤。制藤黄常与乳香等配伍，用于跌扑损伤，瘀血肿痛，肿毒危重之症，如黎峒丸（《外科全生集》）。

【炮制研究】藤黄中含有藤黄酸及新藤黄酸，对藤黄生品、豆腐制品、山羊血制品、荷叶制品、水煮品和高压蒸制品进行分析比较，结果表明炮制品中含量多数较生品有所降低，各炮制品之间无显著性差异。有研究通过建立 UPLC 法分析藤黄及其炮制品（高压制、豆腐制、清水制）中藤黄烯酸、表藤黄烯酸、藤黄酸、行藤黄酸的含量变化，结果显示，炮制后藤黄酸和新藤黄酸的含量均有所下降，分别在清水、豆腐制中最低。同时新生成了藤黄烯酸和表藤黄烯酸，两者含有量在清水制品中最高，高压制品中最低。

藤黄酸及新藤黄酸为抗肿瘤的活性成分。藤黄经炮制后可降低其致突变作用，各炮制品之间无显著性差异。有研究报道，通过观察藤黄各制剂单次大剂量灌胃给药后大鼠消化系统病变情况，并比较藤黄炮制前后对大鼠肠上皮细胞株 IEC－6 毒性差异，结果表明，藤黄经炮制后毒性显著降低。

>> **知识链接** o---

豆腐可以炮制什么中药

豆腐为大豆经磨制加工而成，主要含蛋白质、脂肪及多种维生素等。豆腐甘平，有益气和中、生津润燥、清热解毒等功效。以豆腐炮制药物，可降低药物毒、副作用及去污除杂。豆腐是一种碱性凝固蛋白，能和酸性毒素结合，同时豆腐表面积大，空隙多，具有很好的吸附能力，能吸收毒素从而起到减毒作用。豆腐煮硫磺始见于明代的《医学纲目》，"入豆腐中煮三、五沸"。现代科学证明豆腐煮硫磺可以大大降低有毒元素砷的含量。唐代《银海精微》首次记载了豆腐制珍珠法，"珍珠清心明目去目翳，其制法用豆腐一块，入珠于腐内，蒸过，石上杵取出，用洗净无浆白棉布二三重包珠，捣烂，用细末"。明代李明珍：以绢袋盛，入豆腐腹中，煮过一柱香，云不伤珠也，指出了豆腐煮珍珠"不伤珠"的内涵，具有保护珍珠药性的炮制作用，为豆腐制珍珠提供了理论依据。现代科学证明珍珠中的主要药效成分为氨基酸等有机物，经高温后有效成分损失殆尽，与炒、煅等方法比较，豆腐煮过之珍珠可极大保护氨基酸不被高温破坏，同时利于粉碎。此外，还可用豆腐炮制马钱子、关白附、乌头、甘遂、藤黄等。

---o

◎ 第三节 燀 法

PPT

将中药置沸水中浸煮短暂时间，取出，分离种皮的方法称为燀法。

（一）燀制的目的

（1）在保存有效成分的前提下，除去非药用部分 如苦杏仁、桃仁等通过燀法分离非药用部位种皮，并可破坏所含的酶，保存苦杏仁苷。

（2）分离不同药用部位 如白扁豆通过燀法可分离不同的药用部位扁豆仁和扁豆衣。

（二）燀制的操作方法

先将多量清水加热至沸，再把中药连同具孔盛器，一起投入沸水中，翻烫 5～10 分钟左右，加热烫至种皮由皱缩到膨胀，种皮易于挤脱时，立即取出，浸漂于冷水中，捞起，搓开种皮与种仁，晒干，簸去或筛取种皮。

（三）注意事项

（1）水量要大，以保证水温。一般为药量的 10 倍以上。

（2）待水沸后投药，加热时间以 5～10 分钟为宜。以免水烫时间过长，成分损失。

（3）燀去皮后，宜当天晒干或低温烘干。否则易泛油，色变黄，影响成品质量。

>>> 知识链接 •--•

燀到底怎么读，燀法和煮法有什么区别

在学习中药炮制学时，每当看到"燀法"，总会对"燀"的读音产生疑惑，有人念 chan（产），也有人念 dan（掸），也有南方念 chan（产），北方念 dan（掸）的说法。"燀"是多音字，既可以念 chan（产），也可以念 dan（掸）。《左传·昭公二十年》中就有"燀"字的记载，并解释为炊，煮的意思。燀法炮制和 chan（产）音中的词义解释："炊，烧火煮"相符合，而 dan（掸）音的注解与此不符。《汉语大字典》中特别列出：燀 chan（产），中药炮制方法之一，将桃仁，杏仁等药物放在沸汤内浸泡，便于去皮尖。综上认为：中药炮制法中的"燀"应该读作"chan（产）"。

燀法和煮法既有共性又有不同，两法皆属于水火共制范畴。燀法要义为"宽水短煮"，且须"沸水进、沸水出"。而煮法一般不能热水投料，究其原因为药物中的淀粉类物质突然受热糊化会导致水分难以渗入药物内部，导致炮制不当。

•--•

苦杏仁 📱微课2

【处方用名】苦杏仁、杏仁、燀杏仁、炒杏仁。

【来源】本品为蔷薇科植物山杏 *Prunus armeniaca* L. var. *ansu* Maxim. 、西伯利亚杏 *Prunus sibirica* L. 、东北杏 *Prunus mandshurica*（Maxim.）Koehne 或杏 *Prunus armeniaca* L. 的干燥成熟种子。

【采收加工】夏季采收成熟果实，除去果肉和核壳，取出种子，晒干。

【历史沿革】汉代有汤浸去皮尖及双仁、去皮尖炒、熬制等方法；晋代有熬、烧法；唐代有麸炒、烧黑、酥熬、油制等法；宋代有微炒、炒焦、蒸、面炒、蜜制、制霜、炮、米泔浸等炮制方法；元代有焙法；明代增加了蒜煮、蛤粉炒、牡蛎粉炒等炮制方法；清代有姜制、面裹煨、盐制、醋制、酒浸等方法。现行有燀制、炒制等。《中国药典》（2020 年版）载有苦杏仁、燀苦杏仁和炒苦杏仁。

【炮制方法】

1. 苦杏仁 取原药材，除去杂质。用时捣碎。

2. 燀苦杏仁 取净苦杏仁，置 10 倍量沸水中略煮，加热约 5 分钟，至种皮由皱缩至舒展、易搓去时，捞出，放入冷水中，除去种皮，晒干。用时捣碎。

3. 炒苦杏仁 取燀杏仁，置炒制容器内，用文火炒至微黄色，略带焦斑，有香气，取出放凉。用时捣碎。

【成品性状】

1. 苦杏仁 呈扁心形。表面黄棕色至深棕色，一端尖，另端钝圆，肥厚，左右不对称，尖端一侧有短线形种脐，圆端合点处向上具多数深棕色的脉纹。种皮薄，子叶 2，乳白色，富油性。气微，味苦。

2. 燀苦杏仁 呈扁心形。表面乳白色或黄白色，一端尖，另端钝圆，肥厚，左右不对称，富油性。有特异的香气，味苦。

3. 炒苦杏仁 形如燀苦杏仁，表面黄色至棕黄色，微带焦斑。有香气，味苦。

【质量要求】

1. 苦杏仁 水分不得过7.0%；过氧化值不得过0.11；含苦杏仁苷（$C_{20}H_{27}NO_{11}$）不得少于3.0%。

2. 燀苦杏仁 含苦杏仁苷（$C_{20}H_{27}NO_{11}$）不得少于2.4%，其余同苦杏仁。

3. 炒苦杏仁 水分不得过6.0%；含苦杏仁苷（$C_{20}H_{27}NO_{11}$）不得少于2.4%，过氧化值同苦杏仁

【炮制作用与临床应用】苦杏仁味苦，性微温；有小毒。归肺、大肠经。降气止咳平喘，润肠通便。苦杏仁性微温而质润，生用有小毒，剂量过大或使用不当易中毒。燀苦杏仁可降低毒性，使用药安全，并可除去非药用部位，便于有效成分煎出，提高药效，使酶灭活，有利于保存苦杏仁苷。苦杏仁（生苦杏仁、燀苦杏仁）常与麻黄等配伍，用于热邪壅肺，咳嗽气喘，如麻杏石甘汤（《伤寒杂病论》）。或与火麻仁等配伍，用于老人肠液枯燥或产后血少便秘，如润肠丸（《沈氏尊生书》）。

炒苦杏仁性温，长于温肺散寒。炒苦杏仁常与紫苏子等配伍，用于肺感风寒、咳嗽上气，如华盖散（《太平惠民和剂局方》）。

【炮制研究】苦杏仁主要含苦杏仁苷、脂肪油等成分，前者是止咳平喘的有效成分，后者是润肠通便的有效成分。苦杏仁生品在入汤剂煎煮过程中，开始一段时间的适宜温度和湿度条件下，苦杏仁苷易被共存的苦杏仁酶和野樱酶水解，产生氢氰酸。小剂量的氢氰酸对呼吸中枢有镇静作用；大剂量则会发生中毒，甚至使呼吸麻痹而死亡。故苦杏仁内服不宜过量。苦杏仁经加热炮制后，可以"杀酶保苷"，使苦杏仁苷在体内胃酸作用下，缓缓分解，产生适量的氢氰酸，起镇咳平喘作用而不致引起中毒。所以苦杏仁燀制可以"杀酶保苷"，有利于保存药效，降低毒性，保证用药安全有效。有研究报道，利用电子鼻感官技术分析走油与苦杏仁内在质量指标之间的关联性，结果显示苦杏仁电子鼻中多根传感器的响应值与过氧化值、酸值、油脂含量、苦杏仁苷含量等内在指标存在显著相关性。

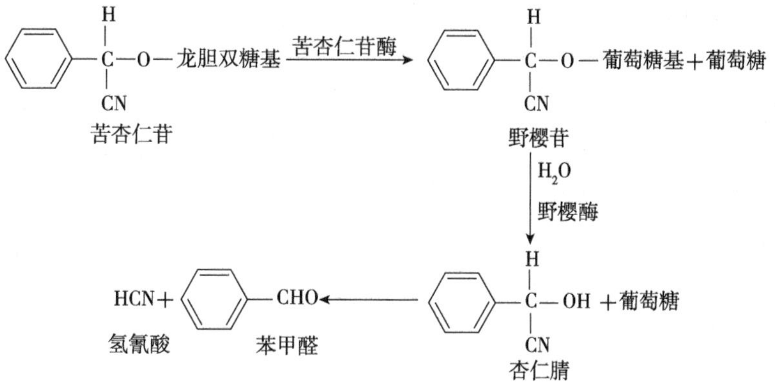

图 11-3 苦杏仁苷水解过程

生苦杏仁、燀苦杏仁、炒苦杏仁、后下生苦杏仁不同给药组均能减少枸橼酸引起的豚鼠咳嗽次数，延长咳嗽潜伏期，均能延长溴化乙酰胆碱和组织胺双盐酸盐引起的豚鼠呼吸痉挛潜伏期，均对氨水引起的小鼠咳嗽具有非常明显的止咳作用。以炒苦杏仁作用最强。

【贮藏】置阴凉干燥处，防蛀。

桃 仁

【处方用名】桃仁、燀桃仁、炒桃仁。

【来源】本品为蔷薇科植物桃 *Prunus persica*（L.）Batsch 或山桃 *Prunus davidiana*（Carr.）Franch. 的干燥成熟种子。

【采收加工】果实成熟后采收，除去果肉和核壳，取出种子，晒干。

【历史沿革】汉代有去皮尖、熬法；南北朝刘宋时代有白术黑豆制；唐代有炒熟研如膏；宋代增加

了麸炒、盐炒、面炒、微炒等炮制方法；元代有焙法；明代有吴茱萸炒、酒制等方法；清代有干漆炒、制炭等方法。现行有燀制、炒制等。《中国药典》（2020 年版）载有桃仁、燀桃仁和炒桃仁。

【炮制方法】

1. 桃仁　取原药材，除去杂质。用时捣碎。

2. 燀桃仁　取净桃仁置沸水中，加热烫至种皮由皱缩至舒展、宜搓去时，捞出，放入冷水中，除去种皮，晒干。用时捣碎。

3. 炒桃仁　取燀桃仁，置炒制容器内，用文火炒至黄色，略带焦斑，取出放凉。用时捣碎。

【成品性状】

1. 桃仁　呈扁长卵形。表面黄棕色至红棕色，密布颗粒状突起。一端尖，中部膨大，另端钝圆稍偏斜，边缘较薄。气微，味微苦。山桃仁呈类卵圆形，较小而肥厚。

2. 燀桃仁　形如桃仁或山桃仁，表面浅黄白色，气微香，味微苦。

3. 炒桃仁　形如桃仁或山桃仁，表面黄色至棕黄色，可见焦斑，气微香，味微苦。

【质量要求】

1. 桃仁　水分不得过 7.0%；酸值不得过 10.0；羰基值不得过 11.0；，本品每 1000g 含黄曲霉毒素 B_1 不得过 $5\mu g$，含黄曲霉毒素 G_2、黄曲霉毒素 G_2、黄曲霉毒素 B_2，和黄曲霉毒素 B_1 的总量不得过 $10\mu g$；含苦杏仁苷（$C_{20}H_{27}NO_{11}$）不得少于 2.0%。

2. 燀桃仁　水分不得过 6.0%；含苦杏仁苷（$C_{20}H_{27}NO_{11}$）不得少于 1.50%；其余同桃仁。

3. 炒桃仁　水分不得过 5.0%；含苦杏仁苷（$C_{20}H_{27}NO_{11}$）不得少于 1.60%；其余同桃仁。

【炮制作用与临床应用】桃仁味苦、甘、性平。归心、肝、大肠经。活血祛瘀、润肠通便。桃仁生用行血祛瘀力强，多用于血瘀经闭，产后瘀滞腹痛，跌打损伤。桃仁燀制后易去皮，可除去非药用部位，使有效成分易于煎出，提高药效。桃仁（生桃仁、燀桃仁）常与桂枝等配伍，用于妇人小腹素有癥块，闭经，如桂枝茯苓丸（《医宗金鉴》）；或与当归等配伍，用于淤血阻滞所致的妇女经闭不行，经行不畅，量少或经期延长，如红花四物汤（《医宗金鉴》）；或与川芎等配伍，用于产后血虚受寒，致恶露不下或恶露量少，涩滞不畅等，如生化汤（《傅青主女科》）。

炒桃仁偏于润燥和血，多用于肠燥便秘，心腹胀满等。炒桃仁常与枳壳等配伍，用于大肠燥热，津枯液少，大便秘结，如润燥丸（《张氏医通》）。

【贮藏】置阴凉干燥处，防蛀。

白扁豆

【处方用名】白扁豆、扁豆、炒扁豆、扁豆衣。

【来源】本品为豆科植物扁豆 *Dolichos lablab* L. 的干燥成熟种子。

【采收加工】秋、冬二季采收成熟果实，晒干，取出种子，再晒干。

【历史沿革】宋代有炒、焙、蒸、炮、姜汁炒等炮制方法；元代有微炒、煮制、姜汁浸去皮等方法；明代有微炒黄、姜制、煮烂去皮等方法；清代增加了炒炭、醋制等方法。现行有燀法、炒法等。《中国药典》（2020 年版）载有白扁豆和炒白扁豆。

【炮制方法】

1. 白扁豆　除去杂质。用时捣碎。

2. 扁豆衣　取净扁豆置沸水中，稍煮至皮软后，取出放凉水中稍泡，取出，搓开种皮与仁，干燥，筛取种皮（其仁亦药用）。

3. 炒白扁豆　取净白扁豆，用文火炒至表面微黄，略有焦斑时，取出放凉。用时捣碎。

【成品性状】

1. 白扁豆   呈扁椭圆形或扁卵圆形。表面淡黄白色或淡黄色，平滑，略有光泽，一侧边缘有隆起的白色眉状种阜。质坚硬。种皮薄而脆，子叶 2，肥厚，黄白色。气微，味淡，嚼之有豆腥气。

2. 扁豆衣   呈不规则的卷缩状种皮，乳白色，质脆易碎。

3. 炒白扁豆   形如白扁豆，表面微黄，略具焦斑，有香气。

【质量要求】白扁豆水分不得过 14.0%。

【炮制作用】白扁豆，味甘，性微温。归脾、胃经。健脾化湿、和中消暑。白扁豆生用清暑、化湿力强。用于脾胃虚弱，食欲不振，大便溏泻，白带过多，暑湿吐泻，胸闷腹泻。白扁豆常与厚朴等配伍，用于夏季伤于暑湿，腹痛吐泻的香薷散（《太平惠民和剂局方》）。

燀白扁豆主要是为了分离不同的药用部位，增加药用品种。扁豆衣健脾作用较弱，偏于祛暑化湿。

扁豆衣力弱而不壅滞，多作辅助药物，用于暑湿不化。炒白扁豆性微温，长于健脾止泻。用于脾虚泄泻，白带过多。

炒白扁豆常与人参等配伍，可用于脾气虚弱、运化失常、大便泄泻，如参苓白术散（《太平惠民和剂局方》）。

【炮制研究】白扁豆主含蛋白质、脂肪等多种成分。白扁豆磷脂组分主要是磷脂酰胆碱，白扁豆经炒制后，总磷脂含量减少，磷脂酰胆碱炒制后其摩尔百分比较生品减少，而其他组分的相对摩尔百分比略有增高，推测白扁豆炒制后氧化分解的主要成分为磷脂酰胆碱。

有研究报道，白扁豆多糖可通过调节血脂代谢水平和一直下丘脑－垂体－肾上腺轴亢进改善 II 型糖尿病大鼠胰岛素抵抗水平，进而发挥降血糖作用。以白扁豆为原料，提取得到白扁豆非淀粉多糖，具有一定的抗氧化性和抑菌作用。白扁豆中含有对人体红细胞的非特异性凝集素。其中凝集素 A 不溶于水，无抗胰蛋白酶活性，如与饲料相混喂食大鼠，可抑制其生长，甚至引起肝脏的区域性坏死，加热后毒性大减。一般认为凝集素 A 是生扁豆的毒性成分。凝集素 B 可溶于水，有抗胰蛋白酶活性，加压蒸汽消毒或煮沸 1 小时后，活力损失。因此，白扁豆加热炮制能降低其毒性。

【贮存】置干燥处，防蛀。

答案解析

目标检测

一、单项选择题（在每小题的 5 个备选答案中，选出 1 个正确答案）

1. 首乌蒸制后消除了滑肠致泻的副作用，其原因是（ ）

    A. 蒽醌衍生物含量升高　　　B. 蒽醌衍生物含量降低　　　C. 结合型蒽醌水解成游离蒽醌

    D. 卵磷脂含量增加　　　　　E. 卵磷脂含量降低

2. 酒蒸后消除刺激咽喉副作用，增强补脾润肺益肾作用的药物是（ ）

    A. 肉苁蓉　　　　　　　　　B. 女贞子　　　　　　　　　C. 黄精

    D. 五味子　　　　　　　　　E. 地黄

3. 通过煮法可改变药性的药物是（ ）

    A. 川乌　　　　　　　　　　B. 草乌　　　　　　　　　　C. 硫黄

    D. 藤黄　　　　　　　　　　E. 远志

4. 淡附片所用的辅料为（ ）

    A. 甘草和黑豆　　　　　　　B. 白矾水　　　　　　　　　C. 黑豆

    D. 甘草和生姜汁　　　　　　E. 生姜汁

5. 制远志的辅料是（　　）

    A. 甘草　　　　　　　　　B. 白矾水　　　　　　　　C. 黑豆

    D. 炼蜜　　　　　　　　　E. 生姜汁

6. 苦杏仁的焯制方法为（　　）

    A. 10 倍量沸水煮约 5 分钟　　　　　　　　　　B. 5 倍量沸水煮约 10 分钟

    C. 10 倍量沸水煮约 5~10 分钟　　　　　　　　D. 5 倍量沸水煮约 5~10 分钟

    E. 20 倍量沸水煮约 5~10 分钟

二、多项选择题（在每小题的 5 个备选答案中，选出 2~5 个正确答案）

1. 药物蒸制的作用是（　　）

    A. 便于保存　　　　　　　B. 利于切制　　　　　　　C. 改变药性，产生新的功效

    D. 增强疗效　　　　　　　E. 矫臭矫味

2. 宜用酒蒸法炮制的药物有（　　）

    A. 何首乌　　　　　　　　B. 女贞子　　　　　　　　C. 地黄

    D. 黄精　　　　　　　　　E. 山茱萸

3. 煮法通常的方法有（　　）

    A. 清水煮　　　　　　　　B. 药汁煮　　　　　　　　C. 醋煮

    D. 豆腐煮　　　　　　　　E. 蒸煮

4. 制川乌炮制时的要求（　　）

    A. 取净川乌，大小分档　　　　　　　　　B. 用水浸泡至内无白心

    C. 加水煮沸 2~4 小时（或蒸 6~8 小时）　　D. 煮后取个大及实心者切开内无白心

    E. 口尝微有麻舌感

三、配伍选择题（每组分别对应一组备选项，备选项可重复选用，也可不选用。每题只有 1 个最佳答案）

    A. 清蒸　　　　　　　　　B. 黑豆汁蒸　　　　　　　C. 豆腐蒸

    D. 醋蒸　　　　　　　　　E. 酒蒸

1. 桑螵蛸的炮制方法是（　　）

2. 肉苁蓉的炮制方法是（　　）

3. 红参的炮制方法是（　　）

四、简答题

试述草乌炮制方法、炮制作用及炮制机制。

书网融合……

思政导航　　　　本章小结　　　　微课1　　　　微课2　　　　题库

熟地黄产业化生产　　　黄精产业化生产　　　甘草汁煮远志产业化生产　　　焯桃仁产业化生产

第十二章　复制法

PPT

学习目标

知识目标

1. 掌握　复制法的含义、炮制目的、操作方法及注意事项；半夏、天南星、白附子等药物的炮制方法、炮制作用及炮制机制。

2. 熟悉　半夏、天南星、白附子等药物的炮制研究进展。

3. 了解　毒性饮片生产的特殊规定。

能力目标

通过本章的学习使学生能够掌握复制法的炮制目的、操作方法与代表性中药的炮制作用，能够根据炮制作用指导相应饮片的临床应用，能够用现代科学语言阐释代表性中药的炮制原理。

将净制或切制后的中药加入一种或数种辅料，按规定操作程序，如法炮制的方法，称为复制法，也称法制。

复制法历史悠久，早在唐代就有记载，如《千金翼方》中的造熟地黄、造干地黄等。有些中药从古至今出现过几十种复制法，有些中药的复制又各地各法，具有明显地方炮制特色。与传统方法比较，现代复制法其辅料种类、用量及工艺等均有改变，运用现代科学技术逐渐化繁为简。

复制法特点是复杂、繁复，所用辅料种类较多、工序复杂、周期较长，凡符合上述特点均可认为是复制法，如其他章节九蒸九晒地黄、大黄的清宁片等。本章所载药物多有毒，如半夏、天南星、白附子等，通过复制法炮制使其减毒增效，从而保证中医临床使用安全有效。复制法尚有一药数法、各地各法的现象，使得有些药物炮制成为地方特色炮制。

（一）炮制目的

1. 降低或消除药物的毒性　如半夏、天南星、白附子的各种熟饮片规格均可降低生品的毒、副作用。

2. 改变药性　如天南星用胆汁炮制后功效由温化寒痰转为清化热痰。

3. 增强疗效　如白附子用生姜、白矾炮制后增强了祛风痰的作用。

4. 矫臭矫味　如紫河车用花椒及黄酒炮制后降低了腥味，便于服用。

5. 便于制剂　如法半夏易于粉碎入丸散，松香制后容易粉碎。

6. 去除杂质　如蜂胶酒制后可以使其品质更加纯洁。

（二）操作方法

复制法一般按照规定工艺程序，将净制或切制后的药物置一定容器内，加入一种或数种辅料，或浸、泡、漂或蒸、煮或数法共用，如法炮制达规定的质量要求为度。

（三）注意事项

如药物需长时间水处理，时间可选择春、秋季，或在可进行温控的车间，避免温度过高导致发酵腐烂（化缸）现象。药物应大小分档，以免炮制程度不一，影响成品质量。注意按时搅拌，使辅料与药物混合均匀。如需长时间加热，应控制好火力及加水量，避免糊锅。口尝毒性药严格按规范操作，防止中毒。

半 夏

【处方用名】半夏、生半夏、清半夏、姜半夏、法半夏、制半夏。

【来源】本品为天南星科植物半夏 *Pinellia ternata*（Thunb.）Breit. 的干燥块茎。

【采收加工】夏秋二季采挖，洗净，除去外皮及须根，晒干。

【历史沿革】在汉以前有治半夏。汉、唐有汤洗、姜制、水煮制等。宋代始有麸炒；姜汁浸炒、制曲等法。明代增加了吴茱萸制、姜、竹沥制、甘草制、制炭等。清代又增加了姜与桑叶及盐制、皂荚白矾煮制、姜汁青盐制等。并有"生令人吐，熟令人下""凡半夏不咬咀，以汤洗数十度，令水清滑尽，洗不熟有毒也""令滑尽，不尔戟人咽喉；有毒，用之必须生姜，此是取其所畏，以相畏耳""半夏上有隙涎，若洗不净，令人气逆，肝气怒满""痰分之病，半夏为主，造而为曲尤佳"等记载。现行有矾制、姜矾制、甘草、石灰制、栀子、生姜、甘草制等。《中国药典》（2020年版）载有生半夏、清半夏、姜半夏、法半夏。

【炮制方法】

1. 生半夏 用时捣碎。

2. 清半夏 取净半夏，大小分开，用8%白矾溶液浸泡或煮至内无干心，口尝微有麻舌感，取出，洗净，切厚片，干燥。

每100kg净半夏，煮法用白矾12.5kg，浸泡法用白矾20kg。

3. 姜半夏 取净半夏，大小分开，用水浸泡至内无干心时，取出；另取生姜切片煎汤，加白矾与半夏共煮至透心，取出，晾干，或晾至半干，干燥；或切薄片，干燥。每100kg半夏，用生姜25kg、白矾12.5kg。

4. 法半夏 取净半夏，大小分开，用水浸泡至内无干心时，取出；另取甘草适量，加水煎煮二次，合并煎液，倒入用适量水制成的石灰液中，搅匀，加入上述已浸透的半夏，浸泡，每日搅拌1~2次，并保持浸液 pH 12 以上，至剖面黄色均匀，口尝微有麻舌感时，取出，洗净，阴干或烘干，即得。

每100kg净半夏，用甘草15kg、生石灰10kg。

【成品性状】

1. 生半夏 呈类球形，有的稍偏斜。表面白色或浅黄色，顶端有凹陷的茎痕，周围密布麻点状根痕；下面钝圆，较光滑。质坚实，断面洁白，富粉性。气微，味辛辣，麻舌而刺喉。

2. 清半夏 呈椭圆形、类圆形或不规则的片。切面淡灰色至灰白色或黄白色至黄棕色，可见灰白色点状或短线状维管束迹，有的残留栓皮处下方显淡紫红色斑纹。质脆，易折断，断面略成粉性或角质样。气微，味微涩、微有麻舌感。

3. 姜半夏 呈片状、不规则颗粒状或类球形。表面棕色至棕褐色。质硬脆，断面淡黄棕色，常具角质样光泽。气微香，味淡、微有麻舌感，嚼之略粘牙。

4. 法半夏 呈类球形或破碎成不规则颗粒状。表面淡黄白色、黄色或棕黄色。质较松脆或硬脆，断面黄色或淡黄色，颗粒者质稍硬脆。气微，味淡略甘、微有麻舌感。

【质量要求】

1. 生半夏 水分不得过13.0%，总灰分不得过4.0%；水溶性浸出物不得少于7.5%。

2. 清半夏 水分不得过13.0%，总灰分不得过4.5%；白矾限量不得过10.0%；水溶性浸出物不得少于7.0%。

3. 姜半夏 水分不得过13.0%，总灰分不得过7.5%；白矾限量不得过8.5%；水溶性浸出物不得少于 10.0%。

4. 法半夏 水分不得过 13.0%，总灰分不得过 9.0%；水溶性浸出物不得少于 5.0%。

【炮制作用与临床应用】半夏，味辛，性温；有毒。归脾、胃、肺经。具有燥湿化痰、降逆止呕、消痞散结的功能。生半夏有毒，对粘膜有强烈的刺激性，生食能使人呕吐，舌、咽、口腔产生麻木、肿痛、张口困难等。生半夏多作外用，内服宜慎，须随方入煎剂，且须先煎久煎，勿入丸、散剂。生半夏常与生川乌等配伍，用于疮痈肿毒；或生半夏一味研末，用鸡蛋白调敷患处，可治痈疽发背及乳疮（《肘后备急方》）。

半夏经炮制后毒性降低，副作用减少，药性缓和。

清半夏长于化痰，以燥湿化痰为主。常与陈皮等配伍，用于痰湿咳嗽等症，如二陈汤（《太平惠民和剂局方》）；或与天麻等配伍，用于风痰眩晕等症，如半夏白术天麻汤（《医学心悟》）。

姜半夏增强了降逆止呕作用，偏于温中化痰，降逆止呕。与黄连等配伍，用于胸脘痞满等症，如半夏泻心汤（《伤寒杂病论》）。

法半夏偏于祛寒痰，同时具有调和脾胃的作用；因其易粉碎，亦多用于中药成方制剂中。常与砂仁等配伍，用于胃脘满闷等症，如香砂养胃丸（《中国药典》2020 年版）；或与山楂等配伍，用于食积停滞等症，如保和丸（《中国药典》2020 年版）。

【炮制研究】半夏刺激性毒性成分是由尿黑酸（2,5 – 二羟基苯乙酸）及其葡萄糖苷、3,4 – 二羟基苯甲醛及其苷、草酸钙针晶三类成分引起的。刺激性毒性成分主要是"毒针晶"，由蛋白和草酸钙结合形成的针晶复合物。电镜下可见该毒针晶极细长、两头尖锐、质地坚韧，具有倒刺、凹槽。炮制所用辅料白矾及石灰具有确切的破坏生半夏刺激性毒性成分的作用。8% 明矾水或 pH > 12 的碱水炮制可以使毒针晶晶体破坏，毒蛋白溶解变性，使其刺激性毒性降低。石灰水（pH > 12）浸泡可使半夏毒性成分凝集素蛋白发生不可逆变性，致使半夏致炎毒性显著下降，起到炮制解毒的关键作用。半夏有毒成分不溶或难溶于水，而半夏在炮制过程中大多经较长时间的浸、漂，使水溶性成分损失 88.1%，醇溶性成分损失 87.5%，生物碱均损失 50%，而毒性成分减少甚微，故应考虑以辅料解毒为主，缩短水浸泡时间，以免有效成分损失。另外，硫熏后半夏的总生物碱含量明显降低，提示半夏不宜硫熏。

半夏的毒性是毒针晶刺入的机械刺激和毒蛋白化学刺激的双重作用，在机体主要表现为刺激性炎症反应。刺激口腔黏膜引起口舌肿胀、咽喉肿痛、失音、流涎，甚至窒息死亡；刺激胃黏膜而导致呕吐。生半夏具有强烈的刺激性，刺激咽喉而导致失音，各种制半夏均无失音和刺激的副作用。家兔眼结膜及小鼠腹腔刺激性实验均表明，生半夏刺激性最强，炮制后可不同程度地降低其刺激强度，刺激性程度依次为：生半夏 > 清半夏 > 姜半夏 > 法半夏。生姜中的姜辣素类成分可以抑制半夏毒针晶产生的刺激性炎症反应。半夏或制半夏对碘液注入猫胸腔或电刺激喉上神经所致的咳嗽有明显的镇咳作用。制半夏对去水吗啡、洋地黄、硫酸铜引起的呕吐都有镇吐作用。生半夏对小鼠胃肠运动呈显著促进，能明显抑制胃液中 PGE_2 的含量，对胃黏膜损伤较大，而姜矾半夏、姜煮半夏对大鼠的胃分泌功能在胃蛋白酶和 PGE_2 的含量上均无明显影响，显著抑制小鼠胃肠运动，保护胃黏膜正常功能。

【贮存】贮干燥容器内，密闭，置通风干燥处，防潮，防蛀。

>>> 知识链接 o- -

半夏的中毒症状及解救

半夏属于一种常见的中药材，如果不小心服用过多半夏，可能会导致中毒。其症状和解救方式具体如下。半夏中毒后可能会出现口舌麻木、咽喉肿痛、声音嘶哑、咳嗽、痰多等症状。如果情况不严重，患者可以通过大量饮水、喝牛奶、催吐等方式来缓解。如果情况比较严重，患者应立即到医院进行洗胃、灌肠等治疗。同时，患者可以遵医嘱服用生姜、黄连、黄柏、丹参、绞股蓝等中药进行治疗，有助于缓解不适的症状。除此之外，在治疗期间，患者应注意清淡饮食，避免食用辛辣刺激的食物，以免加重不适的症状。同时，患者还需要注意休息，避免过度劳累。在日常生活中，要保持良好的生活习惯，避免熬夜，以免影响身体的健康。

- ●

天南星

【处方用名】生天南星、生南星、南星、制天南星、制南星、胆南星。

【来源】本品为天南星科植物天南星 *Arisaemaerubescens*（Wall.）Schott、异叶天南星 *Arisaema heterophyllum* Bl. 或东北天南星 *Arisaema amurense* Maxim. 的干燥块茎。

【采收加工】秋冬二季茎叶枯萎时采挖，除去须根及外皮，干燥。

【历史沿革】唐代有石灰炒黄、面裹煨、姜汁浸等。宋代增加了黄酒炒、生姜拌炒、牛乳拌炒、牛胆汁制、酒煮、姜酒制、浆水姜汁煮、羊胆汁制、白矾皂荚同煮等。金元时期主要有九蒸九晒、皂角水浸等。明代又有了蜜制、酒制、生姜制、白矾汤泡去毒水等，并发展了姜汁、矾汤和天南星末作饼造曲等。清代炮制方法已趋完善，如胆南星制法、南星曲制法等。并有"性烈有毒，姜汁制用，善行脾肺""白矾汤泡去毒水""生姜汤多泡亦可火炮，尤能去毒""得火炮则不毒，得牛胆则不燥"等记载。现行有姜制、矾制、姜矾制、姜甘草制、姜矾皂角甘草制等。《中国药典》（2020 年版）载有生天南星、制天南星、胆南星。

【炮制方法】

1. 生天南星　除去杂质，洗净，干燥。

2. 制天南星　取净天南星，按大小分别用水浸泡，每日换水 2~3 次，如起白沫时，换水后加白矾（100kg 天南星加白矾 2kg），泡一日后，再进行换水，至切开口尝微有麻舌感时取出。将生姜片、白矾置锅内加适量水煮沸后，倒入天南星共煮至无干心时取出，除去姜片，晾至四至六成干，切薄片，干燥。

每 100kg 天南星，用生姜、白矾各 12.5kg。

3. 胆南星

（1）取制南星细粉，加入净胆汁拌匀，蒸 60 分钟至透，取出放凉，制成小块，干燥。

（2）取生南星细粉，加入净胆汁，搅拌均匀，放温暖处，发酵 7 天~15 天后，再连续蒸或隔水炖 9 昼夜，每隔 2 小时搅拌一次，除去腥臭气，至呈黑色浸膏状，口尝无麻味为度，取出，晾干。再蒸软，趁热制成小块。

每制天南星细粉 100kg，用牛（或猪、羊）胆汁 400kg。

【成品性状】

1. 生天南星　呈扁球形，表面类白色或淡棕色，较光滑，顶端有凹陷的茎痕，周围有麻点状根痕，有的块茎周边有小扁球状侧芽。质坚硬，不易破碎，断面不平坦，白色，粉质，气微辛，味麻辣。

2. 制天南星　呈类圆形或不规则形的薄片。黄色或淡棕色。质脆易碎，断面角质状。气微，味涩，微麻。

3. 胆南星　呈方块状或圆柱状。棕黄色、灰棕色或棕黑色。质硬，气微腥，味苦。

【质量要求】

1. 生天南星　水分不得过 15.0%，总灰分不得过 5.0%；醇溶性浸出物不得少于 9.0%；含总黄酮以芹菜素（$C_{15}H_{10}O_5$）计，不得少于 0.050%。

2. 制天南星　水分不得过 12.0%，总灰分不得过 4.0%；白矾限量不得过 12.0%；含总黄酮以芹菜素（$C_{15}H_{10}O_5$）计，不得少于 0.050%。

【炮制作用与临床应用】天南星，味苦、辛，性温；有毒。归肺、肝、脾经，具有燥湿化痰、祛风止痉、散结消肿的功能。用生南星醋磨浓汁，涂患处，用于痈肿痰核等症；常与鲜旱莲草等配伍共捣烂加酒炒热敷患处，用于蛇虫咬伤；或与生菖蒲等各适量，捣烂敷患处，用于关节疼痛；或与生姜，捣成饼状，外治面瘫。天南星生品辛温燥烈，有毒，多外用，内服宜慎。

制南星是经白矾、生姜炮制后，降低其毒性，增强燥湿化痰的作用。常与陈皮等配伍，用于湿痰壅滞等症，如导痰汤（《校注妇人良方》）；或与半夏等配伍，用于风痰或留滞经络，半身不遂等症，如青州白丸子（《太平惠民和剂局方》）。

胆南星是经胆汁制后，降低其毒性，缓和其燥烈之性，药性由温转凉，味由辛转苦，功能由温化寒痰转为清化热痰。以清化热痰，熄风定惊力强。常与全蝎等配伍，用于急慢惊风等症，如千金散（《寿世保元》）；或与瓜蒌仁等配伍，用于热痰咳嗽等症，如清气化痰丸（《医方考》）。

【炮制研究】生天南星草酸钙含量为 0.78% ~ 2.33%，平均含量为 1.43%；制天南星草酸钙含量为 0.29% ~ 0.98%，平均含量为 0.60%；炮制后草酸钙含量的降幅为 25.6% ~ 78.3%。制天南星未检测到凝集素蛋白条带。说明天南星经过复制法炮制，可显著降低所含内源性毒性物质草酸钙及凝集素蛋白的含量，提示可将凝集素蛋白限度作为天南星毒性控制指标。研究显示，随着白矾水浸泡时间或加热时间的延长，天南星中凝集素蛋白含量逐渐降低，但生姜对天南星凝集素蛋白影响不大。辅料白矾对天南星所含黄酮影响不大。

天南星生品的毒性与半夏相似，主要表现为刺激性毒性。天南星刺激性毒性成分主要是其所含的草酸钙针晶，它可以使多种黏膜产生强烈的刺激性，其剂量与刺激性具有确切的量效关系。实验表明，明矾是降低或消除天南星毒副作用的关键辅料，其炮制机制与半夏类似。明矾具有加速破坏草酸钙针晶形态的功能，使草酸钙针晶断裂、破碎、粘连、锈蚀，完全改变了原来针晶的形态，从而失去刺激黏膜的作用，达到减毒的目的。明矾对天南星针晶的作用，主要是由于铝离子的作用使草酸钙针晶形态发生了改变，失去了原有功能，从而达到减毒的目的。长时间的水处理对天南星麻味的消除影响不大，但能显著地降低天南星水溶出物及醇溶出物中醋酸铅沉淀物的量。急性毒性强弱顺序为：天南星生品针晶 > 天南星生品粉末 > 制南星粉末 > 生品水提物，针晶的毒性是相应生品的 180 倍，而生品水提物组在最大给药剂量下不能测算 LD_{50}，提示刺激性物质在天南星水提物中含量较少，表明天南星经炮制和煎煮后其毒性大大降低。家兔眼结膜刺激性实验表明，天南星生药粉组和针晶组表现出轻度刺激和中度刺激，说明针晶为天南星主要的刺激性毒性成分。天南星生品可使兔眼结膜出现明显的水肿反应和小鼠腹膜刺激引起的扭体反应，而炮制后刺激作用明显降低。实验显示，以猪胆汁、牛胆汁作为辅料炮制天南星能够起到减毒存效的作用。

【贮存】贮干燥容器内，制品密闭，置通风干燥处，防霉，防蛀。

白附子

【处方用名】生白附子、禹白附、制白附子。

【来源】本品为天南星科植物独角莲 *Typhonium giganteum* Engl. 的干燥块茎。

【采收加工】秋季采挖，除去须根及外皮，晒干。

【历史沿革】宋代有热灰中炮裂方可入药用、生姜汁拌抄、米泔浸焙、酒浸炒、酒煮炒、醋拌抄、炮裂捣碎炙微黄、炒制、姜汁泡后甘草浸焙、面包煨等炮制方法；明代增加水浸后炒黄、湿纸裹煨、面裹或湿纸包火煨炮用、煨裂等法；清代又增加了童便酒炒、姜汁蒸等；并有"有小毒，入药炮用。"现行主要以矾制，姜、矾煮（蒸）制等。《中国药典》2020 年版载有生白附子、制白附子。

【炮制方法】

1. 生白附子 除去杂质。

2. 制白附子 取净白附子，大小分开，用清水浸泡，每日换水 2 次 ~3 次，数日后，如起黏沫，换水后加白矾（每100kg 白附子，用白矾2kg），泡 1 日后再进行换水，至口尝微有麻舌感为度，取出。另取白矾及生姜片加适量水，煮沸后，倒入白附子共煮至内无白心为度，捞出，除去生姜片，晾至六七成干，切厚片，干燥。

每 100kg 白附子，用生姜、白矾各 12.5kg。

【成品性状】

1. 生白附子 呈椭圆形或卵圆形，表面白色至黄白色，略粗糙，有环纹及须根痕，顶端有茎痕或芽痕，质坚硬，断面白色，富粉性。气微，味淡、麻辣刺舌。

2. 制白附子 呈类圆形或椭圆形厚片，外表皮淡棕色，切面黄色，角质，味淡，微有麻舌感。

【质量要求】

1. 生白附子 水分不得过 15.0%，总灰分不得过 4.0%；醇溶性浸出物不得少于 7.0%。

2. 制白附子 水分不得过 13.0%；醇溶性浸出物不得少于 15.0%；其余同生白附子。

【炮制作用与临床应用】白附子，味微辛，性温，有毒，归胃、肝经，具有燥湿化痰、祛风止痉、解毒散结的功能。常与僵蚕、全蝎各等分研为细末，热酒调服，用于风痰阻络，口眼歪斜，面部肌肉抽动等症，如牵正散（《杨氏家藏方》）；或与天南星等配伍，用于破伤风初起，如玉真散（《中国药典》2020 年版）。生白附子一般外用，内服宜慎。

制白附子可降低毒性，消除麻辣味，增强祛风痰的功能。常与麻黄等配伍，用于风寒客于头中，偏头痛等症，如白附子散（《普济本事方》）；或与白芷等配伍，用于痰湿头痛等症；或与南星等配伍，用于痰湿咳嗽等症，如白附丸（《证治准绳》）。

【炮制研究】白附子炮制后水溶性成分损失较大，脂溶性成分变化不大。生品经过炮制，其水溶性氨基酸在煮制过程中含量必然会下降，其中氨基酸总量降量为 29.1%，樟帮法氨基酸总量降量为 28.3%。白附子不同炮制品中桂皮酸含量为：白附子生品 > 醋面煨白附子 > 酒制白附子 > 矾、皂角、黑豆制白附子 > 姜、矾、豆腐制白附子 > 矾、皂角、甘草制白附子 > 姜、矾、黑豆、甘草制白附子 > 姜、甘草制白附子 > 姜制白附子 > 姜、矾煮制白附子。

制白附子镇静作用及抑制胰蛋白酶作用均强于生品。白附子生品、姜矾炮制品及矾制品均表现不同程度的抗肿瘤作用，生白附子抗肿瘤作用强于制品，但制品增强小鼠机体免疫功能作用强于生品。白附子生、制品均能明显推迟因戊四唑及士的宁所致小鼠惊厥出现的时间和死亡时间。白附子能明显减少小鼠自发活动，延长惊厥潜伏期，减少扭体次数、舔足时间和耳肿胀度，综合作用顺序从强到弱依次为白附子姜矾制品、矾制品、生品、姜制品。

【贮存】贮干燥容器内，制品密闭，置通风干燥处，防霉，防蛀。

紫河车

【处方用名】紫河车、生紫河车、制紫河车，酒炒紫河车。

【来源】本品为健康人的干燥胎盘。

【采收加工】将新鲜胎盘除去羊膜和脐带，反复冲洗至去净血液，蒸或置沸水中略煮后，干燥。

【历史沿革】宋代有煅制、黑豆制、煨制、酒煮等炮制方法；明代增加了米泔煮、烘熟、酒蒸、清蒸、酒醋洗、猪肚蒸、乳香酒蒸、烘制等；清代尚有蜂蜜煮、白矾与姜汁与酒同制法；并有"若生捣之，则补不宜生"。现行主要有酒炒紫河车等。

【炮制方法】

1. 紫河车 取原药材，除去灰屑，砸成小块或碾成细粉。或将新鲜胎盘除去膜及脐带，反复冲洗至去尽血液，加适量花椒、黄酒蒸或置沸水中略煮后，干燥，砸成小块或研成细粉。

每 100kg 紫河车块，用黄酒 10kg，花椒 2.5kg。

2. 酒炒紫河车　取净紫河车块，用酒拌匀，待酒吸尽后，用文火炒至酥脆后为度。用时研末。每 100kg 紫河车，用黄酒 10kg。

【成品性状】

1. 紫河车　为不规则的碎块，大小不一。黄色或棕黄色，一面凹凸不平，有不规则沟纹，另一面光滑。质硬而脆。有腥气。

2. 酒炒紫河车　质地酥脆，腥气较弱，具酒香气。粉末黄棕色。

【炮制作用与临床应用】紫河车性甘、咸，味温，归心、脾、肾经，具有温肾补精、益气养血的功能。生紫河车有腥气，内服易产生恶心呕吐的副作用，多入片剂或胶囊剂。

酒制后可除去腥臭味，便于服用，并使其质地酥脆，便于粉碎，增强疗效，可以补肾益精，养血益气。紫河车、酒炒紫河车常与熟地等配伍，用于肝肾亏虚、虚劳咳嗽、潮热骨蒸等症，如河车大造丸（《中国药典》2020 年版）。

【炮制研究】紫河车中磷脂酰胆碱含量：直接干燥品 > 煮后干燥品。在 125℃ 和 150℃ 干燥时，神经鞘磷脂和溶血磷脂酰胆碱被破坏，研究认为紫河车以 80℃ 直接干燥为宜。紫河车可以提高超排卵大鼠模型血清中雌、孕激素水平，间接改善子宫内膜容受性，从而提高妊娠率。

【贮存】贮干燥容器内，制品密闭，置通风干燥处，防霉，防蛀。

松　香

【处方用名】松香、生松香，制松香。

【来源】本品为松科植物油松 *Pinus tabulaeformis* Carr. 、马尾松 *Pinus massoniana* Lamb. 或云南松 *Pinus yunnanensis* Franch. 树干中取得的油树脂，经蒸馏除去挥发油后的遗留物。

【采收加工】多于夏季采收，在松树的树干上用刀挖成 V 字形或螺旋纹槽，使边材部的油树脂自伤口流出；收集后加水蒸馏，使松节油馏出，剩下的残渣冷却凝固，即为松香。

【历史沿革】南齐有炼制；唐代有酒制、煮制的炮制方法；宋代增加了炙制、炒制等法；明清时期，有蒸制、"炒黑"、桑枝汁煮、烟叶制等炮制方法，且有较详细的方法记载。现行有制松香等。

【炮制方法】

1. 松香　取原药材，除去杂质，置锅内，用文火加热，熔化后倾入水中，放凉，取出晾干，捣碎。

2. 制松香　取葱煎汁，去渣，加入净松香及适量水，加热煮至松香完全熔化，趁热倒入冷水中，待凝固后，取出晾干。

每 100kg 松香块，用鲜葱 10kg。

【成品性状】

1. 松香　为淡黄色至淡棕色不规则块状，断面呈壳状，有玻璃样光泽，质脆，易碎，燃烧时产生浅黄色到棕色烟雾。

2. 制松香　形如松香块，颜色加深，味微苦。

【质量要求】松香，软化点应不低于 76.0℃，乙醇不溶物不得过 0.030%，含不皂化物不得过 5.0%，炽灼残渣不得过 0.1%。

【炮制作用与临床应用】松香味苦、甘，性温。归肝、脾经。具有燥湿祛风、拔毒排脓、生肌止痛的功能。松香多外用，入膏药或研末贴敷患处。常与铜青、蓖麻仁捣作膏，外敷治一切肿毒（《怪症奇方》）；神经性皮炎（《广西中草药新疗法处方》）。

制松香可部分除去油质及杂质，使其品质纯洁，质地酥脆，便于粉碎和制剂；并可矫正其不良气味，减少刺激性。常与大黄等配伍，用于瘙痒疥癣，恶疮，疥毒等（《刘涓子鬼遗方》）；治一切风热疮、小儿头疮的软青膏（《卫生宝鉴》）。

【炮制研究】松香的主要成分为具有三环二萜结构和两类活性基团（碳碳双键和羧基）的松香树脂酸，松香树脂酸主要包括枞酸、新枞酸、长叶枞酸和左旋海松酸等化合物，且在一定温度条件下（t≥120℃），除左旋海松酸以外的其他树脂酸均可以通过互变异构转化为左旋海松酸。

【贮存】置阴凉干燥处，防火、防热。

答案解析

目标检测

一、单项选择题（在每小题的 5 个备选答案中，选出 1 个正确答案）

1. 复制法最早出现（　　）代
   A. 唐　　　　　　　　　B. 宋　　　　　　　　　C. 元
   D. 明　　　　　　　　　E. 清

2. 造干地黄最早出现在哪本书（　　）
   A. 《神农本草经》　　　B. 《雷公炮炙论》　　　C. 《千金翼方》
   D. 《证类本草》　　　　E. 《本草纲目》

3. 半夏炮制品中善于止呕的是（　　）
   A. 清半夏　　　　　　　B. 法半夏　　　　　　　C. 姜半夏
   D. 半夏曲　　　　　　　E. 生半夏

4. 用白矾水溶液浸泡的药物是（　　）
   A. 清半夏　　　　　　　B. 法半夏　　　　　　　C. 姜半夏
   D. 半夏曲　　　　　　　E. 生半夏

5. 胆南星每 100kg 制天南星，所用的辅料和数量是（　　）
   A. 牛胆汁 40kg　　　　B. 牛胆汁 400kg　　　　C. 牛胆汁 4kg
   D. 牛胆汁 0.4kg　　　E. 牛胆汁 4000kg

6. 炮制后由温化寒痰转化为清热化痰的药物是（　　）
   A. 半夏　　　　　　　　B. 松香　　　　　　　　C. 白附子
   D. 天南星　　　　　　　E. 紫河车

二、多项选择题（在每小题的 5 个备选答案中，选出 2～5 个正确答案）

1. 需要用复制法炮制的药物主要有（　　）
   A. 何首乌　　　　　　　B. 半夏　　　　　　　　C. 天南星
   D. 松香　　　　　　　　E. 紫河车

2. 复制法按工艺程序有（　　）
   A. 浸　　　　　　　　　B. 泡　　　　　　　　　C. 漂
   D. 蒸　　　　　　　　　E. 煮

3. 用生姜、白矾炮制而成的炮制品主要有（　　）
   A. 姜半夏　　　　　　　B. 制天南星　　　　　　C. 胆南星
   D. 制白附子　　　　　　E. 松香

三、配伍选择题（每组分别对应一组备选项，备选项可重复选用，也可不选用。每题只有 1 个
最佳答案）

A. 长于化痰   B. 增强降逆止呕作用

C. 偏于祛寒痰，多用于中药成方制剂   D. 外用于疮痈肿毒

E. 增强健脾温胃、燥湿化痰的作用

1. 姜半夏的炮制作用主要是（ ）
2. 半夏曲的炮制作用主要是（ ）
3. 清半夏的功能主要是（ ）
4. 法半夏的功能主要是（ ）
5. 生半夏的功能主要是（ ）

书网融合……

思政导航   本章小结   微课   题库

第十三章　发酵及发芽法

学习目标

知识目标

1. **掌握**　发酵法、发芽法的含义、炮制目的、操作要点；主要炮制品的炮制方法和炮制作用。

2. **熟悉**　发酵法、发芽法的注意事项，炮制品的质量要求。

3. **了解**　发酵与发芽均系借助于酶和微生物的作用，使药物通过发酵与发芽过程，改变其原有性能，增强或产生新的功效，扩大用药品种，以适应临床用药的需要。

能力目标

通过本章的学习使学生能够掌握曲类中药、发芽类中药的炮制目的、操作方法与代表性中药的炮制作用，能够根据炮制作用指导相应饮片的临床应用，能够用现代科学语言阐释代表性中药的炮制原理。

第一节　发酵法 微课1

PPT

将处理后的中药及辅料，在一定的温度和湿度条件下，利用微生物和酶的催化分解作用，使药料发泡、生衣的方法称为发酵法，又称曲法。

微生物的生长活动，是依靠向外界分泌大量的酶，将周围环境中大分子的蛋白质、糖类、脂肪等营养物质分解成小分子的化合物，再借助细胞膜的渗透作用，吸收这部分小分子营养物质。微生物具有非常丰富的酶系，有强大的分解、转化物质的能力。利用微生物使中药发酵，可使中药化学成分进行生物转化，产生新的化合物或引起中药中一些成分含量的变化。另外，发酵过程中，中药的一些成分可能诱导微生物的某些代谢途径发生变化，从而产生新的化合物。

（一）发酵目的

1. **改变原有性能，产生新的治疗作用，扩大用药品种**　如六神曲、建神曲、淡豆豉。

2. **增强疗效**　中药发酵过程中，经微生物代谢后的产物分子量降低，大分子物质减少，更易被人体吸收利用，可使疗效增强，如半夏曲。

（二）操作方法

发酵法一般取原料与辅料拌匀后，制成一定形状，置适宜的湿度和温度下，使微生物生长，达到规定程度后晒干或低温干燥。根据不同品种，采用不同的方法进行加工处理后，再置温度、湿度适宜的环境中进行发酵。常用的方法有药料与面粉混合发酵（如六神曲、建神曲、半夏曲、沉香曲等）和直接用药料进行发酵如（淡豆豉、百药煎等）。发酵过程主要是微生物新陈代谢的过程，要保证微生物生长繁殖的条件。

1. **菌种**　主要是利用空气中的微生物在中药中自然发酵，但有时会因菌种不纯，影响发酵的质量。单种微生物的纯培养或根据发酵需要混合菌种培养是中药发酵研究的方向之一。

2. **培养基** 主要为水、含氮物质、含碳物质、无机盐类等。如六神曲中面粉为菌种提供了碳源，赤小豆为菌种提供了氮源。

3. **温度** 一般发酵的最佳温度为 30～37℃。温度太高则菌种中的酶等容易遭到不可逆的破坏，不能发酵；温度过低，虽能保存菌种，但繁殖太慢，不利于发酵，甚至不能发酵。

4. **湿度** 一般发酵的相对湿度应控制在 70%～80%。湿度太大，则药料发黏，且易生虫霉烂，造成药物发暗；过分干燥，则药物易散不能成形。经验认为药料"握之成团，指间可见水迹，放下轻击即碎"为宜。

5. **其他** 适宜的 pH 是发酵的必备条件，放线菌的最适 pH 7.0～8.0，酵母菌的最适 pH 4.0～5.8，霉菌的最适 pH 3.8～6.0。此外发酵还要有维生素、氧气、二氧化碳等其他条件。

（三）发酵品质量要求

发酵制品以曲块表面霉衣黄白色，内部有斑点为佳，不应出现黑色。发酵品应有酵香气味，不应出现霉味及酸败味。

（四）注意事项

原料、设备等在发酵前应进行杀菌处理，以免杂菌污染，影响发酵质量。发酵过程须一次完成，不中断，不停顿。发酵过程中应对 pH、温度、湿度、有无杂菌污染、空气含氧量等随时进行检查监控，以保证发酵的正常进行。

六神曲

【处方用名】六神曲、神曲、六曲、炒六曲、焦神曲、麸炒六曲、焦六曲、酒神曲。

【来源】本品为苦杏仁、赤小豆、鲜青蒿、鲜苍耳草、鲜辣蓼等药加入面粉（或麦麸）混合后经发酵而成的曲剂。

【历史沿革】汉代始见有曲；南北朝时有焙制法；唐代有微炒制、炒黄法；宋代有火炮法、半夏共炒制法；元代有煨制；明、清代增加了枣肉制、酒制、煮制、制炭等炮制方法。并有"火炒以助天五之气，入足阳明经""味甘气香醒脾，生用消谷力剧""消导炒用，发表生用"等记述。现行有炒黄、麸炒、炒焦等。

【炮制方法】

1. **六神曲** 取杏仁、赤小豆碾成粉末，与面粉混匀，加入鲜青蒿、鲜辣蓼、鲜苍耳草药汁，揉搓成捏之成团、掷之即散的粗颗粒状软材，置模具中压制成扁平方块，用鲜苘麻叶包严，放入箱内，按品字形堆放，上面覆盖鲜青蒿。置 30～37℃，经 4～6 天即能发酵，待药表面生出黄白色霉衣时取出，除去苘麻叶，切成 2.5cm 见方的小块，干燥。

每 100kg 面粉，用杏仁、赤小豆各 4kg，鲜青蒿、鲜辣蓼、鲜苍耳草各 7kg。药汁为鲜草汁和其药渣煎出液。

2. **炒六神曲** 将神曲块投入预热的炒制容器中，用文火加热、不断翻炒，至表面呈微黄色，取出，放凉。

3. **麸炒六神曲** 取麦麸皮均匀撒于热锅内，待烟起，将神曲倒入，快速翻炒至神曲表面呈棕黄色，取出，筛去麸皮，放凉。或用清炒法，炒至表面呈棕黄色。

每 100kg 神曲，用麦麸 10kg。

4. **焦六神曲** 将神曲块投入热锅内，用文火加热，不断翻炒，至表面呈焦褐色，内部微黄色，有焦香气时，取出，摊开放凉。

【成品性状】

1. **六神曲**　呈立方形小块，表面灰黄色，粗糙，质脆易断，微有发酵香气。

2. **炒六神曲**　表面微黄色，偶见焦斑、质坚脆。

3. **麸炒六神曲**　形如六神曲，表面棕黄色，有麸香气或香气。

4. **焦六神曲**　形如六神曲，表面焦黄色，内为微黄色，有焦香气。

【炮制作用与临床应用】六神曲味甘、辛，性温。入脾、胃经。健脾开胃，发散解表。常与山楂、乌梅等配伍，用于食滞中焦，脘腹胀满，呃逆或嗳气，不思饮食等症。如宽中降逆汤（《温病刍言》）。或与乌梅等配伍；用于胸膈痞闷，腹胁时胀，口苦无味等症。如消食丸（《太平惠民和剂局方》）。

炒六神曲具有甘香气，以醒脾和胃为主。常与人参等配伍，用于食少难消，脘腹痞闷，大便溏薄等症。如健脾丸（《证治准绳》）。

焦六神曲消食化积力强，以治食积泄泻为主。常与苍术配伍，用于治时暑暴泻及饮食所伤、胸膈痞闷等症。如曲术丸（《太平惠民和剂局方》）。

【炮制研究】六神曲含有微生物及消化酶（蛋白酶、淀粉酶）、维生素B、酚类、挥发油等成分。基于顶空-气相色谱-离子迁移质谱技术从六神曲生品、炒品和焦品中共获得了80种挥发性有机物，定性鉴别出60种。其中己醛-D、乙醇2种物质可作为六神曲生品的特征性成分；丁醛、2-甲基-2-丙烯等可作为六神曲炒品的特征性成分；糠醛-D、2-丁酮、5-甲基糠醛、丙酮2-乙酰呋喃-D等可作为六神曲焦品的特征性成分。六神曲中总酚含量约为1.68mg/g，具有良好的抗氧化活性。焦神曲所含微量元素Zn、Mn、Fe较生品高。传统发酵制备六神曲过程中参与的微生物菌群包括酵母、丝状真菌和细菌三大类。共发现11种细菌（包括琥珀葡萄球菌、枯草芽孢杆菌等）、两种乳酸菌（戊糖片球菌、粪肠球菌）、4种酵母菌（伯顿生丝毕赤酵母、汉氏德巴利氏酵母、库德里阿兹威毕赤酵母和扣囊拟内孢酵母）、9种丝状真菌（卷枝毛霉、总状毛霉、尔青霉等）。利用枯草芽孢杆菌和扣囊复膜酵母菌按4:1的比例接种，协同发酵六神曲，总接种量为40%，发酵5天，可以提高酶活力稳定性及蛋白酶活力。

六神曲的发酵产物可以对其他的微生物种群产生抗性，构成了六神曲的抗菌活性物质，可能是六神曲治疗外感食积不化、脘腹胀满、肠鸣泄泻等效能的作用机制之一。

【贮存】贮干燥容器内，置通风干燥处，防蛀，防潮。

>>> 知识链接 ◦--

曲

"曲"最早载于南北朝《雷公炮炙论》："曲，凡使，捣作末后，掘地坑深二尺，用物裹，内坑中至一宿，明出，焙干用。"而六神曲则是最早在宋代记载"六神曲陈久者良，炒用"，各个朝代所记载的炮制配方物料比例和发酵方法出入较大，为其炮制工艺的发展传承造成了困难。明代则用白面、青蒿、赤小豆、杏仁、苍耳、野蓼等，虽然制曲的工艺各有出入，但其基本组方物料种类已和现代六神曲组方物料种类基本相同，并且发酵时间和发酵温度均提出在六月进行高温发酵，至表面生黄白衣，与当前发酵条件、发酵终点判断类似。学者通过研究认为可将面粉、杏仁、麦麸、青蒿、赤小豆、苍耳秧、辣蓼通过微生物动态变化对六神曲品质和活性成分产生影响，不同微生物菌群种类和数量对六神曲的质量造成影响，加强发酵工艺控制标准，不断完善制备过程。

--●

半夏曲

【处方用名】半夏曲、炒半夏曲。

【来源】本品为法半夏、赤小豆、苦杏仁和鲜青蒿、鲜辣蓼、鲜苍耳草与面粉经加工发酵炮制而成的曲剂。

【历史沿革】宋代始有半夏合生姜制曲法、生姜和半夏末作曲制法；明代发展有"用半夏细末一斤，白矾半斤，楮叶包，伏日制阴干""半夏研末，以姜汁、白矾汤和作饼，楮叶包置篮中，待生黄衣，日干用，谓之半夏曲"等炮制方法。现行主要的炮制方法有制成半夏曲后麸炒。

【炮制方法】

1. 半夏曲 取法半夏、赤小豆、苦杏仁共碾细粉，与面粉混合均匀，加入鲜青蒿、鲜辣蓼、鲜苍耳草之煎出液，搅拌均匀，堆置发酵，压成片状，切成小块，晒干。

每100kg法半夏，用赤小豆30kg，苦杏仁30kg，面粉400kg，鲜青蒿30kg，鲜辣蓼30kg，鲜苍耳草30kg。

2. 麸炒半夏曲 取麸皮，撒在热锅内，用中火加热，待冒浓烟时加入半夏曲，迅速拌炒至表面呈深黄色时，取出，筛去麸皮，晾凉。

每100kg半夏曲，用麸皮10kg。

【成品性状】

1. 半夏曲 呈为小立方块，表面浅黄色。质疏松，有细蜂窝眼。

2. 麸炒半夏曲 形如半夏曲，表面呈深黄色，具焦香气。

【炮制作用与临床应用】半夏曲，味甘、微辛，性温。归脾、胃经。健脾温胃，燥湿化痰。半夏经发酵制成曲剂后，可增强健脾温胃、燥湿化痰的功能。临床以化痰止咳、消食积为主。常与天南星等配伍，用于中脘气滞、胸膈烦满、痰涎不利等症。如三仙丸（《百一选方》）。

麸炒半夏曲，产生焦香气，健胃消食的作用增强。常与茯苓等配伍，用于心下痞满、不欲饮食、倦怠乏力、大便不畅等症。如枳实消痞丸（《兰室秘藏》）。

【炮制研究】半夏曲发酵过程中检测到丝衣孢霉 Byssochlamys、根霉 Rhizopus、曲霉 Aspergillus、米勒酵母 Millerozyma、假单胞菌 Pseudomonas、芽孢杆菌 Bacillus 等属微生物。半夏曲发酵过程中真菌数量大幅增殖。丝衣孢霉属是唯一参与了整个半夏曲发酵过程的优势真菌，对米勒酵母、根毛霉、曲霉的生长具有明显抑制作用。细菌的数量及多样性均低于真菌，且其数量在半夏曲发酵过程中没有明显增长。半夏曲发酵过程中的真菌与氨基酸代谢、糖代谢及核苷酸合成代谢密切相关。丝衣孢霉属真菌与α-淀粉酶的生成及草酸钙针晶破损有关，与半夏曲的淀粉酶活性和与刺激性降低密切相关。

发酵后的半夏小鼠单次最大给药量为39.42g/(kg·d)，相当于临床人用量的218.96倍，发酵后的半夏较生半夏对家兔眼结膜的刺激性明显减弱，草酸钙针晶含量相对的减少，说明发酵可以缓和半夏的刺激性。

【贮存】贮干燥容器内，置通风干燥处，防蛀，防潮。

建神曲

【处方用名】建神曲、建曲、炒建神曲、焦建神曲。

【来源】本品为面粉、麸皮与广藿香、青蒿等中药混合后，经发酵而制成的曲剂。

【历史沿革】建神曲见于清代。药性考曰："白酒药曲，松江得名，良姜四两，草乌半斤，吴萸白芷，黄柏桂心，干姜香附，辣蓼苦参，秦椒九味，一两等分，菊花薄荷，二两齐秤，丁皮益智，五钱杏仁，共为细末。滑石五斤，米粉斗八，河水搅匀。造丸干用，酿酒芬馨，炒焦拌食，滞积消灵"。现在有炒黄、炒焦等。

【炮制方法】

1. 建神曲 取广藿香6kg，青蒿、辣蓼草、苍耳草（各6.5kg），苦杏仁、赤小豆（各4kg），炒麦芽、炒谷芽、炒山楂（各9kg），陈皮、紫苏、香附、苍术（各6kg），炒枳壳、槟榔、薄荷、厚朴、木香、白芷（各 3kg），官桂、甘草（各 1.5kg）。面粉 10.5kg，生麸皮 21kg。各药共研细粉与生麸皮混匀，再将面粉制成稀糊，趁热与上述混合药粉揉合制成软材，压成块状，发酵，外表长出黄色菌丝时，取出，干燥。

2. 炒建神曲 取净建曲碎块，置炒制容器内，用文火炒至表面呈深黄色，有香气逸出时，取出，放凉。

3. 焦建神曲 取净建曲碎块，置炒制容器内，用武火炒至表面呈焦黄色，有焦香气逸出时，取出，放凉。

【成品性状】

1. 建神曲 呈不规则的碎块，土黄色。具清香气，味淡微苦。

2. 炒建神曲 形如建神曲，表面呈深黄色，具香气。

3. 焦建神曲 形如建神曲，表面呈焦黄色，具焦香气。

【炮制作用与临床应用】建神曲味辛、甘，性温。归脾、胃经。具有消食化积、发散风寒、健脾和胃的功能。用于感冒头痛、宿食积滞、胸腹胀满、脾虚泄泻。常与山楂、人参、扁豆等配伍，用于风寒头痛，食滞中焦，脾虚纳差，脘腹胀满，时暑暴泻，霍乱吐泻，呃逆或嗳气，不思饮食等症。

炒建神曲、焦建神曲可增强其消食化积、健脾和胃的功能。常与健脾消食药同用。

【炮制研究】建神曲各省市炮制规范收载处方药味不相同。建神曲中含有酵母菌、乳酸菌、霉菌、蛋白酶、淀粉酶、挥发油、苷类、脂肪油及维生素 B 等。本品所含多种消化酶，能促进消化液的分泌。研究发现，川产建神曲中 17 个共有成分，其中没食子酸、异绿原酸 B、异绿原酸 C、隐绿原酸、异绿原酸 A 含量较高。

【贮存】贮干燥容器内，密闭，置阴凉干燥处，防潮，防蛀。

红 曲

【处方用名】红曲、制红曲、炒红曲、红曲炭。

【来源】本品为曲霉科真菌紫色红曲霉 *Monascusparpureus* Went 的菌丝及孢子，经人工培养，使菌丝在粳米内部生长，使整个米粒变为红色的制品。

【历史沿革】宋代始见红曲，有焙制法；元代有炒制法；明代对制曲法。现行主要炮制方法为制曲后炒炭等。

【炮制方法】

1. 红曲

（1）传统发酵法 选择红色土壤地，挖一深坑，在坑上下周围铺以篾席，将粳米倒入其中，上压以重石，使其发酵，经 3~4 天后，米粒外皮变紫红色，内心亦变为红色。

（2）现代发酵法 将白粳米放入发酵室，加水淹没白粳米，浸泡 12~24 小时，使其充分吸水，然后取出蒸 20 分钟；另将 40℃的无菌水配制成 5% 的醋酸溶液，加入菌种母液，每瓶 100ml，在 32℃孵育 6 小时，待温度降到 40℃时，与上述粳米充分搅拌，使米变为通红色。接下来进行发酵，开始的 24 小时温度控制在 26~30℃，由于曲米发酵产生热量，因此在发酵过程中需要控制温度。48 小时后需要补充纯净水，每隔 2 小时淋水一次，使含水量维持在 38%~40%，并适当搅拌使发酵均匀。待粳米完全变为紫色时，倒出，堆积，加盖布袋放置一夜。当掰开米粒，内断面为红色，晒干，即可。

2. 红曲炭 将净红曲置热锅内，用武火微炒，使外部呈黑色，内部呈老黄色为度，喷淋清水，冷却，取出晾干。

【成品性状】

1. 红曲 呈米粒状，多碎断，表面紫红色或棕红色，断面粉红色。质脆，手捻易粉碎，染指。微有酵酸气，味淡。

2. 红曲炭 形似红曲，外皮呈黑色，内部呈老黄色，有焦香味。

【炮制作用与临床应用】红曲味甘，性温。归肝、大肠经。活血化瘀、健脾消食。常与穿山甲等配伍，可用于内伤瘀血、癥瘕痞积、胸膈作痛等症，如胰楞丸《医级宝鉴》；还可与六一散配伍，用于湿热痢疾，如丹溪青六丸《丹溪心法》。

红曲炭收涩性强，以收敛止血、止泻见长。可与地榆等配伍，用于冷滞赤白痢、血痢、产后恶血（《本草求原》）。

【炮制研究】对福建产古田红曲又称"福曲"进行氨基酸分析表明：共检出 20 种氨基酸，其中蛋白质氨基酸 17 种，含量为 11.2%；非蛋白质氨基酸有鸟氨酸、牛磺酸和 γ-氨基丁酸。除色氨酸未测定外，红曲中必需氨基酸占氨基酸总量的 42.0%；红曲中含有 11 种药用氨基酸，含量为 8.6%，其中牛磺酸含量为 0.46mg/g。对红曲二级代谢产物研究发现，红曲中含有多种生理活性物质：如具降胆固醇功效的洛伐他汀类；降血压有效成分为 γ-氨基丁酸及 Glucosamine（红曲菌细胞壁成分），天然抗氧化物质黄酮酚等。

【贮存】置阴凉干燥处，防潮，防蛀。

淡豆豉

【处方用名】淡豆豉、豆豉。

【来源】本品为豆科植物黑大豆 *Glycine max*（L.）Merr. 的成熟种子的发酵加工品。

【历史沿革】晋代有熬令黄香法。唐代增加有九蒸九曝，酒制，醋制，并记载有造豉汁法。宋代有"炒令烟出，微焦"法。明代详细记载了造淡豆豉法。并有"黑豆性平，作豉则温，即经蒸（罨），故能升能散"等记述。还有了醋拌蒸法。清代新增了清蒸法、酒浸制法。现行有桑叶与青蒿制曲等。《中国药典》（2020 年版）载有淡豆豉。

【炮制方法】取黑大豆洗净。另取桑叶、青蒿加水煎煮，滤过，将煎汁拌入净大豆中，待汤液被吸尽后，置蒸制容器内蒸透，取出，稍凉，置容器内，用煎过汁的桑叶、青蒿渣覆盖，在温度 25~28℃，相对湿度 80% 的条件下，闷使发酵至长满黄衣时，取出，去药渣，加适量水搅拌、洗净捞出，置容器内，保持温度 50~60℃，闷 15~20 天，充分发酵，有香气逸出时，取出，略蒸，干燥，即得淡豆豉。

每 100kg 黑大豆，用桑叶、青蒿各 7~10kg。

【成品性状】本品呈椭圆形，略扁。表面黑色，皱缩不平，一侧有长椭圆形种脐。质稍柔软或脆，断面棕黑色。气香，味微甘。

【质量要求】本品水提液加硫酸铜溶液与氢氧化钾溶液，应无紫红色出现；含大豆苷元（$C_{15}H_{10}O_4$）和染料木素（$C_{15}H_{10}O_5$）的总量不得少于 0.040%。

【炮制作用与临床应用】淡豆豉，味辛、甘、微苦，性寒。归肺、肾经。具有解表、除烦的功能。与栀子配伍，用于发汗吐下后，虚烦不得眠。如栀子豉汤（《伤寒杂病论》）；与薤白配伍，用于伤寒暴下及滞痢腹痛。如豉薤汤（《范东阳方》）；与桔梗配伍，用于胸脘不舒等症，如葱豉桔梗汤（《通俗伤寒》）。

【炮制研究】淡豆豉的发酵是多种微生物共同作用的结果，包括霉菌、细菌和酵母菌等微生物的参与。淡豆豉发酵是酸性发酵，pH 会直接影响豉曲中蛋白酶的活性及微生物的生长和代谢，酸性环境有利于酸性和中性蛋白酶等酶系的积累及淡豆豉后发酵过程中苦味脱除。研究显示，淡豆豉炮制过程中存在不产毒黄曲霉菌，且在炮制的不同时间点其数量变化呈现"上升-下降-再上升-再下降"的独特趋势，不产毒菌及其发酵液具有抑制产毒菌生长的作用。采用超高效液相色谱－串联质谱法检测各样本中4种黄曲霉毒素（AFB_1，AFB_2，AFG_1，AFG_2）含量。结果黄曲霉毒素 B_1 含量在淡豆豉整个炮制过程中呈先上升后下降的趋势，在"再闷"第6天时达最高值6.95μg/kg，再闷第12天后各样本均未检测出黄曲霉毒素，说明淡豆豉发酵过程中黄曲霉毒素含量呈动态变化。采用中国根霉12和乳酸芽孢杆菌 DU－106 复合发酵淡豆豉，结果表明两种发酵方式对基本成分的影响变化不大，而混菌发酵在提高淡豆豉溶栓酶活性、游离氨基酸含量及改善风味等方面具有积极作用。混菌发酵相较于根霉发酵其溶栓酶活性提升82.50%，大豆异黄酮含量提升22.05%；混菌发酵降低了鲜味氨基酸和吡嗪等物质的含量，减少了腥味和腐败风味，降低了传感器检测到的硫化物气味浓度，改善了淡豆豉的不良风味。

【贮存】贮于干燥容器内，密闭，置阴凉干燥处，防潮。

百药煎

【处方用名】百药煎、制百药煎、百草煎。

【来源】本品为五倍子、绿茶叶、酒糟经发酵加工而成。

【历史沿革】五倍子发酵初多用于制造皮革，宋代中后期开始作为药用。百药煎之名始载于宋代，而其发酵方法始载于明代，明代《医学入门》《本草纲目》《医宗粹言》等均有具体发酵方法的记载，至清代《本经逢原》亦多有记载。现收载于河南、浙江、四川等省炮规。

【炮制方法】取茶叶，分次加水煎煮，滤过，合并滤液，浓缩至适量，与酒糟混合；另取五倍子细粉，与上述混合物加水适量搅拌，制成软块，发酵。待药块表面布满白色"霉衣"等时，取出，切成小方块，低温干燥。

每100kg五倍子，加茶叶（绿茶）6.2kg、酒糟（酿酒后的料渣）25kg。

【成品性状】本品为黑褐色小方块。表面有黄白色霉斑。质坚硬，断面粗糙，黄褐色。气微，味酸、涩、微甘。

【质量要求】水分不得过13.0%，总灰分不得过4.0%，酸不溶性灰分不得过1.5%，每1000g含黄曲霉毒素 B_1 不得过5μg，含黄曲霉毒素 B_1、黄曲霉毒素 B_2、黄曲霉毒素 G_1 和黄曲霉毒素 G_2 的总量不得过10μg；含没食子酸（$C_7H_6O_5$）不得少于35.0%。

【炮制作用与临床应用】百药煎味酸、甘，性平。归心、肺、胃经。具有润肺化痰，生津止渴之功。用于肺热咳嗽，风火牙痛，口舌糜烂，久痢脱肛。临床治疗咽痛，慢性肠炎，口疮，牙疳，血痢，暑热口渴等。其体轻虚，其性浮收，味带余甘，善治上焦心肺咳嗽，痰饮热渴诸病，含噙尤为相宜。与诃子、荆芥穗共用研末，姜蜜丸，可治劳嗽，如定嗽劫药（《丹溪心法》）。与硼砂、甘草同用，可治咽痛，如百药煎散（《医学心悟》）。配伍陈白梅、木瓜，可治下痢脱肛（《圣济总录》）。

【炮制研究】百药煎的主要药用成分为没食子酸等，具有抗真菌、抗肿瘤、抗过敏等功效。五倍子中所含鞣质达70%以上，具有肝毒性，经发酵后鞣质转变为没食子酸。在百药煎发酵过程中，微生物将鞣质水解为没食子酸、没食子酸甲酯、没食子酸乙酯、表没食子儿茶素等小分子活性物质，五倍子经发酵后没食子酸含量增加了10.26%。

百药煎抗炎镇痛、止咳化痰作用较五倍子增强，其抗炎机制与抑制肿瘤坏死因子－α，白细胞介素－6和白介素－1β等炎症因子的释放有关。五倍子和百药煎可通过恢复肠道菌群、增加紧密连接蛋白的表达，减轻肠道炎症，对溃疡性结肠炎小鼠发挥治疗作用，且百药煎优于五倍子。五倍子发酵为百药煎后涩肠作用稍减。

茶叶不能直接转化成没食子酸，其主要作用是辅助发酵，促进没食子酸转化。而将茶渣和茶汁一起作为发酵基质发酵，比单纯用茶汁的发酵效果更好。酵母菌（HMY1、HMY2）和细菌（HMB5、HMB2）四个菌种组合发酵可将成品中没食子酸含量提高11%。混合菌种发酵66小时百药煎对金黄色葡萄球菌抑制活性最强。发酵 60 小时百药煎没食子酸含量达到最高。百药煎发酵过程中 pH 在 3.37 ~ 3.98 最有利于鞣质转化为没食子酸。

【贮存】 置干燥处。防潮，防蛀。

第二节 发芽法 微课 2

PPT

将净选后的新鲜成熟的果实或种子，在一定的温度或湿度条件下，促使萌发幼芽的方法称为发芽法。

种子中含有大量的酶，酶的形成可以从已存在的束缚态酶释放或活化而来，另外通过核酸诱导合成的蛋白质形成新的酶。种子中蕴含大量的淀粉、脂肪、蛋白质等物质。萌发时，淀粉被酶分解为糊精、葡萄糖。脂肪在脂肪酶的作用下，水解生成甘油和脂肪酸。蛋白质在蛋白酶的作用下，分解成许多小肽，而后在肽酶作用下直接分解成氨基酸。

由于大量、多种酶的存在，使种子中的生物化学反应活跃，既有大分子物质的分解代谢，又有新物质的合成转化，从而使药物的化学物质基础发生改变，药性发生改变，产生新的疗效。

（一）炮制目的

通过发芽，使药效物质基础发生改变，改变原有的性能，产生新的功效，扩大了用药品种。

（二）操作方法

1. 选种 选择新鲜、粒大、饱满、无病虫害、色泽鲜艳的种子。

2. 浸泡 净选后的种子或果实，用适量清水浸泡适当的时间。种子的浸泡时间应依气候、环境而定，一般春、秋季宜浸泡 4 ~ 6 小时，冬季 8 小时，夏季 4 小时。每日喷淋清水 2 ~ 3 次，保持湿润。

吸水是种子萌发的第一步。水可使种皮膨胀软化，氧气容易透过种皮，增加胚的呼吸，也使胚易于突破种皮；另外水分使凝胶状态的细胞质转变为溶胶状态，使代谢加强，并在一系列酶的作用下，使胚乳的贮藏物质逐渐转化为可溶性物质，供幼小器官生长之用。

3. 发芽 浸泡后的种子置于能透气的漏水容器中，或已垫好竹席的地面上，用湿物盖严。

种子萌发是一个非常活跃的过程，旺盛的物质代谢和活跃的物质运输需要氧的参与。需选择有充足氧气、通风良好的场地或容器进行发芽。种子萌发是在一系列酶的参与下进行的，所以需要适宜的温度条件，温度一般以 18 ~ 25℃为宜。

4. 干燥 约经 2 ~ 3 天即可萌发幼芽，待幼芽长出 0.2 ~ 1cm 左右时，取出立即干燥。

（三）注意事项

（1）选用新鲜成熟的种子或果实，在发芽前应先测定发芽率，要求发芽率在 85% 以上。

（2）以幼芽长至 0.2 ~ 1cm 为标准，发芽过长则影响药效。

（3）在发芽过程中，要勤加检查、淋水，以保持所需湿度，并防止发热霉烂。

麦 芽

【处方用名】 麦芽、大麦芽、炒麦芽、焦麦芽。

【来源】 本品为禾本科植物大麦 Hordeum vulgare L. 的成熟果实经发芽干燥的炮制加工品。

【历史沿革】 晋代有熬制法；唐、宋代有微炒、炒黄、微炒黄等法；元代又有焙法；明代则有巴豆炒、发芽、炒熟、煨等炮制方法；清代增加了炒焦、炒黑等的炮制方法。现行有发芽、炒黄、炒焦等法。《中国药典》（2020 年版）载有麦芽、炒麦芽、焦麦芽。

【炮制方法】

1. 麦芽　取新鲜成熟饱满的净大麦，用清水浸泡 6 ~ 7 成透，捞出，置能排水容器内，盖好，每日淋水 2 ~ 3 次，保持湿润。待叶芽长至 0.5cm 时，取出干燥即得。

2. 炒麦芽　取净麦芽，置炒制容器内，用文火加热，不断翻动，炒至表面棕黄色，鼓起并有香气时，取出晾凉，筛去灰屑。

3. 焦麦芽　取净麦芽，置炒制容器内，用中火加热，炒至有爆裂声，表面呈焦褐色，鼓起，并有焦香气时，取出晾凉，筛去灰屑。

【成品性状】

1. 麦芽　呈梭形，表面淡黄色，背面为外稃包围，具 5 脉；腹面为内稃包围。除去内外稃后，腹面有一条纵沟；基部胚根处生出幼芽和须根，幼芽长披针状条形，长约 5mm。须根数条，纤细而弯曲。质硬，断面白色，粉性。气微，味微甘。

2. 炒麦芽　形如麦芽，表面棕黄色，偶见焦斑。有香气，味微苦。

3. 焦麦芽　形如麦芽，表面焦褐色，有焦斑。有焦香气，味微苦。

【质量要求】

1. 麦芽　水分不得过 13.0%，总灰分不得过 5.0%，出芽率不得少于 85%，每 1000g 含黄曲霉毒素 B_1 不得过 5μg，黄曲霉毒素 G_2、黄曲霉毒素 G_1、黄曲霉毒素 B_2 和黄曲霉毒素 B_1 总量不得过 10μg。

2. 炒麦芽　水分不得过 12.0%，总灰分不得过 4.0%。

3. 焦麦芽　水分不得过 10.0%，总灰分同炒麦芽。

【炮制作用与临床应用】麦芽味甘，性平。归脾、胃经。具有行气消食，健脾开胃，回乳消胀的功能，对食积化热者尤为适宜，常与谷芽等配伍，用于消化不良，米、面积滞或果积，如小儿消食方（《中药临床应用》）。

炒麦芽偏温而气香，具有行气、消食、回乳之功，与人参等配伍，用于中虚食少，脾胃虚弱，食少难消，脘腹胀闷，如健脾丸（《证治准绳》），与川芎等配伍，用于妇女产后无儿食乳、乳房肿胀、坚硬疼痛难忍，如回乳四物汤（《疡医大全》）。

焦麦芽偏温而味甘微涩，增强了消食化滞、止泻的作用，与白术等配伍，用于脾虚、食积泄泻，如三仙散（《经验方》）。

【炮制研究】麦芽主要含淀粉酶、转化糖酶、多糖类、生物碱类、酚类、黄酮类以及蛋白质，氨基酸，维生素等多种化学成分。大麦发芽过程中，酶活性因发芽程度不同而有显著差异。长出胚芽者酶的活性为 (1:7) ~ (1:10)，而无胚芽者酶的活性为 (1:3) ~ (1:5)。乳酸含量前者为 0.8% ~ 1.0%，后者为 0.5% ~ 0.75%。芽亦不能太长，太长则其他成分消耗多，纤维素含量高，药效降低。麦芽炮制过程中化学成分会发生变化，生麦芽与炒麦芽以生物碱类成分为主，焦麦芽以有机酸类物质为主。生麦芽中总黄酮和麦黄酮均增加，炒麦芽和焦麦芽总黄酮的含量均高于生麦芽。麦芽加热炮制时，随加热程度的升高，淀粉酶效价降低或消失。

临床实践证明，单用炒麦芽回乳，效果强于己烯雌酚，作用快而强。麦芽生、炒品均有回乳作用，小剂量时则消食开胃而催乳，大剂量时则耗气散血而回乳。有研究报道，麦芽总生物碱是麦芽发挥回乳作用的药效物质，对麦芽总生物碱中的三种生物碱单体进行药效学研究，发现大麦芽碱及 N - 甲基酪胺对 DRD2 有激动作用，可发挥溴隐亭样作用。麦芽总生物碱通过激动 JAK2，激活 JAK2/Stat5 信号通路促进乳汁分泌。

【贮存】贮置通风干燥处，防蛀。

稻　芽

【处方用名】稻芽、炒稻芽、焦稻。

【来源】本品为禾本科植物稻 *Oryza sativa* L. 的成熟果实经发芽干燥的炮制加工品。

【历史沿革】宋代有微炒、炒令焦黑；元代有焙法；明代记载："候生芽曝干去须，取其中米，炒研面用，其功皆主消导"；清代沿用了明以前的炒法。现行有发芽、炒黄、炒焦等。《中国药典》（2020年版）载有稻芽、炒稻芽、焦稻芽。

【炮制方法】

1. 稻芽　取成熟而饱满的稻谷，用清水浸泡至六七成透，捞出，置能排水的容器内，覆盖，每日淋水 1~2 次，保持湿润，待须根长至 1cm 时，取出晒干，除去杂质。

2. 炒稻芽　取净稻芽，置炒制容器内，用文火加热，炒至表面深黄色，大部分爆裂，并有香气逸出时，取出晾凉，筛去灰屑。

3. 焦稻芽　取净谷芽，置炒制容器内，用中火加热，炒至表面焦黄色，大部分爆裂，并有焦香气逸出时，取出晾凉，筛去灰屑。

【成品性状】

1. 稻芽　呈扁长椭圆形，两端略尖。外稃黄色，有白色细茸毛，具 5 脉。一端有 2 枚对称的白色条形浆片，长 2~3mm，于一个浆片内侧伸出弯曲的须根 1~3 条，长 0.5~1.2cm。质硬，断面白色，粉性。气微，味淡。

2. 炒稻芽　形如稻芽，表面深黄色、有焦斑，具香气。

3. 焦稻芽　形如稻芽，表面焦褐色，有焦香气。

【质量要求】

1. 稻芽　水分不得过 13.0%，出芽率不得少于 85%。

2. 炒稻芽　水分不得过 10.0%。

3. 焦稻芽　水分不得过 9.0%。

【炮制作用与临床应用】稻芽味甘，性温。归脾、胃经。具有消食和中，健脾开胃的功能，常与砂仁等配伍，用于脾失健运、胃口不开，或蒸露，用以代茶，治疗病后脾土不健，如谷芽露（《中国医学大辞典》）。

炒稻芽偏于消食，常与茯苓等配伍，用于脾胃虚弱泄泻、不思饮食，如健脾止泻汤（《麻疹集成》）。

焦稻芽善化积滞，常与白术等配伍，用于脾虚不运、食积泄泻等症。

【贮存】贮干燥容器内，密闭，置阴凉干燥处，防虫蛀，防鼠害，防潮。

谷　芽

【处方用名】谷芽、炒谷芽、焦谷芽。

【来源】本品为禾本科植物粟 *Setaria italica* L. 的成熟果实经发芽干燥而得。

【历史沿革】宋代有粟蘖；明代有"凡谷皆可生蘖，有粟黍谷麦豆诸蘖，皆水浸胀，候生芽，曝干去须，取其中米炒，研面用"的记述。现在有发芽、炒黄、炒焦等。《中国药典》（2020 年版）载有谷芽、炒谷芽、焦谷芽。

【炮制方法】

1. 谷芽　取成熟饱满的净粟谷，用清水浸泡至六至七成透，捞出，置能排水的容器内，覆盖，每日淋水 1~2 次，保持湿润，待须根长至约 0.6cm，取出晒干，除去杂质。

2. 炒谷芽　取净谷芽，置炒制容器内，用文火加热，不断翻炒，至谷芽呈深黄色，大部分爆裂，并有香气逸出时，取出，晾凉。

3. 焦谷芽 取净谷芽，置炒制容器内，用中火加热，不断翻炒，至谷芽表面呈焦黄色，大部分爆裂，并有焦香气逸出时，取出，晾凉。

【成品性状】

1. 谷芽 呈类圆球形，顶端钝圆，基部略尖。外壳为革质的稃片，淡黄色，具点状皱纹，下端有初生的细须根，长约 0.3~0.6cm，剥去稃片，内含淡黄色或黄白色颖果（小米）1 粒。气微，味微甘。

2. 炒谷芽 形如谷芽，表面深黄色，略有焦斑。有香气，味微苦。

3. 焦谷芽 形如谷芽，表面焦褐色。有焦香气。

【质量要求】

1. 谷芽 水分不得过 14.0%，总灰分不得过 5.0%，酸不溶性灰分不得过 3.0%，出芽率不得少于 85%。

2. 炒谷芽 水分不得过 13.0%，总灰分不得过 4.0%，酸不溶性灰分不得过 2.0%。

【炮制作用与临床应用】谷芽味甘，性温。归脾、胃经。具有消食和中，健脾开胃的功能，常与砂仁等配伍，用于脾失健运、胃口不开，如谷神丸（《澹寮集验秘方》）。

炒谷芽偏于消食，常与人参等配伍，用于中虚食少，脾胃虚弱，脘腹胀闷。焦谷芽善化积滞，常与白术等配伍，用于脾虚、饮食积滞，不饥恶食、大便不实。

【贮存】贮干燥容器内，密闭，置阴凉干燥处，防虫蛀，防鼠害，防潮。

大豆黄卷

【处方用名】大豆黄卷、大豆卷、豆黄卷、豆卷、清水豆卷、制豆卷。

【来源】本品为豆科植物大豆 *Glycine max*（L.）Merr. 的成熟种子经发芽干燥的炮制加工品。

【历史沿革】汉代始见大豆黄卷；唐代有炒法、发芽法，并对发芽方法有所阐述，如："以大豆为芽，蘖生便干之，名为黄卷"，熬制；宋代增加了焙制；金、元时代又增加了煮制；明、清时代在继承前法的同时又增加了醋制，对发芽的作用论述也较多。现行有发芽、淡竹叶与灯心草制、炒黄等。《中国药典》（2020 年版）载有大豆黄卷。

【炮制方法】

1. 大豆黄卷 取净大豆，用清水浸泡至表面起皱，捞出。置能排水的容器内，上盖湿布，每日淋水 2~3 次，保持湿润。待芽长至 0.5~1cm 时，取出，干燥。

2. 制大豆黄卷 取灯心草、淡竹叶置锅内，加入适量清水煎煮两次（每次 30~60 分钟），过滤去渣。药汁与净大豆黄卷共置锅内用文火加热，煮至药汁被吸尽，取出干燥。每 100kg 大豆黄卷，用淡竹叶 2kg，灯心草 1kg。

3. 炒大豆黄卷 取净大豆黄卷，置热锅内，用文火加热，微炒至较原色稍深，取出，放凉。

【成品性状】

1. 大豆黄卷 略呈肾形，长约 8mm，宽约 6mm。表面黄色或黄棕色，微皱缩，一侧有明显的脐点；一端有 1 弯曲胚根。外皮质脆多破裂或脱落。子叶 2，黄色。气微，味淡，嚼之有豆腥味。

2. 制大豆黄卷 形如大豆黄卷，粒坚韧，豆腥气较轻而微清香。

3. 炒大豆黄卷 形如大豆黄卷，质坚韧，颜色加深，偶见焦斑，略有香气。

【质量要求】大豆黄卷，水分不得过 11.0%，总灰分不得过 7.0%；含大豆苷（$C_{21}H_{20}O_9$）和染料木苷（$C_{21}H_{20}O_{10}$）的总量不得少于 0.080%。

【炮制作用与临床应用】大豆黄卷，味甘，性平。归脾、胃经。具有解表祛暑，清利湿热的功能，常与紫苏配伍，用于夏月感冒、暑湿、湿温，小儿撮口及发噤（《太平圣惠方》）。

制大豆黄卷宣发作用减弱，清热利湿作用增强，常与黄芩等配伍，用于暑湿、湿温的豆卷汤（《中药临床应用》）。

炒大豆黄卷清解表邪作用极弱，长于利湿舒筋，兼益脾胃，常与薏苡仁等配伍，用于头风、湿痹、筋挛膝痛，胃中积热，大便结涩，如黄卷散（《普济方》），或与大黄配伍，用于水肿胀满，如大豆散（《圣济总录》）。

【炮制研究】大豆黄卷主要含大豆异黄酮、大豆皂苷、大豆蛋白、氨基酸、维生素及多种矿物质和微量元素。大豆经发芽炮制得到大豆黄卷，此过程需要消耗蛋白质、糖类、脂肪、碳水化合物等营养成分，且伴随着大豆异黄酮苷转化为苷元、蛋白质降解成多肽等反应的发生。研究发现，大豆发芽可增加大豆异黄酮、大豆皂苷、游离氨基酸、大豆多肽、可溶性蛋白、还原糖、维生素 C 和 γ-氨基丁酸以及游离微量元素等成分的含量，并减少植酸、胰蛋白酶抑制剂等抗营养因子以及总糖和脂肪氧化酶的含量。

>>> 知识链接 o---

大豆黄卷的制作

大豆黄卷又名黄豆卷、黄卷、大豆卷、卷蘖、豆蘖。为豆科植物大豆的成熟种子经发芽干燥而得。通常在 10 月间种子成熟后采收。选择肥壮饱满的种子，于冷水中泡涨后，用湿布盖好，或放入麻袋、蒲包中，置于温暖处，经常翻动和洒少量的水，促其发芽。待芽长约 1 厘米时，用清水洗净晒干。性味甘平，活跃于脾、胃、肺经。外可透发表邪，内可化除水湿并解热。属解表药下属分类的辛凉解表药。可用于湿温、暑湿初起，发热、恶寒、身重、胸闷、苔腻等。又可用于湿热内蕴、发热烦躁、胸闷不舒、骨节疼痛，肢体酸重，水肿胀满等。相当于日常所食新鲜豆芽的缩小干燥版。治头风，湿痹，筋挛膝痛，胃中积热，大便结涩；治周痹注，五脏留滞，胃中结聚，益气出毒，润皮毛，补肾气。

-- •

目标检测

答案解析

一、单项选择题（在每小题的 5 个备选答案中，选出 1 个正确答案）

1. 发酵法制备药物时，适宜的环境温度是（　　）
   A. 8~25℃　　　　　　　　B. 30~37℃　　　　　　　　C. 15~27℃
   D. 38℃　　　　　　　　　E. 30℃

2. 发芽法炮制药物时，要求种子发芽率不低于（　　）
   A. 100%　　　　　　　　　B. 95%　　　　　　　　　　C. 90%
   D. 85%　　　　　　　　　　E. 80

3. 豆豉的制备方法属于（　　）
   A. 蒸法　　　　　　　　　B. 煮法　　　　　　　　　　C. 发酵法
   D. 发芽法　　　　　　　　E. 制霜法

4. 炒半夏曲的炮制作用主要是（　　）
   A. 降低毒性　　　　　　　B. 降低副作用　　　　　　　C. 减少刺激性
   D. 增强燥湿化痰作用　　　E. 增强健胃消食作用

5. 麸炒六神曲的主要功能是（　　）

    A. 健脾开胃，并有发散作用，如治感冒食滞

    B. 消食化积力强，以治食积泄泻为主

    C. 健脾温胃、燥湿化痰

    D. 具有甘香气，以醒脾和胃为主

    E. 具有解表、除烦的作用

二、多项选择题（在每小题的 5 个备选答案中，选出 2 ~ 5 个正确答案）

1. 关于发酵品的正确说法有（　　）

    A. 曲块表面霉衣白色   B. 内部无斑点   C. 具有酵香气味

    D. 不出现黑色   E. 不应有酸败味

2. 发酵法的目的是（　　）

    A. 降低毒性   B. 缓和药性   C. 增强疗效

    D. 产生新的作用   E. 矫味

3. 六神曲的炮制品及对应作用正确的是（　　）

    A. 生六神曲化痰止咳   B. 炒六神曲健脾消食   C. 焦六神曲消食止泻

    D. 麸炒神曲醒脾和胃   E. 制六神曲消积化滞

4. 发酵法的成品质量要求是（　　）

    A. 无霉臭气   B. 气味芳香   C. 表面布满黄白色霉衣

    D. 杂质不超过 1%   E. 水分不超过 13%

三、配伍选择题（每组分别对应一组备选项，备选项可重复选用，也可不选用。每题只有 1 个
    最佳答案）

    A. 健脾开胃，并有发散作用，如治感冒食滞

    B. 消食化积力强，以治食积泄泻为主

    C. 健脾温胃、燥湿化痰

    D. 具有甘香气，以醒脾和胃为主

    E. 具有解表、除烦的作用

1. 生六神曲的主要功能是（　　）

2. 麸炒六神曲的主要功能是（　　）

3. 焦六神曲的主要功能是（　　）

4. 淡豆豉的主要功能是（　　）

5. 半夏曲的主要功能是（　　）

四、问答题

简述神曲的制备方法。

书网融合……

思政导航   本章小结   微课1   微课2   题库

第十四章 其他制法

◎ **学习目标**

知识目标

1. **掌握** 烘焙、煨制、提净、水飞、制霜、干馏法的概念、操作要点及炮制作用。
2. **熟悉** 重点中药的炮制规格及炮制作用。
3. **了解** 一般中药的炮制规格及炮制作用。

能力目标

通过本章的学习使学生能够掌握烘、焙、煨、提净、水飞、制霜及干馏等方法的炮制目的、操作方法与代表性中药的炮制作用，能够根据炮制作用指导相应饮片的临床应用，能够用现代科学语言阐释代表性中药的炮制原理。

对某些中药需要采用烘、焙、煨、提净、水飞、制霜及干馏等方法来加工炮制，这些方法统列为其他制法，其目的是增强药物的疗效、改变或缓和原有的性质、降低或消除药物的毒性或副作用，使药物达到一定的纯度，便于粉碎或贮存及适应临床用药需求等。

本章各炮制方法的工艺特点、药物的品种和性质不同，有的工艺比较复杂，有的具有毒性，故须严格掌握炮制操作规程、辅料用量及注意事项等

⊳ 第一节 烘焙法

PPT

将净选或切制后的中药用文火直接或间接加热，使之充分干燥的方法，称为烘焙法。烘焙法主要适合于某些昆虫或其他中药。

（一）炮制目的

使药物充分干燥，便于粉碎和贮存。

（二）操作方法

1. **烘法** 将药物置于近火处或利用烘箱、干燥室等设备，使药物所含水分徐徐蒸发，从而使药物充分干燥。

2. **焙法** 将净选后的药物置于金属容器或锅内，用文火经较短时间加热，并不断翻动，焙至药物颜色加深、质地酥脆为度。

（三）注意事项

烘焙法不同于炒法，一定要用文火，并要勤加翻动，以免药物焦化。

虻 虫

【处方用名】虻虫、焙虻虫、米炒虻虫。

【来源】本品为虻科昆虫复带虻 *Tabanus bivittatus* Matsumura 的雌虫干燥全体。

【采收加工】夏秋两季捕捉后，用线穿起，晒干或阴干。

【历史沿革】汉代有"熬，去足翅"法。宋代增加炒黄、炒黑、糯米炒法。元、明时期有麸炒法、去足翅焙用、清代增加了炙法。现行有焙、米炒等。

【炮制方法】

1. 虻虫 取原药材，除去杂质及足翅，筛去泥屑。

2. 焙虻虫 取净虻虫，置热锅内，用文火焙至黄褐色或棕黑色，质地酥脆时取出放凉。

3. 米炒虻虫 取净虻虫与米置热锅内，用文火拌炒至米呈深黄色，取出，筛去米，摊凉。每 100kg 虻虫用米 20kg。

【成品性状】

1. 虻虫 本品为椭圆形，头部呈黑棕色而有光泽，有凸出的两眼及长形的吸吻，背部黑棕色，有光泽，腹部黄褐色，有横纹节，体轻而脆，具腥臭气味。

2. 焙虻虫 本品形如虻虫，呈黄褐色或棕黑色，无足翅，微有腥臭气味。

3. 米炒虻虫 本品形如虻虫，呈深黄色，略具米香气。

【炮制作用与临床应用】虻虫，味苦、咸，性微寒，有小毒，归肝经。具有破血逐瘀、散积消癥的功能。虻虫生品腥味较强，破血力猛，并有致泻副作用。烘焙或米炒既可降低虻虫的毒性和腥臭气味，又能使虫体酥脆，便于粉碎。虻虫常与水蛭等配伍，用于月经不调、瘀结成块等证，如大黄䗪虫丸（《金匮要略方论》）。或与鳖甲胶等配伍，用于跌打损伤，瘀血肿痛等症，如化癥回生丹（《温病条辨》）。

【贮存】置干燥处。

蜈 蚣

【处方用名】蜈蚣、焙蜈蚣。

【来源】本品为蜈蚣科动物少棘巨蜈蚣 *Scolopendra subspinipes mutilans* L. Koch 的干燥体。

【采收加工】春、夏二季捕捉，用竹片插入头尾，绷直，干燥。

【历史沿革】南北朝刘宋有与木末或柳蛀末同炒、去足甲的方法。晋代增加烧灰制炭。唐代有炙法。宋代又增加酒浸、姜制、焙法、薄荷制、酥制。明代新增了酒焙、炒制、葱制、醋制、火炮存性。清代增加了煅制、荷叶制、鱼鳔制等方法。现行主要有焙法。《中国药典》（2020 年版）载有蜈蚣、焙蜈蚣。

【炮制方法】

1. 蜈蚣 取原药材，除去竹片及头足，用时折断或捣碎。

2. 焙蜈蚣 取原药材，去竹片，洗净，微火焙黄，剪段。

【成品性状】

1. 蜈蚣 本品呈扁平长条形的段，棕褐色或灰褐色，具焦香气。

2. 焙蜈蚣 本品形如蜈蚣，呈段状，棕褐色或灰褐色，具焦香气。

【质量要求】蜈蚣 每 1000g 含黄曲霉毒素 B_1 不得过 5μg，黄曲霉毒素 G_2、黄曲霉毒素 G_1、黄曲霉毒素 B_2 和黄曲霉毒素 B_1 总量不得过 10μg。

【炮制作用与临床应用】蜈蚣，味辛，微咸，性温，有毒，归肝经，具有熄风止痉、解毒散结、通络止痛的功能。焙蜈蚣毒性降低，矫味矫臭，并使之干燥，便于粉碎，多入丸散内服或外敷。功用同生品。蜈蚣常与丹砂、轻粉配伍研末乳汁下用于小儿急惊等症，如万金散（《太平圣惠方》）。或与雄黄、猪胆汁配伍制膏，外敷，用于恶疮肿毒等症，如不二散（《济生拔萃方》）。

【炮制研究】蜈蚣除了含有脂肪酸、氨基酸、微量元素、核苷酸、胆甾醇、蚁酸等物质外，小分子成分主要是喹啉、乙酰胺、咔啉－羧酸、咪唑环羧酸等。蜈蚣毒液具有溶血作用，能引起过敏性休克，毒性成分大致分为酶与活性多肽两类。酶包括蛋白酶、磷脂酶、γ-谷酰胺转移酶、几丁质酶、透明质酸酶。活性多肽包括含 2~4 对链内二硫的神经毒素、血液毒素（抗菌肽、抗凝多肽、血小板聚集抑制剂和诱导剂）、组胺、5-羟色胺。

蜈蚣具显著抗肿瘤、抗凝、抗心肌缺血、镇痛、抗炎与抗菌等药理作用。蜈蚣提取液能明显抑制电休克、戊四唑和硝酸士的宁惊厥小鼠惊厥发作频率，具较好抗惊厥作用。蜈蚣提取液能抑制动脉粥样硬化，其机制与升高血清一氧化氮、降低内皮素表达、抑制平滑肌细胞增殖有关。

【贮存】置干燥处，防霉，防蛀。

>>> 知识链接 o---

咖啡豆烘焙

咖啡烘焙，生咖啡豆本身是没有任何咖啡的香味儿的，只有在炒熟了之后，才能够闻到浓郁的咖啡香味儿。所以咖啡豆的烘焙是咖啡豆内部成分的转化过程，只有经过烘焙之后产生了能够释放出咖啡香味的成分，我们才能闻到咖啡的香味儿。但是在咖啡豆的烘焙过程中，成分的转变是十分复杂的，毕竟咖啡豆是有机物，所以这个成分的转化是一个非常复杂的过程。但是，咖啡豆的烘焙好坏直接决定了咖啡豆的香味的好坏。烘焙不好的咖啡，即使生咖啡豆是很好的，但是也无法获得很好的咖啡熟豆；结果当然做不出好喝的咖啡。只有用好的咖啡生豆，经过适当的烘焙，才有可能加工出好的咖啡熟豆，也才可能为制作好咖啡提供一个好的前提条件。煎焙即将咖啡豆在高温下烘焙，或者叫做烘烤，创造出咖啡独特的色泽（近似琥珀色，看烘焙程度要求而定）、风味与芳香。煎焙使淡绿色（或浅黄色）的生咖啡豆变成我们平常所熟悉的茶褐色咖啡豆。优质的煎焙是指能将生咖啡豆具有的香味、酸味、苦味成分巧妙地表现出来。

--•

◎ 第二节　煨　法

将净制或切制后的中药用湿面皮或湿纸包裹，置于加热的滑石粉或热砂中，或将中药直接置于加热的麦麸中，或将中药铺摊吸油纸上，层层隔纸加热，以除去部分油质，这些炮制方法统称为煨法。

（一）炮制目的

1. 除去药物中部分挥发性及刺激性成分，从而降低副作用。如肉豆蔻。

2. 增强疗效。如肉豆蔻。

3. 缓和药性。如葛根。

（二）炮制方法

1. 面裹煨　取面粉加适量水做成团块，再压成薄片，将药物逐个包裹。或将药物表面用水湿润，如水泛丸法包裹面粉 3~4 层，晾至半干，投入已炒热的滑石粉或热砂中，文火加热，适当翻动，煨至面皮呈焦黄色时取出，筛去滑石粉或砂子，放凉，剥去面皮，筛去碎屑，即得。每 100kg 药物，用面粉、滑石粉各 50kg。

2. 麦麸煨　将麦麸和药物同置锅内，用文火加热，并适当翻动至麦麸呈焦黄色，药物颜色加深时取出，筛去麦麸，放凉，即得。每 100kg 药物用麦麸 40~50kg。

3. 隔纸煨　药物切片后，趁湿平铺于吸油纸上，一层药物一层纸，如此间隔平铺数层，上下用平坦木板夹住，以绳捆扎结实，使药物与吸油纸紧密接触，置于烘干室或温度较高处，煨至油渗透到纸上，取出，放凉，除去纸，即得。

4. 纸裹煨 将净制或切制后的药物用三层湿纸包裹，埋于无烟热火灰或热滑石粉中，煨至纸呈焦黑色，药物表面呈微黄色时，取出，去纸，放凉，即得。

5. 滑石粉煨 取滑石粉置锅内，加热炒至灵活状态，投入药物，文火加热，翻埋至药物颜色加深，并有香气飘逸时取出，筛去滑石粉，放凉，即得。每100kg药物，用滑石粉50kg。

煨法（麦麸或滑石粉煨）的操作方法与加辅料炒（加滑石粉烫炒或加麦麸炒）有所相似，在操作中应注意区分二者的区别。其主要区别是煨法辅料用量大，受热程度低而受热时间长，同时麸煨与麸炒加辅料方式亦不同，麦麸煨多是将麦麸和药物同置锅内，而麸炒法是先将麦麸撒入热锅内，冒烟后投入药物拌炒。

（三）注意事项

（1）药物应大小分档，以免受热不均匀。

（2）煨制时辅料用量较大，以便于药物受热均匀和吸附油质。

（3）煨制时火力不宜过强，一般以文火缓缓加热，并适当翻动。

肉豆蔻

【处方用名】肉豆蔻、肉果、玉果、煨肉蔻、煨肉果。

【来源】本品为肉豆蔻科植物肉豆蔻 *Myristica fragrans* Houtt. 的干燥种仁。

【采收加工】每年4~6月和11~12月各采集一次，采收成熟果实，剖开果皮，剥去假种皮（商品称"肉豆蔻衣"），再敲脱壳状的种皮，取出种仁，低温干燥，或在石灰水中浸泡1天，取出低温烘干。

【历史沿革】南北朝刘宋时代有糯米作粉搜裹豆蔻，于熛灰中炮法。宋代增加面裹煨法、醋面裹煨法、湿纸煨、生姜汁和面裹煨、炒黄、粟米炒等炮制方法，明代还增加有麸炒、醋浸、取霜等炮制方法。清代增加了面包捶去油，并有"面包煨熟用或剉如豆大以干面拌炒熟，去面用之尤妙，盖但欲去其油而用其熟耳""煨熟又能实大肠，止泻痢"的记载。

现行主要有麦麸煨、滑石粉煨、面裹煨等。《中国药典》（2020年版）载有肉豆蔻、麸煨肉豆蔻。

【炮制方法】

1. 肉豆蔻 取原药材，除去杂质，洗净，干燥。

2. 煨肉豆蔻

（1）**面裹煨** 取面粉加适量清水拌匀做成团块，再压成薄片，将净肉豆蔻逐个包裹。或用清水将肉豆蔻表面湿润后，如水泛丸法裹面粉3~4层，晒至半干，倒入加热至滑利状态的滑石粉或河砂中，边炒边埋，至面皮呈焦黄色时，取出，筛去滑石粉或河砂，剥去面皮，放凉，用时捣碎。每100kg肉豆蔻，用滑石粉50kg。

（2）**麸煨** 取净肉豆蔻，加入麸皮，麸煨温度150~160℃，约15分钟，至麸皮呈焦黄色，肉豆蔻呈棕褐色，表面有裂隙时取出，筛去麸皮，放凉。用时捣碎。每100kg肉豆蔻，用麸皮40kg。

（3）**滑石粉煨** 将滑石粉置锅内，加热炒至灵活状态，投入肉豆蔻，翻埋至肉豆蔻呈深棕色并有香气飘逸时取出，筛去滑石粉，放凉，用时捣碎。每100kg肉豆蔻，用滑石粉50kg。

【成品性状】

1. 肉豆蔻 卵圆形或椭圆形，表面灰棕色或灰黄色，有时外被白粉（石灰粉末）。全体有浅色纵行沟纹和不规则网状沟纹。质坚，断面显棕黄色相杂的大理石花纹，宽端可见干燥皱缩的胚，富油性。气香浓烈，味辛。

2. 煨肉豆蔻 形如肉豆蔻，表面为棕褐色，有裂隙。气香，味辛。

【质量要求】

1. 肉豆蔻 水分不得过 10.0%，本品每 1000g 含黄曲霉毒素 B_1 不得过 5μg，黄曲霉毒素 G_2、黄曲霉毒素 G_1、黄曲霉毒素 B_2 和黄曲霉毒素 B_1 的总量不得过 10μg；挥发油不得少于 6.0%（ml/g）。去氢二异丁香酚（$C_{20}H_{22}O_4$）不得少于 0.10%。

2. 煨肉豆蔻 挥发油不得少于 4.0%（ml/g），去氢二异丁香酚（$C_{20}H_{22}O_4$）不得少于 0.080%；其余同肉豆蔻。

【炮制作用与临床应用】肉豆蔻，味辛，温。归脾、胃、大肠经。能温中行气，涩肠止泻。用于脾胃虚寒，久泻不止，脘腹胀痛，食少呕吐。生肉豆蔻辛温气香，长于暖胃消食，下气止呕。肉豆蔻常与补骨脂配伍，用于脾肾虚弱，全不进食症，如二神丸（《普济本事方》）。生肉豆蔻含有大量油质，有滑肠之弊，并具刺激性，一般多制用。

煨肉豆蔻可除去部分油质，免于滑肠，刺激性减小，增强了固肠止泻的功能。常与补骨脂等配伍，用于脾肾阳虚、五更泄泻症，如四神丸（《中国药典》）。或与黄连等配伍，用于治脾胃虚寒气滞所致的脘腹胀痛、宿食不消、呕吐等症。如肉豆蔻散（《圣济总录》）。

【炮制研究】肉豆蔻富含挥发油，主要成分是肉豆蔻醚，其次是半萜类物质。经炮制后挥发油成分发生了质和量的变化，止泻成分甲基丁香酚、甲基异丁香酚含量增加，毒性成分肉豆蔻醚、黄樟醚含量降低。其中肉豆蔻醚含量依次是：面煨＜麸煨＜滑石粉煨＜生品。挥发油中芳香类物质的排序为：麸煨＜土煨＜面煨＜滑石粉煨＜生品。揭示炮制具减毒和增效的双重作用。

肉豆蔻不同炮制品中的挥发油均有明显的止泻作用，都明显抑制小鼠体内小肠推进功能，其强度依次为：面煨＞麸煨＞生品＞滑石粉煨。肉豆蔻经炮制后，毒性降低，其毒性依次为：面裹煨＜麸煨＜滑石粉煨＜生品。肉豆蔻生制品均有较好的抗炎作用，尤其对以蛋清致炎者最明显，生品作用最强，而生制品镇痛作用不明显。另外，肉豆蔻及其炮制品均有很好的抗菌作用，尤其对肺炎杆菌、变形杆菌及金黄色葡萄球菌作用最强。

【贮存】置阴凉干燥处，防蛀。

诃 子

【处方用名】诃子、诃黎勒、诃子肉、炒诃子、煨诃子。

【来源】本品为使君子科植物诃子 *Terminalia chebula* Retz. 或绒毛诃子 *Terminalia chebula* Retz. var. *tomentella* Kurt. 的干燥成熟果实。

【采收加工】秋、冬二季果实成熟时采收，除去杂质，晒干。

【历史沿革】南北朝刘宋时代有酒浸后蒸，焙干法。自唐代增加炮半熟去核、去核煨、蒸制。宋代有面裹煨或湿纸煨后去核、熬制、烧灰、姜制。明代有麸炒、煅制、醋浸。清代增加酒蒸，并有"生用清金行气，煨熟温胃固肠"。现行有煨、炒、蒸、砂烫、炒炭等。《中国药典》（2020 年版）载有诃子、诃子肉。

【炮制方法】

1. 诃子 取原药材，除去杂质，洗净，干燥，用时打碎。

2. 诃子肉 取净诃子，稍浸，闷润，去核，干燥。

3. 炒诃子肉 取净诃子肉，置热锅内，用文火炒至深棕色时，取出，晾凉。

4. 煨诃子

（1）面裹煨 取净诃子，用水湿润，如水泛丸法包裹面粉 3~4 层或用湿面片逐个包裹，晒至半干，投入已炒热的滑石粉或热砂中，文火加热，翻埋至面皮焦黄色时取出，筛去滑石粉或砂子，剥去面皮，轧开去核取肉。每 100kg 诃子用面粉 50kg。

（2）麦麸煨　取净诃子与麦麸同置锅内，用文火加热，缓缓翻动煨至麦麸呈焦黄色。诃子呈深棕色时，取出，筛去麦麸，轧开去核取肉。每100kg诃子，用麦麸30kg。

【成品性状】

1. 诃子　为长圆形或卵圆形，表面黄棕色或暗棕色，略具光泽。质坚实。果肉厚，黄棕色或黄褐色。果核浅黄色，粗糙，坚硬。种子狭长纺锤形，种皮黄棕色，子叶2，白色，相互重叠卷旋。气微，味酸涩后甜。

2. 诃子肉　呈全裂或半裂开的扁长梭形、扁长圆形或扁卵圆形、横断裂开的锥形或不规则块状。外表面棕色、黄褐色或暗棕褐色。内表面暗棕色、暗黄褐色或暗棕褐色，粗糙凹凸不平。质坚脆、可碎断。气微，味微酸、涩后甜。

3. 炒诃子肉　本品形如诃子肉，表面深黄色，有焦斑，断面黄褐色，微有香气，味涩。

4. 煨诃子　本品表面深棕色，偶见附有焦面粉（面裹煨者），质地较松脆，味略酸涩，略有焦香气。

【炮制作用与临床应用】诃子，味苦、酸、涩，性平，归大肠经。具有涩肠止泻、敛肺止咳、降火利咽的功能。生诃子性略偏凉，对胃有一定刺激性，长于清金敛肺利咽。诃子去核是除去质次部分，提高药效。诃子常与桔梗等配伍，用于肺热津亏、咽喉不利、咽痛失音等症，如清音丸（《中国药典》）。

炒诃子酸涩之性缓和，具有涩肠止泻、温散寒气的功能，煨诃子炮制后药性缓和，涩敛之性增强。炒诃子常与人参等配伍，用于小儿宿食不化、脘腹胀满症。如诃黎勒散（《太平圣惠方》）。

煨诃子常与陈皮等配伍，用于治脾胃虚寒久泻等症，如诃子皮散（《兰室秘藏》）。

【炮制研究】诃子含有酚酸类、鞣质类、黄酮类、萜类、甾体类、木脂素类、脂肪酸类、糖类及强心苷类等物质，其中鞣质类约占总含量的23.60%～37.37%。生诃子肉含鞣质40.6%，带核生诃子含鞣质15.7%，诃子核为42%。诃子核占诃子总重量的40.2%，诃子去核是除去质次部分，提高药效。诃子经炮制后其所含鞣质类成分一定程度向没食子酸和鞣花酸转化。有研究报道了诃子不同炮制品中的没食子酸的含量，得到顺序为：面煨＞麸煨＞清炒≈烘制＞生品。采用HPLC法测定诃子生品和不同炮制品番泻苷A的含量，生诃子为0.2120mg/g，炒诃子无吸收峰，麸炒诃子为0.1246mg/g，说明诃子经加热炮制后番泻苷A含量下降，因此它的收敛止泻作用相对增强。

诃子炮制后治疗溃疡性结肠炎作用增强，该作用与鞣花酸含量增高有关。对比研究诃子不同炮制品的抗氧化作用，发现大鼠给予不同剂量的诃子、砂炒诃子、清炒诃子、麦麸煨诃子提取物2周后，血清总抗氧化能力、超氧化物歧化酶均升高，丙二醛和B型单胺氧化酶含量均降低，降低肝脏B型单胺氧化酶含量，但清炒诃子、麦麸煨诃子在上述抗氧化作用指标的评价中明显优于诃子。诃子生品及不同炮制品（砂炒、清炒、麸煨）均能升高D-半乳糖衰老小鼠血清总抗氧化能力、超氧化物歧化酶含量，一定程度上提高小鼠死亡保护率；诃子不同炮制品能提高金黄色葡萄球菌感染死亡保护率，与生品等剂量相比，数值上，麦麸煨诃子占优势。

【贮存】置干燥处。

木　香

【处方用名】木香、广木香、云木香、煨木香。

【来源】本品为菊科植物木香 *Aucklandia lappa* Decne. 的干燥根。

【采收加工】秋、冬二季采挖，除去泥沙和须根，切段，大的再纵剖成瓣，干燥后撞去粗皮。

【历史沿革】宋代有炙微赤锉法，纸煨，面煨法，火炮，炒，焙，黄连制，吴茱萸制。明代有酒制、茶水炒及酥炙、水磨汁。清代则有姜汁磨、酒汁磨、蒸制等炮制方法，并有"理气则生用磨冲，止泻则面煨取用，煨熟可止泻痢。因木香气味俱厚，且熟则无走散之性，惟觉香燥而守故能实大肠，凡治泻泄恒用之"。"凡入理气药，只生用，不见火。如实大肠，宜面煨熟用"。现行有煨法。《中国药典》（2020年版）载有木香、煨木香。

【炮制方法】

1. 木香 除去杂质，洗净，闷透，切厚片，干燥。

2. 煨木香 取未干燥的木香片，在铁丝匾中，用一层草纸，一层木香片，间隔平铺数层，置炉火旁或烘干室内，烘煨至木香中所含的挥发油渗至纸上，取出。

【成品性状】

1. 木香 本品呈类圆形或不规则的厚片，外表皮黄棕色至灰褐色，有纵皱纹，切面棕黄色至棕褐色，中部有明显菊花心状的放射纹理，形成层环棕色，褐色油点（油室）散在。气香特异，味微苦。

2. 煨木香 本品形如木香片，气微香，味微苦。

【质量要求】

1. 木香 水分不得过14.0%，总灰分不得过4.0%；醇溶性浸出物不得少于12.0%；含木香烃内酯（$C_{15}H_{20}O_2$）和去氢木香内酯（$C_{15}H_{18}O_2$）的总量不得少于1.5%

2. 煨木香 总灰分不得过4.5%。

【炮制作用与临床应用】木香味辛、苦，性温，归脾、胃、大肠、胆经。具有行气止痛、健脾消食的功能。生木香行气作用强，常与槟榔等配伍，用于食积气滞、湿热后阻、里急后重等症，如木香槟榔丸（《儒门事亲》）。或与枳实等配伍，用于脾虚气滞、脘腹痞闷等症，如香砂枳术丸（《中国药典》）。

木香煨后除去部分油质，实肠止泻作用增强，用于泄泻腹痛。常与陈皮等配伍，用于脾虚泄泻、肠鸣腹痛等症。如泻痢导滞散（《全国中成药处方集》）。

【炮制研究】木香主要含有的化学成分有萜类，甾体，糖苷，苯丙素类、生物碱、糖、脂肪酸及其酯和氨基酸，其中以萜类化合物的含量最为丰富。木香麸煨后，去氢木香内酯、木香烃内酯含量降低，可以在麦麸中检测到这两种物质。木香煨制后挥发油降低约20%，同时挥发油组分发生了很大改变，α-水芹烯等成分消失，新生成多种挥发性组分，如α-紫罗兰酮、α-石竹烯、β-倍半水芹烯及α-长叶松烯等。

不同炮制品水煎液对小鼠胃排空和肠推进都有促进作用，木香炮制品，在胃肠运动正常状态下，清炒品对胃肠运动的调节作用比生品更强，其余炮制品（清炒品、麸炒、麸煨、纸煨）对胃肠运动都没有显著调节作用，在胃肠运动抑制和兴奋状态下，木香炮制品都有调节作用，与生品相比较而言略差。大鼠离体肠管实验表明，煨木香水煎剂抑制肠管蠕动的作用显著。煨木香的挥发油乳剂对肠蠕动抑制作用亦较生品显著增强，抗炎与镇痛实验表明，木香生品镇痛作用强于煨制品，煨制后抗炎作用强于生品，木香生品及其麸制品的挥发油均对大鼠胃黏膜损伤有保护作用，麸煨品强于生品。

【贮存】置干燥处，防潮。

葛 根

【来源】本品为豆科植物野葛 *Pueraria lobata*（Willd.）Ohwi 的干燥根。习称野葛。

【采收加工】秋、冬二季采挖，趁鲜切成厚片或小块；干燥。

【历史沿革】唐代有蒸制、切片。宋代增加醋制、炙、焙制等法。元、明代又增加炒制、微炒、干煮、炒黑，清代新增煨法等炮制方法，并有"入阳明表药生用，胃热烦渴煨熟用。"现行有湿纸煨、麦麸煨等。《中国药典》（2020年版）载有葛根。

【炮制方法】

1. 葛根 取原药材，除去杂质，洗净，润透，切厚片，晒干。

2. 煨葛根

（1）麦麸煨　取净葛根片与麦麸同置炒制容器内，文火加热，边炒边埋，至葛根片呈深黄色，麦麸呈焦黄色时，取出，筛去麦麸，放凉，即得。每100kg葛根用麦麸30kg。

（2）湿纸煨　取葛根片或块，用三层湿纸包好，埋入无烟火灰或热滑石粉中，至纸呈焦黑色，葛根呈黄色时取出，去纸放凉，备用。

【成品性状】

1. 葛根　本品呈不规则的厚片、粗丝或边长为5~12mm的方块，切面浅黄棕色至棕黄色，质韧，纤维性强，气微，味微甜。

2. 煨葛根　形如葛根片，表面黄色或焦黄色，气微香。

【质量要求】葛根 水分不得过13.0%，总灰分不得过6.0%；醇溶性浸出物不得少24.0%；含葛根素（$C_{21}H_{20}O_9$）不得少于2.4%。

【炮制作用与临床应用】葛根味甘、辛，性凉，归脾、胃、肺经。具有解肌退热、生津透疹、升阳止泻的功能。生葛根长于解肌退热、生津止渴、升阳透疹，多用于外感表证及消渴。葛根常与麻黄等配伍，用于风寒外感、恶寒发热等症，如葛根汤（《伤寒杂病论》）或与天花粉等配伍，用于消渴症，如玉泉丸（《增补万病回春》）。

煨葛根发散作用减弱，止泻作用增强，多用于湿热泻痢、脾虚泄泻等症。煨葛根常与太子参等配伍，用于脾气虚弱之纳呆厌食、大便久泻等症，如儿宝颗粒（《中国药典》）。

【炮制研究】有研究表明葛根在炮制之后，总黄酮含量由高到低依次为醋制品＞炒制品＞米汤煨制品＞滑石粉煨制品＞麦麸煨制品＞麦麸烘制品＞生品；总异黄酮的含量由高到低依次是炒制＞麦麸煨＞米汤煨＞生品＞湿纸煨。葛根素含量依次是：醋炙品＞炒黄品＞麸煨品＞米汤煨品＞生品＞炒炭品，且葛根鲜切品较干切法中葛根素含量高。另有研究表明葛根煨制后葛根素、大豆苷、大豆苷元均增加了1倍多；此外，还有研究发现葛根水浸后煎煮，其中葛根素、总黄酮含量增加，而醇浸后煎煮，葛根素、总黄酮的含量下降。

有文献表明，葛根水煎液中异黄酮类成分对动物离体肠管和血管平滑肌具有解痉退热作用，且有降低血糖的作用。另外，有研究发现煨葛根较生葛根具较强的止泻作用，其止泻作用的主要药效成分是葛根素、大豆苷元，或是通过调节炎症因子来缓解肠道损伤，同时调节胃肠激素的分泌来促使肠道功能正常；煨葛根对离体十二指肠平滑肌运动抑制作用比生葛根更加明显，可能是通过阻断M受体或直接作用于平滑肌，使平滑肌细胞内Ca^{2+}浓度下降实现的。

【贮存】置通风干燥处，防蛀。

>>> **知识链接**　◦- -

由"煨叫花鸡"到煨药材

叫花鸡又称常熟叫化鸡、煨鸡，是江苏省常熟市的一道传统名菜，它的做法是先给处理好鸡刷上料汁，再用荷叶、猪网油及黄泥土层层包裹，最后丢进柴火堆中煨熟。叫花鸡的制法与周代"八珍"之一的"炮豚"相似，炮豚"就是先用粘土把乳猪包裹起，加以烧烤，然后再进一步加工而成的菜。其色泽枣红明亮，芳香扑鼻，板酥肉嫩，入口酥烂肥嫩，风味独特。相传，很早以前，有一个叫花子，沿途讨饭流落到常熟县的一个村庄。一日，他偶然得来一只鸡，欲宰杀煮食，可既无炊具，又没调料。他来到虞山脚下，将鸡杀死后去掉内脏，带毛涂上黄泥、柴草，把涂好的鸡置火中煨烤，待泥干鸡熟，剥去泥壳，鸡毛也随泥壳脱去，便露出了煨熟的鸡肉。

◈ 第三节 提净法

某些矿物药,特别是一些可溶性无机盐类中药,经过溶解、过滤、除净杂质后,再进行重结晶,以纯净药物,这种方法称为提净法。

(一)炮制目的

1. 纯净药物,提高疗效 如芒硝。

2. 缓和药性 如芒硝。

3. 降低毒性 如硇砂。

(二)操作方法

根据药物的不同性质,常用的提净法有以下两种。

1. 降温结晶(冷结晶) 将药物与辅料加水共煮后,过滤除去杂质,将滤液置阴凉处,使之冷却重新结晶,如芒硝。

2. 蒸发结晶(热结晶) 将药物适当粉碎,加适量水加热溶化后,滤去杂质,将滤液置于搪瓷盆中,加入定量米醋,再将容器隔水加热,使液面析出结晶物,随析随捞取,至析尽为止。或将原药与醋共煮后,滤去杂质,将滤液加热蒸发至一定体积后再使之自然干燥,如硇砂。

(三)注意事项

加水量不宜过多,以使结晶易于析出。

芒 硝(附:玄明粉)

【处方用名】芒硝

【来源】本品为硫酸盐类矿物芒硝族芒硝,经加工精制而成的结晶体。主含含水硫酸钠($Na_2SO_4 \cdot 10H_2O$)。

【历史沿革】汉代有炼法。晋代有熬制。南北朝要求水飞、研粉用。唐代沿用炼、熬、烧法,新增煮制、蒸制。宋代有煅制、炒制。明代有火炮、萝卜制、豆腐制、甘草制及加萝卜、冬瓜和豆腐共煮等炮制方法。清代炮制芒硝多采用辅料(豆腐、萝卜、甘草)合制。并有"萝卜汤煮过,冷定取面上结浮者佳"。"凡使朴硝,多恐不洁,再同萝卜煎炼一二次用"。"皮硝生于卤地刮取,初次煎成为朴,再煎为芒,其性差缓。"现行有提净法。《中国药典》(2020年版)载有芒硝。

【炮制方法】芒硝:取适量鲜萝卜,洗净,切成片,置适宜的容器中,加适量水煮透。捞出萝卜,再投入适量天然芒硝(朴硝)共煮,至全部溶化,取出过滤或澄清,取滤液或上清液,放冷,待结晶大部析出,取出,置避风处适当干燥,即得,其结晶母液经浓缩后可继续析出结晶,直至不再析出结晶为止。每100kg朴硝用萝卜20kg。

【成品性状】芒硝为棱柱状、长方形或不规则块状及粒状。无色透明或类白色半透明,质脆,易碎,断面呈玻璃样光泽,气微,味咸。

【质量要求】铁盐与锌盐、镁盐、氯化物、酸碱度应符合规定,干燥失重为51.0%~57.0%,重金属含量不得过10mg/kg,砷盐含量不得过10mg/kg;含硫酸钠(Na_2SO_4)含量不得少于99.0%。

【炮制作用与临床应用】芒硝味咸、苦,性寒。归胃、大肠经。具有泻下通便,润燥软坚,清火消肿的功能。将天然产品加热水溶解滤过后,除去泥沙和不溶性杂质,滤液静止析出结晶,为芒硝的粗制品(朴硝),含较多杂质,具有软坚散结作用。

朴硝经用萝卜煮制后,进一步除去杂质,提高了纯净度。由于萝卜性温,具有消积滞、化痰热、下气、宽中作用，可缓和芒硝的寒泻之性，增强润燥软坚、消导、下气通便的作用。芒硝：常与大黄等配伍，用于阳明腑实症，大便秘结，如大承气汤（《伤寒杂病论》）。或与柴胡等配伍，用于胁肋及胃腹部疼痛、大便秘结等症，如利胆片。与木香等配伍，用于湿热内停、脘腹胀痛、大便不通等症，如木香槟榔丸。

【炮制研究】朴硝经不同工艺炮制后钠元素含量变化不明显。钙、镁离子含量显著下降，加萝卜制芒硝中钾元素含量明显升高，同一条件下，10～15℃结晶比2～4℃结晶无机元素含量低。经萝卜提净后，萝卜的锌、锰、铁等元素进入了芒硝，成为炮制后芒硝的组成成分，同时萝卜也吸附了铜、铅、铬等离子，从而降低了对人体健康不利的成分的含量，尤其是炮制后芒硝与萝卜残渣中钙、镁离子含量都下降。

选择小鼠小肠推进实验、小鼠耳廓耳肿胀实验，分析朴硝、芒硝、玄明粉的泻下作用与抗炎作用，选择平板打孔法分析朴硝、芒硝、玄明粉对变形杆菌、金黄色葡萄球菌、铜绿假单胞菌、大肠杆菌、肺炎球菌、乙型链球菌抑菌作用，结果发现，朴硝、芒硝及玄明粉对小鼠小肠运动有明显的推进作用，并以玄明粉泻下作用最强，朴硝和芒硝泻下作用次之；大剂量芒硝及朴硝对二甲苯所致的小鼠耳廓肿胀均有一定的抑制作用；芒硝对常见致病菌均无抑菌作用，朴硝仅对肺炎球菌、乙型链球菌有较弱抑菌效果。另有研究采用小鼠及家兔进行芒硝及朴硝的泻下、抗炎、抑菌及刺激性的对比，结果发现芒硝及朴硝均有较强的泻下作用，但抗炎和抑菌作用不明显，朴硝由于含杂质较多，对家兔眼结膜有一定刺激性。

【贮存】密闭，在30℃以下保存，放风化。

附：玄明粉

【处方用名】风化硝、玄明粉。

【来源】本品为芒硝经风化干燥制得，主含硫酸钠（Na_2SO_4）。

【历史沿革】元代有芒硝经风化的记载，明代《本草纲目》记载"芒硝于风日中消尽水气"，自成轻飘白粉也。"现行主要有萝卜与朴硝提净后风化的炮制方法。《中国药典》（2020年版）载有玄明粉。

【炮制方法】取重结晶之芒硝，打碎，包裹悬挂于阴凉通风处，令其自然风化成白色质轻粉末。或取芒硝平底盆内，露放通风处，令其风化，消失水分，成为白色粉末，即得。

【成品性状】本品为白色粉末，气微，味咸，有引湿性。

【质量要求】铁盐与锌盐、镁盐、氯化物、酸碱度应符合规定，重金属含量不得过20mg/kg，砷盐含量不得过20mg/kg；含硫酸钠（Na_2SO_4）含量不得少于99.0%。

【炮制作用与临床应用】玄明粉味咸、苦，性寒，归胃、大肠经，具有泻下通便，润燥软坚，清火消肿的功能。玄明粉为芒硝经风化失去结晶水后的无水硫酸钠，其性缓和而不泄利。玄明粉常与冰片等配伍，用于火热之邪上炎所致口舌生疮、咽喉肿痛等症，如冰硼散（《中国药典》）。

【备注】现今视风化硝与玄明粉为一物，然而古代两者有别。风化硝是朴硝用萝卜汁制，重结晶所得的结晶经风化而成；玄明粉是朴硝以萝卜加甘草等制，重结晶所得结晶经风化而成。

风化温度一般不宜超过30℃，否则易液化。自然风化需时较长，常因风化不完全而残留部分水分，欲求快速风化，可将芒硝置搪瓷盘中，放水浴锅上加热，结晶体溶化，水分逐渐蒸发，即可得到白色粉末状风化硝。

【贮存】密封，防潮。

硇　砂

【处方用名】硇砂、白硇砂、紫硇砂、醋硇砂。

【来源】本品为氯化物类矿物硇砂 Sal Ammoniac 或紫色石盐 Halite Violaceous 的晶体。前者称白硇砂，主含氯化铵（NH_4Cl），后者称紫硇砂，主含氯化钠（$NaCl$）。

【产地加工】采挖后，除去杂质，干燥。

【历史沿革】唐代有浆水浸晒取霜，宋代出现醋净制、醋熬、醋浸，另有制霜、煮制、黄丹、石灰共制、皂角汁加酒与童便制等。明代有煨制、炒制、枫树皮制等。清代增加豆腐煎，并有"以好醋一盏，浸一宿，去砂石，治癥瘕积聚，血结刺痛。""水飞过，入瓷器中，于重汤中煮其器，使自干杀其毒。"现行主要有提净的炮制方法。

【炮制方法】

1. 硇砂 取原药材，除去杂质，砸成小块。

2. 醋硇砂 取净硇砂块，置沸水中溶化，过滤后倒入搪瓷盆中，加入适量醋，将搪瓷盆放在水锅内，隔水加热蒸发，当液面出现结晶时随时捞起，直至无结晶析出为止，干燥。或将上法滤过所得的滤液置锅中，加入适量醋，加热蒸发至干，取出。每100kg 硇砂用米醋50kg。

【成品性状】

1. 硇砂 白硇砂为不规则碎块状结晶，表面灰白色或暗白色，有部分呈黄色，质酥脆，易打碎，断面显束针状纹理，有土腥气。味咸、苦，刺舌，紫硇砂为不规则结晶粒状或块状，质坚而脆，断面平滑光亮，具玻璃样光泽，有氨臭气，味极咸而刺舌，手摸之有凉感，易潮解。

2. 醋硇砂 醋制品为灰白色或微带黄色或紫红色的结晶性粉末，味咸、苦。

【炮制作用与临床应用】硇砂味咸、苦、辛，性温，有毒。归肝、脾、胃经。具有消积软坚、破瘀散结的功能。生硇砂具有腐蚀性，仅供外用，多用于息肉、疣赘、瘰疬、痈肿、恶疮。硇砂常与轻粉等配伍，用于疮疖坚硬、红肿痛痒、溃烂等症，如硇砂膏。

硇砂醋制后能使药物纯净，并能降低毒性同时借助醋散瘀之性，增强软坚化瘀、消癥瘕积块的作用。用于癥瘕痃癖、噎膈反胃，外治目翳。现多用于治疗各种恶性肿瘤。醋硇砂常与冰片等配伍，用于红筋、白障、赤肿烂眼、畏日羞明、迎风流泪等症，如珍珠八宝眼药。或与巴豆等配伍，用于气血瘀滞所致的闭经、痛经癥瘕等症，如妇科通经丸。

【炮制研究】紫硇砂主含氯化钠，此外尚含 Fe^{2+}、Fe^{3+}、Mg^{2+}、S^{2-}、SO_4^{2-}，白硇砂主含氯化铵等离子。紫硇砂毒性主要来自硫化物和多硫化物，通过对紫硇砂生品、提净法中的直火醋制品、隔水醋制浮霜品和水煮品中硫和多硫化物进行测定，结果直火醋制品中硫和多硫化物含量最低，从除毒效果看，以直火醋制炮制法为好。比较紫硇砂醋制前后氯化钠、单质硫、硫化物、微量元素的含量变化并分析其炮制过程中释放的有害气体，研究发现紫硇砂生品及醋制品中氯化钠含量均 >85%，醋制后氯化钠含量略增；生品、醋制品中单质硫质量分数分别为 87.75～144.56，19.21～28.54μg/g。不同批次生品中硫化物质量分数 0.045%～0.061%，醋制品中均未检测出硫化物；有害元素 As，Cd，Cr，Pb 等含量降低，炮制过程中逸出的臭味气体为硫化氢。另有研究同时测定紫硇砂和白硇砂及其炮制品种 20 种微量元素，发现经过醋煮或加醋捞制后，硇砂炮制以后对人体有害的 As、Cd、Cr、Pb 等元素的量下降，尤其是 As 的量减少十分显著。

将白硇砂和紫硇砂的醋捞浮晶制品和加醋煮干制品按设定剂量给小鼠灌胃，观察中毒反应和死亡情况。得到小鼠口服白硇砂醋捞品和醋煮品半数致死量分别为 3.74g/kg 和 3.63g/kg，口服紫硇砂醋捞品和醋煮品 LD_{50} 分别为 5.36g/kg 和 5.29g/kg。白硇砂、紫硇砂不同炮制品的急性毒性差异并不大，但白硇砂各炮制品比同种方法制备的紫硇砂炮制品毒性大。对小鼠用生品隔水醋制紫硇砂灌胃并与氯化钠和硫溶液灌胃比较发现，生品灌胃小鼠胃体水肿膨大，胃和小肠前列腺素 E2 含量降低，抑制胃排空和促进小肠运动，而醋制品对胃肠影响较弱。紫硇砂经炮制后硫、铁、钙离子含量降低，毒性也稍降低，但紫硇砂生品对小鼠S180肉瘤抑制效果较好，其次是醋制品和水制品，而白硇砂没有抑制作用，且毒性较大。

【贮存】贮干燥容器内，炮制品密闭，置阴凉干燥处，防潮。

【注意事项】提净硇砂时，不应使用金属器皿，以防被腐蚀，要用搪瓷器皿；水浴加热时，随时捞出结晶，提高结晶率，否则结晶沉锅底成为细粒，难以捞出；蒸干法最后火力要小，不断搅拌，以免焦糊。

>>> 知识链接 o---

由"粗盐提纯"到药物提净法

提起"粗盐提纯"这个实验，相信大家都不陌生，这是初中化学经典实验之一，通过溶解、过滤、蒸发、转移四个步骤除去粗盐中泥沙等不溶性杂质，进而得到较纯净的精盐，这个实验原理引用到中药的炮制中就是提净法。通过将药物与辅料加水共煮后，过滤除去杂质，将滤液置阴凉处，使之冷却重新结晶，这就是降温结晶法又叫冷结晶法，中药芒硝采用此法提净。将药物适当粉碎，加适量水加热溶化后，滤去杂质，将滤液置于搪瓷盆中，加入定量米醋，再将容器隔水加热，使液面析出结晶物，随析随捞取至析尽为止，或将原药与醋共煮后，滤去杂质，将滤液加热蒸发至一定体积后再使之自然干燥，这就是蒸发结晶法又叫热结晶法，中药硇砂采用此法提净。通过提净法既达到了纯净药材提高疗效的目的，又缓和了药性、降低了毒性，在某些矿物药中应用非常广泛。不过，大家在提净药物的时候应控制溶液加入量、加热过程、滤液浓度及结晶温度，这样才能快速得到纯净的药物。

---o

◎ 第四节　水飞法

某些不溶于水的矿物药，利用粗细粉末在水中悬浮性不同将不溶于水的矿物、贝壳类中药经反复研磨，分离制备极细粉末的方法，称为水飞法，本法适用于不溶于水的矿物、贝壳类中药。

（一）炮制目的

1. 除去杂质，洁净药物　如朱砂、雄黄等。

2. 使药物质地细腻，利于内服或外用　如珍珠等。

3. 防止药物在研磨过程中粉尘飞扬，减少污染环境　如朱砂、滑石等。

4. 除去药物中可溶于水的砷、汞等毒性物质、降低毒性　如朱砂等。

（二）操作方法

将中药适当破碎，置乳钵中或适宜容器内用磁铁吸去铁屑，加适量清水，研磨成糊状，再加多量水搅拌，待粗粉下沉，立即倾出混悬液，下沉的粗粒再进行研磨，如此反复操作，至研细为止，最后将不能混悬的杂质弃去，合并所有混悬液，静置，取沉淀物，干燥，再置乳钵中研磨成极细粉末。目前大生产多采用球磨机湿法粉碎，方法是将药料和水加入球磨机圆筒内，投料量一般为圆筒容积的1/4～1/3加水量为投料量的一倍，研磨至所需程度，取出，静置，倾去上清液，沉淀物干燥，或用清水漂洗数次，干燥。

（三）注意事项

（1）在研磨过程中，加水量宜少，以研成糊状为佳，搅拌混悬时加水量宜大，以除去有毒物质或杂质。

（2）朱砂、雄黄等药物干燥时，温度不宜过高，以晾干为宜，若温度过高，易使雄黄、朱砂等的毒性增大。

（3）朱砂和雄黄粉碎时忌铁器。

朱　砂

【处方用名】朱砂、辰砂、丹砂、朱砂粉。

【来源】本品为硫化物类矿物辰砂族辰砂，主含硫化汞（HgS）。

【采收加工】采挖后，选取纯净者，用磁铁吸净含铁的杂质，再用水淘去杂石和泥沙。

【历史沿革】南齐有研法，其后历代均沿用，唐代增加炼制，宋代首次提出水飞法，尚有煮制、醋浸、黄松节酒煮、蜜煮等方法，明代增加黄芪当归煮熟、蒸、煅、荔枝壳水煮、麻黄水煮、酒蒸、炒制等炮制方法。清代新增了猪心血和湿纸包煨、猪心血酒蒸研等方法。现行炮制方法为水飞法。《中国药典》（2020年版）载有朱砂粉。

【炮制方法】取原药材，用磁铁吸尽铁屑，置乳钵内，加适量清水研磨成糊状，然后加多量清水搅拌，倾取混悬液，下沉的粗粉再如上法，反复操作多次，直至手捻细腻，无亮星为止，弃去杂质，合并混悬液，静置后倾去上面的清水，取沉淀晾干或40℃以下干燥，再研细即可。或取朱砂用磁铁吸除铁屑，球磨水飞成细粉，40℃以下干燥，过200目筛。

【成品性状】朱砂粉　为朱红色极细粉末，体轻，以手指撮之无粒状物，以磁铁吸之，无铁末，气微，味淡。

【质量要求】铁盐应符合规定，二价汞含量不得过0.10%，不得显可溶性汞盐反应；硫化汞（HgS）含量不得少于96.0%。

【炮制作用与临床应用】朱砂味甘，性微寒，有毒，归心经。具有清心镇惊、安神解毒的作用。朱砂经水飞后，可使药物达到纯净，极细，便于制剂及服用。常与黄连等配伍，用于心悸易惊，失眠多梦，癫痫肿毒等，如朱砂安神丸（《医学发明》）。或与制附子等配伍，用于心肾不交所致心悸失眠，耳鸣耳聋，视物昏花及癫痫的磁朱丸。亦可单味外用于疮疡肿毒。

【炮制研究】朱砂中的杂质主要是游离汞和可溶性汞盐，后者毒性极大，为朱砂中的主要毒性成分。干研法所得朱砂粉，游离汞含量为68.7μg/g，可溶性汞盐为32.2μg/g水飞法所得朱砂粉游离汞含量为27.6μg/g可溶性汞盐为8.4μg/g。水飞可使朱砂中毒性汞含量下降，亦可降低铅和铁等金属离子的含量。水飞时洗涤次数越多，可溶性汞盐的含量越少，而对HgS含量基本无影响。晒干品中游离汞的含量较60℃烘干者高出约1倍，因此水飞后朱砂粉应晾干的传统炮制要求是有科学道理的。对朱砂进行炮制后，其在人体内的分散度与生物利用度具有相关性。朱砂在人体内的分散度不仅会影响其中 Hg^{2+} 的溶出度，还可影响其中可溶性共存成分的溶出度。此外，朱砂在人体内的分散度可影响血浆及细胞的渗透压，破坏体液的化学平衡，进而可影响人体正常的生理过程。故在对朱砂进行炮制的过程中，应注意控制此药固相颗粒的分散度。

有研究建立了朱砂锆球水飞新工艺，简化了传统水飞次数，保留了传统水飞的特点。采用拉曼光谱分析，发现朱砂锆球水飞前后朱砂物相未发生改变，没有新物质产生，且炮制前朱砂药材有部分杂质峰，朱砂锆球水飞后的样品该段比较平整，表明炮制过程未引入并未产生新物质，朱砂锆球水飞工艺可以起到提纯除杂的作用。朱砂原药材及朱砂锆球水飞样品 Hg^{2+} 以汞计均未超过0.10%，均符合要求。在人工胃液检查中，炮制前后 Hg^{2+} 含量无显著变化；在人工肠液检查中，Hg^{2+} 含量有一定降低，表明朱砂锆球水飞工艺具有一定的去除朱砂毒性作用。

【贮存】瓷瓶装，置阴凉干燥处。

>>> 知识链接 •--•

省钱的筛分法—水飞朱砂

　　水飞朱砂通俗来讲就是朱砂碎块加水研磨成糊，加水，搅拌，把上面的混悬液倒出来留存备用，如此反复多次，把所有的混悬液合在一起，静待混悬液沉淀，把沉淀物取出来，缓慢干燥，把干燥物研成很细的粉末，就是水飞朱砂。那么水飞法有什么奥妙呢？首先加水研磨，加水能避免朱砂粉末飞扬，人一旦吸入粉末，就容易发生中毒，水在此处发挥了"防尘剂"的作用；研磨中加入水，可以防止研磨导致温度升高，因为温度一旦升高，朱砂主要成分 HgS 就容易被氧化形成有毒的 Hg 蒸汽，水在这里又发挥了"冷却剂"的作用。其次搅和混悬液，只有非常细的朱砂微粒才能悬在水里，粗的朱砂微粒太沉悬不住，搅和的过程，把剧毒的可溶性 Hg 溶在了水里，把不溶于水的 HgS 细小粉末"悬"在水中，这一个廉价的水，相当于一个不要钱的"筛子"。最后静置取沉淀，在静置沉淀过程，"溶"在水里的可溶性 Hg 还溶解在水里，"悬"在水里的硫化汞就沉淀出来了，静置，相当于一点力气都不用，就把目标物质 HgS 筛出来了。看似简单的过程，既把有毒的可溶性汞"筛"出去了，去掉了杂质，又把朱砂研磨细了，方便入药、方便控制剂量，不需要高耗能和高精尖的机器设备，体现了古人的智慧，堪称一绝。

•--•

雄　黄

　　【处方用名】雄黄、雄黄粉。

　　【来源】本品为硫化物类矿物雄黄族雄黄，主含二硫化二砷（As_2S_2）。

　　【采收加工】采挖后除去杂质。

　　【历史沿革】汉代有炼法、研法。宋代出现了水飞法，并一直沿用至今。还有醋煮或醋浸、醋研等。明代有炒法，清代增加有蜜煎、猪脂裹蒸、松脂和、白萝卜蒸、竹筒蒸等炮制方法。清代提出"忌火煅"的注意事项，现行炮制方法有水飞法。《中国药典》（2020 年版）载有雄黄粉。

　　【炮制方法】取净雄黄，置乳钵内，加适量清水共研至细，然后加多量清水搅拌，倾取混悬液，下沉的粗粉再如上法反复操作多次，除去杂质，合并混悬液，静置后分取沉淀，晾干，研细。

　　【成品性状】雄黄粉，为橙红色或橙黄色的极细粉末，易粘手，气特异。

　　【质量要求】含三价砷和五价砷的总量以砷（As）计，不得过 7.0%；含砷量以二硫化二砷（As_2S_2）计，不得少于 90.0%。

　　【炮制作用与临床应用】雄黄味辛，性温，有毒。归肝、大肠经。解毒杀虫、燥湿祛痰、截疟、水飞后使药粉达到极细和纯净，毒性降低。便于制剂。常与乳香等配伍，用于疮疖疔毒、痈疽肿硬疼痛、疟疾等症。如醒消丸，（《外科证治全生集》）或与冰片等配伍，用于喉痹等证。如雄黄解毒丸（《重楼玉钥》）。或单味用粉，治一切癣疾、疱疹、瘙痒难忍、蛇虫咬伤，如雄黄膏（《圣济总录》）。

　　【炮制研究】水飞法能降低雄黄中 As_2O_3 含量，而干研法则不能。水飞用水量愈多，As_2O_3 去除得愈净，用水量为雄黄的 300 倍时，效果较好。分别采用水飞法、高能球磨法对 10 批雄黄生品进行炮制，制备水飞品和纳米雄黄；利用酸水飞法对纳米雄黄进行炮制制备纳米雄黄酸飞品。直接碘滴定法及二乙基二硫代氨基甲酸银法分别测定不同炮制品及生品中 As_2S_2 和 As_2O_3，结果发现各炮制品中 As_2S_2 的含量为：水飞品 > 生品 > NRP > NRP；As_2O_3 含量为：NRP > NRPP > 生品 > 水飞品。雄黄以 10% 醋飞制、醋牛奶水飞及 3% NaOH 碱洗法，均可有效除去使毒性降低 As_2O_3。研究发现，雄黄在空气中受热温度达 180℃至 200~250℃时，As_2S_2 大量转化生成 As_2O_3，毒性增加，故雄黄不能在有氧情况下加热炮制，且水飞后宜低温干燥或晾干。由于 As_2S_2 不溶于水和稀酸，而 As_2O_3 可溶于水，与稀盐酸作用生成（$AsCl_3$）

易于被水洗除，因此将雄黄 3 次酸洗，5 次水洗，As_2O_3 基本除净。

【贮存】贮干燥容器内，密闭，置通风干燥处。

滑　石

【处方用名】滑石、滑石粉

【来源】本品为硅酸盐类矿物滑石族滑石，主含含水硅酸镁 $[Mg_3(Si_4O_{10})(OH)_2]$。

【采收加工】全年可采，采挖后除去泥沙和杂石。

【历史沿革】汉代有捶碎、研法的记载；南北朝刘宋时代有刂皮煮制；唐代有炼制；宋代有水飞法，还有炒法、煅法等；元、明、清各代沿用水飞法。现行有研成极细粉末、水飞法等。《中国药典》（2020 版）载有滑石、滑石粉。

【炮制方法】

1. 滑石　取原药材，除去杂石，洗净，干燥，捣碎。

2. 滑石粉　取净滑石，砸碎，粉碎成细粉，或取净滑石粗粉，加水少量，碾磨至细。再加适量清水搅拌，倾出上层混悬液，下沉部分再按上法反复操作数次，合并混悬液，静置沉淀，倾去上清液，将沉淀物干燥后再研细粉。

【成品性状】

1. 滑石　多为块状集合体。呈不规则的块状。白色、黄白色或淡蓝灰色，有蜡样光泽。质软，细腻，手摸有滑润感，无吸湿性，置水中不崩散。气微，味淡。

2. 滑石粉　为白色或类白色、微细、无砂性的粉末，手摸有滑腻感。气微，味淡。

【质量要求】滑石粉　酸碱度、铁盐应符合规定，水中可溶物不得过 5mg（0.1%），酸中可溶物不得过 10.0mg（2.0%），炽灼失重减不得过 5.0%，含重金属不得过 40mg/kg，含砷盐不得过 2mg/kg；含硅酸镁 $[Mg_3(Si_4O_{10})(OH)_2]$ 不得少于 88.0%。

【炮制作用与临床应用】滑石味甘、淡，性寒，归胃、膀胱、肺经。利水通淋，清解暑热，祛痰。外用敛疮，滑石多水飞后入药，以使药物极细和纯净，便于内服及外用。常与黄柏等配伍，用于热淋、石淋、尿热涩痛、湿热下注、小便淋涩赤痛，如滑石散（《备急千金要方》）、八正散（《太平惠民和剂局方》）；或与朱砂等配伍，用于夏季感受暑邪，多汗、烦躁、口渴喜饮。如益元散。外治湿疹、湿疮、痱子。

【贮存】密闭。

玛　瑙

【处方用名】玛瑙。

【来源】本品为氧化物类矿物石英族玛瑙，主含二氧化硅（SiO_2）与含水二氧化硅（$SiO_2 \cdot nH_2O$）。

【采收加工】全年均可采挖，采得后除去泥沙、杂石。

【历史沿革】宋代有细研。明代有犬肉煮后煅醋淬、研、飞、煅醋淬等法。现行有水飞法、研磨等。

【炮制方法】取原药材，除去杂质，洗净，干燥，研或水飞成极细粉。

【成品性状】玛瑙为浅红色、橙红色或深红色细粉具光泽，无臭，味淡。

【炮制作用与临床应用】玛瑙味辛，性寒，归肝经。清热明目、拨云退翳，水飞后使药物纯净细腻。主要用于目生翳障。

【贮存】贮干燥处，粉末瓷瓶装，防尘。

珍　珠

【处方用名】珍珠、珍珠粉。

【来源】本品为珍珠贝科动物马氏珍珠贝 *Pteria martensii*（Dunker）、蚌科动物三角帆蚌 *Hyriopsis cumingii*（Lea）或褶纹冠蚌 *Cristaria plicata*（Leach）等双壳类动物受刺激形成的珍珠。

【采收加工】从动物体内取出，洗净，干燥。

【历史沿革】唐代有研粉。自宋代有豆腐蒸、水飞、牡蛎煮、煅法等。明代有人乳浸后煮、鸡与豆腐煮及炒制方法。现行有水飞、豆腐煮等。《中国药典》（2020 年版）载有珍珠、珍珠粉。

【炮制方法】

1. 珍珠　取原药材，除去杂质，洗净，晾干。

2. 珍珠粉　取净珍珠，粉碎，置乳钵中或适宜容器内，加入适量清水，研磨成糊状。再加多量的水，搅拌，倾出混悬液，下沉部分再行研磨，如此反复操作数次，除去杂质。合并混悬液，静置，分取沉淀物，干燥，再研磨成极细粉末。

【成品性状】

1. 珍珠　呈类球形、长圆形、卵圆形或棒形。表面类白色、浅粉红色、浅黄绿色或浅蓝色，半透明，光滑或微有凹凸，具特有的彩色光泽。质坚硬，破碎面显层纹。气微，味淡。

2. 珍珠粉　为白色粉末，无光点，质重，气微腥，味微咸，尝之无渣。

【质量要求】珍珠　酸不溶性灰分不得过 4.0%。重金属及有害元素检查，铅不得过 5mg/kg；镉不得过 0.3mg/kg；砷不得过 2mg/kg；汞不得过 0.2mg/kg；铜不得过 20mg/kg。

【炮制作用与临床应用】珍珠，味甘、咸，性寒，归心、肝经。具有安神定惊、明目退翳、解毒生肌的功能。珍珠质地坚硬，不溶于水，所以要水飞成极细粉，才能被人体吸收。用于惊悸失眠、惊风癫痫、目赤翳障、疮疡不敛。如治小儿惊啼的真珠丸（《圣济总录》），治口内诸疮的珍宝散（《丹台玉案》）。

【炮制研究】珍珠各炮制品中总氨基酸含量依次为豆浆煮水飞珍珠＞豆腐煮水飞珍珠＞牛乳煮水飞珍珠＞水飞珍珠＞炒爆研细珍珠，前 4 个品种均含 17 种以上氨基酸，其中以甘氨酸和丙氨酸的含量最多，天门冬氨酸、丝氨酸、精氨酸次之，炒爆研细珍珠在炒制过程中由于温度较高，部分氨基酸被破坏。对珍珠 150℃、600℃和 900℃热爆品的寡肽进行 HPLC 测定分析，发现与生品珍珠相比，150℃和 600℃热爆品都产生了新的寡肽，而 900℃热爆品没有新的寡肽。这说明珍珠在热炮制过程中，随着炮制在一定范围内（150～600℃）随着温度的提高，所得到的寡肽类化学成分的数目也随之增加。但是当温度高于一定范围（≥900℃）许多寡肽化学成分多数遭到破坏，未能提取得到。

【注意事项】作过装饰品的珍珠（习称"花珠"）外有油垢，须用豆腐煮制，令其洁净。方法：取原药材，洗净污垢（垢重者：先用碱水洗涤，再用清水漂去碱性），用纱布包好，再取豆腐置砂锅或铜锅内，一般 300g 珍珠用两块 250g 重的豆腐，下垫一块，上盖一块，加清水淹没豆腐寸许，煮制 2 小时，至豆腐呈蜂窝状为止。取出，去豆腐，用清水洗净晒干，用冷水水飞至舌舔无渣感为度。取出放入铺好纸的竹筐内晒干或烘干。

【贮存】贮干燥容器内，密闭，置阴凉干燥处。

第五节　制霜法 微课 1

PPT

药物经过加工处理，成为松散粉末或细小结晶，或煎熬成粉渣的方法称为制霜法。根据操作方法不同，制霜法可分为去油制霜、渗析制霜、升华制霜、煎煮制霜等。

一、去油制霜法

药物经过去除部分脂肪油制成松散粉末的方法称为去油制霜法。

（一）炮制目的

1. 降低毒性，缓和药性　如巴豆、千金子、木鳖子等。

2. 降低副作用　如柏子仁等。

（二）操作方法

取净药材，除去外壳取种仁，碾成细末或捣烂如泥，用布包裹，加热，压榨去油，至均匀、松散成粉，不再粘结为度。少量者亦可用数层吸油纸包裹，置炉边或烈日曝晒后，压榨去油，反复压榨换纸，至纸不显油迹为度。

（三）注意事项

（1）采用去油制霜法制备中药饮片时，多加热或放置热处，以利于油脂渗出。

（2）去油制霜如用粗纸包压时要勤换纸，以使油充分渗在纸上。

（3）有毒药物去油制霜用过的布或纸要及时销毁，以免误用。

（4）在炮制有毒中药时，产生的油蒸气会危害操作者健康，应注意安全防护。

二、渗析制霜法

药物与物料经过加工析出细小结晶的方法，称为渗析制霜法。目的是制造新药，增强疗效，纯净药物。如西瓜霜。

三、升华制霜法

药物经过高温加工处理，升华成结晶或细粉的方法，称为升华制霜法。目的是纯净药物。如信石。

四、煎煮制霜法

药物经过多次长时间煎熬，剩下的粉渣另作药用的方法，称为煎煮制霜法。目的是缓和药性，扩大药源，综合利用资源。如鹿角霜。

巴　豆

【处方用名】生巴豆、巴豆霜。

【来源】本品为大戟科植物巴豆 *Croton tiglium* L. 的干燥成熟果实。

【采收加工】秋季果实成熟时采收，堆置 2~3 天，摊开，干燥。

【历史沿革】汉代有"去皮心复熬变色"及"去皮细研取霜"的炮制方法；南北朝时期有麻油和酒煮的记载；唐代有熬制、火炮、烧令烟断等法；宋代有"炒微黑黄"、醋煮、油煎、面炒、面煨、麦麸水煮、火炮、酒煮、黄连制等多种方法；明代对巴豆的用法和炮制方法更趋多样，如"巴豆有用仁者，用壳者，用油者，有生用者，麸炒者，醋煮者，烧存性者，有研烂以纸包去油者，谓之巴豆霜"、炼、薄荷汁制、甘草制法；清代基本沿用前法，并增加了沉香制、雄黄制、隔纸炒令油出、煅、蒸等方法。现行有净制、制霜法。《中国药典》（2020 年版）载有巴豆、巴豆霜。

【炮制方法】

1. 生巴豆　取原药材，除去杂质，浸湿后用稠米汤或稠面汤拌匀，置日光下曝晒或烘干后去种皮，取仁。

2. 巴豆霜　取净巴豆仁，碾如泥状，里层用纸，外层用布包严，蒸热，压榨去油，如此反复数次，至药物均匀、松散成粉，不再粘结成饼为度。

注意事项：①生巴豆有剧毒，在制霜过程中，往往由于接触巴豆种仁、油蒸气而引起皮炎，局部出现红斑或红肿等不适症状，操作时注意防护，如戴手套及口罩。②工作结束时，可用冷水洗涤裸露部分。如有皮炎症状时，可用绿豆、防风、甘草煎汤内服。③压榨去油时，药物要加热，一是易出油，二是毒性蛋白受热变性失去活性；如用粗纸包压时要勤换纸，以使油充分渗在纸上。④用过的布或纸立即烧毁，以免误用。

【成品性状】

1. 巴豆　本品呈扁椭圆形。表面黄白色或黄棕色，平滑有光泽，常附有白色薄膜；一端有微凹的合点，另一端有小点状的种脐。气微，味辛辣。

2. 巴豆霜　为粒度均匀、疏松的淡黄色松散粉末，显油性。

【质量要求】

巴豆霜，水分不得过 12.0%，总灰分不得过 7.0%；含脂肪油应为 18.0% ~ 20.0%，含巴豆苷（$C_{10}H_3N_5O_5$）不得少于 0.80%。

【炮制作用与临床应用】巴豆味辛，性热，有大毒。归胃、大肠经。峻下积滞，逐水消肿，豁痰利咽，蚀疮。生品毒性强烈，仅供外用蚀疮。生巴豆捣泥，绢包擦患处，用于恶疮疥癣、疣痣、恶疮疥癣。

巴豆去油制霜后，能降低毒性，缓和泻下作用。巴豆霜常与大黄等配伍，用于寒积便秘、乳食停滞、腹水、二便不通，如三物备急丸（《金匮要略方论》）；可单味吹喉，用于喉风、喉痹。

巴豆有毒，孕妇禁用。不宜与牵牛子同用。按"毒剧药管理方法"管理。

【炮制研究】巴豆的主要成分包括有机酸类、二萜类、生物碱类和植物蛋白类，其中巴豆脂肪油和巴豆毒素是巴豆大毒的物质基础。巴豆种仁含脂肪油约40% ~60%，为油酸、肉豆蔻酸、花生酸、棕榈酸、硬脂酸、月桂酸、巴豆油酸及顺芷酸等的甘油酯。有研究报道，压榨制霜工艺所制备的巴豆霜，其脂肪油中各成分组成与生巴豆比较无明显差异，证明脂肪油在制霜过程中未受到破坏。巴豆制霜后相对含量显著增加的有肉豆蔻酸、棕榈酸、亚油酸、硬脂酸，相对含量显著降低的有葵酸、9，12 - 十六碳二烯酸甲酯、9 - 十六碳烯酸甲酯、油酸、13 - 二十二碳烯酸、花生酸。巴豆中有而在巴豆霜中未检测到的化合物是2，4 - 壬二烯醛、12 - 甲基 - 十四碳酸甲酯、亚油酸甲酯；巴豆霜中有而巴豆中未检测到的是十一碳酸。巴豆和巴豆霜中亚油酸含量最高，分别占总量的55.90%和64.28%。

巴豆的毒性成分是一种毒性球蛋白，称为巴豆毒素，能溶解红细胞，使局部细胞坏死、变性，抑制蛋白质的合成，并能使消化道腐蚀出血，损坏肾脏，出现尿血。口服巴豆油半滴至一滴，即产生口腔、咽喉及胃部灼热感，并有致呕作用，产生剧烈腹泻，伴有剧烈腹痛和里急后重。巴豆制霜降低巴豆油含量，同时通过加热使毒蛋白变性从而降低毒性、缓和药性。巴豆不同炮制品，未加热者均有溶血作用，加热处理的炮制品无溶血作用。采用网络药理学方法，以巴豆的效毒关系为切入点，对巴豆和巴豆霜的成分进行筛选、靶点进行预测、通路进行分析。结果表明，巴豆（霜）调控 Rap1 信号通路、非小细胞肺癌等通路，对肿瘤具有明显的治疗作用。巴豆苷等导致肝毒性，影响脂肪酸代谢通路，是巴豆的主要毒性机制。巴豆制霜不仅能降低巴豆的不良反应和毒性效应，而且能更好地发挥巴豆霜的抗肿瘤抑菌治疗作用。

【贮存】巴豆霜瓶装或坛装，置阴凉干燥处。

千金子

【处方用名】千金子、续随子、千金子霜。

【来源】本品为大戟科植物续随子 *Euphorbia lathyris* L. 的干燥成熟种子。

【采收加工】夏、秋二季果实成熟时采收，除去杂质，干燥。

【历史沿革】宋代有去皮、去油、去皮煮研的方法；明代增加了酒浸、去油取霜等方法；清代基本沿用前法。现行有净制、制霜等。《中国药典》（2020 年版）载有千金子、千金子霜。

【炮制方法】

1. 千金子 取原药材，除去杂质，筛去泥沙，洗净，晒干，用时打碎。

2. 千金子霜 取净千金子仁，碾成泥状，用布包严，蒸热，压榨去油，如此反复操作，至药物松散不再粘结成饼为度。少量者，碾碎用吸油纸数层包裹，加热，反复压榨换纸，以纸上不显油痕即可。

【成品性状】

1. 千金子 呈椭圆形或倒卵形，表面灰褐色或灰棕色，有不规则网状皱纹，网孔凹陷处灰黑色，形成细斑点。种皮薄脆，种仁白色或黄白色，富油性。气微，味辛。

2. 千金子霜 为均匀、疏松的淡黄色粉末，微显油性。味辛辣。

【质量要求】

1. 千金子 水分不得过 7.0%；含脂肪油不得少于 35.0%，含千金子甾醇（$C_{32}H_{40}O_8$）不得少于 0.35%。

2. 千金子霜 含脂肪油应为 18.0% ~ 20.0%。

【炮制作用与临床应用】千金子味辛，性温，有毒。归肝、肾、大肠经。逐水消肿，破血消癥。生品毒性较大，作用峻烈，多供外用。生品单味捣烂外敷，用于顽癣，疣赘。

千金子去油制霜后可降低毒性，缓和泻下作用。千金子霜常与大戟等配伍，用于水肿胀满，积聚癥块，诸疮肿毒。如紫金锭（《外科正宗》）；单用本品压去油服（《斗门方》）。

千金子有毒，孕妇禁用。按"毒剧药管理方法"管理。

【炮制研究】千金子主要含有二萜类、甾醇类、香豆素类、黄酮类、挥发油、脂肪油及其他类成分。二萜类化合物既是主要的功效成分也是毒性成分，油脂含量最高是其主要的毒性成分。千金子加热制霜后脂肪油减少 35% ~ 50%，其中两种泻下成分千金子素 L_1（千金子甾醇）和 L_3（千金子 – 二萜醇二乙酸苯甲酸酯）平均下降率分别为 64.22% 和 62.86%，脂肪油含量与其毒性具有成正比的量化关系，制霜后毒性降低。制霜后水浸出物、醇浸出物及醚浸出物均明显低于生品（$P < 0.001$），说明千金子制霜后所含成分有一定损失。制霜后脂肪油含量与折光率较生品显著降低。目前认为千金子炮制减毒的机理主要与制霜后二萜醇酯类化合物含量降低有关。

生千金子霜和烘千金子霜均能使大鼠尿量显著减少（$P < 0.01$），可能是千金子的泻下作用使体内水分通过大便排出增多，而使尿量减少。从肠推进率实验看出，千金子小肠推进作用较强，不同含油量的千金子霜均具有明显加快小肠蠕动的作用，但较生品弱，随着千金子霜含油量的降低，其肠蠕动作用逐渐减慢，与霜中含油量呈现一定程度的线性关系。千金子生品可通过激活 TLR4 介导的 NF – κB/NLRP3 通路，促进 TNF – α 和 IL – 1β 释放，诱导结肠组织产生炎性反应，而制霜后对 TLR4/NF – κB/NLRP3 通路传导及促炎因子分泌的上调作用明显减弱，提示其制霜减毒的作用机制与致炎能力下降及干预 TLR4/NF – κB/NLRP3 信号通路有关。

【贮存】贮干燥容器内，千金子霜瓶装或坛装，置阴凉干燥处。防蛀。

大风子

【处方用名】大风子、大风子霜。

【来源】本品为大风子科植物大风子 *Hydnocarpus anthelmintica* Pierre. 的干燥种子。

【采收加工】夏季果实成熟时采摘，除去果皮，取出种子，洗净，干燥。

【历史沿革】明代有去壳取仁、去油取霜的炮制方法；清代有"入丸药，压去油"的论述。现行主要有净制、制霜法。

【炮制方法】

1. 大风子　取原药材，除去杂质及霉烂变质者，去壳取仁。

2. 大风子霜　取净大风子仁，碾碎，用布包严，蒸热，压榨去油，研细。少量者碾碎用吸油纸数层包裹，加热，反复压榨换纸，以纸上不显油痕即可。

【成品性状】

1. 大风子　呈不规则卵圆形，或多面形，稍有钝棱，表面灰棕色或灰褐色，有细纹。种皮坚硬而厚，内表面光滑，浅黄色或黄棕色。种皮与种仁分离，种仁灰白色，有油性。气微，味淡。

2. 大风子霜　为乳白色粉末。气微，味淡。

【炮制作用与临床应用】大风子味辛，性热。有毒。归肝、脾、肾经。祛风燥湿，攻毒杀虫。生品毒性较强，作用峻烈，多外用。生品常用于麻风，疥癣，杨梅毒疮，如治疗癣痒疥疮的大枫丹（《血证论》）。

制霜后除去部分脂肪油，降低了毒性，可供内服。大风子霜多制成丸散剂内服，如治大风眉目遍身秽烂的大风丸（《解围元薮》）。

【贮存】贮干燥容器内，大风子霜瓶装或坛装，密闭，置阴凉干燥处。

木鳖子

【处方用名】木鳖子、木鳖子霜。

【来源】本品为葫芦科植物木鳖 *Momordica cochinchinensis* （Lour.）Spreng. 的干燥成熟种子。

【采收加工】冬季采收成熟果实，剖开，晒至半干，除去果肉，取出种子，干燥。

【历史沿革】唐代有去壳、麸炒；宋代有烧令烟尽、炒焦、去壳纸捶出油等方法；明代增加了麸炒、炒熟、炒黄、烧存性、焙制、油制等法；清代尚有陈土炒、炒焦黑等炮制方法。现行有净制、制霜等。《中国药典》（2020 年版）载有木鳖子、木鳖子霜。

【炮制方法】

1. 木鳖子仁　取原药材，除净杂质，筛去灰屑，去壳取仁，用时捣碎。

2. 木鳖子霜　取净木鳖子仁，炒热，研末，用吸油纸包裹数层，外加布包紧，压榨去油，反复多次，至纸上不再出现油迹，色由黄变灰白色，呈松散粉末时，研细。

【成品性状】

1. 木鳖子仁　内种皮灰绿色，绒毛样。子叶 2，黄白色，富油性。有特殊的油腻气，味苦。

2. 木鳖子霜　为白色或灰白色的松散粉末。有特殊的油腻气，味苦。

【质量要求】

1. 木鳖子仁　含丝石竹皂苷元 3 - O - β - D 葡萄糖醛酸甲酯（$C_{37}H_{56}O_{10}$）不得少于 0.25%。

2. 木鳖子霜　含丝石竹皂苷元 3 - O - β - D 葡萄糖醛酸甲酯（$C_{37}H_{56}O_{10}$）不得少于 0.40%。

【炮制作用与临床应用】木鳖子味苦，微甘，性凉，有毒。归肝、脾、胃经。散结消肿，攻毒疗疮。生品有毒，仅供外用。生品木鳖子用于疮疡肿毒，乳痈，瘰疬，痔瘘，干癣，秃疮。如神效千捶膏（《医宗金鉴》）。

制霜后除去部分脂肪油，降低了毒性；木鳖子霜功用同木鳖子，可入丸散剂内服。如木鳖膏（《仁斋直指方论》）。

【炮制研究】木鳖子中的化学成分主要有挥发油及油脂类、皂苷类、甾体及三萜类、香豆素及内酯类、生物碱类、蛋白质类、氨基酸及多肽等。其脂肪油含量在 40% 左右，有一定的刺激性及泻下作用，同时具有抗感染、抗肿瘤及免疫调节等作用。因此，木鳖子霜含油量宜控制在 18% ~20%。有研究报道，木鳖子在制霜过程中并未产生新的脂肪油成分，只是在含量上存在明显的差异。其中壬二酸、十四烷酸、棕榈酸、油酸、硬脂酸、亚油酸 6 种成分含量显著上升，桐酸、10，12 – 十八碳二烯酸 2 种成分含量显著下降，制霜后总脂肪油含油率从 33.56% 降低到 19.14%。

木鳖子除了具有基于传统功效的抗癌、抗炎、抗菌等药理作用外，还具有抗溃疡、抗氧化、调节免疫等多种药理作用。①急性毒性研究：木鳖子与木鳖子霜各组小鼠均不同程度的出现自发活动减少、困倦、眼睑半闭，严重的表现强直性抽搐，直至死亡；根据 Bliss 法，计算出木鳖子 LD_{50} = 16.777g/kg，木鳖子霜 LD_{50} = 28.560g/kg。木鳖子霜毒性较木鳖子明显降低；且木鳖子霜组肝、肾组织病变程度较木鳖子组有不同程度的减轻。②H_{22} 抗肿瘤药效研究：木鳖子与木鳖子霜各组小鼠均不同程度改善 H_{22} 荷瘤小鼠一般状况，提高脾脏、胸腺指数，抑制肿瘤生长，但二者之间无显著性差异；均升高血清 IL – 2、IL – 6、IL – 12 与 TNF – α 的水平，且木鳖子霜较木鳖子（1.65g/kg）的 IL – 2、TNF – α 水平显著升高，木鳖子霜较木鳖子（0.55g/kg）的 IL – 12 水平显著提高；均提高肿瘤组织中 bax 表达，并抑制 bcl – 2 表达从而升高 bax/bcl – 2 比值，且木鳖子霜较木鳖子显著升高；缓解肿瘤及肝脏组织的病理学变化。结果表明，木鳖子霜可通过提高 IL – 2、IL – 6、TNF – α 因子水平及调节凋亡基因 bcl – 2、bax 水平增强其抗肿瘤疗效。

【贮存】置干燥处。

柏子仁

【处方用名】柏子仁、柏子仁霜、炒柏子仁。

【来源】本品为柏科植物侧柏 *Platycladus orientalis*（L）Franco 的干燥成熟种仁。

【采收加工】秋、冬二季采收成熟种子，晒干，除去种皮，收集种仁。

【历史沿革】南北朝刘宋时代有酒与黄精制的方法；唐代有熬法；宋代有压去油、"酒浸、焙炒"、炒等法；明代有酒蒸、焙去油、炒去油等方法；清代多沿用前法。现行有炒黄、制霜等。《中国药典》（2020 年版）载有柏子仁、柏子仁霜。

【炮制方法】

1. 柏子仁 取原药材，除去杂质及残留的种皮，筛去灰屑。

2. 炒柏子仁 取净柏子仁，置预热适度的炒制容器内，用文火加热，炒至表面黄色油润，有香气逸出为度，取出，放凉。

3. 柏子仁霜 取净柏子仁，碾成泥状，用布（少量可用数层吸油纸）包严，蒸热，压榨去油，如此反复操作，至药物不再粘结成饼为度，碾细。

【成品性状】

1. 柏子仁 呈长卵形或长椭圆形，表面黄白色或淡黄棕色，外包膜质内种皮，顶端略尖，有深褐色的小点，基部钝圆。质软，富油性。气微香，味淡。

2. 炒柏子仁 表面油黄色，偶见焦斑，具有焦香气。

3. 柏子仁霜 为均匀、疏松的淡黄色粉末，微显油性，气微香。

【质量要求】

1. 柏子仁 水分不得过 6.0%，酸值不得过 40.0，羰基值不得过 30.0，过氧化值不得过 0.26，每 1000g 含黄曲霉毒素 B_1 不得过 5μg，黄曲霉毒素 G_2、黄曲霉毒素 G_1、黄曲霉毒素 B_2 和黄曲霉毒素 B_1 总量不得过 10μg。

2. 柏子仁霜 检查同柏子仁。

【炮制作用与临床应用】柏子仁性味甘，性平。归心、肾、大肠经。养心安神，润肠通便，止汗。生品气味不佳，易致恶心或呕吐，其脂肪油有润肠致泻的作用；生品润肠力盛，常用于肠燥便秘，虚烦失眠。如五仁丸（《医方类聚》）。

柏子仁去油制霜后，可消除呕吐和润肠致泻的副作用。柏子仁霜用于心神不安，虚烦失眠的脾虚患者。如治劳心太过，神不守舍的柏子养心丸（《古今医统》）。

柏子仁炒后有焦香气，使药性缓和，致泻作用减弱，呕吐的副作用消除；炒柏子仁用于虚烦失眠，心悸怔忡，阴虚盗汗。如天王补心丹（《摄生秘剖》）。

【贮存】贮干燥容器内，柏子仁霜瓶装或坛装，置阴凉干燥处，防热，防蛀，防泛油。

西瓜霜

【处方用名】西瓜霜。

【来源】本品为葫芦科植物西瓜 *Citrullus lanatus*（Thunb.）Matsumu. et Nakai 的成熟新鲜果实与皮硝经加工制成。

【历史沿革】清代有制霜的炮制方法且一直沿用至今，《中国药典》（2020 年版）载有西瓜霜。

【炮制方法】取新鲜西瓜，沿蒂头切一厚片作顶盖，挖出部分瓜瓤，将芒硝填入瓜内，盖上顶盖，用竹签扦牢，用碗或碟托住，盖好，悬挂于阴凉通风处，待西瓜表面析出白霜时，随时刮下，直至无白霜析出，晾干。或取新鲜西瓜切碎，放入不带釉的瓦罐内，一层西瓜一层芒硝，将口封严，悬挂于阴凉通风处，数日后即自瓦罐外面析出白色结晶物，随析随收集，至无结晶析出为止。每 100kg 西瓜，用皮硝 15kg。

注意事项：本品制作宜在秋凉季节进行，容易析出结晶。

【成品性状】本品为类白色至黄白色结晶性粉末。气微，味咸。

【质量要求】含重金属不得过 10mg/kg，含砷量不得过 10mg/kg；含硫酸钠（Na_2SO_4）不得少于 90.0%。

【炮制作用与临床应用】西瓜霜味咸，性寒。归肺、胃、大肠经。清热泻火，消肿止痛。西瓜能清热解暑，芒硝能清热泻火，两药合制，能起到协同作用，使药物更纯洁，增强清热泻灭之功。常用于咽喉肿痛，喉痹，口疮。如西瓜霜润喉片（《中国药典》）。

【炮制研究】西瓜霜含有 18 种氨基酸，其中 7 种为人体必需，还含有 Al、Fe、Si、Mg、Mn、Ca、Ts、Cu、Na 等元素。

传统方法制取西瓜霜简单，容易操作，但要受到季节的限制。有人采用风冷式家用电冰箱制取西瓜霜，收得率可达 40%，且含水量少。另有报道采用取西瓜切碎，加入制芒硝溶化，以布氏滤器加滑石粉助滤，滤出液减压蒸发浓缩，放冷析晶，结晶风化，该法质量稳定，生产周期短，也不受季节、气候、环境的限制，产量高，适宜工业化生产。

【贮存】贮干燥容器内，密闭，置阴凉干燥处，防潮，防热。

信　石

【处方用名】信石、砒霜。

【来源】本品为天然产矿物砷华 Arsenolite 或为硫化物类矿物毒砂 Arsenopyrite 或雄黄 Realgar 等含砷矿物经加工制成。主要含有 As_2O_3。

【采收加工】全年均可采挖，采得后，除净杂质。

【历史沿革】南北朝刘宋时代有"砒霜"的记载；宋代有萝卜灯心制霜、醋制、白矾制霜、萝卜制霜等法；明代有醋与甘草制、酸浆水制、煅制、硝石制、锡制、煨制等方法；清代有酒制、豆腐制、铅制、红枣制等方法。现行有净制制霜法等。

【炮制方法】

1. **信石**　取原药材，除去杂质，碾细。

2. 砒霜 取净信石，置煅锅内，上置一口径较小的锅，两锅接合处用盐泥封固，上压重物，盖锅底上贴一白纸条或放几粒大米，用武火加热煅至白纸或大米呈老黄色，离火待凉后，收集盖锅上的结晶。

【成品性状】

1. 信石 呈不规则碎块状，断面具灰、黄、白、红色交错彩晕，略透明或不透明，具玻璃样或绢丝样光泽，质脆，易砸碎。气无。

2. 砒霜 为白色结晶或粉末。

【炮制作用与临床应用】信石味酸、辛，性大热，有大毒。归脾、肺、胃、大肠经。祛痰，截疟，杀虫，蚀腐。制霜后药性更纯，毒性更大。常与豆豉配伍，用于寒痰哮喘，日久不愈，疟疾，如紫金丹（《普济本事方》）；或与硇砂等配伍，用于瘰疬、痔漏、恶疮、恶性疟疾，如一剪金（《卫生宝鉴》），紫霞锭子（《证治准绳》）。

【贮存】贮干燥容器内，密封，置干燥处。按"毒剧药管理方法"管理。

>> 知识链接

剧毒中药中的重症高手——砒霜

2020年9月6日，2020未来科学大奖在北京公布获奖名单，张亭栋、王振义凭借发现三氧化二砷（即砒霜）和全反式维甲酸对急性早幼粒细胞白血病的治疗作用，荣获"生命科学奖"。提起砒霜，大家都不寒而栗，这可是被视如大毒的"毒物"，民间所称的"鹤顶红"就是提取砒霜的一种天然矿物。砒霜具有劫痰、截疟、杀虫之功，最早是被用来治疗梅毒或肺结核病的一种辅助药物，后被用来治疗一些血液疾病。砒霜的原料为信石，通过升华制霜法加工来纯净药物，以达到便于调剂制剂的炮制目的。其实只要经过科学、严格地炮制、配伍、控制用量，并找准适应病证，就能治病救人，甚至收到意想不到的效果。张亭栋教授一生致力于砒霜治疗白血病研究，不仅发现了砒霜的新功效，也弘扬精益求精、坚持不懈的工匠精神及医者仁心的大爱精神。

鹿角霜

【处方用名】鹿角霜。

【来源】本品为鹿角去胶质的角块。

【采收加工】春、秋二季生产，将骨化角熬去胶质，取出角块，干燥。

【历史沿革】唐代有熬制、炒制的方法；宋代有水煮、牛乳炼法；明代增加了炼霜熬膏法；清代有制霜、煎胶捣成霜用的方法。现行主要有煎煮制霜等。《中国药典》（2020年版）载有鹿角霜。

【炮制方法】用时捣碎。

【成品性状】本品呈长圆柱形或不规则的块状，大小不一。表面灰白色，显粉性，常具纵棱，偶见灰色或灰棕色斑点。体轻，质酥，断面外层较致密，白色或灰白色，内层有蜂窝状小孔，灰褐色或灰黄色。有吸湿性。气微，味淡，嚼之有粘牙感。

【质量要求】水分不得过8.0%。

【炮制作用与临床应用】鹿角霜味咸、涩，性温。归肝、肾经。温肾助阳，收敛止血。常与菟丝子等配伍，用于脾肾阳虚，食少吐泻，白带，遗尿尿频，崩漏下血，痈疽痰核。如鹿角霜丸（《圣济总录》）。

【贮存】置干燥处。

PPT

第六节　干馏法 📱微课2

将药物置于容器内，加热灼烧，使之产生汁液的方法称为干馏法。

药料由于高热处理，产生了复杂的质变，形成了新的化合物，如鲜竹、木材、米糠经高热处理，所得的化合物是以不含氮的酸性、酚性物质为主要成分，如己酸、辛酸、庚酸、壬酸、癸酸、愈创木酚等。含蛋白质类的动、植物药（鸡蛋黄、大豆、黑豆）干馏所得的化合物则以含氮碱性物质为主，如哈尔满（Harman）和吡啶类、卟啉类的衍生物。它们都有抗过敏、抗真菌的作用。从含蛋白的动、植物的干馏物中还分离出镇痉的成分。

（一）炮制目的

制备有别于原药材的干馏物，扩大用药范围，以适合临床需要。亦是制备新药的工艺之一。

（二）操作方法

1. 砂浴加热　将原药材用砂浴加热，在干馏器上部收集冷凝的液状物，如黑豆馏油等。

2. 容器周围加热　将原药材放入适宜容器后倒置，在容器周围用武火加热，在下口收集液状物，如竹沥油等。

3. 武火炒制　将原药材放入炒制容器内，以文火除去水分后用武火熬炒，至油出尽，滤过后收集馏油，如蛋黄油等。

（三）注意事项

干馏法温度一般较高，多在120~50℃进行，但由于原料不同，各干馏物裂解温度也不一样，如蛋黄油在280℃左右，竹沥油在350~400℃左右，豆类的干馏物一般在400~450℃制成。

竹　沥

【处方用名】竹沥、竹沥油、竹油。

【来源】本品为禾本科植物淡竹 *Phyllostachys nigra*（Lodd.）Munro var. *henonis*（Mitf.）Stapf ex Rendle 的嫩茎用火烧灼而流出的汁液。

【历史沿革】汉代称"竹汁"；梁代始有"竹沥"的记载；唐代为直接火烧制汁法；宋代用新菫竹烧取之；明代新增竹段装瓶倒悬炭火围逼制竹沥法；清代基本沿用前法。现行有干馏法。

【炮制方法】取鲜嫩淡竹茎，截成0.3~0.5m的段，劈开洗净，装入坛内，装满后坛口向下、架起，坛的底面及周围用锯末和劈柴围严，用火燃烧，坛口下面置一罐，竹片受热后即有汁液流出，滴注罐内，至竹中汁液流尽为止。或取鲜竹，洗净，从两节之间锯开，竹节位于中间、纵向劈开两瓣，架在文火上加热，两端流出的汁液接于容器中，即得。

【成品性状】本品为青黄色或黄棕色浓稠汁液，具烟熏气。味苦微甜。

【炮制作用与临床应用】竹沥味甘、苦，性寒。入心、胃经。有清热豁痰、镇惊利窍之功。常与陈皮、法半夏等配伍，用于肺热痰壅，咳逆胸闷，或痰热蒙蔽清窍诸证，中风痰迷，惊痫癫狂等，如竹沥达痰丸（《沈氏尊生书》）；或与姜汁饮之，用于中风口噤（《备急千金要方》）。

【炮制研究】鲜竹沥的水溶性成分主要为天门冬氨酸、谷氨酸、丝氨酸等13种氨基酸，并含有葡萄糖、果糖、蔗糖等；醚提取液含愈创木酚、甲酚、苯酚、乙酸、苯甲酸、水杨酸等。

竹沥对各种腐败菌均具较强的抑制作用，有广谱抗菌活性，其中对金黄色葡萄球菌、枯草芽孢杆菌、大肠埃希菌和黑曲霉的抑制效果最明显。

竹材在干馏时120℃左右开始热分解，350~400℃分解剧烈，450℃以上分解逐渐减少，若以制得焦油和水的量为指标，以保持400℃干馏最佳。烧制鲜竹沥以秋、冬季为佳，其制取量、相对密度泡沫、色泽等性状指标均比春、夏季好；秋、冬两季相比，冬季比秋季好；在一天 24 小时内，以 18 时至次日 9 时时间段内烧制为好。

【贮存】瓶装，置阴凉处。

蛋黄油

【处方用名】蛋黄油、卵黄油。

【来源】本品为雉科动物家鸡 *Gallus gallus domesticus* Brisson 的蛋，煮熟后剥取蛋黄，经熬制而得的油状液体。

【历史沿革】唐代有煮取蛋黄熬法、炒取油；宋代有炒法。现行有干馏法。

【炮制方法】鸡蛋煮熟后，剥取蛋黄置适当容器内，以文火加热，除尽水分后用武火炒熬，至蛋黄油出尽为止，滤尽蛋黄油装瓶备用。在操作中主要掌握先文火使水分蒸发，后武火（280℃）煎出油为度。

【成品性状】本品为棕褐色或深黄棕色油状液体，具青黄色荧光，有异臭。

【炮制作用与临床应用】蛋黄油味甘，性平。归心、肾经。清热解毒。单味用于烧伤，湿疹，耳脓，疮疡已溃等症。

【炮制研究】研究表明，蛋黄油成分占比为磷脂类 32.8%、甘油三酯 62.3%、固醇类 4.9%。蛋黄油中磷脂主要由磷脂酰胆碱（卵磷脂）和磷脂酰乙醇胺（脑磷脂）构成，两者分别占蛋黄油总磷脂的 73% 和 15%，其他磷脂占 12%。蛋黄油中甘油三酯的脂肪酸组成为油酸 42.86%、亚油酸 22.95%、棕榈酸 19.91%、硬脂酸 7.89%、棕榈油酸 2.25% 及亚麻酸 0.94%。蛋黄油中固醇类几乎均为胆甾醇（胆固醇），此外含有少量麦角甾醇、链甾醇、胆甾烯醇与其他甾醇。

实验表明，蛋黄油具有抗氧化、抗溃疡、抗过敏、抗真菌的作用。①抗氧化作用：采用乙醇萃取法、乙酸乙酯萃取法和高温干馏法提取蛋黄油，用 GC 法对油样中的油酸、亚油酸含量进行测定，再用 DPPH 自由基清除率检测不同方法提取的油样的抗氧化活性。结果表明，高温干馏法得到的蛋黄油的 DPPH 清除率，大于乙醇萃取法和乙酸乙酯萃取法。乙醇萃取法和乙酸乙酯萃取法得到的蛋黄油经高温加热后，其油酸含量、亚油酸含量及 DPPH 自由基清除率都有所上升。乙酸乙酯萃取法得到的蛋黄油其抗氧化性最好，高温加热蛋黄油后，其抗氧化性会增强且不饱和脂肪酸含量会增高。②抗溃疡作用：用从蛋黄粉中提取分离的四种脂质分别对 6 周龄胃溃疡模型小鼠灌胃 5 天，通过对胃窦进行感官观察，对胃体进行组织病理学分析，并测定胃组织超氧化歧化酶活性、丙二醛浓度、谷胱甘肽过氧化酶浓度、内皮素 1 浓度和一氧化氮浓度评价不同脂质组分对小鼠消化性胃溃疡的愈合作用。结果表明，较高 $n-3$ 不饱和脂肪酸和花生四烯酸占比的液态脂质（蛋黄油 1）及磷脂为蛋黄油中促进消化性胃溃疡愈合的有效成分，且对胃溃疡模型小鼠灌胃 0.15g/d 蛋黄油 1 或 0.1g/d 磷脂均有良好的促进消化性胃溃疡愈合效果。

【贮存】瓶装，置阴凉处。

黑豆馏油

【处方用名】黑豆馏油。

【来源】本品由豆科植物黑大豆 *Glycine max*（L）Merr. 的干燥成熟种子经干馏制得。

【历史沿革】清代有将黑豆装罐火烧法。现行有干馏法。

【炮制方法】取净黑大豆，轧成颗粒，装入砂质壶中 2/3 处，盖好，用黏土泥密封壶盖及壶口周围，置炉火上干馏，另在壶嘴上接一薄铁制成的冷凝器及接收瓶（连结处亦需密封），可得到黑色黏稠液体，即粗制黑豆馏油。

若进一步精制，则将粗制品放在分液漏斗内，静置 20～30 分钟便分层，上层是馏油，下层为水和水溶性混合物，弃掉下层。取上层馏油置蒸馏瓶内于水浴上蒸馏，温度保持在 80~100℃，约 30 分钟，蒸馏出来的是淡黄色透明液，为干馏油中的挥发性物质，临床验证无效，而留在蒸馏瓶中的残液（黑色而有光泽的浓稠物）可供临床应用。

【成品性状】本品为黑色、有光泽的浓稠液体。气焦臭。

【炮制作用与临床应用】黑豆馏油具有清热、利湿、收敛的功能。可单用于牛皮癣、湿疹、神经性皮炎等。

【炮制研究】大豆饼干馏所得油层用乙醚及按酸碱梯度分离，碱性部分得吡啶、烷基吡啶、α－吡考啉、喹啉、喹那啶、苯胺等，酸性部分得石炭酸、多种煤酚、丁酸、戊酸、甲酸、乙酸等。另有报道，在脱脂大豆 400~450℃ 干馏物碱性部分中分离得纳尔哈尔满、哈尔满、菲啶及苯并喹啉等。有研究报道，采用 CC－MS 法对黑豆馏油的挥发性成分进行分析得到 47 个峰，鉴定了 30 个化合物，占挥发油总量的 62.01%，已鉴定的化合物有酮类、杂环类、酸类、苯酚类、酰胺类、吡咯类等 13 类化合物，其主要成分有 5,10－二乙酰基－2,3,7,8,－四氢－1H,6H－二吡咯、[1,2－α，1′,2′－d] 吡嗪、4－氨基苯酚、己内酰胺、2－(1－甲丙基)－双环 [2,2,1] 庚烷等。

研究表明，大豆干馏物具有抗氧化、抗过敏、抗真菌、消炎、止痒、止痛及促进伤口愈合等作用。①抗氧化作用：通过研究黑豆不同部分制备的馏油，并分别比较其对·OH、DPPH·的清除效果，结果表明，黑豆不同部分馏油均具有一定的清除 DPPH—和—OH 的能力，表现出较好的抗氧化活性，其浓度与抗氧化活性呈正相关，但对于不同的自由基黑豆不同部分的馏油表现出不同程度的清除效果。在样品液浓度相同的情况下，黑豆不同部分馏油对—OH 的清除能力从大到小依次为全豆馏油、豆黄馏油、豆皮馏油；对 DPPH－的清除能力从大到小依次为豆皮馏油、全豆馏油、豆黄馏油。②抗炎作用：通过二甲苯致小鼠耳肿胀的炎症模型来研究黑豆馏油凝胶的抗炎作用；同时把小鼠体重增长、胸腺重量作为观察指标比较其作用特点。结果表明，黑豆馏油凝胶可抑制二甲苯所致小鼠耳肿胀，且对小鼠体重增长、胸腺重量没有影响。说明黑豆馏油凝胶外用对化学性炎症有明显的抑制作用，且未见糖皮质激素样副作用，更适合长期应用。抗菌作用：通过琼脂扩散试验和最小抑菌浓度（MIC）测定试验进行研究，结果发现黑豆馏油凝胶对皮炎－湿疹类疾病联系紧密的金黄色葡萄球菌、表皮葡萄球菌、大肠埃希氏菌均有抑制作用。

【贮存】瓶装，置阴凉处。

>>> 知识链接 ◦－－

祛痰良药——鲜竹沥

鲜竹沥，是新鲜竹子经火烤干馏加工提取后的汁液，为淡黄色至红棕色的液体，具竹香气，它是一种集药、食两用的天然饮品。《神农本草经》中记载"竹叶，味苦平，主咳逆上气溢筋急，恶疡，小虫；竹根，益气止渴，补虚下气；竹汁，主风痓实，通神明，轻身益气。"《丹溪心法》中描述"竹沥能滑痰。痰在膈间，使人癫狂，或健忘，或风痰，皆用竹沥，亦能养血。"鲜竹沥性味甘、苦、寒，入心、胃经，具有清热化痰、镇惊利窍之功效，临床多用肺热咳嗽痰多、气喘胸闷、中风舌强、痰涎壅盛、小儿痰热惊风等症，在古代被中医誉为"痰家圣剂"。观竹之形态，中空而直，从头至根，看似节节受阻，气机实属相通，就好比人之体腔，被隔膜分为胸腔、腹腔、盆腔，好似竹之三节，看似不通，其实经三焦上下贯穿，内外相连。竹茹、竹沥绝非简单的化痰之品，实为清化痰热自三焦水道而出。竹茹、竹沥的祛痰之理也体现了中医的整体观念，体现了中医药传统文化的博大精深。

答案解析

目标检测

一、单项选择题（在每小题的 5 个备选答案中，选出 1 个正确答案）

1. 烘法的操作方法为（　　）

    A. 药物置近火处，使内部水分蒸发

    B. 药物置锅内，文火加热，使内部水分蒸发

    C. 药物置锅内，文火加热，勤翻动，使内部水分蒸发

    D. 药物置锅内，中火加热，使内部水分蒸发

    E. 药物置锅内，中火加热，勤翻动，使内部水分蒸发

2. 芒硝的提净工艺为（　　）

    A. 药材溶于规定热溶剂中——过滤——得结晶

    B. 药材溶于规定热溶剂中——过滤——滤液静置——冷却得结晶

    C. 药材溶于规定热溶剂中——过滤——滤液浓缩——得结晶

    D. 药材溶于规定热溶剂中——过滤——滤液加一定辅料——浓缩——得结晶

    E. 药材加热熔融——过滤——滤液——浓缩——得结晶

3. 焙蜈蚣的主要目的是（　　）

    A. 降低毒性，供外用　　　　B. 降低毒性，供内服　　　　C. 便于煎煮

    D. 便于贮藏　　　　E. 增强疗效

4. 用升华制霜法制得的药物是（　　）

    A. 西瓜霜　　　　B. 木鳖子霜　　　　C. 砒霜

    D. 柏子仁霜　　　　E. 大风子霜

5. 下列何药物炮制时忌铁器（　　）

    A. 硫磺　　　　B. 朱砂　　　　C. 自然铜

    D. 藤黄　　　　E. 巴豆

二、多项选择题（在每小题的 5 个备选答案中，选出 2～5 个正确答案）

1. 可采用煨法炮制药物有（　　）

    A. 诃子　　　　B. 葛根　　　　C. 木香

    D. 肉豆蔻　　　　E. 瓜蒌

2. 水飞法的主要炮制目的（　　）

    A. 除去杂质，洁净药物

    B. 使药物质地细腻，利用内服或外用

    C. 防止药物在研磨过程中粉尘飞扬，减少环境污染

    D. 增强药物疗效

    E. 除去药物中可溶于水的砷、汞等毒性物质，降低毒性

3. 去油制霜的主要目的是（　　）

    A. 降低毒性，缓和药性　　　　B. 增强药物疗效　　　　C. 制造新药，扩大用药品种

    D. 消除滑肠副作用　　　　E. 便于贮藏保管

4. 下列药物制霜后，既能降低毒性又能缓和药性的是（　　）

    A. 巴豆　　　　　　　　B. 千金子　　　　　　　　C. 大风子

    D. 砒石　　　　　　　　E. 鹿角

三、配伍选择题（每组分别对应一组备选项，备选项可重复选用，也可不选用。每题只有1个最佳答案）

    A. 煅法　　　　　　　　B. 烘焙法　　　　　　　　C. 水飞法

    D. 提净法　　　　　　　E. 干馏法

1. 葛根炮制多选用（　　）

2. 制备黑豆馏油采用的是（　　）

3. 朱砂炮制多选用（　　）

4. 芒硝多选用（　　）

5. 蜈蚣多选用（　　）

四、简答题

"雄黄见火毒如砒"如何理解？

书网融合……

   思政导航　　　　　　本章小结　　　　　　微课1　　　　　　微课2　　　　　　题库

第十五章　中药炮制地方传统技术概述

学习目标

知识目标

1. 掌握　樟帮、建昌帮、京帮、川帮等炮制帮派及民族医药的炮制技术、特殊炮制品的基本概念。

2. 熟悉　不同炮制帮派及民族医药的特色炮制工具、炮制技艺及炮制品种。

3. 了解　不同炮制帮派及民族医药历史渊源及发展历程。

能力目标

通过本章的学习使学生能够熟悉不同炮制帮派及民族医药的特色炮制工具、炮制技艺及炮制品种，传承地方特色炮制技术。

中药炮制是我国一项独特的传统制药技术，历史悠久，特色鲜明。中药炮制伴随着中医药的发展，在中医的防病治病中起着至关重要的作用。由于我国南北地理差异较大，各地人体禀赋不同，用药习惯和炮制方法不尽一致，出现并形成了具有鲜明地域特色的炮制技术，如"樟帮""建昌帮""京帮""川帮"等。在一段历史时期内，地方特色炮制技术在行业中起到极大的引领作用，特别是特色炮制品种在地方临床应用中起到独特作用。目前，部分具有地域特色的炮制方法和技艺濒临灭绝，需要进一步传承和创新。现分别将我国几个主要的地域流帮炮制技术介绍如下。

第一节　樟帮炮制技术 📱微课1

PPT

樟帮是全国 13 大药帮和中药炮制的主要帮派之一，又称为临清药帮（临江府清江县，今樟树市），与建昌帮合称江西帮。

一、历史沿革

樟帮起源于樟树市，形成历史源远流长。东汉时期，药祖葛玄（公元 164 年—244 年）在樟树阁皂山采药、洗药、制药、炼丹，开创了樟树中药炮制加工的先河；后来南宋著名药师侯逢丙来樟树设药加工，开店经营，奠定了樟帮药业的基础；樟树在明代逐渐形成了药材集散中心，即药墟，而后逐渐发展扩大形成药市，奠定了樟树作为"药都"的地位，至清代已成为中国三大药帮之一。

二、炮制工具

樟帮传统加工炮制工具主要有：铡刀、片刀、刮刀、铁锚、碾槽、冲钵、蟹爪钳、鹿茸加工壶、硫磺药柜等。尤有片刀、铡刀面小口薄，轻便锋利，俗称"樟刀"，还具备几种辅助工具，如竹压板、钳子、拦药木条等。

三、炮制辅料

樟帮在辅料方面,历来反映"樟树中药炮制,辅料讲究地道,归经如择,用量适度,疗效增强"之训。其固体辅料有糙米、蜜麸、白矾、豆腐、灶心土、滑石粉、油砂、红糖等;液体辅料有酒、醋、盐水、姜汁、蜜汁、甘草汁、皂角汁、米泔水、米汤、山羊血、猪心血、鳖血、胆汁、羊脂油等。

四、独特技艺

(一)抖药

樟帮对药材的抖择操作过程包括了抖、簸、筛、刷、捡、摘、揉、擦、砻、拭、刮、刨、插、劈、杵、揭、碾、轧、锯、榨、淘、切等办法,以除去灰尘、泥土、杂物、碎屑和非药用部分,还可使药材增值。药材经抖择之后,质量明显提高,因而价值成倍增长,故有"药无十倍不卖"之说。

(二)润药

樟帮的润法根据药材的特点分为盖润、闷润、露润和捂润。盖润为洗药后用湿麻袋覆盖,使药材润透为度;闷润主要针对团块状药材,洗后置容器中密闭闷润,如川芎,白芍之类多用此法;露润系将药材置露天使其自然吸潮软片,主要用于易溶解的药材,为避免水洗失去有效成分;捂润则是在切制前用湿热毛巾捂一下,使之既湿润好切,又不失有效成分,多为高档、贵重药材所采用。

(三)洗药

非常重视季节气候(称为"洗药四季水")条件,并根据药材质地等因素,灵活掌握,且在实践中总结经验,形成口诀:洗药四季水,四季各相宜;夏秋须快洗,春冬不着急;药硬洗宜久,药软莫迟疑;遇到芳香药,随洗随捞起。即夏秋气温高,入水洗的时间宜短;春冬气温低,水洗时间可长。质硬药材水洗应长;松软的药材水洗宜短;荆芥、薄荷等芳香药物应随洗随捞,称为"抢水洗"。

(四)切片

樟帮饮片片型分为圆片、骨牌片、斜片、直片、肚片、丝条片、段筒、骰子、劈片、刨片、捣碎、粉末等,各有特色。目的是易煎出药效,便于炮制,称量准确,气味相得。樟帮饮片其刀工独具一格,切制精良,片型美观,有"白芍飞上天,木通不见边,陈皮一条线,半夏鱼鳞片,肉桂薄肚片,黄柏骨牌片,甘草柳叶片,桂枝瓜子片,枳壳凤眼片,川芎蝴蝶双飞片,槟榔切108片,一粒马钱子切206片(腰子片)"的说法。

(五)饮片干燥

根据饮片的质地和药用部位,分成八类干燥法并编成歌诀:"黏性、芳香、粉质、油质、色泽与根须、根皮、草叶干燥法,各有千秋勿乱为。一曰黏性类药如天冬,潮片极易粘,文火干不透,原汁仍外渗,武火最适中;二曰芳香类药举薄荷,高温香气散,阴干最适宜,防霉防变黑,香浓药汁高;三曰粉性类药如山药,湿片易霉馊,随切随摊晒,若焙用文火,严防气色变;四曰油质类药举当归,火旺油溢出,色黄显焦干,天晴日晒好,阴雨文火烘;五曰色泽类药分黄白,列举黄芪与桔梗,桔梗日晒白上白,芪焙味香色金黄,白晒黄焙要记牢;六曰根须类药如白薇,片短水足易成团,空气不通防霉变,随切随摊勤翻晒,阴雨旺火防燃烧;七曰根皮药如黄柏,潮片易摊多翻晒,不易霉变忌麻痹,多摊多晾可烘晒,夏令谨防颜色变;八曰草叶类药举泽兰,润后水多易黏结,薄摊晾晒要勤翻,阴雨薄烘用文火,草叶易燃人莫离。八类干燥都说过,饮片干燥莫放松。"

（六）逢子必炒

樟树饮片炮制，有"逢子必炒，药香溢街"之说，逢子必炒，得其"香气"，炒得裂口，易于煎出有效成分，提高药效。

（七）炒黄饮片黄而不焦

关键在于掌握"火候"及药物特性。炒黄用小火或中火进行，不断翻炒，至药物呈黄色或比原色加深，或发泡鼓起为度。

（八）火炮饮片松泡酥脆

樟树经验，火炮之药，外焦起泡，内黄空松，功效俱到。如炮姜：将干姜片至烧红的锅内，迅速翻动至起烟，外表鼓胀起泡，内呈网络酥松为度。

（九）火煅饮片酥而不坚

根据药物硬度及性质而异，樟帮将煅法归纳为："坚者煅淬，较坚明煅，轻者闷煅，得其酥碎，留其药性"。还有：炒炭饮片焦而存性；酒洗、酒炙、酒蒸；甘草、皂角浸渍而解毒等；滋补药物重蒸闷等。这些炮制技术正是樟帮的特色所在。

五、特殊炮制品

（一）山羊血煮藤黄

取山羊血与小块藤黄，放入砂罐或铜锅内，加水，同煮至沸后 3 ~ 4 小时，除去山羊血，取出晾干，研成细粉。藤黄以山羊血为辅料炮制后毒性降低，可供内服，并可保证药物的净度。常用于跌打损伤，金疮肿毒，肿瘤。

（二）童便浸马钱子

取净马钱子，用童便浸泡 49 天，清水漂洗 14 天，每天换水 1 ~ 2 次，洗净，刮去绒毛，再用清水漂洗 7 天，切片晒干。童便浸马钱子毒性较之生品显著降低，保证了临床用药的安全性。

（三）七制香附

香附加陈年米醋、糯米甜酒、红糖、人乳适量、姜（加清水捣汁去渣）、盐（加水溶化），将去净须毛之香附微火炒至棕黑色，放入童便中浸 7 天，用清水漂至无腥气，晒干，再将上述辅料的混合液浸润 1 ~ 2 天，待汁吸尽置后置锅内微火炒制而成。七制香附长于消积滞、行经络化痰饮，用于胸、胁胀腹胀痛，痰饮满，月经不调。

（四）蜜麸炒枳壳

炼蜜加适量开水稀释后与麦麸拌匀，置烘箱内烘干，取出搓散，过筛，除去碎屑，即得蜜麸；中火预热锅后均匀撒入蜜麸，待起烟时投入枳壳，炒至药物表面呈深黄色时取出，筛去蜜麸，放凉，即得。蜜麸炒可缓和生品峻烈之性，增强宽中除胀功效，且饮片色泽美观，可作为枳壳优势饮片品种。

（五）鳖血炙柴胡

用适量纯净水以一定比例稀释新鲜鳖血，再与柴胡饮片拌匀，稍闷润至鳖血吸尽后，放入铜锅中炒制 15 分钟，取出，放凉，即得。樟帮鳖血柴胡能填阴滋血，抑制其浮阳之性，增强清肝退热的功效。可用于热入血室，骨蒸劳热。

>> 第二节 建昌帮炮制技术 微课2

PPT

建昌帮是中国南方的古药帮之一和中药炮制的主要帮派之一,与樟帮合称为江西帮。

一、历史沿革

建昌帮发源地是江西省南城县,早在晋朝时期,葛洪在南城麻姑山避难,在此从事炼丹等医药活动,有力地推动了当地人们对药物制备和应用的认识,这为后代建昌药业的兴旺起到开创性历史作用。唐代东南道教主邓紫阳、邓延康等多位南城道士在南城炼丹制药,对建昌药业的起源亦有一定的促进作用。宋代官府在南城设立"建昌军药局",讲求药物质量和药业信誉。元代《瑞竹堂经验方》反映建昌人对药物的认识和应用已达很高水平,既能够制备出各种药物剂型,又能对每一味药的加工炮制和用药规范。经过明清两个朝代的发展,建昌药业已很发达,至清代形成药帮。

二、炮制工具

建昌帮炮制工具,在刀具、刨具、筛具及辅助工具等方面具有独特性,刀刨齐全,特色工具多。建昌帮的切药刀,具有"体重(刀面约1.5kg)、把长(26cm)、刀面阔大、刀口线直、刃深锋利、吃硬省力、一刀多用"等特点;雷公刨,又称药刨,适合刨制长、斜、直、圆各型薄片或厚片。其他特色炮制工具还有枳壳榨、香附铲、泽泻笼、茯苓刀、附子筛、麦芽篓、炆药坛、圆木甑、猪肝色刀石等。

三、炮制辅料

建昌帮在辅料方面,有选料独特、遵古道地、制备考究、一物多用的特点。其中尤以谷糠炒制最有特色，有谷糠煨、谷糠煅、蜜糠炒、蜜糠炙的多种特色炮制方法，同时谷糠还用于净选、润制、吸湿、密封养护等，"南糠北麸"成为南北药帮炮制流帮的一个特色；其他辅料如白矾、朴硝、童便、米泔水、硫黄、河沙等的运用，也各有特色。

四、独 特 技 艺

建昌帮的传统炮制风格是水制注意区分四季水性，并熟谙文武火候的运用，长于武火急速快炒，使饮片色艳气香；多用文火煨、炙，使饮片纯真味厚；精于各种去毒工艺，使饮片毒低效高。饮片片型以"斜、薄、大、光"为特征，色泽以鲜艳、有光泽等为特征，气味以药味纯正、香气浓郁为特征。在建昌帮炮制14法（炒、炙、煨、煅、蒸、煮、炆、熬、淬、霜、曲、发芽、复制和其他制法）中，尤以炒、炙、煨、炆、蒸法工艺特色多。如炆法，既得陶坛砂罐忌铜铁之便，又以清水离坛口约7cm，糠火烧四边，有文火慢煮之功，使饮片纯真滋补力胜。

五、特 殊 炮 制 品

（一）煨附片

取大个生盐附子入缸中清水漂浸3~10天（根据传统经验附子一般按季节分为春三天、夏四天、秋七天、冬十天浸漂）。每天换水2~3次，捞出摊晾半天，在室内选一避风防火处，用砖石砌一高2尺的围圈（根据附子多少而决定围圈大小）。取谷壳灰或柴灰适量，筛净杂质平铺地面，将附子放入，逐个站立放平，或头尾交错压紧，至没有空隙（不能重叠）。附子加鲜生姜，切薄片平铺于附子上面，加盖二层牛胶纸或草纸，盖严，再平铺约5cm厚净灰，盖平。将稻草等易燃物放于灰上，倒入干燥的谷壳后，点火燃烧，待谷壳全部烧完后摊晾1天。取出附子筛去灰屑，放入木甑清蒸12小时，晒至全干，用开水泡润切薄片，晾晒干。煨附片亦被称为阳附片，常用于男性阳虚头昏，阳脱，痰饮等证，有回阳救逆，益气固脱，温肾壮阳等功效。

（二）炆熟地

取大个生地黄以清水洗净泥沙，水浸15~24小时（其浸泡时间一般以春、夏、秋、冬季节而定）。生地黄同水液装入酒坛中，并分层次加入陈皮，水面应低坛口3寸左右，加盖。选避风处，用砖石砌一围灶，四角留有通风口，底层放入易燃物，上盖适量的干谷壳（糠皮）。将装药的坛放入中央，点火燃烧，中途不断加入谷壳。连续炆24小时左右，停火，待冷后倒出。原汁水另存放，将熟地黄晒至半干，用原汁水加入米酒和砂仁（研细末）拌入熟地黄内使其缓缓闷润吸干，上木甑清蒸一次。再晒或打扁或竹刀切成片，然后晒至全干，瓦缸收藏待用。熟地黄经炆制后长于滋阴补血，益精填髓。用治肝肾阴虚，骨蒸潮热，盗汗，遗精，眩晕，耳鸣，消渴，血虚萎黄，心悸怔忡，月经不调，崩漏，下血，须发早白。

（三）姜制天麻

将天麻大小分档，用米汤水洗净后，用生姜捣烂取汁，浸润天麻12小时左右（具体时间以吸干姜汁为宜），摊晾半干入木甑清蒸1小时，取出，用木板加重压扁（如春夏梅雨季节可用硫磺火熏一次以防霉变）。晾润至七八成干时切或刨薄片，晒干备用。天麻经建昌帮姜制后长于平肝熄风，祛风止痉。用治头痛眩晕，肢体麻木，半身不遂，小儿惊风，癫痫抽风，破伤风。

（四）四制香附

冬季取光香附，去净灰屑，置容器内。倒入童便，尿量高出药面7~10cm，浸漂7~49天后捞出，装入丝箩内，用清水搅拌冲洗净尿汁，再倒入容器内，用清水浸漂一天，换水 1 ~ 2 次，取出，沥干余水。入木盆内用香附铲铲碎成米粒状，晒干置容器内。取定量的黄酒、醋、生姜汁、食盐水，混合拌和溶化后，洒入盛装香附米的容器内，拌匀，麻布遮盖，闷润至吸干为度。取出筛去灰屑，摊晾即得。四制香附以醋制引药入肝经，增强止痛之功，黄酒通行经络，姜汁润和肝胃，化痰饮，盐水制引药入肾。合而用之，使香附具行气通经、消积止痛之效。

（五）姜附片

取药材洗漂方法同煨附片，取出，晒干，入容器内。加入定量的生姜片，拌簸均匀，麻布遮盖，闷润 1 ~ 2 天，以透心为度，取出。入木甑内，待锅中水沸，隔水坐锅上，用武火连续蒸 8 ~ 10 小时，蒸至药材熟透，口尝无或微有麻舌感时，不停火起甑，取出。摊晾于附子筛上，日摊夜闷至约七成干，内外水分均匀时，切或刨成直薄片，晾晒至干，筛去灰屑即得。姜附片亦被称为阴附片，常用于女性肾阳虚体弱诸证。

>>> **知识链接** o--

炮制行当建昌帮之辅料

建昌帮，是我国南方古药帮和中药炮制的重要流派之一，与"樟树帮"合称为江西帮，为全国 13 个大药帮之一。建昌帮在辅料选用方面较为考究，有选料独特、遵古道地、制备考究、一物多用的特点。其中尤以谷糠炒最有特色，如有谷糠煨、煅制药材，蜜糠炒炙多种药材，同时谷糠还用于净选、润制、吸湿、密封养护等，使"南糠北麸"成为南北药帮炮制流派的一个显著区别。其他辅料，如白矾、朴硝、童便、米泔水、硫黄、砂子等的运用也各有特色。

除了辅料之外，"建昌帮"还以擅长中药饮片加工炮制和药材集散交易著称，尤以药技见长，故中药界有"药不过樟树不齐，药不过建昌不成（灵）"，"樟树个（的）路道，建昌个（的）制炒"之说，被誉为中华中医药宝库中一颗耀眼的明珠。

--o

PPT

第三节　京帮炮制技术 微课 3

京帮，属于北京和天津的药派，继承和发扬了两地的传统中药炮制技术和经验。京帮炮制技术最具特色和代表性的是北京同仁堂药店、甘肃兰州庆仁堂等老字号药店。

一、历 史 沿 革

明代嘉靖年间，传统中药炮制技术和经验得到重视和起步式的发展，北京已有药行"商会"的建立。如明永乐年间的"万全堂"，明嘉靖年间的"西鹤年堂"，明万历年间的"永安堂""雅观斋"，清朝康熙八年的"同仁堂"，乾隆五十五年"长春堂"等。上述药房搜集很多的古方和民间验方，制备出品质优良的各种饮片，并配制出多种疗效好的膏丹丸散成方制剂，如牛黄清心丸、二母宁嗽丸、牛黄抱龙丸、追风膏等。

二、炮 制 工 具

京帮切药用高案刀，其切制的饮片不但大小适中，且片型规整。

三、炮制辅料及其特色

京帮炮制辅料除了常用的固体和液体辅料外，还有乌豆（黑豆）制作的豆腐等特殊的辅料。另外药用液体辅料也是京帮中常用辅料，如甘草水煎液、明矾水溶液和黄连水煎液等，其主要作用是降低或消除毒副作用，或降低药物燥性。

四、独　特　技　艺

京帮在切制方面制作饮片片型精良，可做到"陈皮一条线，凤眼鸡血藤，乌眼胡黄连，泽泻如银元，清夏不见边，川芎蝴蝶片，槟榔一百零八片"，体现出良好的切制技术和手法。在复制法方面体现技艺的持久精湛，如九转南星的制作需要 8 年时间才能完成。此外，京帮在发酵和炖制最具特色，如百药煎、酒炖大黄、地黄、沉香曲、淡豆豉等。

五、特殊炮制品

（一）七制香附

取净香附子碾压成碎粒，筛除细毛和细末，备用。取定量的黄酒、米泔水、牛乳汁、盐水、米醋、童便和生姜汁，混合均匀，喷洒入香附中，拌匀，闷润 2 小时，再用文火连续拌炒，待药物炒干，能闻到香附与辅料的浓烈气味时，取出，晾凉，即得。

（二）百药煎

将五倍子、酒曲分别单独粉碎，过一号筛，备用。将桔梗、甘草、绿茶置于砂罐中，加水 500ml，煎煮 2 次，每次微沸 30 分钟，滤过，合并滤液，待煎液降温至 35℃ 左右时，倾倒入五倍子粗粉中，搅匀，呈疏松的块状或颗粒状时，继续加入酒曲搅匀，移入容器内，密闭，放置于 30 ~ 35℃ 的室温中进行发酵，每 2 天搅拌 1 次，经过 18 ~ 20 天，至发酵物体积膨胀、表面析出白色结晶时，取出，晒干，捣碎，即得。

（三）九转胆星

将生天南星粉碎成细粉，加胆汁搅拌均匀成稀黄酱样，然后移置于缸中，放置数月后逐渐发酵并产生大量的泡沫，以后泡沫慢慢消失，原来稠糊状的胆汁与南星混合物，变为疏松的颗粒形，进行此操作时，为了使缸中药物保持一定的温度，可把缸下部的三分之二埋在地下，发酵后缸口覆盖严封，秋后开始操作，阴处为宜，这一步谓之"阴转胆星"，第二年春季，启开缸口取出，每斤再加胆汁 3 两，搅拌均匀后分别装在空牛胆皮囊中，悬挂在不见日光直照的屋檐下，再经一年，这一步为"阳转胆星"，第三年将囊内容物粉碎成粗粉再加胆汁如上法混合，如此每年春季反复操作并添加胆汁，每次递减 2 两，前后需 8 年，到了七转胆星，再粉碎成细粉，加绍兴黄酒混合均匀，制成麸或片状，在笼屉中以蒸汽加热 1 小时，取出切成块，即得，称作"酒转胆星"或"九转胆星"。

（四）酒炖大黄

取大黄片或块，用黄酒拌匀，闷约 1 ~ 2 小时至酒被吸尽，装入炖药罐或适宜容器内，密闭，隔水炖约 24 ~ 32 小时至大黄内外均呈黑色时，取出，干燥。每 100kg 大黄片或块，用黄酒 30kg。

（五）沉香曲

取沉香、姜厚朴、檀香、六神曲粉碎成细粉，另取面粉打成糊，与药粉混合成坨，加工成长发块，干燥。

（六）淡豆豉

取清瘟解毒汤（白芷、玄参、柴胡、连翘、桔梗、川芎、黄芩、羌活、赤芍、天花粉、葛根、甘草、淡竹叶、生姜），置锅内，用文火煎煮两次，第一次加水 10 倍量煎煮 1 小时，第二次加水 10 倍量煎煮 1 小时，分次滤过，合并滤液，与净黑豆同置锅内煮沸，不断翻动，至汤吸尽，黑豆膨胀时取出，再取青蒿与黑豆拌匀，置适宜容器内盖严，置适当温度下，待发酵后，取出，干燥，簸去青蒿。每 100kg 黑豆，用清瘟解毒汤 1 剂，青蒿 15kg。

>>> **知识链接** o--

"丸散膏丹同仁堂，汤剂饮片鹤年堂"

京都发源于我国北京、天津地区，是以北京同仁堂和鹤（音豪）年堂等为代表的传统炮制帮派。京都炮制的特点主要体现在炮制方法和辅料特色上。在炮制方法方面，京都饮片的姜制法除了姜煮制、姜炒制外，还有姜腌制，如半夏、天南星和白附子等，通过姜腌制能够较好地降低药材毒性；盐制法除了盐水炒，还有盐粒炒，即用大青盐粒拌炒药物，也被认为是"烫"的方法之一，适用于质地坚实并入肾经的饮片，如怀牛膝等。在炮制辅料方面，京都善用辅料豆腐，强调用乌豆制作豆腐，因为乌豆汤可以解毒，所以认为由乌豆制作的豆腐能更好地降低药物毒性，如以豆腐制附子等；另外米汤的应用方法独特，专门采用米汤煨制葛根，意即通过煨制更好地降低药物燥性。此外，京都还专门总结了药制法的炮制工艺，即用药用液体辅料炮制药物，其中常用的药制辅料包括甘草水煎液、明矾水溶液和黄连水煎液等，通过这些辅料与被炮制药物的有毒成分互相结合，达到降低或消除毒副作用的目的。

--o

⊗ 第四节　川帮炮制技术 📱 微课 4

PPT

一、历 史 沿 革

川帮炮制技术在明清鼎盛时期形成，主要以四川为主，包括重庆、云南、贵州等中国西南地区的特色中药炮制技术，其中成都地区是川帮炮制技术中核心所在。解放前，成都地区有近百家药房，其经营模式大多为"前店后坊"，即店堂前面供医生坐堂应诊、饮片配方，店堂后面则进行饮片的加工炮制，或根据处方要求"单锅小炒"，各店都有独特的炮制技艺。1956 年开始公私合营，所有药店合并成三家较大规模药店，即同仁堂、庚鼎药房、精益堂。文革初期，三家药厂又合并为成都工农兵药厂，改革开放初期更名为成都中药厂。那时，成都市有一大批精通中药炮制技术的骨干。1959 年成都中医学院药学院成立，即聘请了成都药材站炮制技术骨干、人称"药王"的徐楚江作为特聘教师，并聘请了冯相贤、欧建忠等经验丰富的老药工为实验指导老师，向该专业学生传授传统中药炮制技术。胡昌江作为徐楚江教授师承弟子，承前启后，继承与总结川帮炮制核心特色，其核心技术相继入选成都市、四川省及国家级非物质文化遗产保护名录。

二、炮 制 工 具

（一）切药刀（通称刀、大刀）

通常固定在刀床上，刀身厚，刃口为一面，适于切坚硬、长、大之药物。为厚、薄片均可切用之工具，一般习惯使用时为前切薄片，后切坚硬药物。

（二）片刀

与普通菜刀相同，通称小刀，为手切刀。刀身薄，钢口坚利，刃口为两面，呈弧形。一般柔软、短小药物加工用，适用于片形较厚之药物。在运用上刃口由后向前为削，刃口左右平向为片，直行运用刃口为切，用刃尖为破，用刃跟为劈。

（三）剪刀

部分卷曲不平坦之果皮、草质茎，又必须切成一定形态者，或操作三角片，露半段，及显示特征之片型，可用剪刀切制操作。

（四）剃刀

为去心操作工具。剃刀刃口薄刃背厚，易于剖出心柱，而不破烂本体。

（五）挑儿刀

为半圆形刃口薄之推削工具。凡果实类药物，须削出极薄表皮者，以此操作。如陈皮去皮，去红，去白之区别等。

（六）刃刀

刃刀呈斜形而薄，为部分药剔挑之用。

三、独　特　技　艺

川帮炮制特色技艺主要在于道地药材炮制、复制法、特色发酵以及炼丹术等，其中复制法享誉全国，但其工艺十分繁琐，如：复制大黄、九转南星、仙半夏、蒸熟地、附子系列炮制品、十三制香附、九制花蕊石、神仙枣、百药煎、中九丸等。

四、特殊炮制品

（一）复制大黄

大黄的炮制就分为九制大黄（独黄丸）、十五制大黄、二十四制大黄。

1. 九制大黄（独黄丸）　酒军加黄酒后蒸透晒干，每次用黄酒5%，复方处理九次，每次蒸后，将甑脚水拌入，日晒夜露，直至颗粒干燥，体质酥脆，断面色淡黑有光时为止，称九制大黄，制剂研末和蜜作丸，称独黄丸。

2. 十五制大黄　酒军做成后，再以下列药物处理，各药分别熬煎浸泡。分次用药液浸拌酒军，待完全渗入后，即行蒸制。八成干时加入第二制辅料如法炮制。待透后，即行晒、晾、露，并将甑下水拌入，干后又进行一次蒸，如此反复处理15次者即为十五制大黄。使用药物（辅料）如下：一次绿豆，二次黑豆，三、四次槐、桃叶，五次广陈皮，六次麦芽，七次桑叶，八次车前草，九次苍术，十次黄芩，十一次厚朴，十二次香附，十三次焦白术，十四次韭菜（榨汁），十五次藕节。

3. 二十四制大黄　在十五制大黄的基础上再分别用丹皮，泽泻，薄荷，石斛，玄参，连翘，知母，尖贝，薏苡仁，同法反复处理24次，即为二十四制大黄。

（二）复制南星

1. 制南星　取生南星，刮去粗皮，用清水泡透心，放去清水，打碎辅料（按南星质量加入比例的干姜或鲜姜、皂角、白矾），拌匀南星，放清水淹过药面5~8寸，浸泡5~7天，以泡至微有麻味时，取出蒸至圆气后，继续蒸约6小时，以熟透为度，倒出切成一分厚片子，晒干，装包成件。

2. 胆南星（九转南星） 生南星粉加胆汁搅匀装入缸内。缸埋地下十分之九，一年后取出，谓之阴转，再以阴转南星，兑胆汁搅匀，分装于牛胆皮内挂通风处，谓阳转。次年取下，闷去胆皮，扎成粗末，再以阳转南星兑胆汁搅匀。再装胆汁皮内，挂通风处阴干。次年再以南星兑胆汁搅匀，放于胆皮内。如此反复操作，但胆汁量逐减，复挂于通风处，经年即成九转南星。

（三）附子炮制方法

1. 生附子 将附子除去泥土，洗净泥沙，直接干燥（晒干或烘干）即成。

2. 盐附子 选择个大、均匀的泥附子，洗净，浸入胆巴的水溶液中过夜，再加食盐，继续浸泡，每日取出晒晾，并逐渐延长晒晾时间，直至附子表面出现大量结晶盐粒（盐霜）、体质变硬为止，习称"盐附子"。

3. 白附片 选择大小均匀的泥附子，洗净，浸入胆巴的水溶液中数日，连同浸液煮至透心，捞出，剥去外皮，纵切成厚约0.3cm的片，用水浸漂，取出，蒸透，晒干，习称"白附片"。

4. 黑顺片 取泥附子，按大小分别洗净，浸入胆巴的水溶液中数日，连同浸液煮至透心，捞出，水漂，纵切成厚约0.5cm的片，再用水浸漂，用调色液使附片染成浓茶色，取出，蒸至出现油面、光泽后，烘至半干，再晒干或继续烘干，习称"黑顺片"。

5. 淡附片 取盐附子，用清水浸漂，每日换水2~3次，至盐分漂尽，与甘草、黑豆加水共煮透心，至切开后口尝无麻舌感时，取出，除去甘草，黑豆，切薄片，晒干。每100kg盐附子，用甘草5kg、黑豆10kg。

6. 熟附片 为中等大小附子，经胆巴水浸制、煮、水漂，除去外皮及根下端部分，切成3~5mm厚的横片，经蒸、烘（或晒）干而成。

7. 卦片 为中等及较小附子，经胆巴水浸制、煮、水漂，剥去外皮，纵切两瓣，浸红糖汁，蒸、晒（或烘）而成。

8. 黄附片 为大型或中等大小附子，经胆巴水浸制、煮、水漂，除去外皮及根下端部分，切成3~5mm厚的横片，用甘草、生姜、红花等浸染成黄色，烘（或晒）干而成。

9. 刨附片 选中等大小鲜附子，经胆巴水浸制、煮、水漂，除去外皮洗净后，用专用木刨推刨为0.8~1mm厚薄片，放入浸泡缸或浸泡池内浸漂3天~5天，烘干或晒干即得。

10. 炮附片 取砂置锅内，用武火炒热，加入净附片，拌炒至鼓起并微变色，取出，筛去砂，放凉即得。

（四）蒸熟地

取大生地，洗净泥沙，晒干，另取生姜（打烂）、陈皮温浸取汁。再将取汁后的药渣加适量水分熬成浓汁，并入前浸液中，加酒混合均匀，共浸生地，至药汁被吸干，生地体质变软时，即轻放甑内，甑中立放四个竹筒（筒壁有小孔），先以武火蒸至园气，药质柔软为度，每次蒸后即行取出日晒夜露，待其干后，将甑脚水拌入，用伏法伏闷一夜，再蒸，如此反复九次（不得少于五次），以蒸晒露至熟地色黑如漆味甜如饴为度，最后一次加砂仁研细末拌匀同蒸，蒸至园气，取出晒干即得。

（五）半夏曲

取法半夏和甘草，择去杂质，分别碾成细粉，按比例将两种粉末混合均匀，用冷开水拌匀成团，发酵一夜，第二天开片切小颗粒，干燥装盒（一般半斤装为一件）

>>> **知识链接** --

川帮之复制法

川帮中药炮制技术最早出现于中唐时期，在明清时期形成鼎盛，以四川为主，包括重庆、云南、贵州等中国西南地区的特色，其中成都地区是川派炮制技术中核心所在。其技术偏重于蒸制与复制，复的意思有两种，加多种辅料算是'复'，多次重复蒸晒等环节，也是'复'。如生大黄片用黄酒水闷透，蒸制，晒七八成干，如此反复操作九次而得"九制大黄"；如生半夏清水漂浸，分期加入明矾、石灰、皮硝等，历时两月有余制成"仙半夏"；如生天南星粉与胆汁搅拌、发酵、阴干，再用黄酒蒸制可得"九转南星"；如生附子用胆水浸泡后，经过煮、蒸、烤而制成"临江片"。国家级非遗中医炮制技艺传承人胡昌江介绍，四川的"九制大黄"再加6味辅料，就是"十五制大黄"，在此基础上再加9味辅料，就是"二十四制大黄"，川派炮制可以说把大黄的药性研究非常透彻。

◈ 第五节　少数民族药物炮制技术

民族医药是指以藏、蒙、维、傣、壮等民族药为代表的，供少数民族使用的、以本民族传统医药理论和实践为指导的药物。民族医药的炮制可消除有毒药物的毒性，改变药性，增强药物的治疗作用，使临床用药更加安全有效。其历史悠久，工艺简繁不一，早在松赞干布时期便有了第一部藏药炮制理论——《月王药诊》。在藏药名著《四部医典》中也有记载"角类药物须炒至酥脆……童便制草乌；寒水石有煅制、热制、寒制、平制等方法"。蒙医《晶珠本草》记载炮制药物82种之多。

民族药炮制方法多样，较常用的有炒法、煨法、炙法、焙法、煅法、蒸法、煮法、制霜法、水飞法、发酵法、干馏法、埋制法、熏制法、汗渍法、佩干法、磨制法等。如青稞炒大戟、芦荟汁浸煨砒石、滑石粉炒地龙、糠炒白药子、雪水埋制一枝黄花、汗渍了哥王等。各民族还有一些不为外人所知的独特炮制方法。

由于理论体系和民族风格的不同，各民族医药炮制也都有自己的特色，藏医药炮制药物多用煅、煨法；蒙医药炮制药物多用羊、牛、马奶制；土家族、苗族医药炮制有毒药物多用童便制；壮医药多将新鲜药临用时炮制用。不同的炮制方法与辅料产生不同的功用，藏医石灰岩明煅后加青稞酒浸没用于治疗胃病，加牛奶浸泡治萎缩性胃炎；蒙医将盐奶煨角盐，能增强其温中，散寒，破痞作用；土家族童尿制仙鹤草，能增加其止血功能。

一、藏药炮制

（一）历史沿革

藏医自古以来对藏药的加工炮制极为重视，公元8世纪，藏族伟大医学家宇妥·云丹贡布在总结藏族原始医学理论和实践经验的基础上，吸收中医学及古印度医学、波斯医学的许多精华，编著了藏医药学奠基巨著《四部医典》。该书记载了金、银、铜、铁4种可熔性金属类药材，金矿石、银矿石、磁石等38种矿石类药材及近200多种植物类药材的炮制加工方法和炮制后的功能主治，标志着藏医药炮制学理论体系的完全形成。俄尖巴仁钦著《水银炮制术口述》，系统总结了水银炮制理论和完整的传统炮制工艺技术，首次将水银制剂应用于内服，开创了水银等重金属药物治疗肿瘤、溃疡、心脑血管诸多等疑难疾病的先河。

（二）炮制辅料

藏药炮制辅料在其特色，首先表现在原料的选取十分严苛。所用药材资源须天然、纯正、药性强劲，具有药用有效成分高、生物活性强的药理特性，并要根据药理功效要求进行选材，以"佐太"为例，铜要在红铜、黄铜和青铜中找到特定的铜，尿液需要准备8岁孩子的童子尿和蓝色马的尿。

（三）独特技艺

藏药炮制方法通常有挑拣、筛、簸、刮、去核、洗、淘、泡、漂、淬、飞、煅、烫、炒、煮、炙、熬等多种技术，其中以矿物药材的炮制最为独特。

（四）特殊炮制品

1. 塞尔（黄金） 将黄金加工成厚度均匀的长方形薄块，取金块 1000g，加水 500ml，浸泡 12 小时，再用含沙棘 200g 的浸液 300ml 煎煮 1 小时，取出金块，用水冲洗几次，同法再煎煮一次，加适量童便和亚麻水浸液置砂锅内，加碱花 40g，把金块煎煮 2 小时，取金块用水冲洗几次即可。去毒后再用酸藏酒 2500ml，硼砂、碱花各 200g，与金同置砂锅内煎煮 2 小时后，取出金块，用水冲洗干净便可。

2. 君西（南寒水石） 君西有多种炮制方法，主要的列举如下。①热制法：取金色诃子、光明盐、白草乌船形乌头、硼砂、革羞各适量，制硫磺共研细末，加君西共研，装入竹筒状烧罐中，密封，在炭火中烧至雪白色，放入水中则使水沸腾，用舌舔之则有刺激感和黏舌即得。②冷制法：将君西在火中煅烧后，研成细末，以牛黄水润湿后阴干。③猛制法：将君西破碎如拇指大小，放在火中煅烧透后，用水或酒淬之，若用水淬，则性寒；若用酒淬，则性热。④精制法：将君西煅烧后加以磨细，磨时频频拌入牛奶，做成圆饼后阴干。⑤盐炒法：将君西破碎成蚕豆粒大小，加入芒硝（火硝）少量，煮沸 3 小时，倾去火硝液，用清水漂洗多次，至洗液清澈为止，将君西晒干，粉碎成青稞粒大小，放入铁锅中，与等量的同伍青盐拌炒，至发烫后，加头道青稞酒，将君西浸没、密闭，凉后取出阴干，即得。

二、蒙 药 炮 制

（一）历史沿革

蒙药具有悠久的历史，是蒙古族人民同疾病做斗争的经验总结，有着独特的理论体系、临床实践经验和炮制方法。富于民族特色，是值得研究的领域。在本草专著的研究方面，对《认药白晶鉴》《识药学》《美丽目饰》等主要本草的研究较为深入。

（二）炮制辅料

蒙药常用牛奶、马奶、酸马奶、羊肉汤、羊骨汤、黄油、诃子汤等作为辅料进行炮制，与蒙古民族生活环境及饮食习惯等关系密切。

（三）独特技艺

蒙药炮制加工过程中，常采取的方法有洗、漂、泡、润、水飞、煅、炮、煨、炒、烫、炙、焙、烘、蒸、煮、淬等方法，这些方法在中药炮制过程中也常用，蒙药炮制加工特点主要在于其所用辅料上。

（四）特殊炮制品

1. 吉斯（红铜） 将吉斯用火烧红放醋中，淬成碎渣，放入罐里加硼砂、诃子、乌米、芝麻、硫磺少量，密封后连同罐子一起煅烧成灰，24 小时后取出即可。

2. 扫布德（珍珠） 将珍珠研碎，放入山羊奶煮或黄油（奶油）中炒 1~2 小时，即可。

3. 水银 为液态金属汞（Hg）。蒙药名为孟根乌苏。味辛，性重、凉；有毒。具有燥"协日乌苏"，干脓血，杀虫，消痈疽之功效。蒙医用来治疗风湿性关节炎，痛风，游痛症，结喉，梅毒，疥癣，黄水疮，秃疮，痘疹，淋巴结肿大等症。炮制方法：取等量的水银和硫磺粉放入用牛羊油擦好的铁锅中加热，用铁器不停地翻动，注意火候，当变稠时立即取下锅来回搅动，待变稀后又放在火上加热，这样反复操作多次后放凉，凝结后开断面呈蓝色（无水银颗粒）为准。

4. 马钱子 为马钱科植物马钱的干燥成熟种子。蒙药名为浑齐勒、都木达克、普日勒布、札普日勒布。味苦，性凉，效轻、钝、有大毒。具有平喘，清热，解毒，止痛之功效。蒙医用于胸背刺痛，胸闷气喘，咽喉肿痛，炭疽，狂犬病。炮制方法如下。①炒制：取净沙子置锅内，一般用武火炒热后，加入净马钱子，不断翻动，烫至鼓起并显棕褐色或深棕色时取出，筛去沙子。放凉，刮去毛备用。②放于牛奶中，用文火煮煎 2 小时，取出刮去绒毛备用。

5. **泡囊草** 为茄科植物泡囊草的干燥或全草。蒙药名混 - 浩日素，查干 - 唐普如木。味苦，性凉，效糙、浮、燥、腻，有大毒。具有杀黏、消肿、润僵止痛，补虚之功效。蒙医用来治疗胃痛，转筋痛，疮疽肿毒。炮制方法如下。①取泡囊草片，用文火炒黄备用。②取泡囊草片，在羊奶中浸入 4 小时，捞出置 12 小时再用草纸包 2～3 层，略洒清水润湿，埋入热草木灰中，煨透备用。③取泡囊草片，放入牛奶中浸 4 小时，再捞出晒干，备用。④取本品全草水煎，制膏备用。

6. **狼毒** 为大戟科植物月腺大戟或狼毒大戟的干燥根。蒙药名塔日奴。味辛，性温，效稀、钝、糙、动，有毒。具有泻下，消肿，杀虫，燥湿功效。蒙医用来治疗结喉，黄水疮，疥癣，水肿，风湿病，游痛症等。炮制方法：将狼毒放入诃子汤里煮沸晾干即可，或将狼毒放入牛奶煮沸晾干即可。

7. **黑冰片** 猪科动物野猪的干燥成形粪便。蒙药名为哈日 - 嘎布日。味苦、辛，性温。具有消食，平息"协日"，杀黏，破痞功效。蒙医用于治疗消化不良，黄疸，胆囊炎，急、慢性胃及"协日"痞等症。炮制方法：将黑冰片放入铁器或瓦器内，密闭封严火烧成炭放凉后取出即可，以炭色焦黑发光为佳，如变灰色即不可用。

>> 知识链接 o--

百花齐放的民族药物

民族药物发源于少数民族地区，具有鲜明的地域性和民族传统。据初步统计，全国 55 个少数民族，近 80% 的民族有自己的药物，其中有独立的民族医药体系的约占 1/3。建国以来，由于党和政府的关怀、重视，民族药的发掘、整理、研究工作取得了显著的成果，出版了一批全国和地区性民族药专著。据有关资料报道，目前我国民族药已达 3700 多种。其中，《中国民族药志》是在全面调查、收集我国少数民族所用药物的基础上选编而成的民族药的荟萃，已出版的第 1 卷收载了 39 个民族的 135 种药物，基原种 511 个；第 2 卷收载 35 个民族的 120 种药物，基原种 425 个。《中药大辞典》包含的民族药有藏药 404 种、傣药 400 种、蒙药 323 种、彝药 324 种和畲药 200 种。百花齐放的少数民族药物和汉族药物都属于我国传统医药，是中华民族的共同财富。各民族医药在独立发展、保持本民族特色的基础上，彼此也相互借鉴，有着许多共同点，民族药之间联系最广泛的是在药物的使用方面，从历史上看，历代本草都有不同程度地选择。

--o

答案解析

目标检测

一、单项选择题（在每小题的 5 个备选答案中，选出 1 个正确答案）

1. 建昌帮的发源地在（　　）

    A. 新建县　　　　　　　B. 南昌县　　　　　　　C. 进贤县

    D. 九江市　　　　　　　E. 南城县

2. 槟榔不见边，白芍飞上天描述的是哪个帮派药材切制的绝活（　　）

    A. 川帮　　　　　　　　B. 京帮　　　　　　　　C. 建昌帮

    D. 樟帮　　　　　　　　E. 蒙药

3. 建昌帮独有的特色炮制方法是（　　）

  A. 炆法   B. 复制法   C. 发酵法

  D. 炖法   E. 炒法

4. 川帮的炮制品种特色是（　　）

  A. 以发酵为主   B. 以炖制为主   C. 以复制法为主

  D. 以炆法为主   E. 以煅法为主

5. "眼观、手摸、口尝、鼻闻"是那个帮派独具特色的直观鉴别中药真伪技法（　　）

  A. 川帮   B. 蒙药   C. 建昌帮

  D. 樟帮   E. 京帮

6. 下列属于藏药特殊炮制品种的是（　　）

  A. 赛尔   B. 吉斯   C. 扫布德

  D. 水银

二、多项选择题（在每小题的5个备选答案中，选出2~5个正确答案)

1. 下列属于樟帮饮片传统炮制特色的是（　　）

  A. 炒黄的药黄而不焦   B. 逢子必炒   C. 火煅之药酥而不坚

  D. 炒炭之药焦而存性   E. 火炮饮片松泡酥脆

2. 下列属于建昌派传统特殊炮制品的是（　　）

  A. 炮附片   B. 煨附片   C. 炆熟地

  D. 姜制天麻   E. 百药煎

3. 川帮的制胆南星所需炮制辅料有（　　）

  A. 甘草   B. 姜   C. 黄酒

  D. 皂角   E. 白矾

三、配伍选择题

  A. 山羊血煮藤黄   B. 炆熟地   C. 复制大黄

  D. 赛尔   E. 淡豆豉

1. 建昌派的特殊炮制品（　　）

2. 藏药的特殊炮制品（　　）

3. 樟帮的特殊炮制品（　　）

4. 京帮的特殊炮制品（　　）

5. 川帮的特殊炮制品（　　）

书网融合……

思政导航

本章小结

微课1

微课2

微课3

微课4

题库

川续断阴阳片

桔梗双飞片

第十六章　中药饮片生产与管理

PPT

⊙ 学习目标

知识目标

1. 掌握　中药饮片生产质量管理规范（GMP）。
2. 熟悉　中药饮片生产企业常用生产设备。
3. 了解　中药饮片厂房设计的规定与要求。

能力目标

通过本章的学习使学生能够了解中药饮片生产管理与质量管理的法规要求，以及目前中药饮片生产的相关设备，提升中药饮片生产的规范化意识，熟悉中药饮片生产过程中的质量控制和管理内容。

中药饮片生产历史源远流长。汉代时期，炮制方法标注在处方药物的脚注处，医家随方炮制，发展到宋代形成"前堂后店""前店后坊"的手工业作坊，到清代出现"行、号、庄、店"等独立的中药饮片加工经营实体，中药饮片的炮制生产经历了两千多年的历史。新中国成立后，随着医药事业和经济的发展，中药饮片生产企业在各地相继创办，并且走向机械化、规模化、规范化，提高了生产效益，饮片的质量也大为改观。

按照原国家食品药品监督管理局的规定，自 2008 年 1 月 1 日起，我国所有中药饮片生产企业必须符合《药品生产质量管理规范》（GMP）并取得药品 GMP 证书，这使得中药饮片生产过程进入了规范化管理和标准化生产的时代。2013 年 1 月 25 日，国家食品药品监督管理总局发布《关于征求新修订药品 GMP 医用氧及中药饮片附录意见的函》，对修订的《药品生产质量管理规范（2010 年修订）中药饮片附录》征求意见。2017 年 7 月 1 日实施的《中华人民共和国中医药法》，将中医药的传承与创新，提高到国家法律层面。2020 年 7 月 1 日实施的《药品生产监督管理办法》，进一步加强了中药饮片生产过程的监管。

随着中药炮制自动化设备、智能化设备和生产联动线的研制及应用，饮片生产过程正从人工控制向机械化、自动化、智能化转变，中药饮片炮制生产工艺的规范化和标准化、炮制设备的不断更新升级以及炮制生产过程信息化管理已经成为中药饮片企业的发展方向。

≫ 第一节　中药饮片生产厂房的设计

中药饮片生产厂房是生产中药饮片的场所，其选址、设计、建造与中药饮片的质量息息相关。因此，饮片厂的设计要符合 GMP 要求，以质量为根本，合理布局，最大限度地保证饮片质量安全。

一、厂区的选择

（一）规定

根据"药品生产质量管理规范"、《药品 GMP 指南》系列丛书规定：

（1）厂房的选址、设计、布局、建造、改造和维护必须符合药品生产要求，应当能够最大限度地避免污染、交叉污染、混淆和差错，便于清洁、操作和维护。

（2）应当根据厂房及生产防护措施综合考虑选址，厂房所处的环境应当能够最大限度地降低物料或产品遭受污染的风险。厂房选址要考虑3个方面：地理位置选择、自然环境选择、非自然环境选择。

（二）选择要求

1. 地理位置选择

（1）与物料供应商及客户的地理关联性　主要包括原料供应商、客户、产品运输方式，企业可结合销售区域辐射面积、产品物流运输，确定厂址位置，降低物流成本。

（2）选址地的社会联系　主要包括政府（区域规划、法制限制）、人员（劳动力）、当地服务设施等。

2. 自然环境

（1）空气、土壤、水源　厂址宜选择在大气含尘、含菌浓度低，无有害气体，自然环境好的区域。如无空气、土壤和水的污染源、污染堆等。

（2）虫害和鼠害　厂址的选择应避免设置在周围虫害和鼠害严重的地区，防止鼠类进入仓库，蚊虫等通过风口、人流或物流通道进入生产区域，使产品受到污染。

3. 非自然环境选择

（1）周边场所　厂址应远离铁路、码头、机场、交通要道以及散发大量粉尘和有害气体的工厂、贮仓、堆场等严重空气污染的区域，避开水质污染、振动或噪声干扰的区域。

（2）供水、供电、供气、供汽　厂址应选择在水、电、气、汽供给充足，切换便利的区域，以确保生产动力来源有保障。此外，企业还应关注厂址现有公用线路或管线的迁移对厂房建筑、药品生产工艺和产品质量的影响。

（3）环保与安全　厂址选择时应考察周围企业的"三废"（废气、废水、废渣）排放的种类与数量，避免上游企业的"三废"对生产和产品质量的影响。药品生产企业，尤其是化药、原料药生产企业，在选址与规划时，应确保"三废"处理的渠道和空间，满足国家对环境保护的要求。

药品生产企业还应按国家相关规定，与相邻企业、居民区或其他设施保持一定安全距离，如防火、防爆要求距离，噪音、卫生要求距离等。此外，厂址选择时还应考察所处环境发生自然灾害的频次，如洪涝灾害、滑坡泥石流、地震等。

二、厂房与车间的要求

（一）规定

根据"药品生产质量管理规范"、《药品 GMP 指南》系列丛书规定。

（1）企业应当有整洁的生产环境；厂区的地面、路面及运输等不应对药品的生产造成污染；生产、行政、生活和辅助区的总体布局应合理，不得互相妨碍，厂区和厂房内的人、物流走向应当合理。

（2）厂房、设施的设计和安装应当能够有效防止昆虫或其他动物进入。

（3）当采取适当措施，防止未经批准人员的进入。生产、贮存和质量控制区不应当作为非本区工作人员的直接通道。

（二）要求

（1）生产区应与生活区严格分开，不得设在同一建筑物内。

（2）厂房与设施应按生产工艺流程合理布局，并设置与其生产规模相适应的净制、切制、炮炙等操作间。

（3）直接口服饮片粉碎、过筛、内包装等生产区域应参照 D 级洁净区的要求设置，企业应根据产品的标准和特性对该区域采取适当的微生物监控措施。

（4）毒性中药材加工、炮制应使用专用设施和设备，并与其他饮片生产区严格分开，生产的废弃物应经过处理并符合要求。

（5）厂房地面、墙壁、天棚等内表面应平整，易于清洁，不易产生脱落物，不易滋生霉菌；应有防止昆虫、鸟类或啮齿类动物等进入的设施。

（6）中药饮片炮制过程中产热、产汽的工序，应设置必要的通风、除烟、排湿、降温等设施；拣选、筛选、切制、粉碎等易产尘的工序，应当采取有效措施，以控制粉尘扩散，避免污染和交叉污染，如安装捕尘设备、排风设施等。

（7）仓库应有足够空间，面积与生产规模相适应。中药材与中药饮片应分库存放；毒性中药材和饮片等有特殊要求的中药材和中药饮片应当设置专库存放，并有相应的防盗及监控设施。

（8）仓库内应当配备适当的设施，并采取有效措施，对温、湿度进行控制，保证中药材和中药饮片按照规定条件贮存，阴凉贮存的温度应不高于20℃；贮存易串味、鲜活中药材应当有适当的专库或冷藏等设施，冷藏贮存的温度2~8℃。

>>> **知识链接** o--

中药饮片 GMP 车间厂房

中药饮片 GMP 车间厂房设计要求，厂房设计的目的是对厂房配置和设置排列作出合理的安排。因此其基本要求如下。①生产区与生活区、行政区分开。②有符合卫生要求的厕所及洗手、消毒设施等。③厂房建设的大小、结构和位置要适当，以便操作、清洗和维修保养设备。④厂房应能防止动物和昆虫进入。其内部表面不得有脱落或吸附颗粒性粉尘，并能耐受清洗和消毒。⑤厂区布局及工序衔接合理。⑥在符合规范的基础上，尽可能降低厂房与设施改造费用。⑦在尽可能利用原有设备的基础上，达到生产及认证要求。⑧选择技术经济合理、运行费用低的工艺流程。⑨减少环境污染。⑩保证生产中和储存养护中的产品质量。

--o

》 第二节　中药饮片生产设备

一、常用炮制设备

中药饮片工业的发展离不开饮片生产机械的更新。随着洗药机、切药机、炒药机、筛选机、风除尘生产挑拣线、净洗浸切烘筛联动线、毒性饮片自动化生产线等一批饮片生产机械的应用，中药饮片生产正处于由半机械化向机械化、自动化转变的过程。随着计算机技术、自动化技术等新兴技术的发展以及国家对饮片生产的规范化管理，新版 GMP 的实施和有关部门的愈加重视，中药饮片工业逐步步入了规范化、规模化、自动化、智能化发展阶段。国内相关企业已引起充分的重视，正在加快机械设备的创新升级，尽快统一技术标准，提升产品的合格率，提高生产水平，使中药饮片设备具有强劲的竞争力，为提高国内中药饮片产业的整体素质做出贡献。

目前，根据原药材或饮片的具体性质，在选用优质药材基础上，中药饮片的生产过程常用炮制设备可以分成净制类、切制类、炒制类、炙制类、煅制类、蒸煮燀类、粉碎及干燥、包装类。

（一）净制类设备

净制类设备主要包括中药材的净选与清洗。净制类设备主要有挑选机械、风选机械、筛选机械、水选机械、干洗机械、磁选机械、色选机械等。

1. 挑选机械 在产业化生产时，由于被挑选的杂物包括缠绕、夹杂在药材中的杂物和非药用部分等，不能用一般的机械方法除去，目前挑选仍主要以人工操作为主，也可选用机械化输送挑选机。

2. 风选机械 运用变频技术调节和控制电机转速与风机的风速和压力，记录变频器的操作数据可以分析风选产品的质量，为生产质量管理提供量化依据，主要有变频风选机。

3. 筛选机械 传统筛选，手工操作，效率不高，劳动强度大，同时存在粉尘污染问题。现代多用机械操作，主要有筛选机、振荡筛以及往复振动式筛选机等。

4. 水选机械 水洗的主要设备是洗药机和水洗池。洗药机有喷淋式、循环式、环保式 3 种形式。①喷淋式洗药机的水源由自来水管直接提供，洗后的废水直接排掉，其特点是造价相对较低，劳动强度较轻，耗水量大；②循环水洗药机自带水箱、循环泵，具有泥沙沉淀功能，对于批量药材的清洗具有节水的优点；③环保型洗药机在循环水洗药机的基础上，通过增加污水处理功能，它能将洗药用的循环水经污水处理装置处理后反复利用，从而进一步节约水资源。

5. 干洗机械 主要是干式表皮清洗机。由于用水洗净制药材，易导致药效成分流失。为避免成分的流失，采用干式表皮清洗机就可达到这一效果，其主要功能是除去非药物和非药用杂质。该设备对于根类、种子类、果实类等药材具有良好的净制效果。

6. 磁选机械 主要有带式磁选机和棒式磁选机，该设备便于自动化流水作业，铁性物质和磁性物质自动分离，生产效率高。多用于半成品、成品中药材的非药物杂质的净制。

7. 色选机械 色选机按技术分类，主要包括传统光电技术色选机、CCD 色选机、X 线技术色选机等。常用的 CCD 色选机主要功能是通过采用数码摄像头，采集颜色、形状等不符合规定的异物进行剔除。

（二）切制类设备

切制类设备主要包括中药材的软化设备与切制设备。

传统的软化方法包括浸润、泡润、洗润、淋润等，使药材吸水软化。常用的软化装备是水泥不锈钢水池、润药机。为避免药效成分损失、润药过程中污水排放等问题，可选用真空气相置换式润药机，运用气体具有强力穿透性的特点和高真空技术，让水蒸气置换药材内的空气，使药材快速、均匀软化，采用适当的润药工艺，使药材在低含水量的情况下软硬适度，切开无干心，切制无碎片。

常用的药材切制加工设备有：①往复式切药机，包括摆动往复式（或铡刀式）和直线往复式（或称切刀垫板式）；②旋转式切药机，包括刀片旋转式（或称转盘式）和物料旋转式（或旋料式、离心式切药机）；③破碎机、压扁机、刨片机、香附切片机、杜仲机等。

（三）炒制类设备

炒制类主要设备是炒药机。炒药机的热源多以电热、燃油、燃气为主取代燃煤，在一定程度上降低了烟尘对环境的污染。主要包括自动电磁炒药机、燃气炒药机和智能化环保型炒药机组。

自动控温燃油、燃气炒药机采用直接燃油或燃气为热源，设有温度和时间自动控制系统，具有快速升温和冷却功能，最高温度可达 450℃。配有独立的电气控制箱，炒制过程能自动控温、计时。电磁炒药机以电为热源，可以设置储存炒药程序，自动控制炒药过程。智能化环保型炒药机组由自动控温炒药机、自动上料机、智能化控制系统、定量罐、除尘装置、废气处理装置等组成。其中，智能化控制系统可以设置和储存炒药程序，如自动上料、温度控制、炒制时间、自动出料、变温控制等。

（四）炙制类设备

炙制类设备主要有鼓式炙药机和炙药锅。

鼓式炙药机的主体部分结构与炒药机相似，不同的是热源的热能强度与炒筒转速低于炒药机，并配有液体辅料喷淋装置，以便液体辅料喷淋、浸润、炒制等过程在同一设备完成，适合于醋、酒等低黏度液体辅料炮制。炙制时先将药物置于炒筒内预热、慢速旋转，达到适宜温度时喷淋液体辅料，控制辅料用量，恒温并保持炒筒慢速旋转，使药物浸润、闷透，再适当提高炒筒转速，升温炒至适当程度出料。具有预热、液体辅料喷淋、闷透、抽湿、定时、控温、恒温、温度数显、动出料等功能，适合进一步自动完成液体辅料炙药过程，便于工艺操作和管理。

炙药锅体为半球形，锅体外侧是加热装置，锅体中心安装有搅拌机构并与锅体密封，搅拌机构中心装有温度测量与控制元件，以设定与控制锅体温度。搅拌机构能强制搅动药物，故既适合蜂蜜等高黏度液体辅料炮制，也适合低黏度液体辅料炮制。操作时先将药物置于锅体内，预热并慢速搅拌药物，待温度适宜时喷淋液体辅料，恒温并继续慢速搅拌药物，使药物浸润、闷透，再适当提高搅拌速度，升温炒至适当程度出料。锅体内有搅拌装置，锅壁测温，锅体整体翻转出料，具有定时、恒温、控温、温度数显等功能，易清洗。

（五）煅制类设备

主要有煅药炉、煅药锅及焖煅炉，由于药物性质与炮制要求不同，煅药温度范围大致在 200～1000℃之间，根据煅药温度将煅药设备分为中温和高温两种。其中，中温煅药设备的工作温度为 600℃以下，高温煅药设备的工作温度为 600～1000℃。

（六）蒸煮燀类设备

蒸煮燀类设备主要有蒸药箱、蒸煮锅（可倾式蒸煮锅）及卧式热压灭菌柜。蒸药箱主要特点是采用蒸汽直接加热由料筐装载的物料，热效率高、易于蒸透。电热或电汽两用蒸药箱配套水位、温度自动控制系统；蒸汽或电汽两用蒸药箱配套减压阀、安全阀、压力表、温度表，便于控制，避免发生意外。大小车装载物料，从箱体的正面进出，小车不落地，便于操作。可倾式蒸煮锅特点是具有保温结构和锅体翻转防滑装置，能耗低、操作安全，夹套与蒸汽直接加热兼备。

卧式热压灭菌柜特点主要有：①采用饱和蒸汽，热效率高，穿透力强，缩短了闷润时间和蒸制时间，避免出现"夹生"情况；②进料、出料方便，减轻了劳动强度，由于药物置于容器中或网篮上，并有搬动车，出料、进料均比较方便；③容量大，适用于大批量生产。

（七）粉碎类设备

粉碎类设备主要有颚式破碎机、辊式破碎机、锤式粉碎机、冲击式粉碎机、振动磨、球磨机、气流粉碎机等。

（八）干燥类设备

干燥类设备主要有烘干箱和烘床、带式干燥机、远红外线辐射干燥机和微波干燥机等。烘干箱和烘床是以蒸汽、燃油或燃气为热源，热风炉为螺旋结构，避免燃烧的烟气污染药材。烘干箱、烘床均为敞开式结构，干燥速度快，进出物料极为方便，易清洗残留物料。适合小批量多品种生产，具有风干功能。因此，特别适合饮片干燥。此外，还有敞开式烘箱、热风循环烘箱等。

带式干燥机由若干个独立单元组成，操作灵活、湿物料进料、干燥过程在完全密封的箱体内进行，劳动条件较好，可避免粉尘外泄。对干燥物料色泽变化和湿含量均至关重要的某些干燥过程来说，带式干燥机非常适用。缺点是占地面积大，运行时噪音较大。

远红外线辐射干燥机主要将电能转变为远红外线辐射能。其特点是干燥速度快，药物 质量好，具有较强的杀菌、杀虫及灭卵能力，节约能源，造价低，便于自动化生产，减轻劳动强度。近年来远红外干燥在原药、饮片等脱水干燥及消毒中都有广泛应用，并能较好地保留中药成分。

微波干燥机系指由微波能转变为热能使湿物料干燥的方法。其具有速度快、时间短、加热均匀、产品质量好、热效率高等优点。由于微波能深入物料的内部，干燥时间是常规热空气加热的 1% ~ 10%。所以对中药中的挥发性物质及芳香性成分损失较少。

（九）包装类设备

中药饮片的包装必须适合饮片质量的要求，方便储存、运输、使用。包装中药饮片要选用符合国家药品、食品包装有关产品质量标准的材料，禁止采用麻袋、竹筐、纤维袋等非药用包装材料和容器。凡直接接触中药饮片的包装材料为一次性使用，不得回收重新使用。包装中药饮片，分别采用内包装、外包装。

内包装：内包装材料要分别选用与所包装的品种、性能要求相适应的牛皮纸、塑料薄膜或复合膜等无毒的包装材料。①聚乙烯塑料薄膜（GB - 4456，GB - 12056）。②牛皮纸（ZBY - 32014 - 88）。③热封型茶叶滤纸（QP - 1458 - 92）。适用范围：不易霉变、虫蛀中药饮片品种。④尼龙高压聚乙烯复合薄膜（GB - 12025，YY - 0236）。适用范围：易霉变、虫蛀中药饮片品种。

外包装：外包装采用能够防潮、防污染，有机械强度，易储存、运输的包装箱及符合药用标准的编织袋。中药饮片的包装纸箱执行中华人民共和国国家标准 GB - 6543。

目前，主要有袋装中药饮片包装机、袋装中药饮片小包装设备、一公斤中药饮片包装机、全自动包装机半自动包装机和袋中袋包装机。全自动包装机适用于中药小包装自动包装。半自动包装机适用小颗粒状、粉状、块状、圆状、不规则性状等中药饮片的包装。中药饮片大包装设备采用自动称量、落料、灌装、封口于一体的新型大剂量灌装设备，主要用于中药饮片籽实、不规则片形以及根茎类产品的自动计量灌装。中药饮片常用炮制设备见表 16 - 1。

表 16 -1　中药饮片常用炮制设备一览表

制法	方式	常用设备
净制	挑选	不锈钢挑选台、机械化挑选机
	风选	变频风选机、卧式风选机、立式风选机
	筛选	筛选机、电机振动筛选机、往复振动筛选机
	水洗	循环水洗药机、不锈钢洗药水槽
	干洗	干式表皮清洗机
	磁选	带式磁选机、棒式磁选机
	色选	CCD 技术色选机、X 线技术色选机
切制	软化	水浸式润药机、气相置换式润药机
	往复式	柔性带往复式切药机、金属履带往复式切药机
	旋转式	金属履带旋转式切药机、旋料式切药机
碎制	破碎	颚式破碎机、挤压式破碎机（压扁机）
	粉碎	破碎机、球磨机、锤式粉碎机
干燥	间隙烘干	封闭式烘干箱、敞开式烘干箱、烘床、滚筒式烘焙机
	连续烘干	网带式烘干机、转筒式烘干机
炒制	卧式旋转	滚筒式炒药机、转鼓式炒药机、电磁炒药机
炙制	卧式旋转	转鼓式炙药机
	立式平转	平转式炙药锅

续表

制法	方式	常用设备
煅制	中低温	中低温煅药锅
	高温	反射式高温煅药炉
蒸煮	蒸	电加热蒸药箱、蒸汽蒸药箱、电汽两用蒸药箱
	煮	可倾式蒸煮锅

二、生产线与生产机组

随着工业现代化的发展，中药饮片产业的发展也迫切需要进步，随着人力成本及产量增加，生产线与生产机组的发展尤显必要。

（一）净选机组（风选、筛选、挑选线）

将风选、筛选、挑选、磁选等单机设备，经优化组合设计，配备若干输送装置、除尘器等，组成以风选、筛选、磁选等机械化净选为主，人工辅助挑选相结合的自动化成套净选设备，对中药材进行多方位的净制处理。该机组设有以机械化挑选输送机，对于不能用机械方式除净的杂物由人工进行处理。由于中药材的种类繁多，物理形态差异大，不同药材有不同的净制要求等，该机组将传统的净制要求与现代化加工技术有机结合，使中药材的净制加工朝着机械化、自动化、高效率方向发展。

1. 过程与特点　如图 16 - 1 所示。药物先经风选、筛选除去毛发、泥沙等杂物，再经输送机、匀料机自动均匀地将药物分布在正向输送带上，便于人工挑选。免除手工选拨药物，挑选的杂物由反向输送带送至杂物箱，减轻劳动强度，提高挑选工作效率。调节上料与输送带速度、增减人工数量，可以适应不同药物挑选、净制的需要。风选机配套了自动除尘设备，避免污染环境。

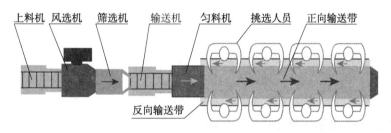

图 16 - 1　分选、筛选、机械化风选生产线示意图

2. 用途与适用范围　替代挑选工作台和分阶段净制加工，进行半机械化净制药材。适用于未进行净制的原料药材，且药物易于自动上料，如根茎类、果实类、种子类等药材。

（二）自动化净选切制机组

将风选、筛选、挑选、磁选、切制等单机设备配备若干输送装置、除尘器等，组成自动化净选切制机组。药材先进行风选、筛选、磁选和人工辅助挑选，再进行自动切制，各功能设备的生产能力和主要技术参数在一定范围内可调。该设备特点是：主要功能由设备自动完成，节约人工成本，减少人为偏差造成的净选缺陷，提高产品质量。

（三）切制、筛选、回切机组

1. 过程与特点　如图 16 - 2 所示。药材进行自动切制、筛选、反向输送回切，筛选出的成品进入下道工序，操作人员不断补充药材。将多个工序合为一体，减少中间环节，减轻劳动强度，提高工作效率，降低生产成本。

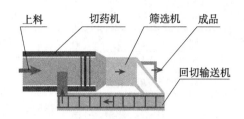

图 16 - 2 切制、筛选、自动回切机组示意图

2. 用途与适用范围 用于颗粒状饮片切制加工。适用于根茎类、果实类、种子类、草类等药材的切制加工。

（四）切制、干燥机组

1. 过程与特点 如图 16 - 3 所示。药材进行自动切制、筛选、回切，合格饮片自动进行干燥。将多个工序合为一体，减少中间环节，减轻劳动强度，提高工作效率，降低生产成本。

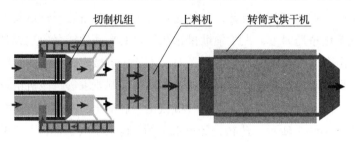

图 16 - 3 切制、干燥自动化生产线示意图

2. 用途与适用范围 用于颗粒状饮片切制、干燥加工。适用于根茎类、果实类、种子类、草类等药材的切制干燥加工。

（五）风选、筛选、挑选、包装生产线

1. 过程与特点 如图 16 -4 所示。自动进行风选、筛选除去毛发、药屑等杂物将饮片输送到包装台，进行人工称量包装，再将小包装袋输送至包装封口，进行中包装和大包装。将多个工序合为一体，减少中间环节，减轻劳动强度，提高工作效率，风选过程还具有冷却功能，避免包装后在包装袋上凝结水蒸汽。通过后工位控制台渐进式补充物料。风选机配套了自动除尘设备。

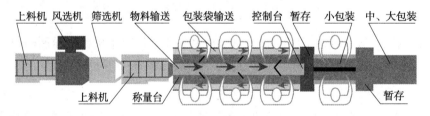

图 16 -4 风选、筛选、机械化挑选、包装生产线示意图

2. 用途与适用范围 替代分阶段的风选、筛选、包装等工序，进行净制与小、中、大包装，连成一体化生产线。适用于饮片净制、包装半自动化生产。

（六）解包、筛选、挑选、清洗、切制生产线

过程与特点如图 16 -5 所示。物料经过解包，然后进行筛选，去掉里面的灰尘及碎小的杂物，这样可以减少后面的人工挑选的工作量，人工挑选主要是去掉里面的线头、烟头等杂质，进入清洗机，清洗机可以根据产品类型采用滚筒式清洗机、高压喷淋式清洗机或沸腾式清洗机，滚筒式清洗机适用于流动性好的药材，高压清洗机适用于流动性不好但灰尘泥渣较易清洗的药材，沸腾式清洗机适用性较广。切制设备也是根据产品的类别来选择。

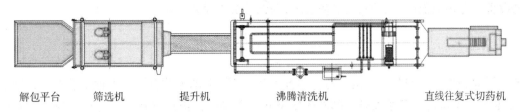

解包平台　　　筛选机　　　　提升机　　　　　沸腾清洗机　　　　直线往复式切药机

图 16 - 5　解包、筛选、挑选、清洗、切制生产线示意图

（七）自动化炒制机组

1. 过程与特点　如图 16 - 6 所示。按照炒药机炒筒装载容积定量炒制，确保饮片的含水率、片形大小基本一致。先由定量罐对被炒饮片计量，编制炒制程序：如锅温度分为热锅阶段，炒制的初期、中期与后期阶段的供热强度，如炒筒转速分为热锅、进料、炒制、出料等，如自动上料时间分炒制时间阶段和出料时间阶段，这些分阶段检测炒制温度等。启动炒制机组，炒制过程自动完成，确保每批炒制品质量一致，达到规范、科学炮制。

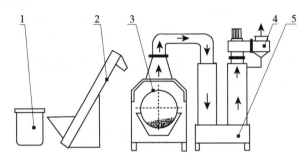

图 16 - 6　自动化炒制机组结构示意图

1. 定量罐；2. 上料机；3. 炒药机；4. 汽水分离器；5. 废气处理器

2. 用途与适用范围　用于饮片的炒制。被炒饮片的形态、尺寸大小及含湿量需要基本一致。

（八）自动化炙药机组

1. 过程与特点　如图 16 - 7 所示。按炙药机装载容积进行定量炙制，并确保饮片的含水率、片形大小基本一致。先由定量罐对被炙饮片进行计量，编制炙制程序：进料、预热与控制温度、液体辅料喷淋时间与定量、拌匀与闷透时间、炒干温度与时间、出料时间、分阶段炒筒转速等。启动炙药机组，炙制过程自动完成，确保每批炙制品质量一致，达到规范、科学炮制。

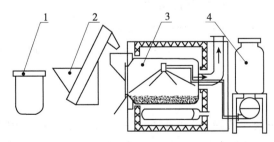

图 16 - 7　自动化炙药机组结构示意图

1. 定量罐；2. 上料机；3. 炙药机；4. 液体辅料装置

2. 用途与适用范围　用于饮片的炙制，除蜜炙以外的液体辅料炙药，饮片的形态与尺寸大小、含湿量需要基本一致。

中药饮片是我国的特有产业和特色产业，应根据生产工艺配备先进设备，选用环保、节能、自动化程度高的设备，并不断推广、发展、完善我国中药饮片加工设备。

三、设 备 管 理

设备的管理分采购、安装、调试、运行、维护环节。设备的采购首先要根据工艺及产量要求编写用户需求（URS），然后进行设备调研，和设备厂家共同完成设计确认（DQ），在设备制作过程中由制作单位进行相关制作记录和检查确认完成工厂验收（FAT），设备运输到现场进行开箱验收及安装工作，完成安装确认（IQ），安装好后试机运行，完成运行确认（OQ），在正式生产中，完成设备的性能检查（PQ）。设备的使用中的大的变更或维修都要有记录，并且做好验证工作。

四、中药炮制工程计算机信息化

（一）中药饮片企业生产规范化管理

（1）整个系统是以生产过程质量控制模块为中心，人材物、产供销、全员、全过程、全面的质量信息管理平台。包括与其相关联的销售管理、生产计划、采购管理、车间控制、成本管理、仓库管理、设备管理等模块。

（2）通过生产过程信息化可使生产效率提高；通过设备智能化控制确保产品质量稳定均匀；通过管理规范化促进经济效益增长；通过现代化的手段打造产业品牌。

（二）中药饮片生产执行过程质量标准化控制

1. 任务计划下单无纸化 有计划明细，执行要求，审核报表。产品可选用普通批号、条码、电子标签形式记录信息。

2. 炮制过程规范化 按质量标准，炮制规范，加工检验确认，入库。严格按照生产工艺流程 SOP 进行，指令可以根据需求由权限许可人员定制。

3. 过程控制客观化 所有工序操作条件都可以追踪，人与机器同步互相监督，紧密协调。生产及仓库环境可扩展通过无线传感网络 WSN 节点至网关监控。

4. 结果记录在线化 重要参数的流程跟踪、保存。在饮片的生产过程中，将饮片的温度、湿度、压力等重要参数，进行实时采集，作为饮片品质的重要凭证存贮在数据库，以备追溯查询。

5. 数据生成自动化 生产过程数据报表自动生成，原始数据可追溯、可分析，为后续采用数据挖掘技术制定更优异的配方打下基础，使中药饮片走向国际市场创造条件。

6. 生产过程可视化 对于生产智能控制设备数据实时采集到服务器端，生产执行系统中关键数据自动关联，保证数据的真实性。对于生产过程中非智能控制设备利用车间所布信息点进行信息处理，保证工序的有序进行。配合炮制参数与视频信号采集，由软硬件接口实现生产场景在生产管理信息中心监控，形成物联局域网。

（三）技术特点

1. 三层架构 基于"高内聚，低耦合"的目的，将系统划分为业务逻辑层、数据访问层、表现层，使用三层结构的设计可以容易地用新的实现来替换原有层次的实现，降低层与层之间的依赖，有利于各层逻辑的复用，方便系统的二次开发。

2. 富客户端设计 采用 AJAX 及 FLEX 技术，利用异步 XML 调用，充分利用客户端的处理能力，缓解服务器的压力。

3. 身份验证 使用基于 XML 访问控制列表，可以根据用户角色对页面元素进行控制，解决企业应用中多级审核的问题。

4. 基于 PUSH 模式的报表设计 在系统中建立强类型的 DataSet，将数据集中的元素绑定到报表，利用代码控制数据集内容。

5. 核心代码的封装 系统中需要多次调用的基础类库，如身份验证、权限控制、数据访问等都进行封装，满足模块的易用性和可复用性。

6. 可扩展提供商务智能技术支持 利用数据仓库、数据挖掘技术对中药饮片生产过程的信息进行系统地储存和管理，并通过各种数据统计分析工具对数据进行分析，提供各种分析报告，如饮片生产质量报告、生产过程成本控制报告。

>>> 知识链接 o--

蒸煮燀类设备

蒸煮燀类设备主要有蒸药箱、蒸煮锅（可倾式蒸煮锅）及卧式热压灭菌柜。蒸药箱主要特点是采用蒸汽直接加热由料筐装载的物料，热效率高、易于蒸透。电热或电汽两用蒸药箱配套水位、温度自动控制系统；蒸汽或电汽两用蒸药箱配套减压阀、安全阀、压力表、温度表，便于控制，避免发生意外。大小车装载物料，从箱体的正面进出，小车不落地，便于操作。可倾式蒸煮锅特点是具有保温结构和锅体翻转防滑装置，能耗低、操作安全，夹套与蒸汽直接加热兼备。卧式热压灭菌柜特点主要有：①采用饱和蒸汽，热效率高，穿透力强，缩短了闷润时间和蒸制时间，避免出现"夹生"情况；②进料、出料方便，减轻了劳动强度，由于药物置于容器中或网篮上，并有搬动车，出料、进料均比较方便；③容量大，适用于大批量生产。

⬙ 第三节 中药饮片生产质量管理规范

中药饮片生产管理规范是在《药品生产质量管理规范》（GMP）的基础上，根据中药饮片生产管理的特点而建立的饮片生产管理和质量控制的基本要求，适用于中药饮片的生产、控制及产品放行、贮存、发运的全过程。

中药饮片生产质量管理的基本原则如下。

（1）中药饮片的质量与中药材质量、炮制工艺密切相关，应当对中药材质量、炮制工艺严格控制；在炮制、贮存和运输过程中，应当采取措施控制污染，防止变质，避免交叉污染、混淆、差错；生产直接口服中药饮片的，应对生产环境及产品微生物进行控制。

（2）中药材的来源应符合标准，产地应相对稳定。

（3）中药饮片必须按照国家药品标准炮制；国家药品标准没有规定的，必须按照省、自治区、直辖市食品药品监督管理部门制定的炮制规范或审批的标准炮制；企业可自行制定高于国家或省级的质量标准作为内控标准。

（4）中药饮片应按照品种工艺规程生产。中药饮片生产条件应与生产许可范围相适应，不得外购中药饮片的中间产品或成品进行分包装或改换包装标签。

中药饮片生产质量管理主要涉及人员管理、生产管理、质量管理、设备管理、设施管理、组织管理六个方面。

一、人员管理

（一）规定

根据《药品生产质量管理规范》规定：

（1）所有人员应当明确并理解自己的职责，熟悉与其职责相关的要求，并接受必要的培训，包括上岗前培训和继续培训。

（2）职责通常不得委托给他人。确需委托的，其职责可委托给具有相当资质的指定人员。

（二）关键人员管理

GMP 人员管理的重点为关键人员并且为企业的全职人员，至少应当包括企业负责人、生产管理负责人、质量管理负责人和质量受权人。其中质量管理负责人和生产管理负责人不得互相兼任，质量管理负责人和质量受权人可以兼任，应当制定操作规程确保质量受权人独立履行职责，不受企业负责人和其他人员的干扰。

1. 企业负责人 药品质量的主要责任人，全面负责企业日常管理。

2. 生产管理负责人 应当至少具有药学或相关专业本科学历（或中级专业技术职称或执业药师资格），具有至少三年从事药品生产和质量管理的实践经验，其中至少有一年的药品生产管理经验，接受过与所生产产品相关的专业知识培训。

3. 质量管理负责人 应当至少具有药学或相关专业本科学历（或中级专业技术职称或执业药师资格），具有至少五年从事药品生产和质量管理的实践经验，其中至少一年的药品质量管理经验，接受过与所生产产品相关的专业知识培训。

4. 质量受权人 应当至少具有药学或相关专业本科学历（或中级专业技术职称或执业药师资格），具有至少五年从事药品生产和质量管理的实践经验，其中至少一年的药品质量管理经验，质量受权人应当具有必要的专业理论知识，并经过与产品放行有关的培训，方能独立履行其职责。

（三）人员培训

中药饮片生产企业的培训是中药饮片 GMP 的要求，也是企业员工了解 GMP、认识 GMP 重要性，使中药饮片 GMP 成为企业员工的自觉行动的必要途径。与药品生产、质量有关的所有人员都应当经过培训，培训的内容应当与岗位的要求相适应。除进行本规范理论和实践的培训外，企业还应结合自身企业文化对员工进行针对性的培训，如对相关法规、相应岗位的职责、技能的培训，并定期评估，避免使培训流于形式化。

（四）人员卫生

对所有员工进行卫生要求的培训，建立人员卫生操作规程，最大限度地降低人员对饮片生产造成污染的风险。对人员健康进行管理，并建立健康档案。直接接触药品的生产人员上岗前应当接受健康检查，以后每年至少进行一次健康检查。

（五）存在问题

目前，个别企业质量受权人或者由企业分管质量的副总兼任，或者由企业质量管理负责人兼任，或者企业负责人直接兼任。造成因企业分管质量的副总兼任而缺乏充足的时间和精力进行产品放行等质量管理活动、企业质量管理负责人兼任会由于行政职务较低而权威性会有一定的影响、企业负责人直接兼任会由于质量管理无法独立于其他管理而使受权人制度流于形式。

（六）发展趋势

建立专职受权人制度，确保受权人从行政体系中独立出来，可以保证受权人有充足的时间和精力履行产品放行职责，也可以保证质量管理相对独立。

二、生产管理

（一）规定

生产管理是中药饮片生产过程的重要环节，是 GMP 的重要组成部分。根据《药品生产质量管理规范》规定：

1. 所有药品的生产和包装均应当按照批准的工艺规程和操作规程进行操作并有相关记录，以确保药品达到规定的质量标准，并符合药品生产许可和注册批准的要求。

2. 应当建立划分产品生产批次的操作规程，生产批次的划分应当能够确保同一批次产品质量和特性的均一性。

（二）生产管理

1. 生产过程管理

（1）生产过程　生产过程就是物料的加工与文件的传递相互交织的过程。生产部门根据生产计划下达生产指令，按生产指令规定领取物料种类及数量。物料领发操作与运转过程按物料管理要求进行。所领取物料按规定进入生产区域，进行生产操作。

（2）生产操作　饮片生产必须严格按照工艺及操作规程规定方法、步骤进行，并对关键操作进行复核。为防止饮片被污染和混淆，生产操作应采取以下措施：生产指令下达、生产前检查、操作过程控制、清场。

①生产指令下达　一批饮片的生产始于该产品的生产指令的正式下达。生产指令由生产工艺员根据生产计划下达，生产部经理审核批准生效。生产指令一般应有品名、规格、批号、批量、操作要求等内容。

车间一般有专人接受生产指令，接受过程中对指令中数量和内容准确性进行确认，确认无误后分发至各工序、班组。生产指令的传递过程，使每个与该批有关的生产人员都能准确无误地知道自己的任务，这是生产受控的第一步。

②生产前检查

领料：各工序向仓库、车间中间站领取原辅料、半成品（中间产品）、包装材料等。领料方应出具领料凭证，通常实行限额领料，通过查验物料或产品合格凭据、代号、名称、批号、清点数量等，确认收到的物料品种、批号和数量准确无误，双方核对无误按规定办理领料并签字。

生产操作开始前的检查：生产开始前应进行检查，确保设备和工作场所没上批遗留的产品、文件或与本批产品无关的物料，设备处于已清洁或待用状态。工序开工前，操作人员须对工艺卫生、设备状况、管理文件和工作场所等进行检查，并记录检查结果。

③操作过程控制

严格依法操作：按规定方法、步骤、顺序、时间和操作人严格执行，并对生产过程控制点及项目按照规定频次和标准进行控制和复核。

防止交叉污染、混淆和差错：生产过程同一操作间可能同时存在几种物料或摆放加工前后的中间产品，操作时又要从容器到设备，再从设备到容器，都可能发生混淆和差错。

工艺用水：生产过程中使用的工艺用水应根据产品工艺规程选用，工艺用水应符合质量标准，并定期检验，检验有记录。应根据验证结果，规定检验周期。

中间产品流转：质量管理部门决定生产过程中的中间产品是否可以流转和使用。QA 根据工序生产过程及结果评价中间产品是否正常，决定流转和使用。生产过程、中间产品都必须在质量管理部门监控员的严格监控下。各种监控记录要归于批记录，无监控员签字或发放的各种放行凭证，不得继续操作。烘干或炒炙完成后应请验，待取得合格通知后方可转入下一工序。

④清场

清场时间：每批结束或一批的一个阶段完成后，必须进行清场。

清场内容：包括物料清理和物料平衡计算、记录填写和清理、现场清洁和消毒，清场结果需另一人复查。

清场作用：防止本批物料遗留至下批发生混淆，避免差错。清洁消毒能避免污染。

2. 物料管理　物料包括原料、辅料、包装材料等。物料管理是生产管理的重要内容，物料管理失控必定造成产品的混淆和差错。

（1）物料采购　物料采购执行"择优选择，按需购进"的原则，产地保持相对稳定，以确保质量的稳定。定期对供应商进行审核，对不合格供应商取消其供货资格。

（2）物料入库出库　库管员凭质量检验部门出具的检验报告书入库，发货时按"先进先出"的原则按批号发货。

（3）仓库状态标志　待验、合格、不合格、发货（待运）、进货退出、销货退回6种状态。

3. 标签管理　标签的发放和使用必须有严格的管理制度，按需领用，计数发放，并做好发放记录、使用记录。残损标签或印有批号的剩余标签需专人负责计数、销毁，并做好销毁记录。

4. 卫生管理　主要分为一般生产环境卫生管理和洁净区环境卫生管理，应按照 GMP 的有关规定，对不同洁净级别要求的区域，制定具体的卫生管理规定，专人负责，生产部门和质量管理部门定期检查和监控。

5. 物料平衡与放行

（1）物料平衡　生产过程中应尽可能避免出现任何偏离工艺规程或操作规程的操作。在每批的一个工序或生产阶段结束时，需要将物料用量或产品的产量的理论与实际之间比较，如果偏差超出正常情况，应当按照偏差处理管理程序执行。立即报告主管人员和质量管理部门，并经签字批准。必要时，应由质量管理部门参与调查并作出处理，在排除质量问题，确认无质量风险后才能流入下一工序或出厂。

（2）放行　物料、中间产品、成品在使用前、转入下一工序时、出厂前都要经过 QA 的审查生产过程和结果是否符合规定，决定是否放行或流转。即使检验合格但未经审核批准的成品不得发放销售。

6. 关键操作

（1）称量投料与复核　称量操作的正确与准确都将直接影响生产质量。所以生产过程中的称量、计算及投料需要严格按规程仔细进行，称量过程必须经过独立的复核。称量、投料等都是关键岗位，操作者必须严格按照 SOP 的要求，使用经质量管理部门检验合格的原辅料，并对名称和数量实施有效的复核、复查制度，生产记录上应充分体现复查结果，操作人和复查人都应按实际称量数据进行记录，并签上全名。

（2）包装管理　包装管理一般指从包装操作至入库的过程。包装操作对产品质量起到十分重要的作用，同时也是生产过程中最容易发生问题的工序，如：清场不彻底造成产品混批，标签印错批号、规格、数量短缺、错贴标签等。

①包装操作的前提　对生产过程中既符合工艺规程和 SOP 的要求，又符合质量标准的待包装产品，方能进行包装操作，下达批包装指令。

②包装前的准备　开工前检查工作场所、生产线、计量器具及容器具；操作前依照批包装指令核对待包装产品和所用包装材料的名称、规格、数量、质量状态等；每一包装操作场所或包装生产线，应当

有明显的生产状态标识；有数条包装线同时进行包装时，应当采取隔离或其他有效防止污染、交叉污染或混淆的措施；单独打印或包装过程中在线打印的信息实行首检制度；使用切割式标签或在包装线以外单独打印标签，应当采取措施防止混淆。

③包装期间的管理　包装期间，产品的在线控制检查应包括：包装外观及完整性；产品和包装材料是否正确；打印信息是否正确；装量差异是否符合规定；样品从包装生产线取走后不应再返还，以防止产品混淆或污染。

④剩余包装材料　包装结束时，已打印批号的剩余包装材料应当由专人负责全部计数销毁，并有记录。

⑤包装记录　及时按SOP的规定，填写批包装记录。批包装记录应与批生产记录一起保存，保存时间应一致。

三、质量管理

（一）规定

（1）质量管理是GMP管理的核心部分，饮片生产企业的管理都是围绕质量管理展开的。根据《药品生产质量管理规范》规定：1. 企业应当建立符合药品质量管理要求的质量目标，将有关安全、有效和质量可控的所有要求，系统地贯彻到药品生产、控制及产品放行、贮存、发运的全过程中，确保所生产的药品符合预定用途。

（2）企业高层管理人员应当确保实现既定的质量目标，不同层次的人员以及供应商、经销商应当共同参与并承担各自的责任。

（3）企业应当配备足够的、符合要求的人员、厂房、设施和设备，为实现质量目标提供必要的条件。

（二）质量保证

质量保证是中药饮片质量管理体系的一部分。企业必须建立质量保证系统，同时建立完整的文件体系，以保证系统有效运行。质量保证系统应当确保以下方面。

（1）产品的设计与研发体现GMP的要求。

（2）生产管理和质量控制活动符合GMP的要求。

（3）质量管理岗位职责明确。

（4）采购和使用的原辅料和包装材料正确无误。

（5）中间产品得到有效的控制。

（6）确认、验证的实施。

（7）严格按照规定进行生产、检查、检验和复核。

（8）每批产品经质量授权人批准后方可放行。

（9）在贮存、发运和随后的各种操作过程中有保证产品质量的适当措施。

（10）按照自检操作规程，定期检查评估质量保证系统的有效性和适用性。

（三）质量控制

质量控制是中药饮片质量管理体系十分重要的部分，包括相应的组织机构、文件系统以及取样、检验等，确保物料或产品在放行前完成必要的检验，确认其质量符合要求。质量控制的基本要求如下。

（1）应当配备适当的设施、设备、仪器和经过培训的人员，有效、可靠地完成所有质量控制的相关活动。

（2）应当有批准的操作规程。

（3）由经授权的人员按照规定的方法对原辅料、包装材料、中间产品、待包装产品和成品取样。

（4）检验方法应当经过验证或确认。

（5）取样、检查、检验应当有记录，偏差应当经过调查并记录。

（6）原辅料、中间产品、待包装产品和成品必须按照质量标准进行检查和检验，并有记录。

（7）原辅料和最终包装成品应当有足够的留样，以备必要的检查或检验；除最终包装容器过大的成品外，成品的留样包装应当与最终包装相同。中药饮片品种多、检测项目多，检测方法复杂、对检测设备、检测人员要求高。中药 饮片的检验主要分为常规检验和仪器分析。

（四）质量风险管理

质量风险管理是在整个产品生命周期中采用前瞻或回顾的方式，对质量风险进行评估、控制、沟通、审核的系统过程。应当根据科学知识及经验对质量风险进行评估，以保证产品质量。质量风险管理过程所采用的方法、措施、形式及形成的文件应当与存在风险的级别相适应。

（五）发展趋势

（1）采用 DNA 条形码鉴定技术替代肉眼辨别难以鉴别的中药材及饮片，确定其物种来源。

（2）感官智能分析系统（电子眼、电子鼻、电子舌）逐步应用于饮片生产过程检验，通过建立感官数据库，实现传统经验的数据客观化和中药饮片生产的在线质量控制。

（3）快速分析设备的应用，缩短检测时间。

四、设 备 管 理

（一）规定

设备管理是实施 GMP 最基本的部分之一，不但要求设备符合 GMP 要求，更重要的是在管理制度上要保证设备符合生产的工艺要求，保证工艺过程连续稳定。根据《药品生产质量管理规范》规定：

（1）设备的设计、选型、安装、改造和维护必须符合预定用途，应当尽可能降低产生污染、交叉污染、混淆和差错的风险，便于操作、清洁、维护，以及必要时进行的消毒或灭菌。

（2）应当建立设备使用、清洁、维护和维修的操作规程，并保存相应的操作记录。

（3）应当建立并保存设备采购、安装、确认的文件和记录。

（二）设备管理

中药饮片的设备管理主要包括设备选购管理，设备档案管理，设备用与维护管理，设备配件管理，计量器具、仪器、仪表管理，压力容器管理等。

（1）企业按照生产工艺及产能需求进行设备的选购。设备进厂后按工艺流程合理布局。

（2）建立设备台账和设备档案，制定设备操作规程，实行设备动态管理。

（3）设备使用后填写运行记录。设备日常维护保养应依照相应的检修保养规程进行，并填写维护记录。

（4）编制设备备件目录，建立备件台账，分类存放，账卡物相符。

（5）计量器具、仪器、仪表需按检定周期定期送检，保证检测数据的准确性。

（6）压力容器需取得使用证才能投入运行，并定期检查鉴定。压力容器操作人员需持证上岗。

（三）发展方向

目前，中药饮片生产设备机械化、自动化程度还比较低，应借鉴食品工业、烟草工业的设备应用于饮片生产。

五、设 施 管 理

（一）规定

中药饮片设施管理主要包括厂房结构、门、窗、水、电、气及蒸汽管道、照明设施、风口和其他公用设施。根据《药品生产质量管理规范》规定：

（1）应当对厂房进行适当维护，并确保维修活动不影响药品的质量。应当按照详细的书面操作规程对厂房进行清洁或必要的消毒。

（2）厂房应当有适当的照明、温度、湿度和通风，确保生产和贮存的产品质量以及相关设备性能不会直接或间接地受到影响。

（3）各种管道、照明设施、风口和其他公用设施的设计和安装应当避免出现不易清洁的部位，应当尽可能在生产区外部对其进行维护。

（4）排水设施应当大小适宜，并安装防止倒灌的装置。应当尽可能避免明沟排水；不可避免时，明沟宜浅，以方便清洁和消毒。

（二）设施管理

（1）工程部门设兼职管理人员负责日常管理，建立台账，办理维修、改建、整修手续，定期记录设施的使用情况。

（2）在每班生产结束后，应对相关设施进行清洁（或消毒）。清洁（或消毒）后应进行记录，记录由使用部门保管，归入生产车间清洁消毒记录中。

（3）定期保养，根据厂房的不同洁净要求确定定期保养时间。

（4）在厂房结构或门、窗、水、电、管道等设施出现问题影响生产质量时，要进行检修。

六、组 织 管 理

（一）规定

根据《药品生产质量管理规范》规定：

（1）企业应当建立与药品生产相适应的管理机构，并有组织机构图。企业应当设立独立的质量管理部门，履行质量保证和质量控制的职责。

（2）企业应当配备足够数量并具有适当资质（含学历、培训和实践经验）的管理和操作人员，应当明确规定每个部门和每个岗位的职责。岗位职责不得遗漏，交叉的职责应当有明确规定。

（二）组织管理

1. 机构设置

（1）组织机构图　根据企业规模和需要建立与生产质量管理体系相适应的组织机构，一般由质量、生产、技术、销售、财务、工程设备、办公室等机构组成。质量部门必须由企业负责人直接领导。

（2）质量管理部门　是独立设置的、有权威性的质量审核、质量检验职权机构，承担企业质量保证、质量控制的职责。质量管理部门设立质量控制实验室，实施对原药材、辅料、中间产品、成品的检验工作。

2. 岗位职责

（1）企业负责人　制定质量方针和组织实施；建立、完善质量保证体系；建立组织机构，进行职责授权；组织、落实全面实施 GMP。

（2）质量管理部门　负责质量保证体系运行的协调、监督、审核、评价；饮片生产全过程的质量检验与质量监督；质量审核与质量保证；质量管理文件的编写、修订、实施。

（3）生产部门　按 GMP 要求组织生产，完成生产计划，并保证生产全过程均在受控状态；负责 GMP 工艺规程、卫生管理、标准操作（SOP）的制定及实施。

（4）技术部门　组织编制、审定有关技术文件；指导实施 GMP；组织工艺验证，检查工艺执行情况，解决工艺技术问题。

（5）工程设备部门　按 GMP 要求选择、安装、调试设备、设施；负责厂房、设备、设施管理、设备操作、保养、检修 SOP 的制订及实施；组织实施关键设备、设施的验证；负责计量器具使用的监督、校准、管理；保证生产所需公用工程水、电、气、制风、制冷、环境工程的正常运转。

（6）物料管理部门　按质量标准购进物料；对供应商进行资格审查、选定；按 GMP 要求购进、储藏、养护、运输、发货等。

（7）办公室　人员招聘、培训；建立人事档案、健康档案、培训档案。

>>> **知识链接** o- -

药品 GMP 指南

《药品 GMP 指南》丛书自 2011 年 8 月出版以来，对帮助我国制药行业更好学习、理解、实施药品生产质量管理规范（GMP）发挥了重要作用，同时也为药品 GMP 检查员学习提供了教材。十年来，我国制药工业质量管理体系建设不断完善，质量管理水平不断提升，《药品管理法》《疫苗管理法》《药品注册管理办法》《药品生产监督管理办法》等法律、部门规章陆续修定，以及多个 GMP 附录颁布实施，不断加强与完善了药品 GMP 实施的要求。随着国家药监局成为 ICH 管委会成员，疫苗国家监管体系通过世界卫生组织 NRA 评估，积极筹备申请加入药品检查合作计划（PIC/S），我国药品监管国际化程度日益深化。特别是近十年来国际药品 GMP 指南不断更新，涉及数据可靠性、无菌产品、连续制造等新理念、新标准、新技术，产业界对于《药品 GMP 指南》丛书内容更新修订的需求日益迫切。2023 年 1 月出版了《药品 GMP 指南（第 2 版）》系列丛书。

- •

◇◇◇ **目标检测** ◇◇◇

答案解析

一、单项选择题（在每小题的 5 个备选答案中，选出 1 个正确答案)

1. 我国所有中药饮片生产企业必须符合 GMP，GMP 是指（　）

　　A.《食品药品生产管理规范》

　　B.《药品生产质量管理规范》

　　C.《药品生产规范管理》

　　D.《食品药品生产规范管理》

　　E.《生产规范管理》

2. 直接口服饮片粉碎、过筛、内包装等生产区域应参照（　）洁净区的要求设置，企业应根据产品的标准和特性对该区域采取适当的微生物监控措施

　　A. A 级　　　　　　　　B. B 级　　　　　　　　C. C 级

　　D. D 级　　　　　　　　E. E 级

3. 下列不属于中药饮片传统软化方法的是（　　）

　　A. 浸润　　　　　　　　B. 泡润　　　　　　　　C. 气润

　　D. 洗润　　　　　　　　E. 淋润

4. 下列关于制药企业机构设置错误的是（　　）

　　A. 应当建立与药品生产相适应的管理机构，并有组织机构图

　　B. 应当设立独立的质量管理部门

　　C. 企业建立的组织机构要能对质量管理部门履行质量管理的职责产生影响

　　D. 企业组织机构的设置没有固定的模式，企业可以根据自身的特点建立

　　E. 制药企业组织机构设置应遵循分工协作，全责对应，稳定性与适应性相结合的原则

5. 下列关于中药饮片生产描述正确的是（　　）

　　A. 中药饮片生产作为传统行业，追求目标是严格按照传统中药炮制工艺和方法生产。

　　B. 中药饮片生产环境相对西药生产环境等控制要求较低，一般不需要严格控制环境。

　　C. 中药饮片生产要不断追求方法和设备的创新，完全摆脱传统炮制内容和要求。

　　D. 中药饮片生产既要遵守传统中药炮制内容，同时也要不断结合先进的技术和设备突破创新行
　　　　业生产水平，提高中药饮片质量。

　　E. 中药饮片生产方式较为粗放，可随意选用自制加工设备

二、多项选择题（在每小题的 5 个备选答案中，选出 2～5 个正确答案）

1. 中药饮片厂房选择基本要求（　　）

　　A. 环境优美　　　　　　B. 交通便利　　　　　　C. "水电气"三通

　　D. 外界无污染　　　　　E. 气候宜人

2. 中药饮片仓库需要注意以下几点（　　）

　　A. 空间大，面积与生产规模相适应

　　B. 中药材与中药饮片应分库存放

　　C. 毒性中药材和饮片等有特殊要求的中药材和中药饮片应专库存放

　　D. 应配备温湿度仪器，对温湿度实时监控

　　E. 贮存易串味、鲜活中药材应当有适当的专库或冷藏等设施

3. 中药饮片的生产过程常用炮制设备可以分成（　　）

　　A. 净制类　　　　　　　B. 切制类　　　　　　　C. 炒制类

　　D. 炙制类　　　　　　　E. 锻制类

4. 中药饮片生产加工流程一般包含（　　）

　　A. 净选　　　　　　　　B. 洗润　　　　　　　　C. 切制

　　D. 干燥　　　　　　　　E. 筛分

三、配伍选择题（每组分别对应一组备选项，备选项可重复选用，也可不选用。每题只有 1 个
　　最佳答案）

　　A. 炒药机　　　　　　　B. 剁刀氏切药机　　　　C. 焖锻炉

　　D. 球磨机　　　　　　　E. 干式表皮清洗机

1. 净制类设备是（　　）

2. 切制类设备是（　　）

3. 炒制类设备是（　）

4. 锻制类设备是（　）

5. 粉碎类设备是（　）

书网融合……

思政导航　　　　本章小结　　　　微课　　　　题库

第十七章　中药炮制的研究

PPT

学习目标

知识目标

1. **掌握**　中药炮制研究的内容与研究方法。
2. **熟悉**　中药炮制研究方向和中药炮制研究目标。
3. **了解**　中药炮制研究的基本概况；中药饮片相关产品。

能力目标

通过本章内容的学习使学生能够掌握中药炮制研究的基本方法，并在实践工作中能够合理应用。

第一节　概　述 微课1

中药炮制作为传统的制药技术，具有悠久的历史和丰富的内容。但由于受到科学技术水平的限制，炮制理论和工艺方法的表述大多是经验型的，尚缺乏科学的阐释，有待对中药炮制进行深入研究。厘清炮制历史沿革，传承并创新炮制方法与理论；阐明中药炮制理论和炮制方法的科学内涵，正确地运用现代科学知识和技术，才能更好的指导和促进炮制方法的应用和提升，促进饮片炮制工艺规范化、饮片质量标准化，确保临床用药的安全有效。

一、中药炮制研究目标

在继承中药传统炮制技术和理论的同时，应用现代科学技术对其进行研究和创新提高，逐步阐释炮制原理，揭示炮制理论的科学内涵，规范炮制工艺，研制减毒增效新工艺，制订饮片质量标准，实现饮片质量的稳定、可控，保证临床用药的安全和有效。

二、中药炮制研究方向

根据国家中药现代发展纲要的精神，结合中药炮制学科和饮片产业发展的需要，确定中药炮制研究方向包括：中药炮制理论及原理研究、中药炮制方法及工艺规范化研究、饮片质量评价及其标准研究、中药炮制设备研究、中药饮片的临床应用研究等。

（一）中药炮制理论及原理研究

总结探讨传统炮制理论，运用现代科学技术和手段来诠释传统炮制理论和炮制技术的科学内涵。在整理和继承传统炮制技术的基础上，研究中药饮片炮制前后物质基础、毒性和药效的变化，探索炮制与药性变化的相关性，充实中药炮制理论，阐明炮制理论及中药炮制作用的科学内涵。

（二）中药炮制方法及工艺规范化研究

在整理和继承传统炮制技术的基础上，以传统炮制经验和现代科技方法相结合，在揭示饮片炮制原理科学内涵的基础上，开展中药饮片炮制工艺过程控制和工艺规范化研究，为饮片生产提供技术支撑。

（三）中药饮片质量评价及其质量标准研究

利用现代科学技术逐步以客观化的指标和感观控制的经验型指标相结合，对中药炮制品进行研究，活性分析，建立起更为合理的质量评价方法和标准，以更好地控制饮片质量，确保临床用药的效果。

（四）中药炮制设备和生产线研究

中药炮制长期以来主要依靠手工操作，生产规模小、个体差异大、饮片质量难以控制，开展炮制设备的研究，有助于实现饮片炮制生产的自动化、规模化及规范化，保证饮片质量的稳定。

（五）中药饮片的临床应用研究

中药饮片炮制的标准化、规范化，将保证中药及其制剂的质量，更好的发挥中药防病治病的作用。关注饮片的用药方式：汤剂、粉末和提取物等对中药饮片的质量要求，开展饮片在方剂和中成药生产中的应用研究，可为饮片的临床应用和应用范围提供科学依据，以指导临床用药的安全和有效。

三、中药饮片相关产品研究

随着时代的发展，中药饮片及其相关产品产生了新的饮片形式，包括中药配方颗粒、中药颗粒饮片、压制中药饮片等，研究主要是为了解决中药饮片在中成药生产和临床应用中的实际问题，便于使用，利于服用，提高生物利用度。

（一）中药配方颗粒

中药配方颗粒是中药饮片的深加工。以符合炮制规范的合格的中药饮片为原料，将中药饮片单味中药饮片提取有效成分，经低温浓缩、瞬时干燥后制成颗粒，然后包装后供中药配方使用。其优点是：可以直接冲服，免煎煮，省时省力，体积小，便于携带、服用、贮运，作用迅速，可满足辨证施治、随证加减的需要。但中药汤剂大都是复方，由多味中药共同煎煮而成；单味中药浓缩颗粒剂是单煎后合服，能否产生与饮片合煎相同的效果，尚有争议，还需进一步作化学成分、药效学、毒理学等方面的对比研究，提供更多的科研数据和确切的科学依据。

（二）中药颗粒饮片

中药颗粒饮片是在中医药理论指导下，采用现代科学技术，对中药材进行净选、闷润、切片、炮制、制粒、干燥、灭菌、单味定量包装而成，具有体积小、表面积大、有效成分煎出率高、方便贮存等优点，单味定量包装，使剂量准确，易于调剂，减少了再污染、提高了饮片的洁净度。但在生产过程中损耗率高，挥发性成分易损失，含淀粉或黏液质多的颗粒，煎煮时易糊化，药液浑浊，过滤困难，质地坚硬的颗粒，煎出率差异较大，影响汤剂的质量。颗粒饮片主要适用于袋泡茶类型的中药方剂，以及采用高浓度乙醇及非水溶性溶剂提取的其他剂型。

亦有将超微粉碎技术应用于中药饮片的加工。在不改变饮片化学成分组成的情况下，以药材细胞破壁为目的，制成的一种微米级微粉中药。该方法对于某些药物具有较大利用价值，如贵重药及在临床主要使用粉末入药的药物等，但需研究清楚微粉的粉碎粒度与传统饮片功效之间的量效关系，方能指导临床安全使用。

（三）压制中药饮片

将饮片制成一定形状，不添加任何辅料，用一定的包装材料封装，由配方药师直接调配、无需称量的一种饮片形式。它是一种新专利技术，可大大缩小饮片体积，适宜机械化生产，有利于后期包装和调剂，同时解决了花类、全草类、叶类及部分质轻或不规则饮片。但也存在其密度小、流动性差、体积大从而为增加饮片生产、包装、贮藏、运输、调剂等环节中增加困难。

传统中药饮片是所有新型饮片形式的基础，也是中药饮片相关产品的原料药。中药产品的质量依赖于传统饮片的质量，中药饮片相关产品的研发、生产与应用过程中，面临如何保持传统中医药理论特色并将其体现在汤剂或中成药原料调配、制剂中等系列问题。为保障中药饮片质量的稳定、可控，必须加大对传统中药饮片研究的投入，采用以基础研究和产业化生产相结合的研究模式，规范中药炮制工艺、稳定中药饮片的质量，提高中药饮片的质量标准，为现代中药饮片及中成药的生产提供低毒、高效、质量稳定的原料，促进中药制品进入国际市场。

>>> **知识链接** o--

中药炮制过程化学机制研究

中药炮制是中国的一项传统制药技术，也是中药区别于天然药物的显著特点。中药材经过加工炮制以后发生了复杂的化学变化，造成了中药炮制前后性味、功能的改变。阐明中药炮制过程中发生的这些化学变化是中药炮制机制研究的主要内容。多年来，国内外很多研究机构对中药炮制过程的化学机理进行了深入研究，初步阐明了多种炮制过程中发生的化学反应及化学成分变化。主要的化学反应包括水解反应、氧化反应、置换反应、异构化反应和分解反应等。借鉴现代科学技术，充分应用新方法和新理论，探索中药炮制的机理，进而揭示中药炮制前后临床疗效变化的物质基础。为广大人民群众服用安全、有效、质量可控的标准中药饮片提供有力保障。

--o

◎ 第二节 中药炮制研究内容 🔲 微课2

一、中药炮制经验总结与文献研究

中药炮制在其漫长的演变、发展过程中形成了独特的加工技术和理论。中药炮制理论与技术大多是通过"师徒相传，口传心授"的方式得以传承，但仍有许多历史久远，各具地方特色的炮制经验有待总结和整理。中药炮制文献研究包括古代和现代文献的查阅、整理、分析和总结，是开展中药炮制研究必不可少的一项基础工作。自新中国成立以来陆续整理出版了各省、市《中药饮片炮制规范》和全国《中药炮制经验集成》。近年来又相继出版了《中药饮片炮制述要》《中药临床生用与制用》《新编中药炮制法》《樟树中药炮制全书》《中药炮制与临床应用》《中药炮制学》《临床中药炮制学》《中药炮制工程学》等，为中药炮制的生产、教学、科研提供了重要参考。

中药炮制除了研究传统炮制经验外，还必须厘清炮制的历史沿革，系统整理相关历史文献。中国中医研究院中药研究所及相关单位协作，摘录汉代至清代167部古代中医药著作中有关炮制的内容，出版了《历代中药炮制资料辑要资料》，对研究炮制的起源、原始意图和演变过程提供了部分参考依据。王孝涛研究员等又在此基础上，编辑出版了《历代中药炮制法汇典》，分古代和现代二册。古代部分搜集常用中药清代以前（包括清代）的主要炮制文献，每味药按处方用名、炮制方法、炮制作用系统整理；现代部分以收集《中国药典》和全国各地中药饮片炮制规范的资料为基础，增添了1985年以前有关现代科研技术资料等内容，每味药按来源、炮制方法、现代研究系统整理。全书共收载常用中药552种。该书为中医药教学、科研、临床及生产提供了丰富的文献资料。

古代中医药著作中散在的炮制资料极为丰富，由于历代中药炮制技术和要求差异较大，其中有科学合理的，也有不够科学不尽合理的，甚至有不科学不合理的，误传误用的。若只根据现代炮制经验立项研究，其结果往往不能准确地反映炮制的原意，亦难以得出正确的结论。在此情况下，通过研究古代炮制文献，力求厘清每味中药的净制、切制和炮制的起始、发展及其原始意图。阐明从古至今中药加工炮制方法、具体操作技术、饮片质量要求、炮制目的和作用、理论及临床配伍应用等方面的沿袭、传承和演变过程；对上述资料认真进行综合分析，找出主要特点和基本规律，以及存在的主要问题，分析某一炮制方法或单味药炮制的历史源流、原始意图和演变过程，总结前人的炮制经验和临床体会，并做出有历史文献依据的客观评价，才能为开展中药炮制研究提供有益的借鉴，正确地运用现代科学技术知识和手段进行实验设计与研究。另外，通过文献考证，还可以对现有的炮制文献资料作进一步的修正和补充，使之更加完善、准确，以防误解和误用。

现代文献研究，主要是为开展实验研究提供参考，其重点是查阅饮片化学成分及其炮制前后的变化毒理和药理作用、药效部位和主要成分的检测方法、饮片质量的控制指标及其标准、饮片临床应用等的研究现状等，以了解已有的成果，并找出存在的问题，帮助选定研究课题和确定研究方向，综合分析已有文献的研究思路和研究方法，进行所选择课题的实验设计工作，在前人工作成果的基础上把握研究的起点，最终达到创新提高的目的。

二、中药炮制原理及炮制理论的研究

中药炮制在漫长的医疗实践中，依据中医药的理论逐渐形成了自己独特的理论。如"酒制升提、盐制润下、姜制发散、醋制入肝、蜜制润其燥、陈壁土取其归中……酥制者易碎……抽心者除烦……""炒炭止血"等。这些理论目前虽然不能作为定论，但大多具有一定的临床意义，因而探讨这些炮制理论的规律性本质，不仅有利于炮制原理的阐述，而且还能指导炮制方法的改进及新炮制方法的创立，具有十分重要的意义。

中药炮制原理的研究是运用现代科学技术手段和方法，探讨在一定工艺条件下，中药在炮制过程中产生的物理变化和化学变化，因这些变化而产生的药理、毒理作用的改变和这些改变所产生的临床意义。中药炮制原理的研究就是探讨中药炮制减毒、增效、缓性或产生新药效的机制，这是炮制研究的核心和关键。只有了解中药炮制前后理化性质和药理作用的变化，以及这些变化的临床意义，才能对炮制方法做出科学的评价，指导和促进炮制方法的改进，制定饮片质量标准，并能充实中药炮制理论。目前中药炮制的研究多集中于有毒中药的炮制、炮制前后作用差异较大的品种（如：炭药）以及药材主要活性成分和药理作用与中医药理论相吻合的品种。如实验证明，乌头炮制减毒的原理是，在蒸煮的过程中，剧毒的双酯型生物碱水解为毒性较小的单酯型生物碱乃至基本无毒的胺醇型生物碱，故川乌、草乌采用蒸或煮的方法炮制均能降低毒性，但炮制到何种程度能在减毒的同时保证疗效也是在研究时需重点关注的问题。马钱子经炮制减毒的原理是因其在砂烫或油炸等加热炮制过程中，马钱子碱首先被破坏，而士的宁被部分破坏，同时转化生成毒性较小的异马钱子碱、异士的宁碱及其氮氧化物，延胡索炮制增效的原理是，在醋炙过程中，难溶于水的止痛有效成分延胡索生物碱（延胡索乙素）形成了易溶于水的生物碱盐，而生物碱含量的高低与止痛效果成正比，故延胡索醋炙能增强镇痛作用具有科学性；槐花炒炭能够增强止血作用，其原因是在炒炭过程中除有炭素的生成外，具有止血作用的鞣质和槲皮素含量增加，同时能够拮抗槲皮素止血作用的异鼠李素含量降低，综合表现为槐花炭止血作用增强。

目前真正阐明炮制原理的中药为数不多，这方面研究任务相当繁重，特别是对酒制、醋制、蜜制、制炭等这些炮制大类的理论研究难度更大，但这些研究对炮制工艺的规范化、生产机械化、饮片质量标准化、管理现代化以及炮制学科的发展具有极其重要的意义。

三、中药炮制方法和工艺规范化研究

严格、规范、科学的炮制工艺是确保饮片质量的前提条件，炮制是对中药材加工处理过程的概括，其内容包括净制、切制、炮炙等三个主要环节。中药的类别较多，品种繁杂，各地炮制方法也不甚一致。由于历史条件的限制，炮制工艺多属于手工作坊式生产，很难适应当今工业化生产的需要。因此，在厘清炮制原理的基础上，运用现代技术、方法和理论，改进炮制方法和工艺是中药炮制研究的长期任务和重要内容。由于受历史条件的限制，目前全国各地的炮制方法、生产技术条件、质控指标、辅料规格及用量等并未统一。近年来对中药的炮制工艺研究报道较多，主要围绕优化最佳炮制条件（炮制温度、炮制时间）、

最佳辅料选择、改革传统工艺、提出新工艺，对有异议的传统炮制方法进行新的评价等。如从龟甲入汤剂的角度出发，以水煎出物量、氨基酸、总氮、灰分等为指标，比较生龟甲、砂烫龟甲、砂烫醋淬龟甲3种炮制工艺，结果以砂烫醋淬工艺为佳。又如，用"加酒热压法"制大黄、"高压蒸法"制草乌、"蜜烘法"制黄芪等，皆大大提高了生产效率，并保证了药品质量。但是，由于多数中药的炮制原理尚未阐明，故中药加工工艺研究的深度和广度受到很大的限制，不少工艺研究缺乏能代表中药功能的成分和药理指标，更缺乏与临床相结合的研究。例如清半夏、姜矾制半夏、石灰甘草制半夏，虽然均能解半夏毒，且生产周期缩短，但由于半夏的有效成分和有毒成分尚未完全探明，炮制程度只能以"口尝微有麻舌感"判定，炮制品质量的稳定性不能得到有效的保证。

随着科学技术的发展，新技术的不断应用，很多新的科技成果可供炮制研究借鉴，在搞清炮制原理的基础上，以炮制过程中物质基础的本质变化为核心，结合炮制机械的研制和升级改造，制订适合产业化需要的中药炮制操作规程，使饮片生产向炮制工艺的机械化、规范化、自动化方向发展，制备质量稳定、可控的中药饮片，以保证临床用药的安全有效。

四、中药炮制辅料研究

炮制方法中利用辅料炮制中药是具有特色的一类方法，中药炮制辅料按照形态分为液体辅料和固体辅料。液体辅料如酒、醋、盐水、姜汁、炼蜜等，固体辅料如麦麸、河砂、蛤粉、大米等。部分辅料又是常见的药品、保健食品和调味品。在食品行业中对其性质、应用、作用等方面都比较清晰，对其质量安全的要求目前已有国家标准。但作为炮制辅料方面，大多现今仍停留在对其传统功效的认识、经验鉴别方法等，不仅鲜见实验研究，而且缺乏统一的作为辅料用品种、规格、制备工艺及药用质量标准的一系列要求。

近年来，随着中药炮制的规范化、现代化、标准化的不断推进，中药炮制辅料也终将实现规范化、标准化。

五、中药饮片质量评价及其标准的研究

中药饮片是供中医临床制备汤剂和制备中成药的原料药。同一种饮片由于药材产地、加工条件、生产条件和炮制工艺条件不同导致质量差异很大，直接影响中药的临床疗效。当前用以控制饮片质量的标准是中华人民共和国药典和各省、市、自治区制订的中药饮片炮制规范，这些炮制规范中的标准大多是根据广大药工人员长期实践经验制订的，主要是依据个人感官判断炮制品的形态、质地、色泽、气味等作为控制饮片质量的方法。由于药材本身的质量、辅料及其规格和用量及加工方法的不同，以及依靠感官判断质量的操作人员的个体差异，即使同一种中药，用同一种方法炮制，由于操作人员不同，制得的

炮制品的质量也很难保持一致，而不同产地不同批次制备的饮片要保证质量稳定、可控更加困难。为保证临床用药的准确，在确保炮制工艺和饮片的质量标准统一的前提下，应用现代科学手段逐步以客观化的指标与感观控制的经验性指标相结合，进行饮片质量控制指标及其标准的研究，建立起更为合理的质量标准，并用以控制临床使用的中药饮片的质量，已成为当务之急。

六、中药炮制设备研究

传统的炮制操作都是手工的或简单设备的加工，人工劳动强度大，生产效率较低。随着饮片生产规模的扩大，许多专用的机械设备应运而生。如风选机、洗药机、润药机、炒药机、切药机、干燥设备、蒸药箱、粉碎机等等。开展中药炮制设备的研究，可提高中药饮片生产的机械化、自动化、现代化水平。近年来，我国在饮片设备的技术改造方面，取得了可喜的进展。但目前大多以单机为主，前后工序的连接不够，炮制生产线联动性不够、电子程序化还有待进一步开发。需进一步从理论上、技术上研制适用于中药饮片生产的先进的工艺设备，并不断地改造成连续自动化生产线，做到能够电脑程序化控制，这对于饮片质量的稳定和提高经济效益有重要的现实意义。

七、中药饮片的临床应用研究

自古以来，中医根据患者的具体情况辨证施治，拟定处方，选择适宜的饮片规格，煎煮成汤剂或制成丸、散、膏、丹等剂型供患者服用，是绝大多数中药饮片的使用途径。目前随着人们用药习惯的改变，汤剂的使用仅占到中药使用量的15%左右，而中成药占了绝大部分。这表明，中药饮片的主要应用途径已从临床辨证处方转向中成药的生产。由于以往中药炮制的研究重点是传统的中药饮片结合临床疗效，忽略了在新形势下如何满足制剂的要求，这是目前炮制研究工作的一个盲点。需要重视制剂对炮制提出的新要求，改变思路开展中药炮制的研究，使产品适用于现代中成药的生产。现代中成药研制过程中，很多是根据中药的有效成分的性质，取洁净的原药材，适当破碎，采用适宜的溶媒提取、制备的，忽略了中药饮片是中成药生产的原料药这一关键要素，忽视了炮制对中成药质量的影响。若不正视这一点，长此以往，中医临床用药及中药炮制的特色将荡然无存。

目前大型中药厂，一般都有自己的前处理车间，来负责该厂中成药中原料药的加工和某些炮制品的制备，以便降低成本，能够掌控中药原料药的质量，最终保证中成药的质量。应针对中成药原料药的前处理，围绕工业化生产的可行性，饮片质量的可控性，生产成本的合理性等内容开展炮制研究，为中成药的研制提供适合于中药制剂生产的中药原料药，作为现代中成药的原料药，中药饮片的生产，必须适应现代中成药的生产要求。对于炮制工艺的合理与否，不但以传统的炮制理论和质量标准来评价，还应该着重从工业化生产的可行性、产品质量的稳定性等方面来衡量。

>>> 知识链接 ○--

以自信之姿传承创新炮制智慧

"我们要以理性、科学的态度进行反思、比较、展望，分析传统炮制与现代药学的共性与差异，用科学研究结果、用事实阐明炮制技艺。"谈及中药炮制的科学内涵时，江西中医药大学副校长杨明教授非常感慨古人智慧。他认为，应从资源自信、科学自信、文化自信的角度认知中药炮制的科学性与先进性。全国主要有四大药帮，杨明是川帮炮制研究的重要学者，他被引进到江西中医药大学；樟帮、建帮一直活跃在江西，与大学渊源颇深。几十年的积淀，使得江西中医药大学成为中药炮制的科研高地。杨明教授介绍，江西中医药大学中药炮制团队在炮制理论和原理传承方面成果显著：收集与炮制相关的古籍220部，收藏传统炮制器具78件，挖掘技术35项，深入研究开发饮片12种。在炮制工艺与技术创新方面成绩斐然：通过 6 种技术为代表的研究，创新炮制方法 10 项，优化工艺 23 项，实现传统炮制技术的创新性发展。聚焦水飞青黛、炮附子、干馏鲜竹沥、发酵雷公藤、药汁制等方法，进行了技术创新与产业转化。在人才培养方面，薪火传承，人才辈出：传承 6 代谱系，培育 51 名炮制专才。举办培训班，逾万名技术人员和中医师受训，提高技术能力和临床用药水平。在文化传承方面，推动炮制文化广泛传播：建设 1 个炮制博物馆实训中心。牵头全国中药炮制技术传承基地建设，组建全国范围的传承大型团队。

第三节　中药炮制研究方法

在中医药理论指导下，应用现代科学技术，从研究炮制文献着手，通过化学、药理学、毒理学、微生物学、分子生物学、数理统计等方法，采用多学科、多指标进行系统研究，并通过中试验证及中医临床验证或模拟临床用药的形式验证研究结果的科学性、可行性和实用性。

一、中药炮制的研究需要遵循中医药理论

中药炮制是为了适应中医临床辨证施治的需要而发展起来的制药技术。一味中药为满足不同的医疗需求，往往可以有多种炮制品供中医师选择使用。因此，各种炮制方法的目的是为了使中药饮片产生不同的临床功效。中医师在中医药理论指导下根据辨证施治的结果选择不同中药炮制品，各种中药炮制品的质量直接决定其临床效果，这充分说明在中药炮制研究中必须予以充分的重视中药的临床疗效。中药炮制的理论也是中医药理论的组成部分，显而易见，中医药理论对中药炮制研究具有指导作用。基于这种认识，在中药炮制研究中，要特别注意同一中药不同炮制品的功用特点，并设法运用各种现代科学技术手段阐明其科学内涵。不同的研究内容需要结合相关的中医药理论，才能使研究工作既做到基于中医药理论做指导，又保持和突出中医药特色。中医药理论核心和特色最根本的是整体观、辨证论治和综合作用。中药本身含有多种化学成分，各种成分间的相互作用和影响十分复杂，具有治疗作用的有效成分到底是什么并不明确，一种或几种单体成分，往往不能代表整体中药的物质基础。中医用药绝不只是用单体成分，例如，黄连和黄柏皆含小檗碱，但黄连与黄柏并不能相互替代使用。黄连酒炙能引药上行，缓和苦寒之性，善清头目之火；黄柏盐炙可缓和苦燥之性，增强滋阴降火，清虚热的作用，黄连和黄柏这两味药的不同炮制品的功能主治也不是小檗碱能够代表的。因此，中药炮制研究如果脱离了中医药理论和中医临床用药经验的指导，仅从单一成分或适合纯化学成分的某种药理实验来研究，并用这种实验结果来评价中药炮制作用和炮制工艺的优劣和炮制内涵的阐释是有局限性的。再如，在治疗中若单纯考虑中药中某种有效成分的作用，有悖于中医传统理论及临床用药原则。中医药理论：咳喘属于肺，肺与大肠相表里，临床见有痰浊壅塞，肺气不宣的喘满证，往往兼有便秘或下痢等症，治疗时宣通肺气，则大便自调；反之，大便秘结，也可引起肺气喘满，治疗时使大便通畅，则喘满亦可消失。苦杏仁中的苦杏仁苷有镇咳平喘作用，而百里香素则有明显的祛痰作用，所以口服苦杏仁煎剂后，有镇咳、祛痰两种效果，如果单用苦杏仁苷解释苦杏仁的功效显然是不全面的。若选用苦杏仁霜，则可能因为压榨去除了具有润肠通便作用的脂肪油，仅保留了苦杏仁苷，忽视苦杏仁在临床上的整体治疗作用，则难以达到理想疗效。

中药的功能主治是中医在长期的临床实践中积累总结出来的。对中药饮片炮制作用的认识和研究，绝不能拘泥于单纯某种化学成分或现代医学较为局限的某种药理模型进行研究，忽视中药的特性。例如，麦芽、神曲、山楂、鸡内金等消导药，习惯上皆炒至焦香后入药。如以所含酵素类成分来解释它们

的消食作用，就具有很大的局限性。因为淀粉酶、蛋白酶等经加热炒制后或入煎剂会受到破坏。有的中药炒至焦香后，亦具有一定的苦味，轻微的苦味能对舌尖味觉神经及胃肠黏膜产生一种缓和的刺激作用，通过反射机能可纠正部分胃肠功能衰弱的现象，以改善消化功能。如果单用化学成分或药理指标来研究和评价中药炮制的作用则不够完善，必须以中医临床疗效为依据，设计适宜的成分指标和药理实验模型。

二、应用文献学方法进行研究

采用现代信息技术和文献学研究手段，认真进行文献整理和资料的总结是开展中药炮制研究的基础工作。文献研究法是指根据一定的研究目的或课题需要，通过查阅文献来获得相关资料，全面地、正确地了解所要研究的问题，找出事物的本质属性，形成对事实的科学认识，并从中发现问题的一种研究方法。任何科学研究的第一步都是根据需要先查阅古今文献，然后进行整理，找出切入点，提出完整的实验设计方案。对于中药炮制研究来说，文献研究尤为重要，因为古代文献浩如烟海，现代书籍及相关文献数目繁多，必须充分利用工具书和网络资源，查全必要的古今文献。

(一) 炮制文献的整理

对于古代文献资料，首先查阅《雷公炮炙论》《炮炙大法》《修事指南》等三大炮制专著。其次查阅炮制内容记述较多的书籍：汉代《神农本草经》、南北朝《本草经集注》，唐代《新修本草》，宋代《证类本草》《太平惠民和剂局方》《本草衍义》等，元代《汤液本草》，明代有《本草发挥》《本草蒙筌》《本草纲目》等17部，清代有《握灵本草》《本草汇》《本草述》《本草述钩元》等29部。此外，查阅古代汤头方书，如唐《外台秘要》、宋《太平圣惠方》、明《普济方》、清《医宗金鉴》等。古代炮制文献资料的特点是分散性较强、对炮制的研究缺乏一定的系统性，对其整理只能先易后难，由简至繁，再删繁就简，古为今用。《历代中药炮制法汇典———古代部分》是内容详实、条目清晰、查阅方便的炮制文献工具书，该书将单味中药散落在各种本草方书中的炮制文献资料经过去粗取精、去伪存真的加工处理再集于一体。《中药炮制品古今演变评述》《古今中药炮制初探》也是古代文献资料整理较好的具有参考价值的书籍。可作为古代文献资料查阅的工具书使用。

现代文献资料涉及多种学科，要从中找出对于进行炮制实验研究有用的文献，主要包括：药材的来源、功能主治、炮制方法及工艺条件，饮片质量控制指标、检测方法及标准，饮片临床应用，与饮片药效和毒性相关的化学成分种类、有效成分、毒性成分、既有毒又有效的成分，毒理和药理研究等。

(二) 文献资料的取舍

要用科学的态度来对待文献资料。做到"一真二早三全"。①真，即真实。第一手资料，原始资料最为真实。在原著可查的条件下决不取用第二手资料。对原书已佚的古籍文献，以最早最详引用它内容的书籍为准，如《雷公炮炙论》的佚文应以《证类本草》中的"雷公云"为准，而不是《本草纲目》中的"敩曰"，因为后者取材于前者，还进行了化裁，不能充分反应原文意图，不足取。近年来有些中药炮制沿革研究的文章，仅依据《历代中药炮制资料辑要》或《历代中药炮制法汇典》古代部分，就完成了此研究论文。这样所引述的内容与引用的史料不够严谨。应尽量与原书查核，以第一手资料为准。②早，即创始者。一药一法的炮制文献资料在数代多人的书中或论文中出现。选用时，应当取其最早发明这一炮制方法、最早阐明其炮制作用、首先创立起炮制理论者、最早提出质量控制方法、最早将某种先进技术引入炮制者。③全，即齐全。要详尽地占有资料，在炮制原理尚未搞清以前，重复性的资料选取最早者是常用的整理方法，但人为地舍弃或遗弃一些非重复性的材料，这不是炮制研究的思路和方法。因为炮制方法的被发明创造乃至医家患者所共识并传代，临床效果是其根基，故整理文献资料时要保证资料的全，还需充分重视不同炮制品的临床应用及炮制作用，重点关注与饮片临床应用相关的成分研究、药理毒理研究、炮制工艺、饮片质量标准、病例报道等。

（三）文献资料的总结

一般可将文献资料进行整理分析后，撰写成文献综述，简称综述。文献综述是指在确定了选题后，在全面搜集相关选题所涉及的研究领域的文献资料基础上，对该研究领域的研究现状（包括主要学术观点、前人研究成果和研究水平、争论焦点、存在的问题及可能的原因等）进行归纳整理、分析鉴别，并提出自己的见解和研究思路，是对一定时期内该学科领域或专题的研究成果和进展进行系统、全面的叙述和评论的一种文体。在分析文献资料时，可根据需要，针对某一味中药的炮制资料或某一种炮制方法的炮制文献资料进行分析整理。如近年来有对酒制法、盐制法、蜜制法等大类炮制法则进行了品种、工艺、辅料及其传统理论等方面作了系统的研究，从中可提出规律性的线索，不仅对进一步阐明各类制法的起源和发展，阐明传统制药法则的基本理论有一定意义，还对提高中医药理论学术水平具有深一层次的意义。目前对炮制传统理论的整理和研究还处于薄弱环节。中药炮制法则都是在中医药理论指导下而制定的。历史上各时期的炮制理论论述，都散见在各医籍中。通过古今涉及传统炮制理论文献的查阅、整理和研究，从中进一步阐明传统理论的科学内涵，这不但对综合开展实验研究起到重要的引导作用，同时对中医临床用药理论的阐明和提高亦具有重要意义。

三、实地考察、信息检索和函调相结合的现状调查研究

要研究中药炮制，首先要了解炮制的现状，由于炮制特色地域性的存在导致了各地各法，要了解各地的情况，需查阅各地《炮制规范》和全国性的《中药炮制经验集成》《全国中药炮制规范》，调查各地实际存在的炮制方法，总结其共性及特色，为实验设计提供参考依据。此外，还可采用实地考察、信息检索和函调相结合的方法，对当前中药饮片生产、药材市场流通、饮片经营管理、临床用药、教学和科研、国家有关法规执行情况等诸多方面的现状，认真详细地进行调查了解、搜集整理、综合分析，写出书面调查报告。报告要求总结现行中药炮制经验，包括中药饮片的生产及应用、炮制教学和科研等方面，值得肯定和借鉴的成功做法，以及取得的成效和结果，同时应指出现存的问题，从而提出改革思路或建议，亦为计划中设立的创新课题，提供较充分的现代炮制依据，以便明确立项目的，找准课题起点，确立研究中心内容，把握主攻方向和确定预期目标。

四、以现代科学技术为手段开展炮制实验研究

采用化学、药理学和毒理学等研究手段研究中药炮制是目前广泛采用的研究方法。

（一）应用化学方法进行研究

中药物质基础是指中药发挥临床作用的化学成分。中药炮制由于炮制方法多，所用辅料广，炮制品种杂，在炮制过程中由于温度、时间、辅料等因素的影响，必然会使中药炮制前后的化学成分组成或者含量发生不同程度的变化，因而药理作用、临床疗效也会发生相应的改变，所以研究中药在炮制前后化学成分性质和含量的变化是中药炮制研究的重要方法，其研究结果不但有助于阐明炮制机制，而且可以作为评价炮制方法和工艺的指标，为炮制方法的研制和改进、制订饮片质量标准提供参考依据。

凡是中药中有效成分性质比较明确者，就可以寻找到定性定量方法，进一步对该中药炮制前后此种成分进行比较研究，以揭示其科学内涵。如《中国药典》要求巫山淫羊藿在净制时需除去枝梗及叶柄，摘取叶片药用。巫山淫羊藿中含有的总黄酮和淫羊藿苷为已知的与其临床功效相关的成分，朝藿定 C 为含量最高的成分，可以采用紫外 – 可见分光光度法测定总黄酮含量；HPLC 法测定朝藿定 C、淫羊藿苷、

淫羊藿次苷Ⅱ含量，通过比较巫山淫羊藿叶片、叶柄和全叶中的多种成分的含量差异，对其净制的科学性进行阐述。实验结果表明：巫山淫羊藿各部位中主要黄酮类成分存在较大差异，三者各成分含量高低顺序一致：即叶片 > 全叶 > 叶柄。叶片中各黄酮成分的含量是叶柄的 4.3 ~ 30.4 倍，表明叶柄属于质量较差的部位，若不除去则可能影响巫山淫羊藿的药效，故中国药典规定的净制方法是具有科学性的。

研究炮制方法及工艺时，多采用正交设计法、均匀设计法或析因设计法，在实验设计时，需找出评价工艺的指标，经过化学研究的方法和数理统计的方法才能得到可靠的实验结果。但需要注意，对于中药而言，其疗效是中药中多个功能组分的整体表现，是多成分、多靶点协同作用的结果，因此研究中药炮制工艺所选择的评价饮片质量的指标不能只以单一成分为对象，也不是多种成分的简单加和。评价炮制工艺优劣的化学成分指标若不能真正表明饮片的质量好坏，筛选出的炮制方法或工艺条件就可能被质疑。如若采用淫羊藿苷作为唯一的成分指标来筛选淫羊藿油炙的炮制工艺，就可能得出炮制温度对淫羊藿苷含量具有显著性影响，在一定的限度内温度越高淫羊藿苷含量越高，筛选出高温炒制的工艺条件，而在该高温炒制下的淫羊藿已变为黑色，显然不符合淫羊藿油炙时"文火加热，炒至微黄色"的传统质量要求。因为淫羊藿苷是淫羊藿有效成分之一，但不是唯一的有效成分，单用该成分的含量高低筛选淫羊藿的炮制工艺存在局限性。因为现有的中药饮片已经过多年临床实践验证其有效性，建议进行工艺筛选时，将传统质量要求和现代成分指标结合进行综合评价，以确保实验研究符合中医药理论和临床应用实际。

（二）应用实验药理学和毒理学的方法进行研究

中药炮制的主要目的是增强药效或消减其毒副作用。中药的临床研究由于受到复方用药和患者对象的制约，在现代是很难进行的，因而开展实验药理学和毒理学研究具有特殊意义。加之很多中药的化学成分研究资料欠缺，或已有的化学成分研究与传统药效缺乏相关性，在这种情况下开展实验药理学和毒理学研究是进行中药炮制研究的最佳选择。

应用实验药理学和毒理学方法研究中药炮制，阐述炮制原理，最好选用适合中医病证实验动物模型的方法和指标来进行，也可以借鉴已有的药理学方法和指标来进行。在化学成分不清楚的情况下，通过实验药理学和毒理学的方法来研究炮制前后的生物活性变化，也可达到控制炮制品质量和指导炮制工艺改革的目的。如果将实验药理学和毒理学方法与化学方法结合起来研究中药炮制，将药效作用的改变与化学成分的改变相关联，更能反映炮制变化的本质。但采用什么指标来衡量中药药效或毒副作用才符合中医药理论，这是值得探讨的问题。毒性中药一般可分为两种类型，一类是其毒性成分，与治疗成分不一样，须通过炮制将毒性成分去除，如巴豆中巴豆毒素（crotin）、蓖麻子中蓖麻毒蛋白（ricin）等。另一类既是有毒成分又是有效成分，要通过炮制使其达到适度的含量，或转变成毒性较低的物质，如马钱子中的马钱子碱和士的宁，乌头、附子中的乌头碱，斑蝥中的斑蝥素等，但需研究这些成分的量 – 毒 – 效的关系，以便确定"适中"的炮制程度，制订合理的饮片质量标准，指导临床用药。对毒性成分和有效成分尚不清楚的中药，可选择主要药效学和毒理学指标，同时作各种炮制品的对比研究，以考察哪种方法能达到减毒存效增效的目的，有针对性地继续深入研究。

五、应用临床疗效观察方法及临床用药方式进行研究

中药炮制是为中医临床服务的，目的是保证临床用药安全有效。经化学、药理学、毒理学等方法研究中药炮制的结果，最终需要接受临床效果的检验和验证。因此，研究中药炮制决不能离开临床疗效。

由于临床研究影响因素复杂，不可能用临床疗效指标作为炮制方法优选的手段，往往在各项研究指标比较成熟的条件下，以临床疗效观察作为最后验证的手段。但因为饮片在临床主要以复方用药，做临床观察还有其他的影响因素，为了避免实验研究脱离临床应用，可结合饮片临床用药的具体情况进行实

验设计，以得到与临床应用相近的结果。如在采用化学方法和药理、毒理方法研究炮制时，要考虑到中药传统用药形式为汤剂，成药中有用粉末入药者，民间有泡药酒的习俗，研发的新药有以有效部位入药者，不同的用药形式下其毒性和药效可能存在较大差异。所以在设计中突出基于临床用药基本形式的中药饮片毒性和药效评价研究更能接近临床用药实际情况。如研究表明，同批生川乌所含剧毒双酯型生物碱含量相同，在使用中似乎毒性应该基本相同，但在进行急性毒性研究中发现，因供试液的制备方法不同，其半数致死量存在较大差异：LD_{50}（g/kg）其水煎液测不出，最大耐受量 > 171.42（几乎无毒），95%醇提物 19.50 ± 3.36（小毒），粉末 5.46 ± 0.66（有毒），总生物碱提取物 4.01 ± 0.55（大毒）。其原因是在供试液制备过程中毒性成分发生了变化，如生川乌水煎液几乎测不出毒性的原因是在煎煮过程中剧毒的双酯型生物碱水解所致。所以不能单纯以饮片中毒性成分的含量高低判断中药饮片的毒性大小。应该对开展药理毒理研究的供试品进行成分的检测，这样的结果才能分析化学成分组成及含量高低与毒性和药效的相关性，才能表明在不同用药方式下的中药饮片的安全性和有效性，以指导临床用药。此外，生川乌以水煎液进行毒性研究，可能得出生川乌无毒的结论，即加热后毒性降低的中药或有小毒的中药可能不会致死，仅对胃肠道或皮肤黏膜有刺激性，若以水煎液来做急性毒性实验，小鼠未出现死亡，则可能得出该药无毒的结论。可见毒性实验的指标选择及供试液的制备方法直接影响研究结果的合理性和准确性。故仅以一种用药方式和 LD_{50} 的结果来进行毒性评价是有欠缺的。在采用化学、毒理药理的方法研究炮制时，应充分重视临床的功效和毒性表现以及用药的方式，以使研究结果贴近实际。

还可将中药炮制纳入方剂中进行研究，以探讨饮片配伍后其物质基础和药效毒性的变化，为临床应用提供参考。因为方剂是调整体内系统平衡的最优化治疗系统，也是中医临床用药的一大特点。中药通过配伍组方可起到增效、减毒、缓和药性或产生新药效等作用。单味中药的研究结果往往与该药在方剂中的研究结果不尽相同，有的甚至截然相反。这也是中药炮制研究成果不易推广应用的原因之一。如将白芍的炮制纳入芍药甘草汤中进行研究，初步阐明了一些问题。5 种白芍组成的芍药甘草汤中均不含丹皮酚，芍药苷含量除酒炒白芍的芍药甘草汤外，其他皆明显高于生白芍煎液，说明甘草可提高方中芍药苷的煎出量。方中用白芍生品或清炒品、麸炒品芍药苷含量高，二者间无显著差异；但麸炒白芍的芍药甘草汤中苯甲酸含量最低，故对脾胃虚弱患者似更适宜。白芍各种炮制品不会降低芍甘汤中甘草次酸的煎出量。方中用生白芍鞣质含量最低，甘草与白芍混合煎煮液中鞣质含量明显低于分煎液的合并值。又因芍药甘汤中鞣质含量的高低与其抗炎作用强弱不成平行关系，故芍药甘草汤制剂时可合煎。

六、应用多学科方法技术进行系统研究

中药炮制学是一门实践性强的综合性学科，影响中药饮片质量的因素多，涉及面广，单一的化学或药理研究结果很难说明炮制的科学性，必须采用多学科结合的方法研究，才有可能取得突破性成果。如单味中药饮片的系统研究，需要从炮制文献研究着手，继承传统炮制经验和技术，通过化学、药理等手段进行工艺筛选，利用数理统计的方法进行数据处理，优选炮制工艺，经过中试验证，确定最佳炮制工艺。若有可能最好经过临床验证，这样所得的结果比较全面、准确、可靠、科学。要阐明其炮制增效减毒的机制，就必须研究在一定的炮制工艺条件下，研究化学成分发生了哪些变化，这些变化导致了毒性和药效发生了什么改变，由此分析炮制在何种炮制条件下可能减毒，何种炮制条件下可能增效，何种炮制条件下能够在减毒的同时保存或增强药效，寻找炮制"适中"程度，筛选能够表明中药毒性和药效的指标，为制订饮片质量标准提供科学依据。

近年来，已有多种方法手段应用于中药炮制研究。如：中药指纹图谱用以反映中药整体化学信息，进而反映中药的质量。"谱效相关性分析"用于揭示中药药效物质基础，代谢组学技术可从机体内源性小分子的改变从而揭示中药饮片药效作用机制。此外尚有光谱学、色谱、生物学仿生技术等应用于中药

炮制研究。相信在今后，随着科学技术的发展，必将有更多新技术、新方法运用到中药炮制研究中。

七、应用其他行业的技术和装备，开展中药饮片生产设备研究

随着我国现代中药产业化的提出，需要研究中药炮制的传统工艺和现代技术、装备，逐步实现国家对中药饮片生产提出的，"炮制工艺规范化、质量标准化、检测现代化、包装规格化、生产规模化、药材来源基地化"的"六化"目标。为了实现这一目标，中药炮制学科既要研究分析传统中药炮制理论，确保中药饮片的疗效，又要在生产中药饮片过程中合理吸收引进现代制药工业、化工、轻工、食品等行业有关的先进的理论、技术和装备，提升中药饮片生产设备的技术水平，为中药饮片的现代化生产服务。

为了适应中药现代化和国际化的发展步伐，国家对中药事业非常重视，在国家科技攻关计划中，均有中药饮片炮制规范化研究的项目，国家《药品管理法》中针对中药饮片相关规定和饮片企业实施GMP认证，这些措施对中药饮片炮制的规范化与标准化发挥了重要作用。

>>> **知识链接** ○--

创新炮制装备　振兴产业

中药炮制只有融入产业、助推产业，研以致用，才能迸发出巨大的产业推力。在示范引领传统炮制技术流派传承，整理归纳古代中药炮制经验、法则和技术要领，丰富完善炮制理论，实现技术融合创新的基础上，团队面向新的行业发展需求，加快中药炮制装备升级。《本草纲目》记载的竹沥传统炮制方法主要分为两种：烧制法和干馏法。鲜竹沥广泛用于治疗呼吸系统疾病。烧制或干馏的炮制古法药效明显。研究团队在传承炮制技术、阐释炮制机理的基础上，优化竹沥炮制工艺并加速设备现代化。用干馏工艺进行鲜竹沥提取，其收率高、愈创木酚含量高、氨基酸含量高、稳定性好。相较于水煮法，干馏工艺具有较明显优势。团队根据鲜竹沥传统炮制技术要求，在干馏法基础上设计了干馏专属设备。该装备生产耗时短，程序简单，设备投资少，生产成本低，竹子利用率高，非常适合工厂企业大规模大批量生产。

--○

答案解析

目标检测

一、单项选择题（在每小题的 5 个备选答案中，选出 1 个正确答案）

1. 对中药炮制研究具有指导作用的是（　　）

 A. 现代科学理论   B. 中医药理论   C. 五行学说

 D. 藏象学说   E. 药性理论

2. 黄连和黄柏不能替代使用，即使两者含有相同的化学成分（　　）

 A. 药根碱   B. 非洲防己碱   C. 黄连碱

 D. 小檗碱   E. 小檗红碱

3. 将散落在历代本草方书中的炮制文献集中于一体的炮制文献工具书是（　　）

 A.《中药炮制品古今演变评述》   B.《古今中药炮制初探》

 C.《历代中药炮制法汇典———古代部分》 D.《中药炮制经验集成》

 E.《太平惠民和剂局方》

4. 药炮制研究方向不包括（　　）

    A. 中药炮制理论及原理研究
                          B. 中药炮制方法及工艺规范化研究

    C. 饮片质量评价及其标准研究
                           D. 中药炮制设备研究

    E. 中药炮制辅料研究

二、多项选择题（在每小题的 5 个备选答案中，选出 2~5 个正确答案）

1. 中药炮制的研究内容包括（　　）

    A. 中药炮制经验总结与文献研究

    B. 中药炮制原理及炮制理论的研究

    C. 中药炮制辅料研究

    D. 中药饮片质量评价及其标准的研究

    E. 中药炮制方法和工艺规范化研究

2. 中药炮制理论和炮制方法的科学内涵的阐明，能够促进（　　）

    A. 炮制方法的改进
        B. 炮制工艺规范化
        C. 饮片质量标准化

    D. 药材种植规范化
        E. 新型饮片研制

3. 中药炮制研究方向包括（　　）

    A. 中药炮制理论及原理研究
                           B. 中药炮制方法及工艺规范化研究

    C. 饮片质量评价及其标准研究
                           D. 中药炮制设备研究

    E. 中药饮片的临床应用研究

4. 中药饮片相关产品大致包括（　　）

    A. 中药配方颗粒
        B. 中药颗粒饮片
        C. 压制中药饮片

    D. 中成药
        E. 膏、丹、丸、散等

三、配伍选择题（每组分别对应一组备选项，备选项可重复选用，也可不选用。每题只有 1 个
    最佳答案）

    A. 中药炮制文献研究
    B. 中药炮制原理研究
        C. 中药饮片的临床应用研究

    D. 炮制方法和工艺研究
    E. 中药炮制设备研究

1. 中药炮制研究的基础工作是（　　）

2. 中药炮制研究的重要内容是（　　）

3. 中药研究的核心和关键是（　　）

四、问答题

简述中药炮制研究内容。

书网融合……

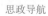

思政导航　　　　　　本章小结　　　　　　微课1　　　　　　微课2　　　　　　题库

饮片炮制图二维码集合

芥子	炒芥子	葶苈子	炒葶苈子	决明子	炒决明子
蔓荆子	炒蔓荆子	牛蒡子	炒牛蒡子	芜蔚子	炒芜蔚子
瓜蒌子	炒瓜蒌子	紫苏子	炒紫苏子	莱菔子	炒莱菔子
冬瓜子	炒冬瓜子	酸枣仁	炒酸枣仁	王不留行	炒王不留行
水红花子	炒水红花子	黑芝麻	炒黑芝麻	火麻仁	炒火麻仁
使君子	蒺藜	炒蒺藜	苍耳子	炒苍耳子	白果仁
炒白果仁	花椒	炒花椒	牵牛子	炒牵牛子	槐花
炒槐花	槐米	九香虫	炒九香虫	海螵蛸	炒海螵蛸

桑枝	炒桑枝	山楂	炒山楂	焦山楂	山楂炭
栀子	栀子个	炒栀子	炒川楝子	大蓟	大蓟炭
小蓟	小蓟炭	白茅根	茅根炭	地榆	地榆炭
侧柏叶	侧柏炭	藕节	藕节炭	蒲黄	蒲黄炭
干姜	姜炭	乌梅	乌梅炭	牡丹皮	牡丹皮炭
绵马贯众	绵马贯众炭	鸡冠花	鸡冠花炭	荆芥	荆芥炭
荆芥穗	荆芥穗炭	卷柏	卷柏炭	石榴皮	石榴皮炭
莲房	莲房炭	麸炒苍术	枳壳	麸炒枳壳	枳实
麸炒枳实	炒僵蚕	芡实	麸炒芡实	薏苡仁	麸炒薏苡仁

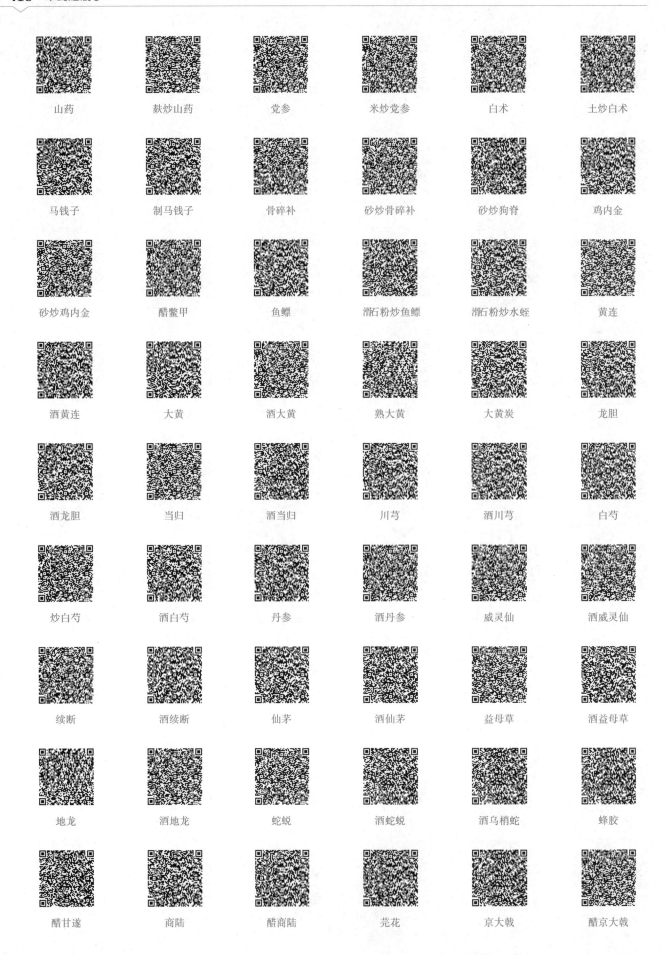

山药	麸炒山药	党参	米炒党参	白术	土炒白术
马钱子	制马钱子	骨碎补	砂炒骨碎补	砂炒狗脊	鸡内金
砂炒鸡内金	醋鳖甲	鱼鳔	滑石粉炒鱼鳔	滑石粉炒水蛭	黄连
酒黄连	大黄	酒大黄	熟大黄	大黄炭	龙胆
酒龙胆	当归	酒当归	川芎	酒川芎	白芍
炒白芍	酒白芍	丹参	酒丹参	威灵仙	酒威灵仙
续断	酒续断	仙茅	酒仙茅	益母草	酒益母草
地龙	酒地龙	蛇蜕	酒蛇蜕	酒乌梢蛇	蜂胶
醋甘遂	商陆	醋商陆	芫花	京大戟	醋京大戟

狼毒	醋狼毒	乳香	醋乳香	没药	醋没药
三棱	醋三棱	莪术	醋莪术	北柴胡	醋北柴胡
延胡索	醋延胡索	香附	醋香附	青皮	醋青皮
郁金	醋郁金	艾叶	醋艾叶炭	五灵脂	醋五灵脂
枯矾	枯矾	硼砂	硼砂	硼砂	生石膏
煅石膏	皂矾	寒水石	花蕊石	鹅管石	龙齿
煅龙齿	龙骨	煅龙骨	牡蛎	牡蛎	煅牡蛎
石决明	煅石决明	瓦楞子	煅瓦楞子	珍珠母	煅珍珠母
禹余粮	煅禹余粮	石燕	阳起石	煅阳起石	金礞石

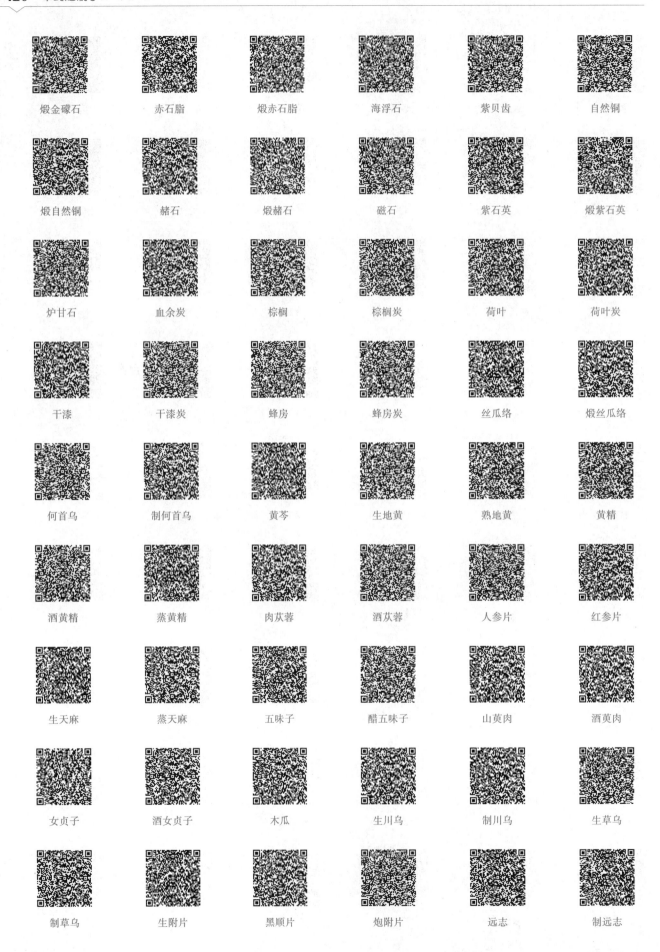

煅金礞石	赤石脂	煅赤石脂	海浮石	紫贝齿	自然铜
煅自然铜	赭石	煅赭石	磁石	紫石英	煅紫石英
炉甘石	血余炭	棕榈	棕榈炭	荷叶	荷叶炭
干漆	干漆炭	蜂房	蜂房炭	丝瓜络	煅丝瓜络
何首乌	制何首乌	黄芩	生地黄	熟地黄	黄精
酒黄精	蒸黄精	肉苁蓉	酒苁蓉	人参片	红参片
生天麻	蒸天麻	五味子	醋五味子	山萸肉	酒萸肉
女贞子	酒女贞子	木瓜	生川乌	制川乌	生草乌
制草乌	生附片	黑顺片	炮附片	远志	制远志

吴茱萸	制吴茱萸	苦杏仁	燀苦杏仁	桃仁	燀桃仁
清半夏	姜半夏	法半夏	制南星	松香	六神曲
炒神曲	麸炒神曲	焦神曲	半夏曲	麸炒半夏曲	红曲米
麦芽	炒麦芽	焦麦芽	稻芽	炒稻芽	焦稻芽
大豆黄卷	虻虫	肉豆蔻	麸煨肉豆蔻	诃子肉	煨诃子肉
木香	煨木香	葛根	煨葛根	芒硝	滑石
珍珠粉	巴豆	巴豆霜	千金子	千金子霜	大风子
大风子霜	木鳖子	木鳖子霜	鹿角霜		

参考文献

[1] 王秋红，张世臣. 历代中药炮制沿革 [M]. 北京：中国中医药出版社，2018.

[2] 金世元，王琦. 中药饮片炮制研究与临床应用 [M]. 北京：化学工业出版社，2004.

[3] 吴皓，李飞. 中药炮制学 [M]. 北京：人民卫生出版社，2019.

[4] 周海平. 中药临床应用 [M]. 北京：人民军医出版社，2007.

[5] 雷敩. 雷公炮炙论 [M]. 南京：江苏科学技术出版社，1985.

[6] 陈家谟. 本草蒙筌 [M]. 北京：中医古籍出版社，2008.

[7] 太平惠民和剂局. 太平惠民和剂局 [M]. 北京：人民卫生出版社，2019.

[8] 缪希雍. 炮炙大法 [M]. 太原：山西科学技术出版社，2009.

[9] 张仲岩. 修事指南 [M]. 海口：海南出版社，2000.

[10] 陈缤，贾天柱，王祝举. 中药炮制简史 [M]. 沈阳：辽宁科学技术出版社，2020.

[11] 张振凌. 临床中药炮制学 [M]. 北京：中国中医药出版社，2018.

[12] 陆兔林，金传山. 中药炮制学 [M]. 2版. 北京：中国医药科技出版社，2019.

[13] 钟凌云. 中药炮制学 [M]. 北京：中国中医药出版社，2021.

[14] 张学兰，贾晓斌. 中药炮制学 [M]. 北京：科学出版社，2022.

[15] 王秋红. 中药加工与炮制学 [M]. 北京：中国中医药出版社，2022.